HISTORIA DE LA
MEDICINA

图解古埃及至今的人类医学史

从魔法到医学

[西]卡门·马图尔·埃尔南德斯(Carmen Martul Hernández)
[西]豪尔赫·蒙托罗·巴扬(Jorge Montoro Bayón) 著 王烈 译

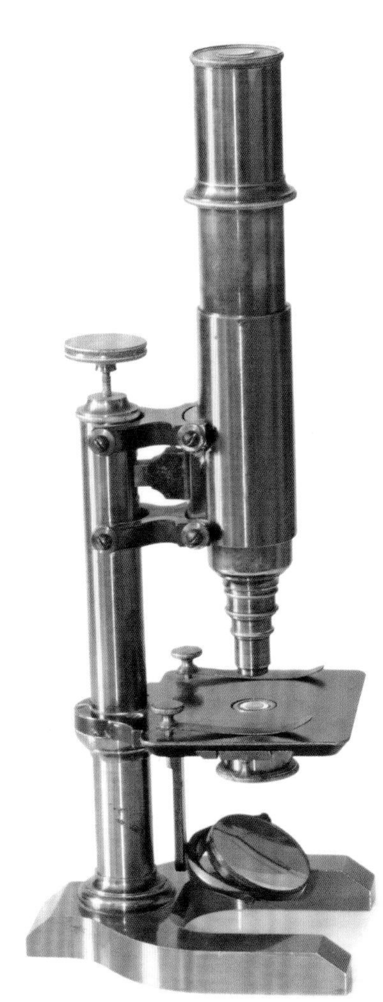

華中科技大學出版社
http://press.hust.edu.cn
中国·武汉

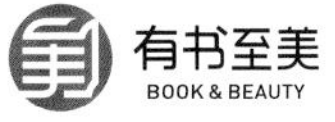

图书在版编目（CIP）数据

从魔法到医学：图解古埃及至今的人类医学史／（西）卡门·马图尔·埃尔南德斯，（西）豪尔赫·蒙托罗·巴扬著；王烈译.—武汉：华中科技大学出版社，2023.6
ISBN 978-7-5680-9348-4

Ⅰ.①从… Ⅱ.①卡… ②豪… ③王… Ⅲ.①医学史－世界－图解 Ⅳ.①R-091

中国国家版本馆CIP数据核字（2023）第064437号

湖北省版权局著作权合同登记　图字：17-2022-164号

从魔法到医学：
图解古埃及至今的人类医学史
Cong Mofa dao Yixue: Tujie Gu' aiji Zhijin de Renlei Yixueshi

［西］卡门·马图尔·埃尔南德斯（Carmen Martul Hernández）
［西］豪尔赫·蒙托罗·巴扬（Jorge Montoro Bayón）著
王烈 译

出版发行：华中科技大学出版社（中国·武汉）　电话：（027）81321913
华中科技大学出版社有限责任公司艺术分公司　（010）67326910-6023
出 版 人：阮海洪

责任编辑：莽　昱　康　晨
责任监印：赵　月　郑红红　封面设计：邱　宏

制　　作：北京博逸文化传播有限公司
印　　刷：深圳市精典印务有限公司
开　　本：635mm×965mm　1/8
印　　张：32
字　　数：128千字
版　　次：2023年6月第1版第1次印刷
定　　价：228.00元

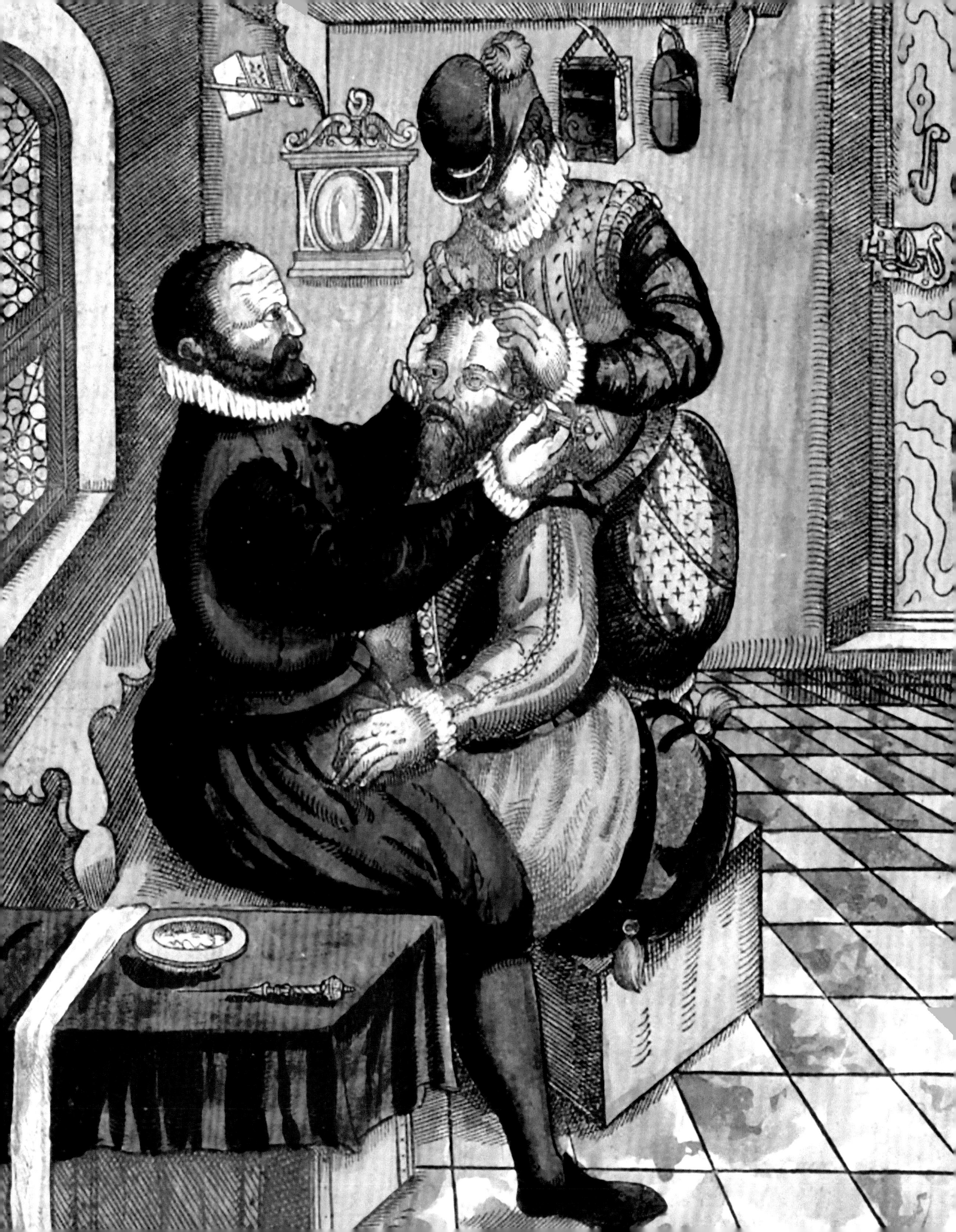

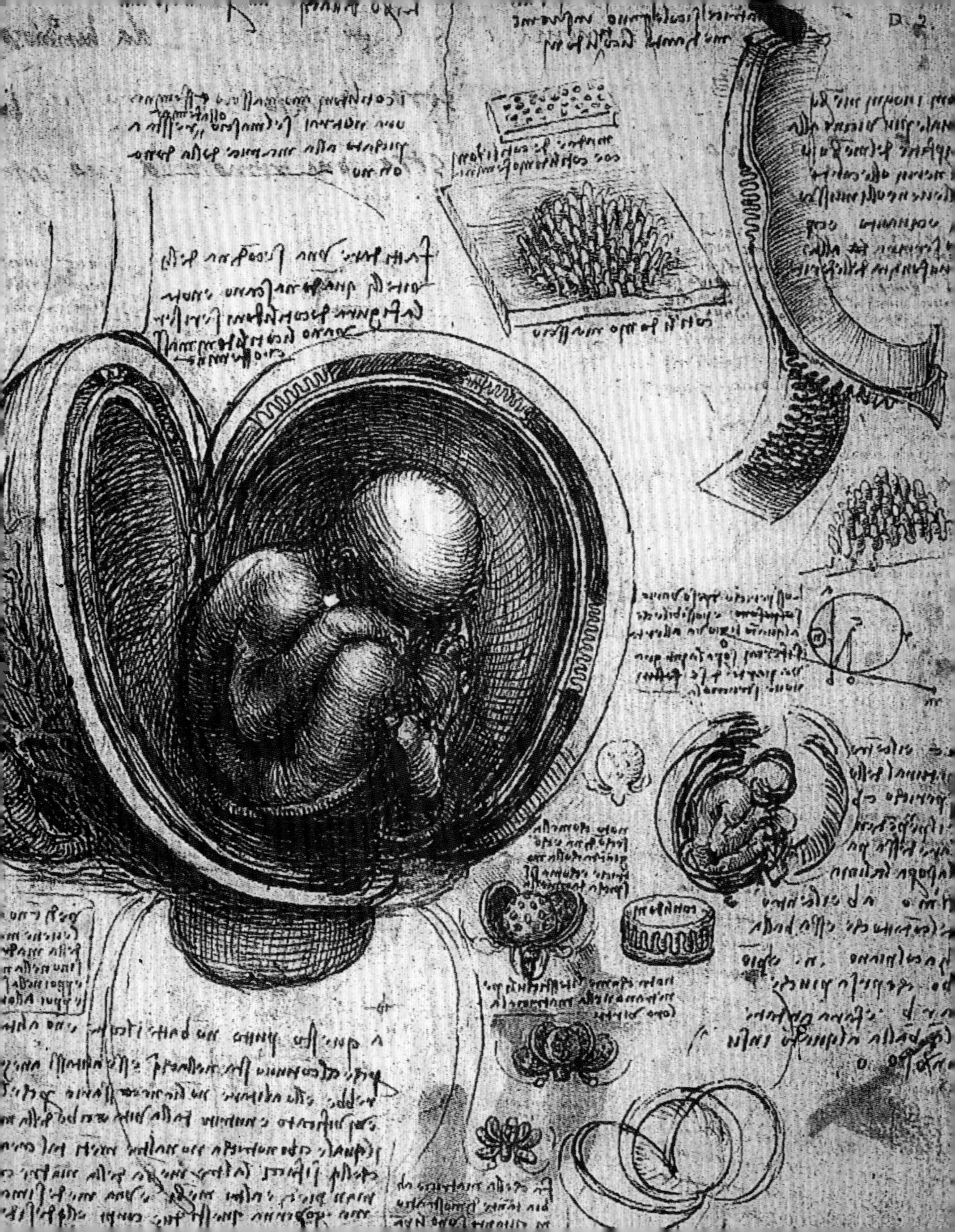

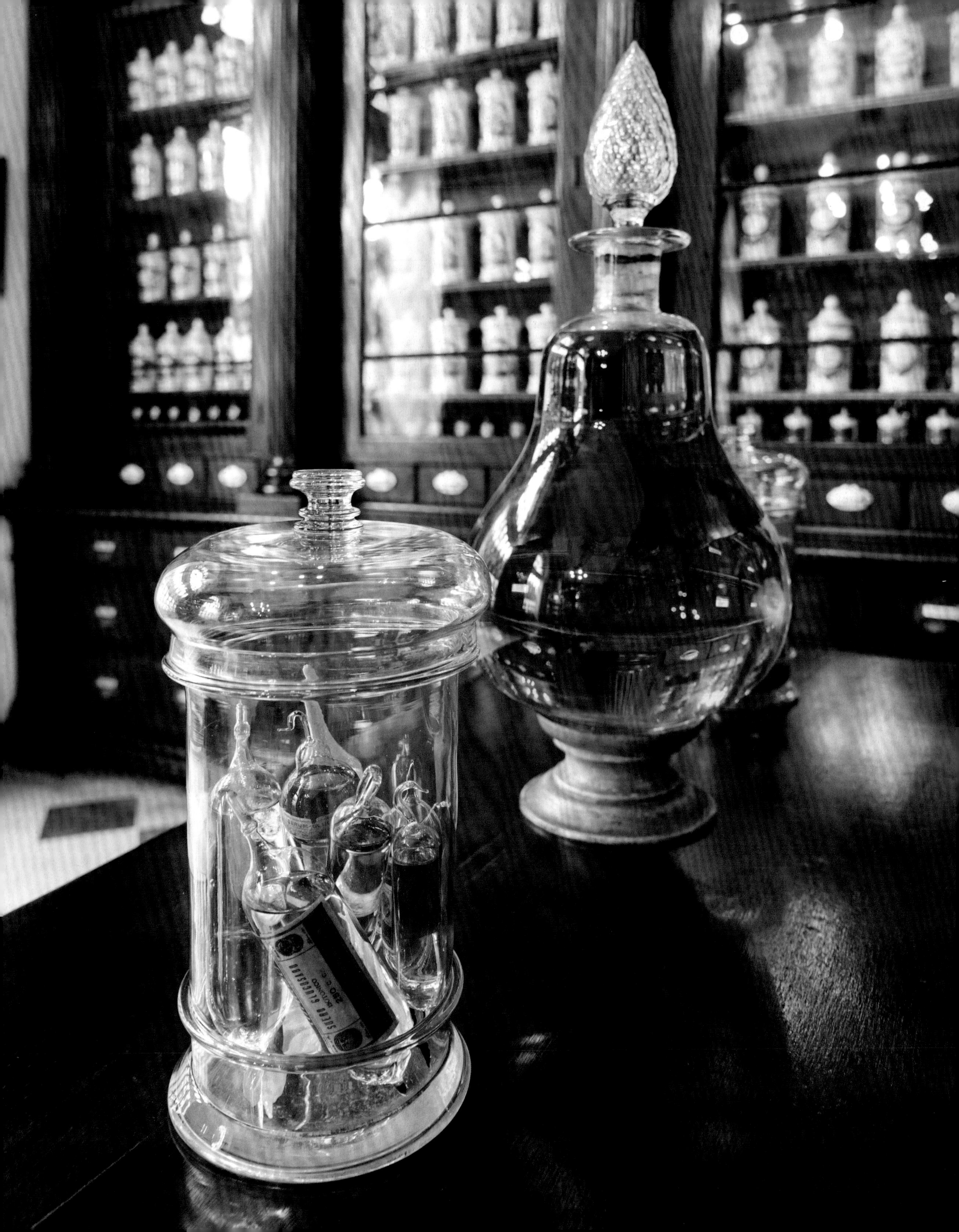

目录

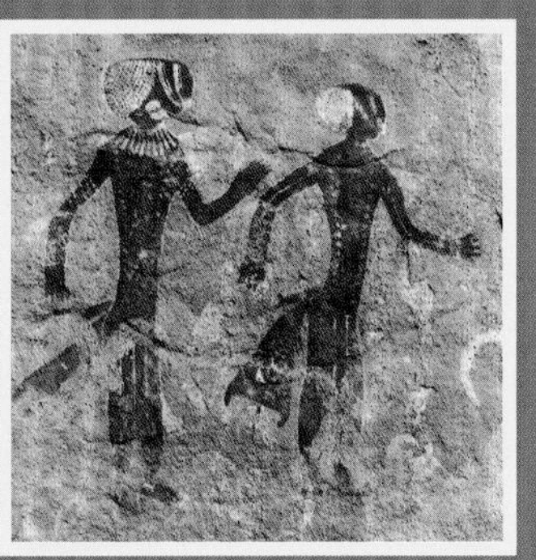

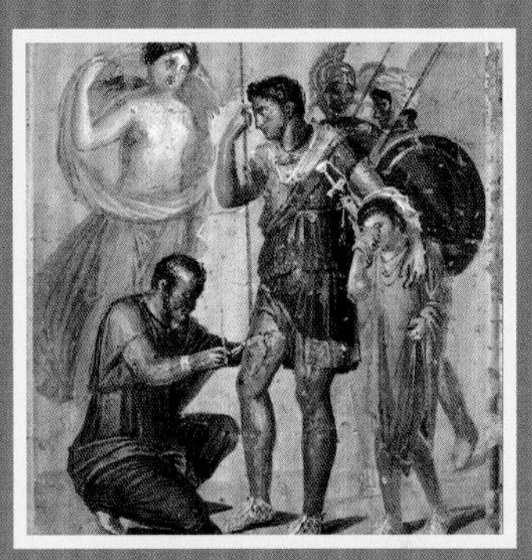

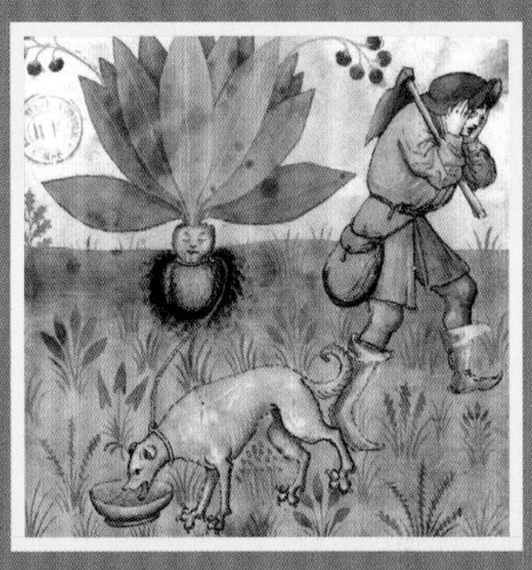

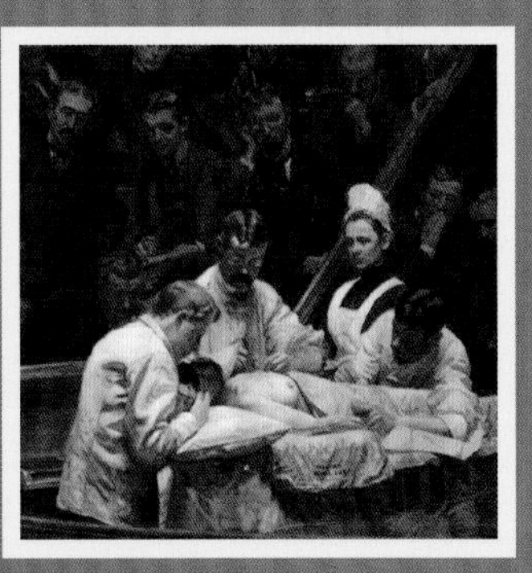

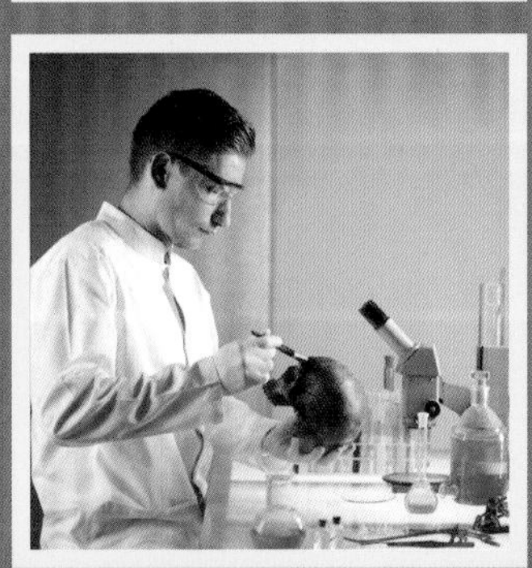

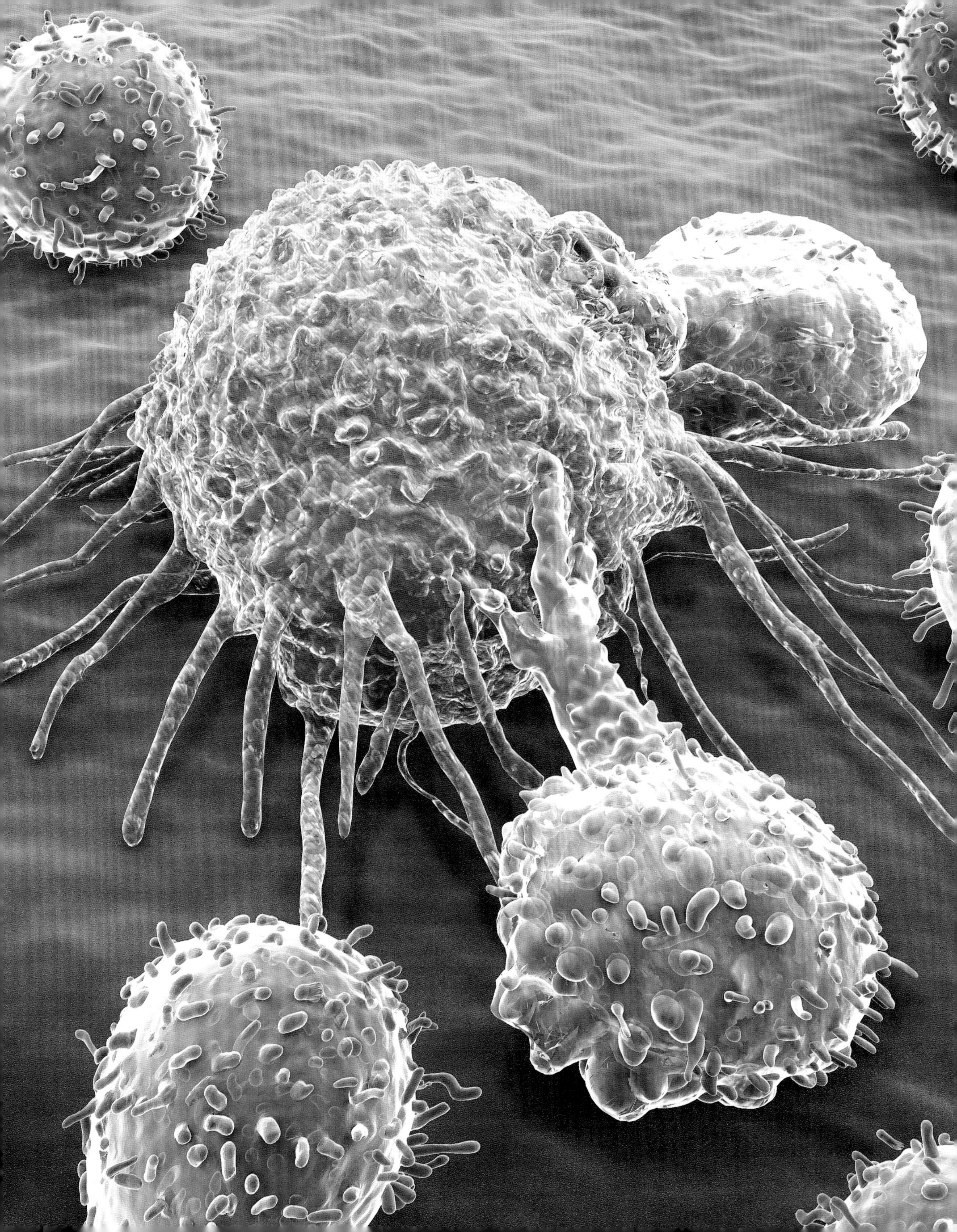

引言

人类千百年来一直在与病痛作斗争，这是不变的，随岁月变化的只是斗争的方法和重点。史前时代是巫术和占卜，现在有了现代医学，在诊断、治疗、预防方面都有长足的进步。

今天，当我们提起“医疗健康”，想到的往往是精确的科学诊断、先进的治疗方法，但以前可不是这样。在史前时代，医学以及医生都和巫术、宗教、占卜、鬼神紧密相连。如果不是恶鬼侵犯、神灵惩罚，好好的人怎么会突然病倒甚至死亡？

“巫”与“医”到古埃及才渐渐分开，但这并不意味着“巫医”消失了，只是组成它的三要素——巫术、宗教、经验医学逐渐分离，分别由巫师、神职人员、医生来负责。

在古典时代，早期的古希腊文明依然保留了之前的医学超自然、依靠经验的特征。到了公元前6世纪，巫术及宗教的成分被舍弃，医学成为一门技术。中世纪医学延续了古希腊医学的理念，不过有更多的神秘主义成分，以及阿拉伯医学带来的重要知识和技术。

文艺复兴将人放在了一切的中心。医生观察症状，开具认为有效的药，尽管并不知晓真正的病因，这是一种以“预后”为主的医学。至17世纪末，随着启蒙运动的兴起，医生开始将病变与具体的疾病科学地联系起来，于是真正的科学诊断出现了。

但要到19世纪，尤其是工业革命之后，医学才开始飞速发展，不管是对疾病的诊断还是治疗。现在，医学是一门跨学科的科学，要用到其他领域的知识和技术，来有效地治疗、检查、预防疾病。

也许现代医学最大的进步正是在预防领域。不仅要治病，更要通过讲究卫生、注意饮食、加强锻炼、定期体检等一系列习惯防止疾病出现，让人类获得长久、健康、有质量的生命。

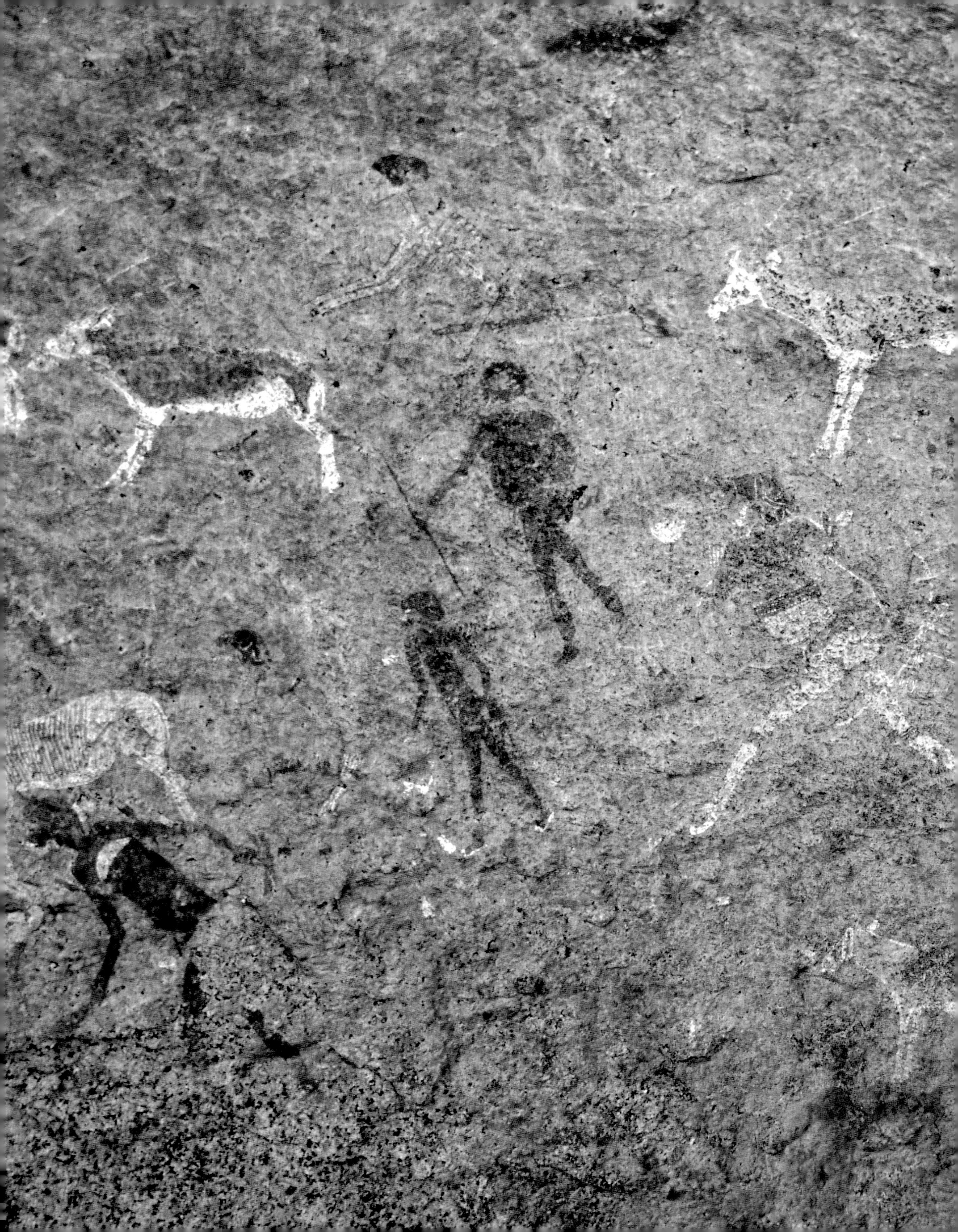

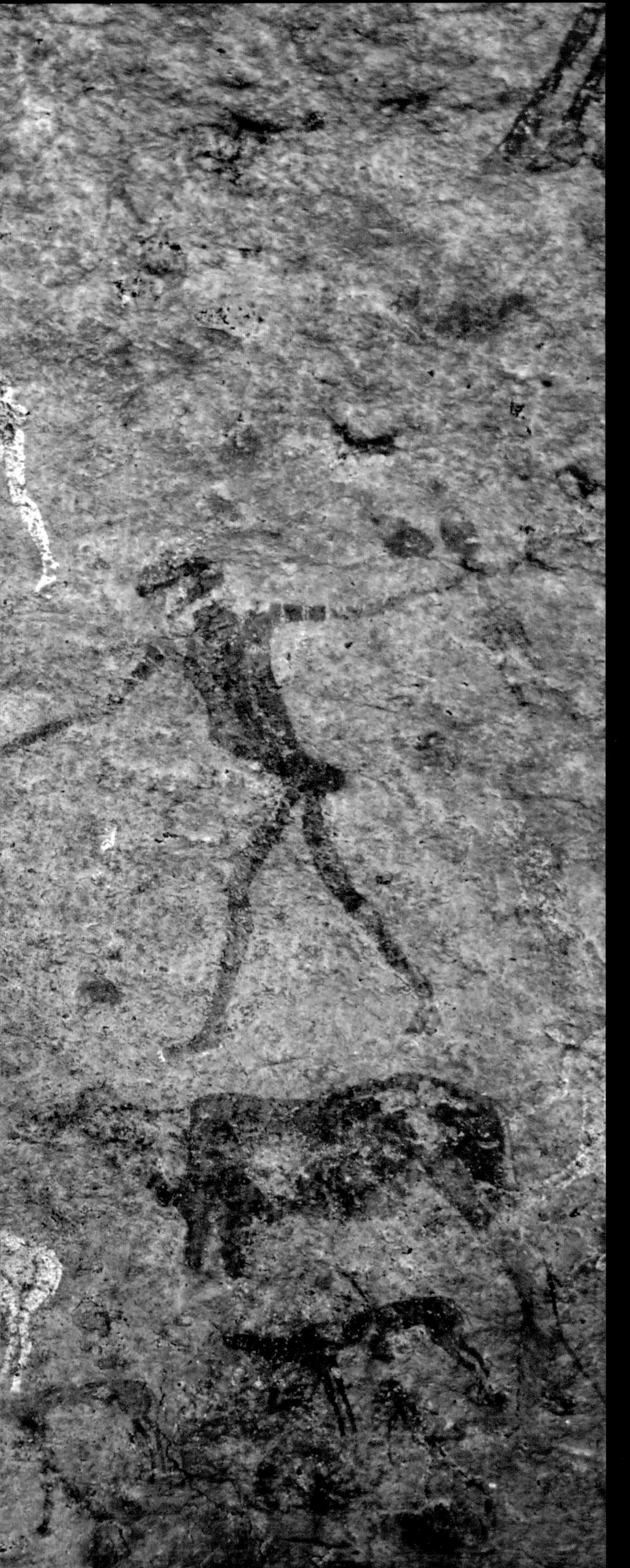

1 从巫术到医术

◀纳米比亚布兰德山某洞穴岩画中的“白女”，已有2000年历史，表现的应该是一位正在帮助狩猎的巫医。

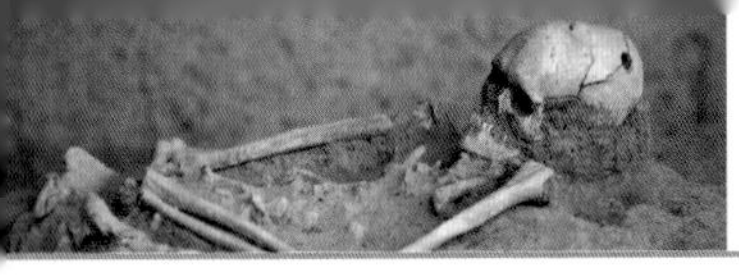

何时出现了疾病？

可以说，疾病在地球上有了生命的时候就出现了，比人类的出现早得多。古病理学的数据也证实了这一点，这是一门通过化石遗迹研究疾病起源的学科。

古病理学的数据也展现了某些疾病千万年来的演变。

最早的微生物能不能致病不得而知，但有人认为它们可能为了和其他物种竞争而发展出了致病的能力。有生病表现的动植物化石是致病微生物存在的最古老记录，比如某些距今3亿5000万年的软体动物化石，它们已出现解剖病变和寄生虫表现。

最早的疾病

至于人类，得到最好研究的病变是骨病变，因为骨骼等坚硬部分更容易变成化石，缺点是只有不到1%的人类疾病会影响骨组织。只有专门制作的木乃伊，或是寒冷、极端干燥等特殊环境中的尸体才能保留下软组织。

古病理学表明，人类根本没有完全不生病的“幸福时代”。

▼古人类穿过奥杜瓦伊平原。我们对原始人的疾病了解得不多，只是通过骨骼化石知道他们已经有关节炎、骨癌等疾病。

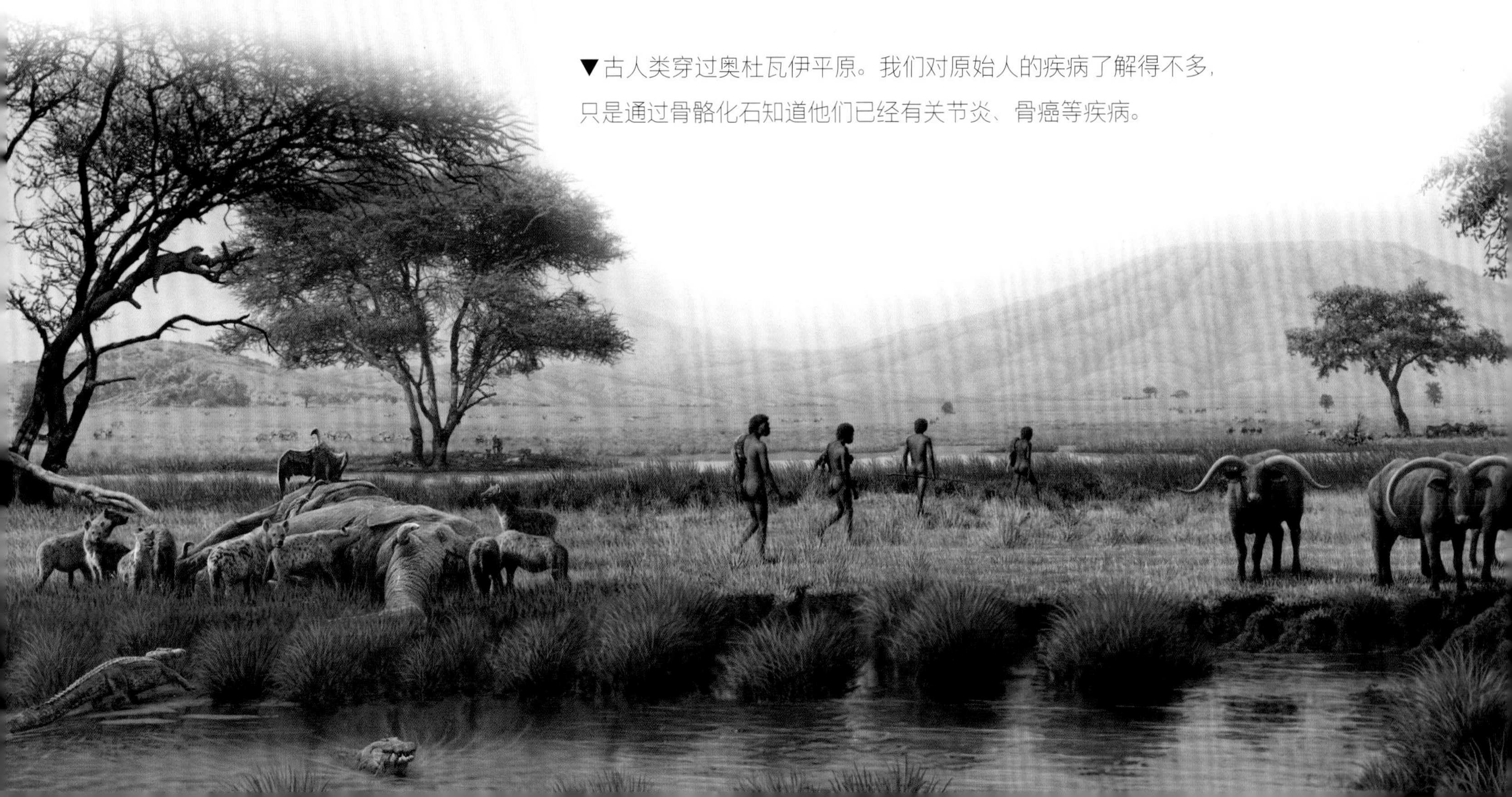

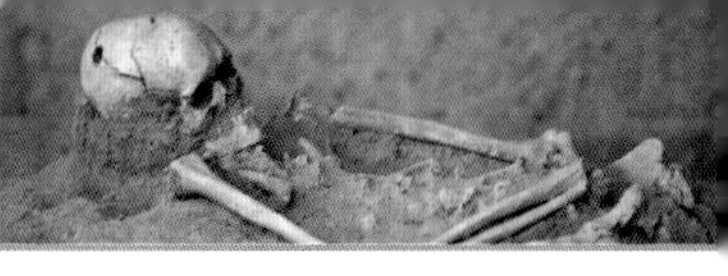

200万年前的南方古猿牙化石被发现有龋齿，50万年前的直立人就已经有股骨大肿瘤，而旧石器时代的智人也被证实有恶性及良性肿瘤、脊柱裂和先天性髋关节脱位等畸形、传染病、内分泌腺体功能障碍导致的巨人症和侏儒症等许多疾病。

古病理学的有趣发现还有：原本以为只有人类才会得的关节炎、痛风等“文明病”，其实2亿年前的恐龙和5万年前的洞熊都会得。

最后，有研究表明麻风病、梅毒等疾病在不同时期有不同的表现。这方面的研究结论之一是微生物引起的病理表现会因环境而不同，因为环境会影响病原体与人体的关系。

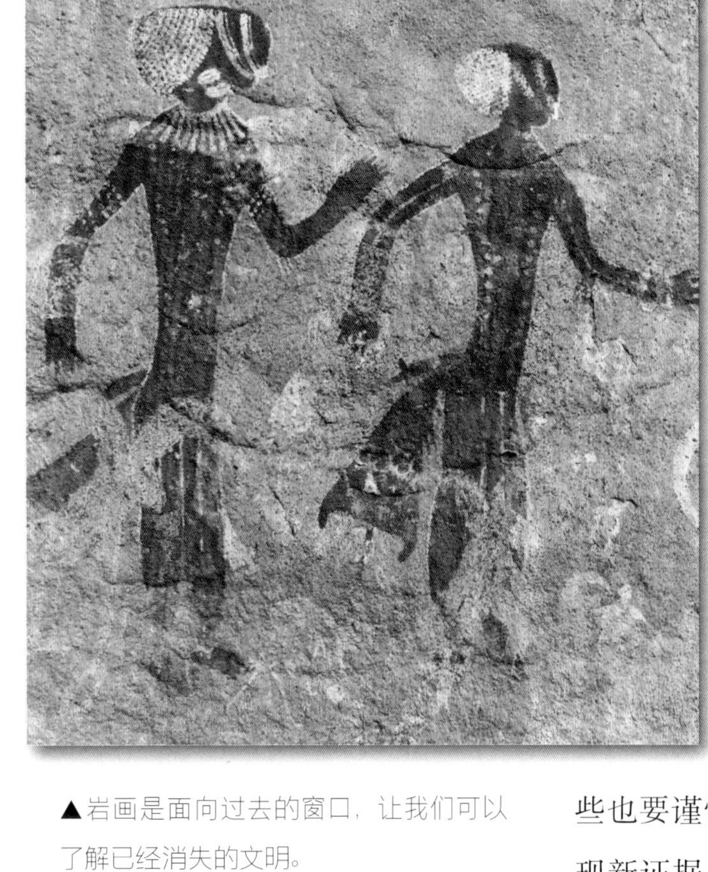

▲岩画是面向过去的窗口，让我们可以了解已经消失的文明。

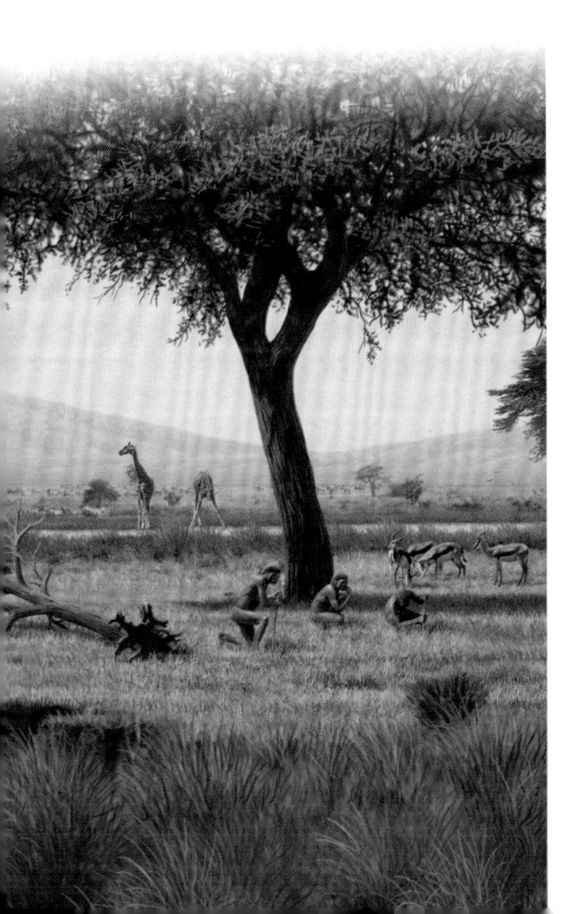

最古老的医学

通过研究当今原始部落仍在使用的医学及古医学，我们可以看到史前对疾病的治疗其实是巫术和迷信的组合。这种盲目的信仰或是出于直觉，或是出于过去的经验，仅仅因为在某个相似情况下某种办法曾经管用。

比如，凭直觉就会拔出肉中刺、清除寄生虫、揉搓疼痛部位，同样也会将病人浸在冷水中以退烧，按压止血，将烧热的石头放在关节处以缓解关节疼痛。

但这一时期的证据很稀少，仅有的一些也要谨慎对待，因为经常会出现新证据，推翻之前的结论。史前的骨骼化石常有骨折的痕迹，但如何能知道是自然愈合还是以某种方法来固定帮助了愈合？

唯一还比较确定的史前医疗手段是颅骨穿孔，也就是在头骨上打个洞。

> 对一副尼安德特人遗骸的研究表明，他患有口腔感染，在用柳叶治疗，而阿司匹林的主要成分就来自柳树。

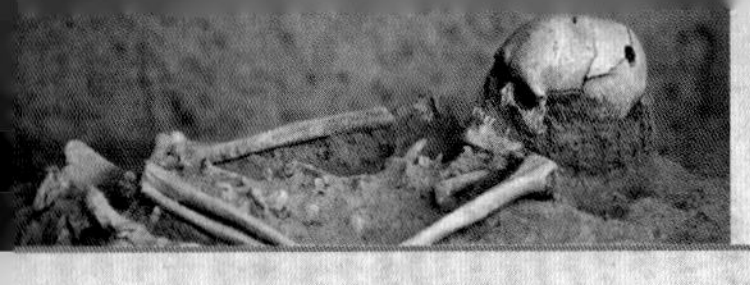

巫师和巫医

史前社会治疗疾病的方法至今依然通行于某些原始部落中，其最普遍的特点是巫医不分，认为疾病的出现是恶鬼、诅咒、神谴所致。

由于巫医不分，巫师也就成了唯一能治疗疾病的“专家”，还同时担任着医生、祭司的角色，是沟通鬼神和凡人的媒介。他拥有如此大的权力，以至于有时还是族群的政治领袖，大家都相信他能呼风唤雨，带来好收成和丰富的狩猎所得，传统也由他来维护。

有些族群有专门的巫医来作为巫师的补充甚至替代，其社会地位没有巫师高，也没有巫师那么大的权力。

巫师诊病首先采用占卜的方式，或观察鸟类的飞行，或献祭动物的五脏六腑，或抛骨转壳，或用致幻物“通灵”，但所做也不全是巫术，也会用真正的医学诊断方法，比如检查症状、询问病情。

巫师所用的治疗方法多种多样，既有驱邪、念咒、戴护身符，也有各种草药、热敷、按摩等，还会烧灼、缝合伤口。

另外，巫师还会用木板固定骨折处、做颅骨穿孔和剖腹产等难易不一的手术，既然是由巫师来做，这些事情也都会按照预先定好的仪轨来进行。

治病时的“做法”和诊治都很重要，前者有很强的心理作用，因为病人相信它管用；而后者主要依赖草药。草药的使用可追溯到旧石器时代中期，伊拉克的沙尼达尔洞穴中有一处墓葬，有一些尼安德特人的遗骨化石，其中一副被摆成胎儿的姿势，底下垫着麻黄、蓍草、矢车菊、千里光、风信子、锦葵等植物。这些都有药用价值，它们的出现让我们猜测沙尼达尔人已经了解并使用这些药草。

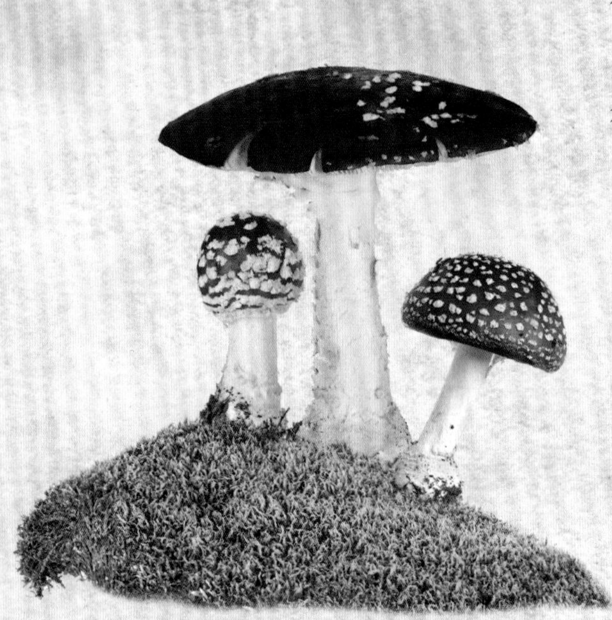

◀▶参考现在的原始部落，我们可以推断史前人类依靠巫师来解决身体和精神的病痛。巫师利用毒蝇伞（见左图）等致幻物来通灵，向神灵求问最好的治疗办法。

巫医不分的延续

可能让人意外的是，尽管这么多年来医学已经有了长足的发展，但史前时代的这种巫医不分从未完全消失，在某些社会中依然延续至今。

被视为现代医学摇篮的古希腊也会通过拜神来治病，比如膜拜医学之神阿斯克勒庇俄斯。病人前往埃皮达鲁斯，那里不仅有阿斯克勒庇俄斯神庙，还有住宿、按摩、浴室以及用来锻炼和娱乐的设施，被认为古典时代最大的“疗养中心”。病人先要经过一系列的洁净程序，然后会被带到神庙边的走廊中，即所谓的“托

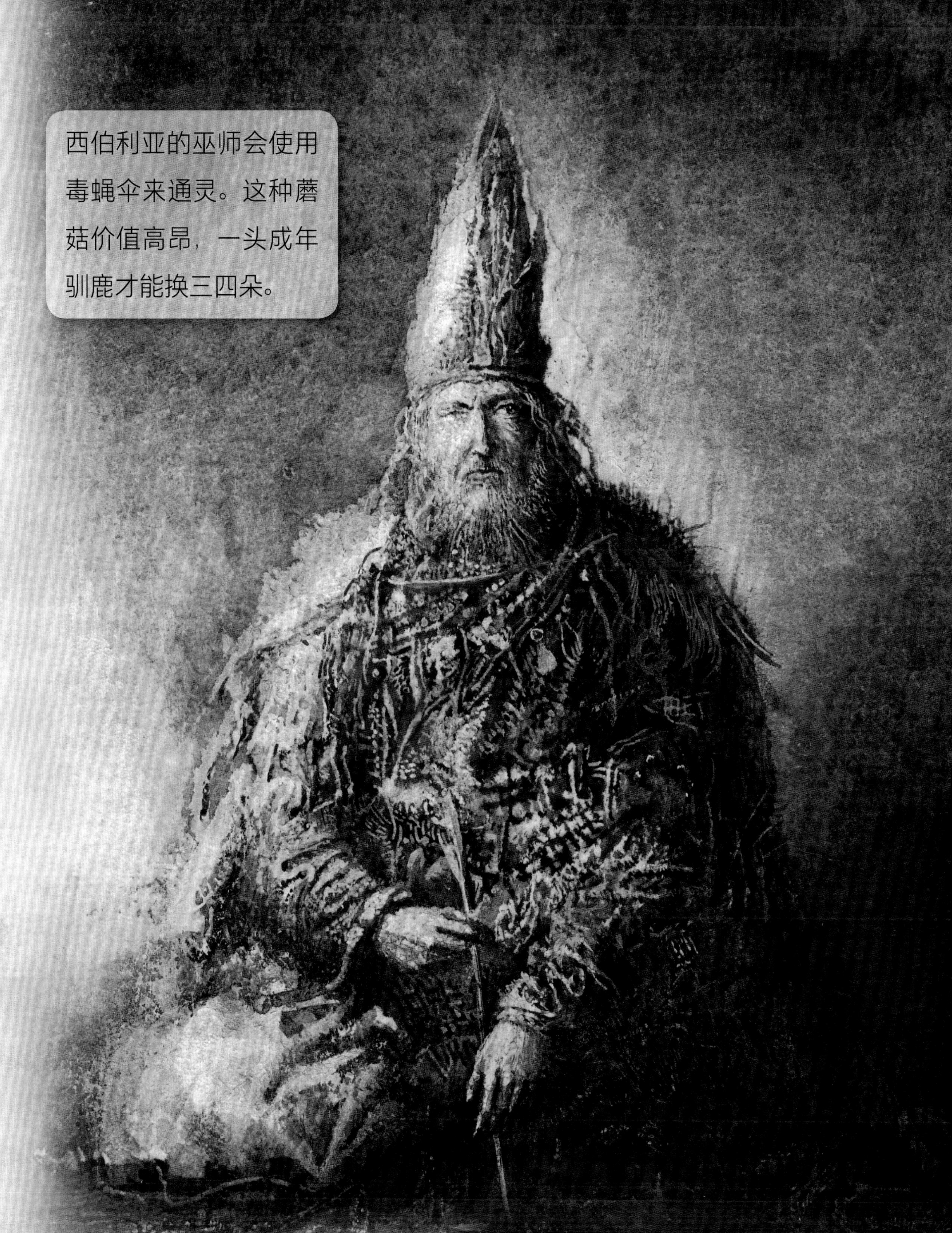

西伯利亚的巫师会使用毒蝇伞来通灵。这种蘑菇价值高昂，一头成年驯鹿才能换三四朵。

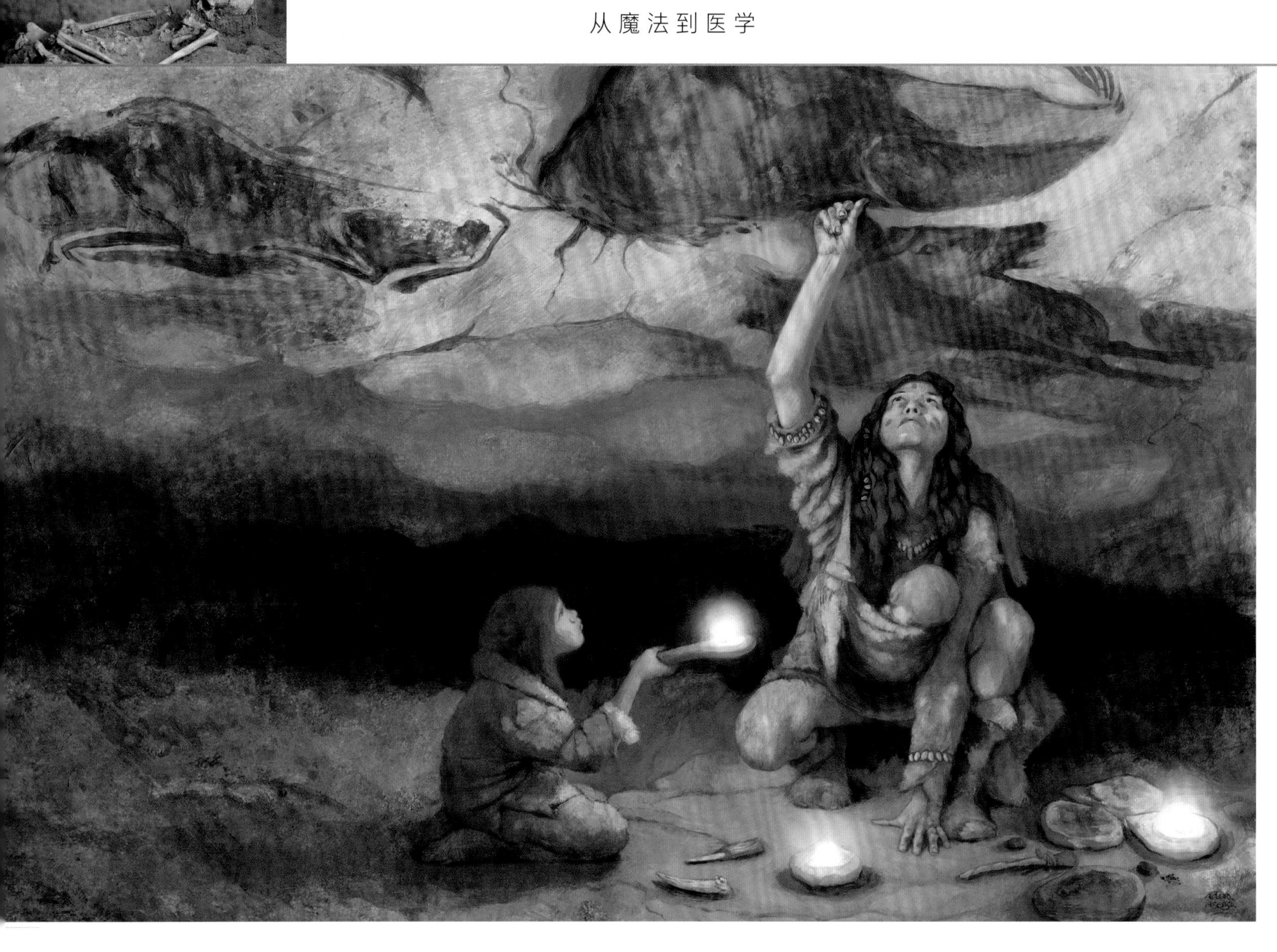

梦门厅”，然后被引入睡梦之中，在梦中拜见阿斯克勒庇俄斯，让他检查并指出治病之法。有时来治病的也不是医学之神阿斯克勒庇俄斯，而是祭司，甚至是阿斯克勒庇俄斯的象征之一——蛇。这套系统还挺管用，不管是心病还是真有病，因为心病会因为患者对神力坚信不疑而解开，真有病的也会得到神庙医者的救治。

▲原始医学更多是巫术和经验，而非科学。如果某种植物、某个文身、某幅图画能治病或引来猎物，那就会被一直用下去，如果不能就试试别的。

> 有很多迹象表明原始人不仅认识许多药草，还会给病人治病，甚至使用颅骨穿孔等复杂的技术。

中世纪医学由古希腊古罗马的传统和入侵者日耳曼人的传统融合而成，于是以超自然神力治病的做法也就没有消失。人们又把一些古老的非基督教信仰翻了出来，一般认为中世纪的巫术正是围绕这些形成的。从那时起一直到今天，不断有骗人的治疗方

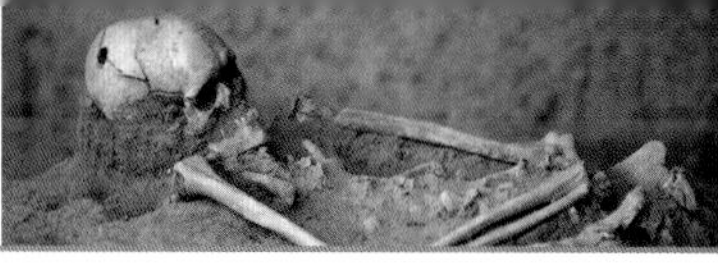

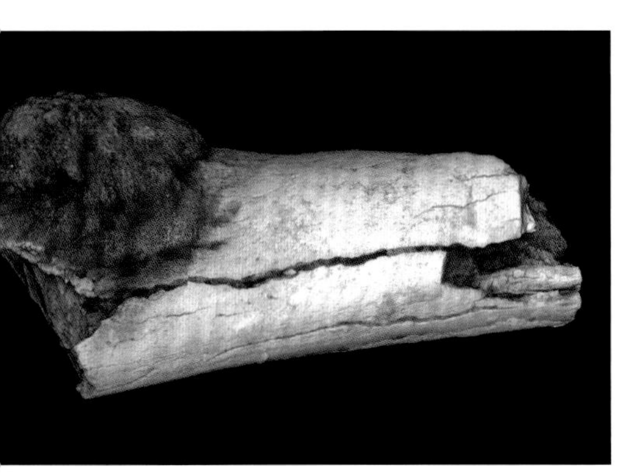

▲这幅电脑三维还原图展现了一个骨肿瘤，这个个体生活在170万年前的斯瓦特科兰斯（南非）。

法涌现出来，它们以伪科学为基础，混合了玄学和对宗教的曲解。科学的医学在诊疗方面尚有不足，某些社会阶层或收入微薄的人很难享受到，这些也都助推了伪医学的扩散。

史前就有的颅骨穿孔术

经过对史前人类社会的研究，我们可以肯定那时常用一种医学技术：颅骨穿孔术。

要注意的是，它不是颅脑外科手术，在史前是出于巫术或宗教目的才做的，但也正是这些原因让医学有了自己的特征。

颅骨穿孔术相对简单，发现的遗骨证明史前人类已经能熟练运用。新石器时代的欧洲部落一般有三种方法：用锋利的石头做一个圆形切口切出骨头，用尖利的石头钻孔，或者用合适的石头磨出一个洞。

当然，并不是所有人都能经历这些而存活下来，但根据发现的遗骨来看，确实大部分都能活下来。存活者的颅骨上可直接看到或借助X光看到穿孔周围的骨组织有再生。地球上几乎所有地区都发现了穿孔的颅骨，从日本旧石器时代的遗址到全欧洲的新石器时代遗址。在美洲大陆上，颅骨穿孔似乎从公元前2000年起就是秘鲁特别常见的做法，帕拉卡斯文化（公元前700年—公元200年）就习惯用金箔覆盖穿孔以更好地闭合伤口。

颅骨穿孔直到很晚近都一直作为手术方法被使用，在某些原始部落中到现在也依然是常用手法。

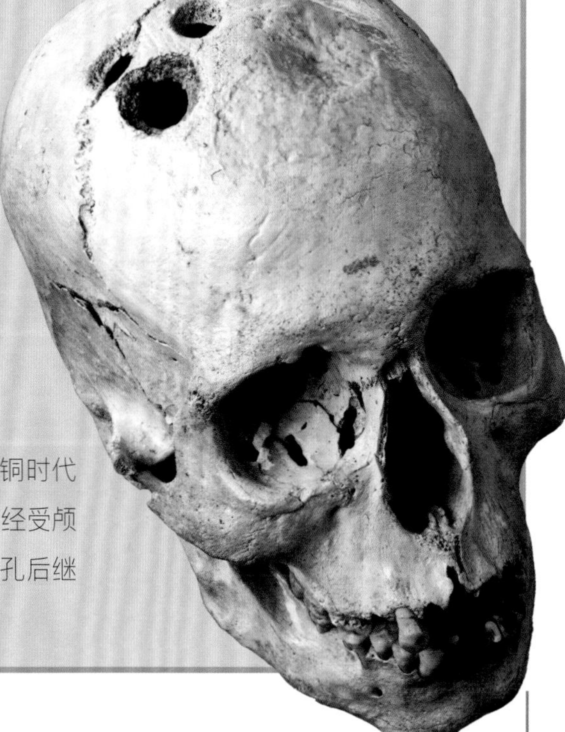

▶这个颅骨出自巴勒斯坦，属于青铜时代（公元前2000年），其特征表明此人经受颅骨穿孔后活了下来，因为骨头在穿孔后继续生长。

冰人奥茨

1991年，两名德国游客在意大利阿尔卑斯山的峡谷里发现了一具冰封的古尸，这改变了整个古生物界。对遗体的进一步研究表明，这个“冰人”生活在青铜时代，大约在公元前3300年。后续的DNA分析、断层扫描、花粉分析等先进手段让我们对“冰人”的生活及死因有了相当全面的了解。他被命名为“奥茨”（Ötzi），因为是在奥茨（Ötz）山谷中发现的。

根据现在的推测，奥茨身高约159厘米，46岁，生前可能体重50千克（木乃伊遗骸重38千克）。他患有关节炎，还有肠道细菌。其衣服及呼吸道中有欧洲霍布叶铁木（Ostrya carpinifoli）的花粉，这种植物生长于阿尔卑斯山区，每年5月至6月开花，所以奥茨应死于春季或春末夏初。

对其胃内容物的分析表明，奥茨在死前8小时左右曾进食，吃的是山羊肉、鹿肉、野生麦子做的饼或粥，还有一些黑刺李和草根。进一步的研究发现他身上有许多文身，左腕有数处，后腰有两处，右腿有五处，左腿有两处，都是成组的平行线条，看不出图案。

和尸体一起被发现的还有保存极好的服饰，包括一件披风、一件马甲和皮毛鞋子。鞋子是防水的，似乎是为了雪地行走而设计，鞋底以熊皮制成，鞋面以鹿皮和草根制成，整体衬有干草和苔藓作为“袜子”。此外还有丰富的“配件”：一把杉木柄的铜及燧石斧、一把桴木柄的燧石匕首、装满荚蒾箭的箭筒、许多燧石片以及一把尚未做完、比奥茨还高的弓。

奥茨还有个桦树皮做成的小包，里面装着两种蘑菇，一种已知有抗菌的特性，可能是作药用的；另一种是用来取火的。

但最近的研究中最令人惊奇的还是我们找出了奥茨的死因。CT扫描表明奥茨似乎是被箭射中左肺而死，披风上也有小破口，箭头还留在体内，箭柄被他自己或同伴拔掉了。他的胸口、右手及手腕都有划伤和擦伤。其周围物品上血迹的DNA分析表明还有四个人，于是我们可以猜测他可能死于搏斗，他的披风上有其中一个人的血迹，匕首上有另一个人的血迹，箭头上则有另两个人的血迹（说明奥茨以箭伤了两个人，每次都把宝贵的箭拔了出来而没有损失箭头）。杀死他的箭从下方射来，代表他可能正往上跑以逃避追杀者。箭刺穿左肩胛骨后留在了左肺中。他的右手也有很深的划伤，左腋下有穿刺伤。

◀意大利博尔扎诺南蒂罗尔考古博物馆中的奥茨复原图。

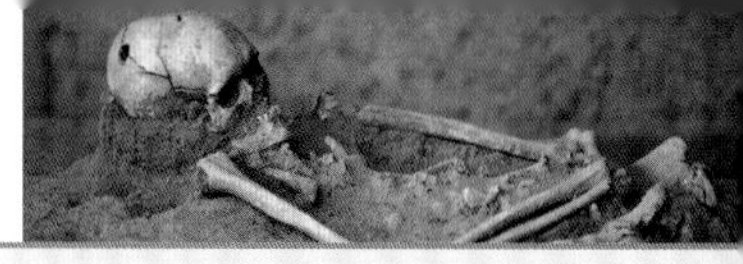

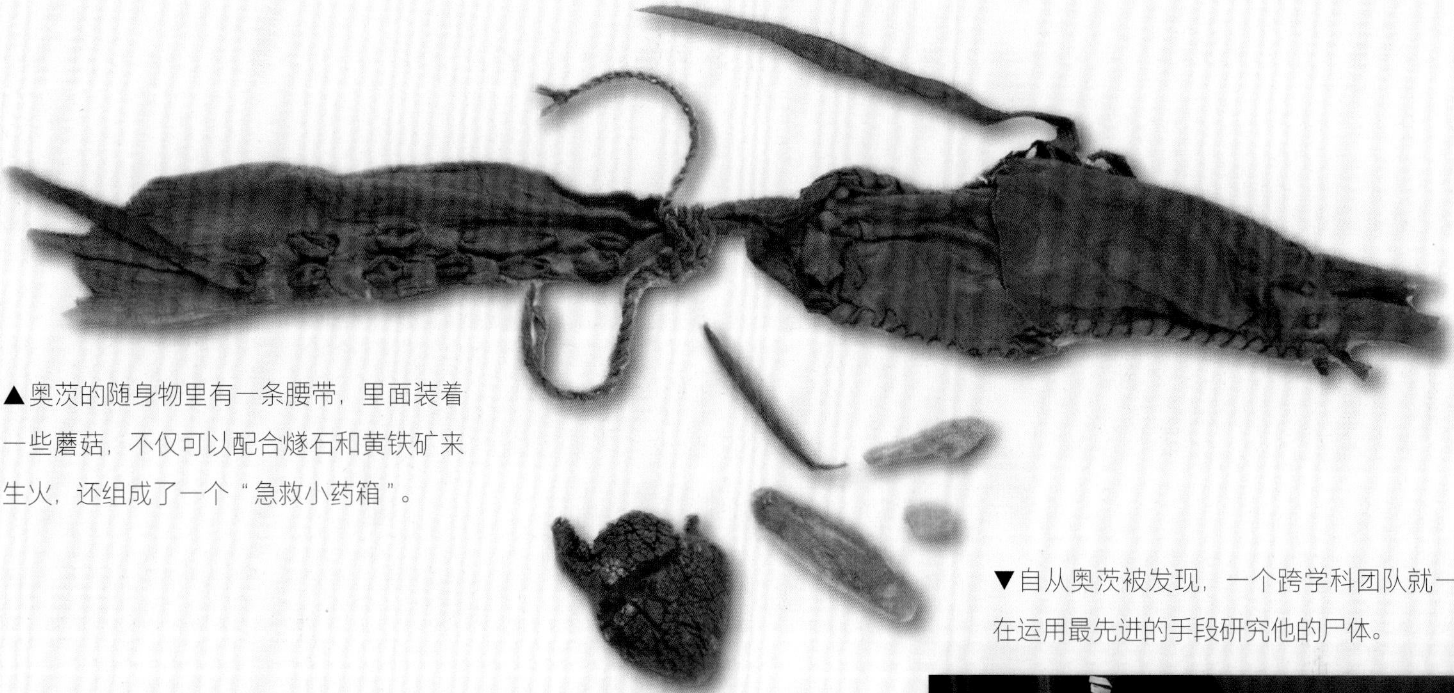

▲奥茨的随身物里有一条腰带，里面装着一些蘑菇，不仅可以配合燧石和黄铁矿来生火，还组成了一个“急救小药箱”。

▼自从奥茨被发现，一个跨学科团队就一直在运用最先进的手段研究他的尸体。

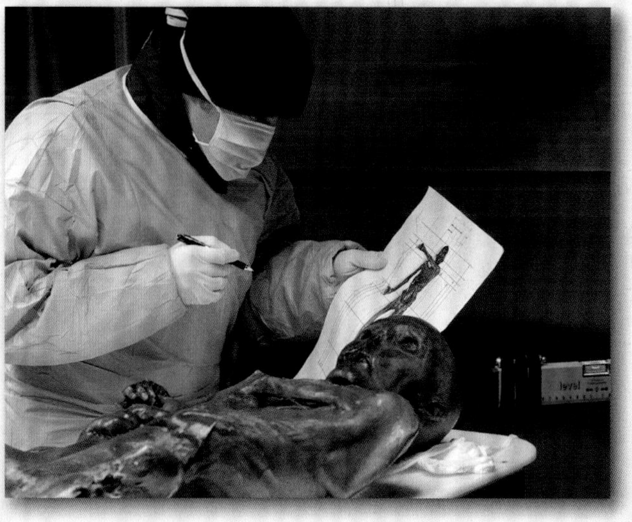

▼奥茨所穿鞋子的复原图。

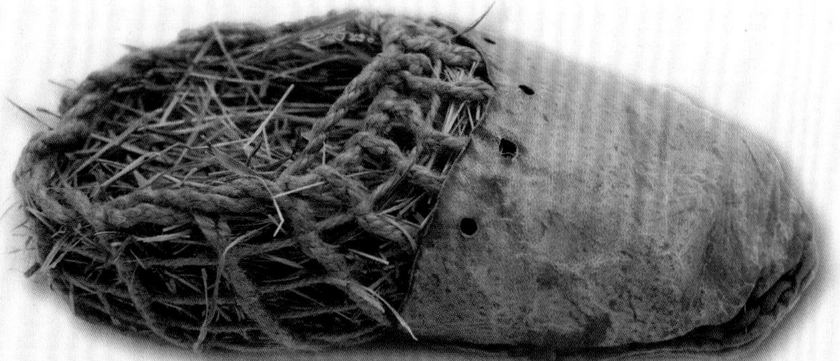

▼对奥茨尸体的分析不仅找出了他的死因，也发现他患有关节炎，肠道有幽门螺旋杆菌感染（这种病菌会导致溃疡），他吃某些蘑菇很可能就是为了缓解感染引起的疼痛。

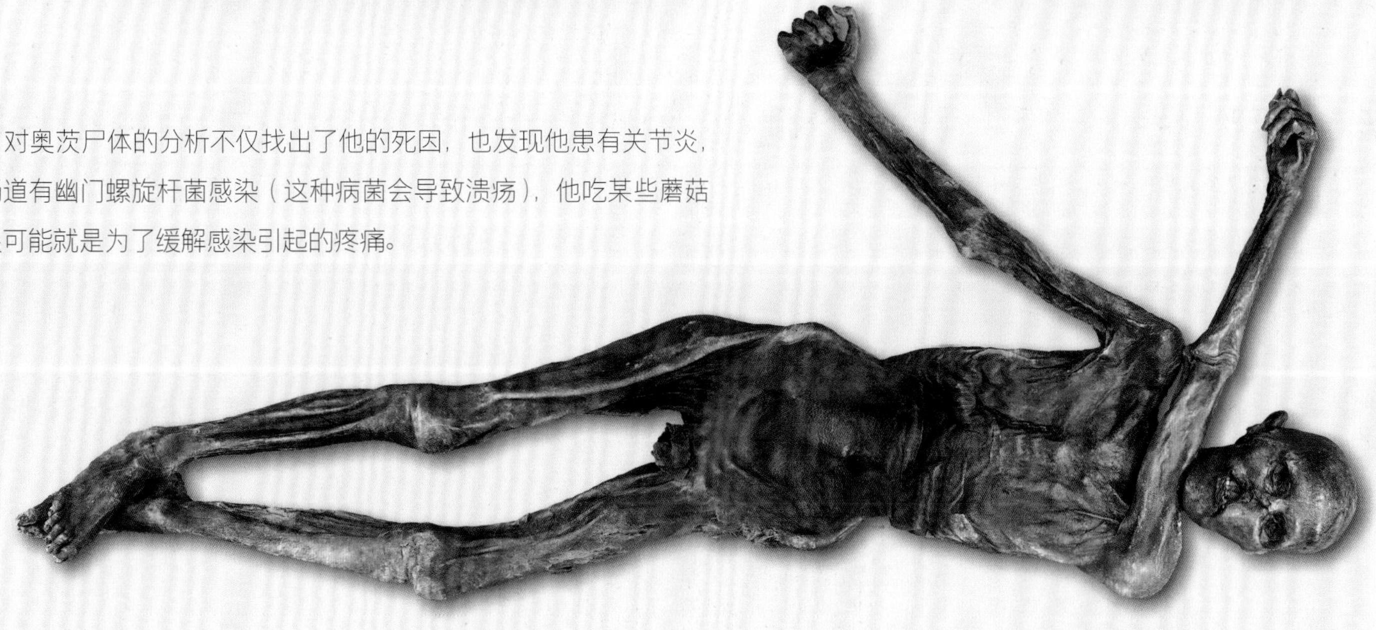

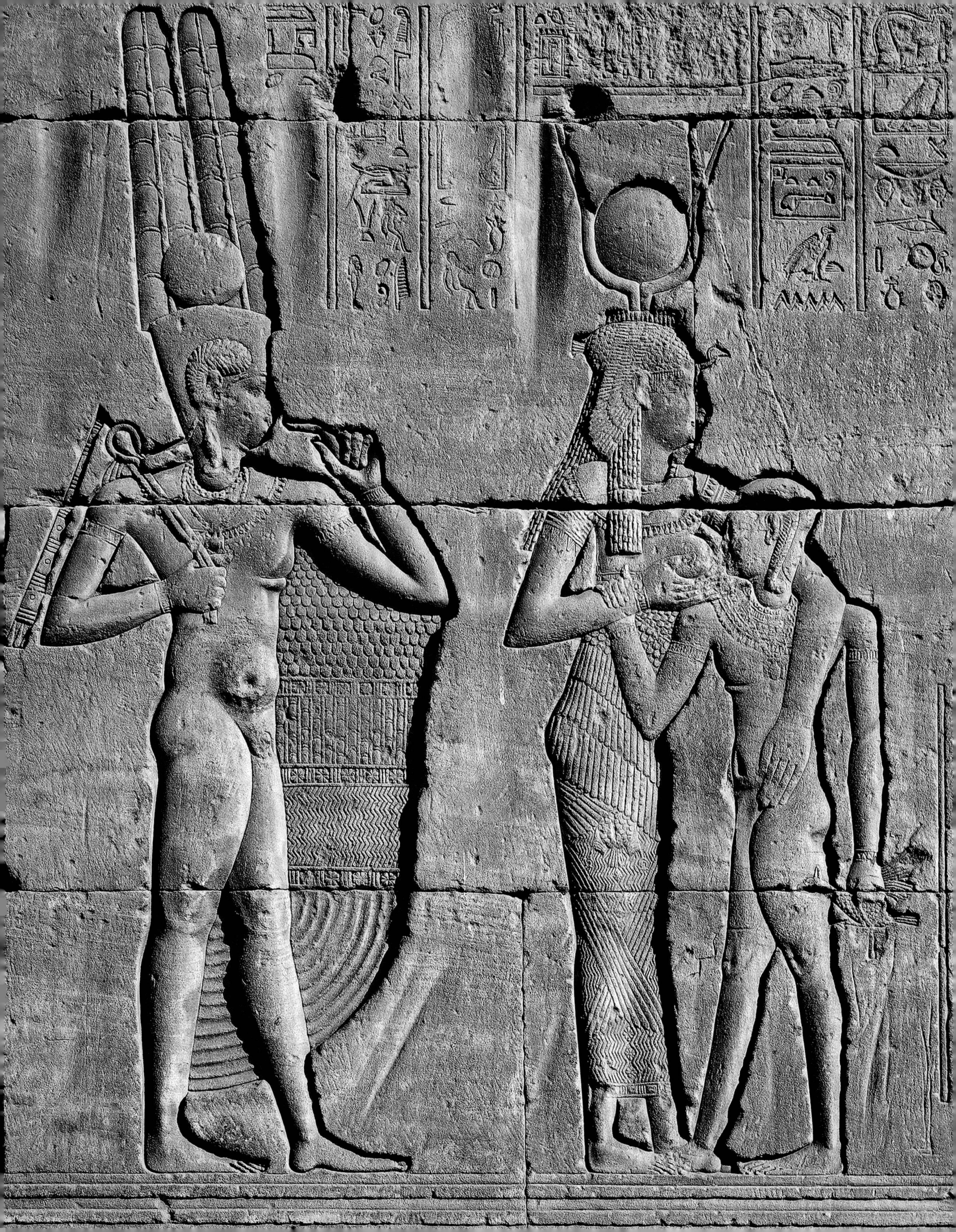

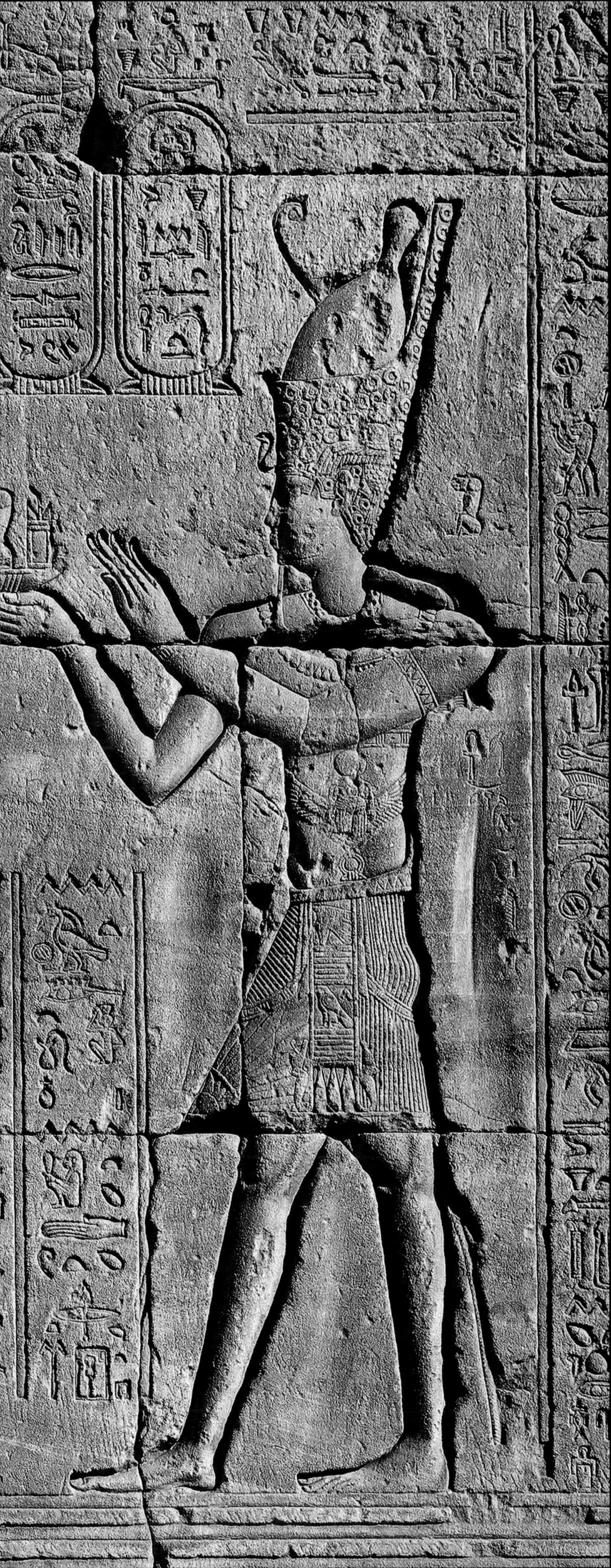

2

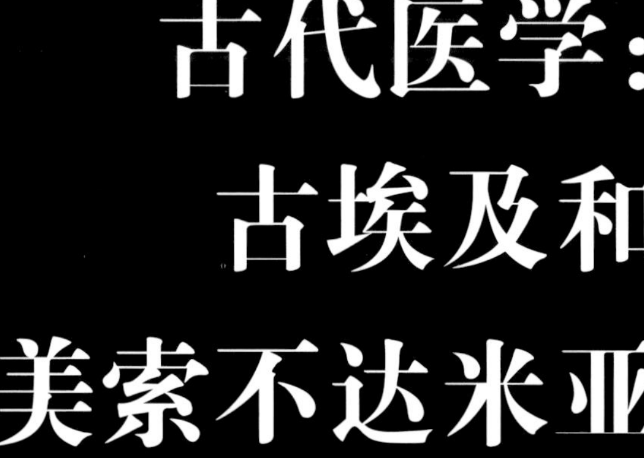

古代医学：古埃及和美索不达米亚

◀哈索尔在罗马皇帝图拉真面前给儿子伊希哺乳，图拉真戴着上下埃及统一后的王冠。古埃及丹德拉“诞生殿”。哈索尔有众多神职，也是母性之神。

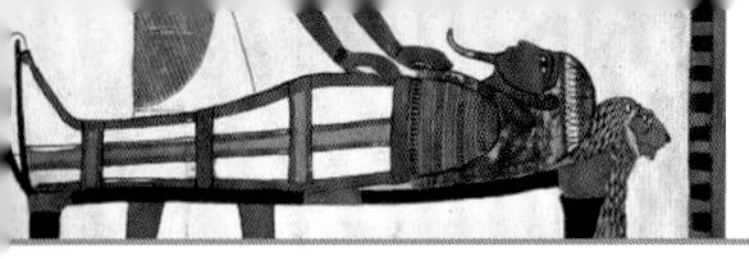

古埃及和美索不达米亚

有文字记载行医实践的古文明都出现在大河边的沃土上：尼罗河边发展出了古埃及文明，两河（底格里斯河和幼发拉底河）流域发展出了美索不达米亚文明，印度河和恒河附近发展出了印度文明，黄河流域发展出了中华文明。

古埃及

从赤道非洲到地中海，几千公里的尼罗河流过狭窄的河谷，创造出宽仅十几公里的沃土，这便是伟大的古埃及文明诞生并发展之处。河的源头之外只有无尽的荒漠，但每年夏天都会发生相同的奇迹：源头的降雨让河水上涨，淹没河谷；待到洪水退去，土地便被极利于耕种的腐殖质覆盖。

公元前5000年前后，居住在此地的新石器时代部落学会了利用一年一度的洪水，以河泥作为肥料，修建水渠，引水灌溉。农业发展了起来，村落扩大成城市，有了自己的政府，经济繁荣发展。到公元前3100年前后，美尼斯王统一了河谷地区（上埃及）和三角洲地区（下埃及），古埃及文明的历史由此开始。

◀伊姆霍特普（左）是古埃及第三王朝法老左塞的建筑师和医生。

▶塞赫麦特（右）是战争和复仇女神，但也是治疗之神。

古埃及医学

在如此发达的社会中，医学占据了重要的位置，并变得越来越复杂。古埃及医学和原始医学的主要区别在于，尽管古埃及医学依然有很浓重的巫术色彩，但已经开始结合观察得来的治疗方法（还未到理性得出的方法）。

从不同的治病方法中诞生了不同的治病者：祭司、法师、医师。

推动古埃及医学发展的重要人物是伊姆霍特普（约公元前2690年—约前2610年）。他是一位智者、天文学家、建筑师、医生，是赫里

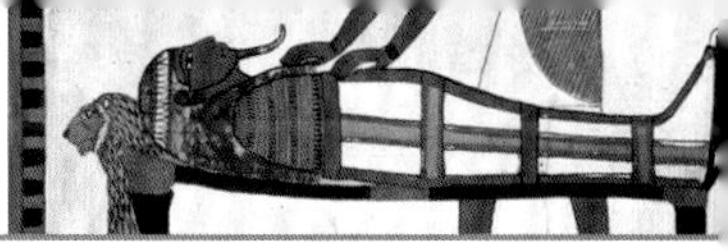

奥波里斯的大祭司，也是法老左塞的宰相。萨卡拉的阶梯金字塔就是由他所建。他的医学观虽然仍未排除巫术，但却以检查伤病、使用多种多样的药物为基础，甚至已经使用鸦片作为麻药。他还说脉搏是心脏状态及疾病情况的重要体现。萨卡拉一座墓碑的雕刻中就可以看到他在以此行医，按压颈动脉来减少流向大脑的血流，以此来缓解头痛。

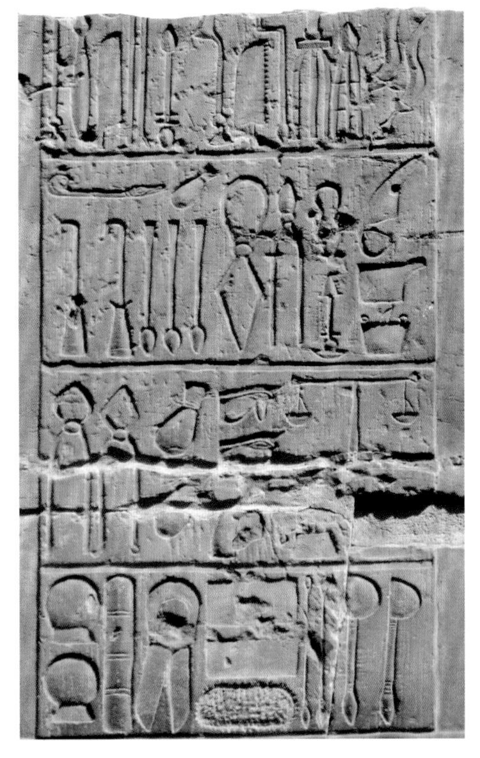

▲考姆翁布神庙一面墙上刻着的医疗器械。

祭司和法师

古埃及的祭司及法师所施行的医术其实更多是心理暗示和心理治疗，而不是真正的医学。尽管他们也用一些来自动物、植物、矿物且有一定效果的药物，但真正重要的是祭司在施药时说的话而不是施用的药物本身。这在治疗外伤时显然不太管用。

这种医学认为人体的每一部分都由一位神掌管，要拜相应的神让他来治疗。

> 法老埃赫那吞男生女相，尽管外表像女子，实际却是男人，他有不只六个孩子，图坦卡蒙便是其中之一。

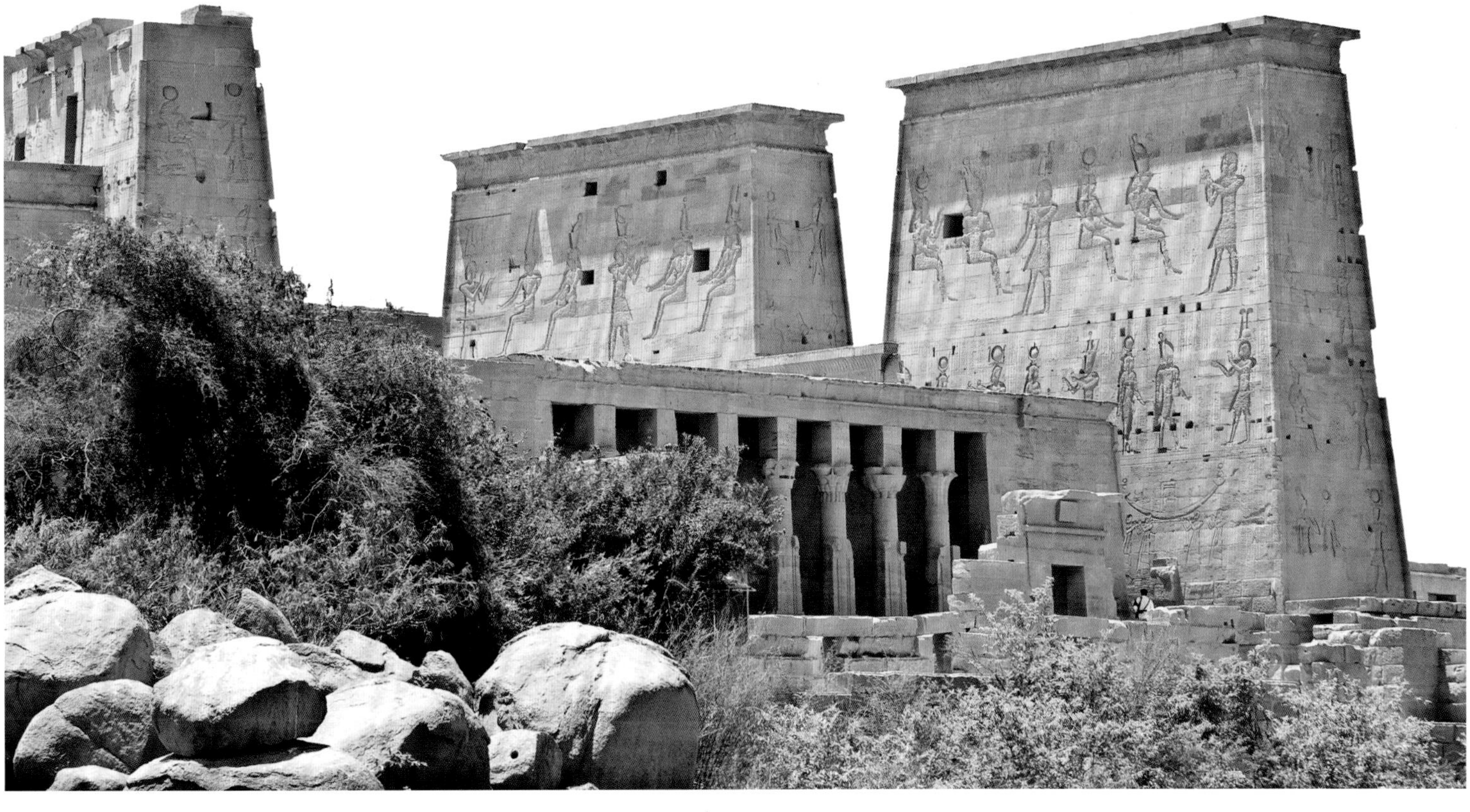

▼菲莱岛上的伊西斯神庙，古埃及人来此参拜以求康复。

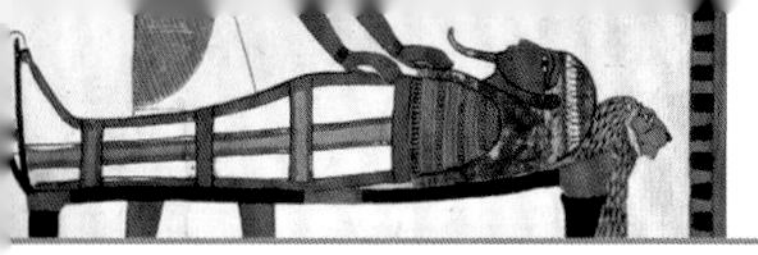

医师

医师要接受相对没那么宗教化的教育，其治病方法是观察尿液、粪便、血液，问诊，触诊，把脉（不过我们不知道他们是否数脉搏），还会做一些功能测试。疾病以咳嗽、发烧、呕吐等主要症状来区别。

做完这些，医师会做出诊断，并给出三种预后：治得好、治治看、治不好。

治疗手段基本有三种：饮食、手术、药物，最后一种尤其重要，那时已有500多种药物，比如洋地黄和蓖麻油。

▼史密斯纸草卷是一份医学文件，源自古埃及第十八王朝，被认为是已知最早的外伤医学著作。

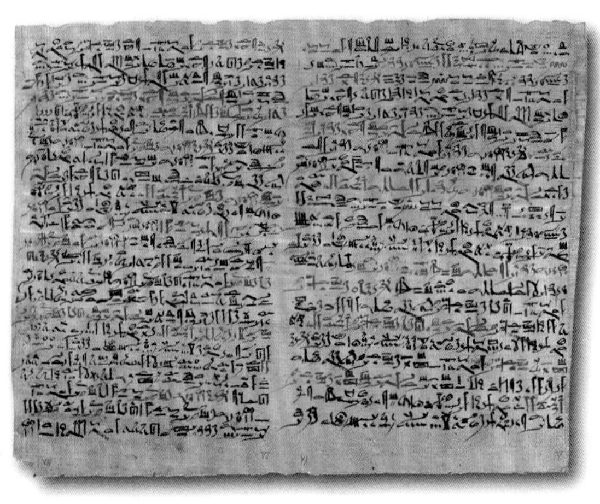

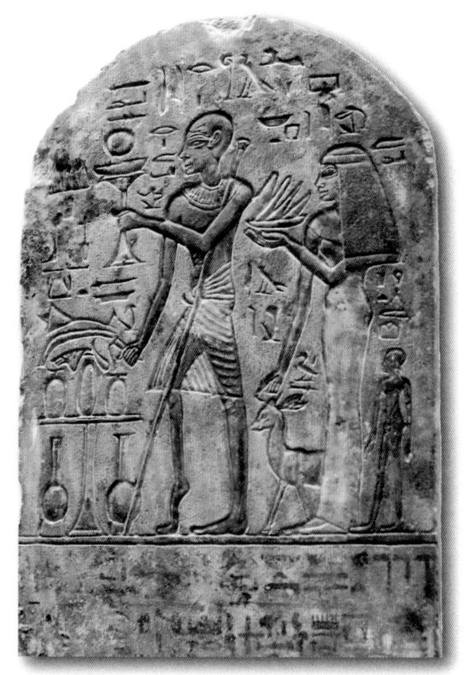

▲一位叫罗姆的祭司献上供品，他的跛脚可能是最早的脊髓灰质炎证明。年代应在公元前1403年到公元前1365年。

这些医师非常精专，古希腊史学家、地理学家希罗多德（公元前484年—前425年）访问古埃及时就被当地的医疗水平震撼，写道：“每种病都有一种医师。”比如，第一个留下名字的古埃及医师赫西拉（Hesy-Ra）就专治眼疾。

另外，医师还分等级，由低到高依次是医师、主管医师、督查医师、主任医师，在他们之上是上下埃及的总医师。女子也可以行医，公元前3000年的一份记录有载，佩舍舍特“统领女医”。

埃伯斯纸草卷和史密斯纸草卷

我们现在之所以能对古埃及的医学有所了解，是因为这个文明发展出了自己的文字——圣书体，以图形来表意。据估计，这种文字始于公元前3300年前后，刻在庙宇中或用羽毛笔写在莎草纸上，这种纸以尼罗河两岸丛生的纸莎草的茎制成。

莎草纸经不起沧桑岁月，所以流传至今的莎草纸文件并不多。关于古埃及医学的知识主要来自埃伯斯纸草卷和史密斯纸草卷，它们都以大约百年之前翻译它们的古埃及学家之名命名。这两份纸草卷来自公元前17世纪，但其源头可追溯至公元前3000年，现在找到的只是更古老版本的副本。

史密斯纸草卷超过4.5米长，内容以外科为主，清晰阐述了各种临床手术，比如囊肿切除、按压止血、包皮环切术等，条理清晰，仅有很少的巫术成分。埃伯斯纸草卷更晚些，长达20多米，被认为是医科全书，尽管比史密斯纸草卷含有更多的巫术成分。

从这两份纸草卷可知，古埃

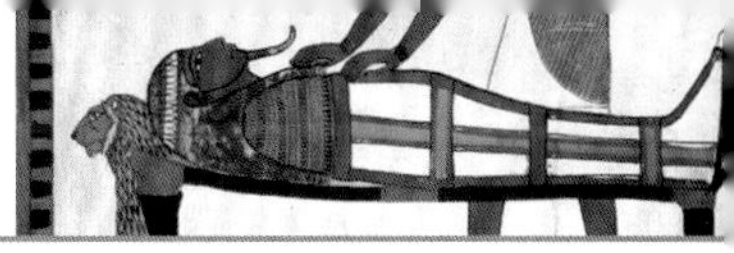

及的医学对解剖尚无甚了解。这很奇怪，因为制作木乃伊之前都要处理遗体，本可以详细查看五脏六腑。有人说这是因为那时脏器的状况已经很糟糕，还有人说遗体的处理通常都是由完全不懂医学的人来完成。

古埃及人倒是发展起来了一种基本的机体运行理论。他们认为脏器就像一个个瓶子，由中心的心脏开始串联起全身，气和液在其中流动。如果流动不畅，或心脏弱化，就会导致生病。

遗体处理和木乃伊制作

古埃及人认为人死后会进入永生，而死亡只是人的体、魂、气分离，气被认为是无形的体。

要享受这一永生，须确保身体完好无损，魂和气有饮有食。但要如何让尸体不腐坏呢？古埃及人于是用药物处理遗体然后做成木乃伊，整个过程要持续40天左右。

美索不达米亚

正如上文提到的，几乎与古埃及文明同时，在亚洲底格里斯河和幼发拉底河之间的区域诞生了美索不达米亚文明。这两条河几乎平行，发源于亚美尼亚的山间，在波斯湾汇入大海。这样的地理位置也是“美索不达米亚”

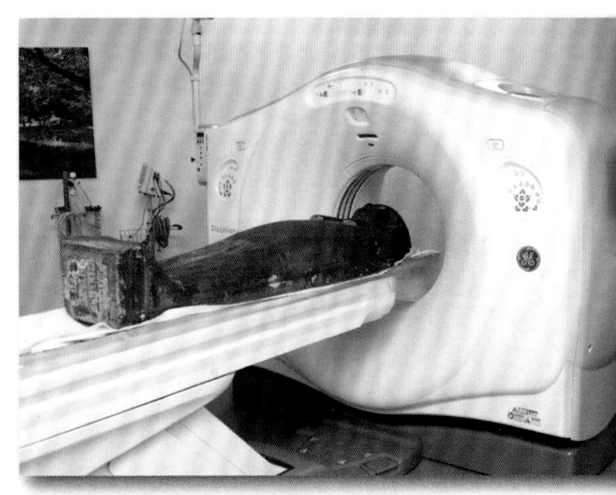

◀▼▶古埃及人相信要享受彼世的生活就要把身体留存下来，所以发展出了细致的组织保存方法。内脏从体内取出后会保存在卡诺匹斯罐（见左图）中。现在研究木乃伊也会用医学检查手段，比如做CT（见右图）。

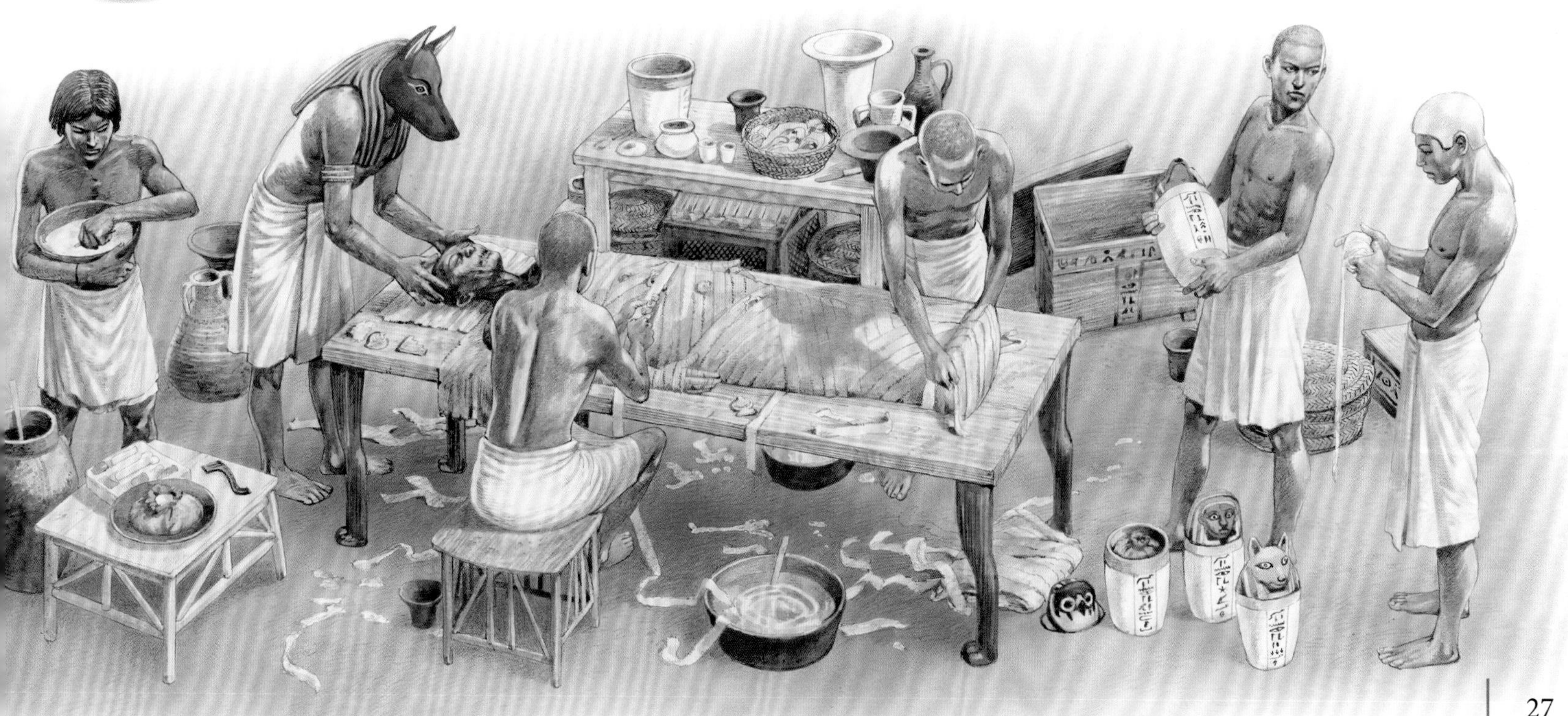

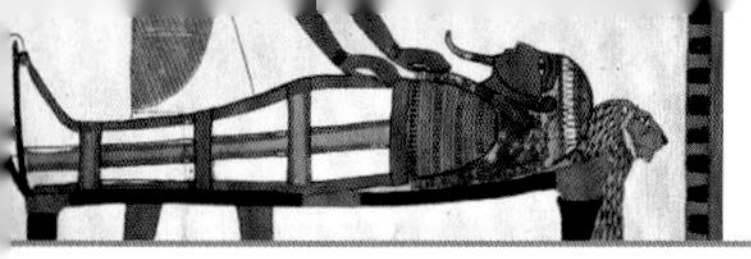

这个名称的由来，因为在古希腊语中它的意思就是“两河之间”。和尼罗河类似，底格里斯河和幼发拉底河在每年春天因冰川融水而涨水，泛滥的同时也用淤泥让两岸变成沃土。

美索不达米亚一般分为两个地区：下美索不达米亚，又称迦勒底，位于南部；上美索不达米亚，又称亚述，位于北部。两个地区的肥沃土地吸引了许多民族，比如苏美尔人、阿卡德人、巴比伦人、亚述人、波斯人等，公元前3500年至公元前539年，他们一直在争夺这里的控制权。

这个文明最主要的文化贡献是公元前3250年前后在苏美尔人中出现的楔形文字。用锥子在软泥板上刻字，再将泥板晒干或烧制成型。这种泥板比古埃及的莎草纸更耐久，所以留下了更多的文件。第一个被破解的是贝希斯敦铭文，是波斯的大流士一世下令刻在崖壁上的，为他歌功颂德，以古波斯文、埃兰文、巴比伦文三种文字对照书写。

巫医结合

深受巫术影响、与占星紧密相连的宗教在美索不达米亚各文化中有重要地位，自然力量、战争、狩猎都有相应的神。而且他们对来世非常悲观，认为鬼魂徘徊在尘与土之间，有时会作恶。他们还认为上天不仅掌管着日月星辰的运动，也规定了凡人的命运。

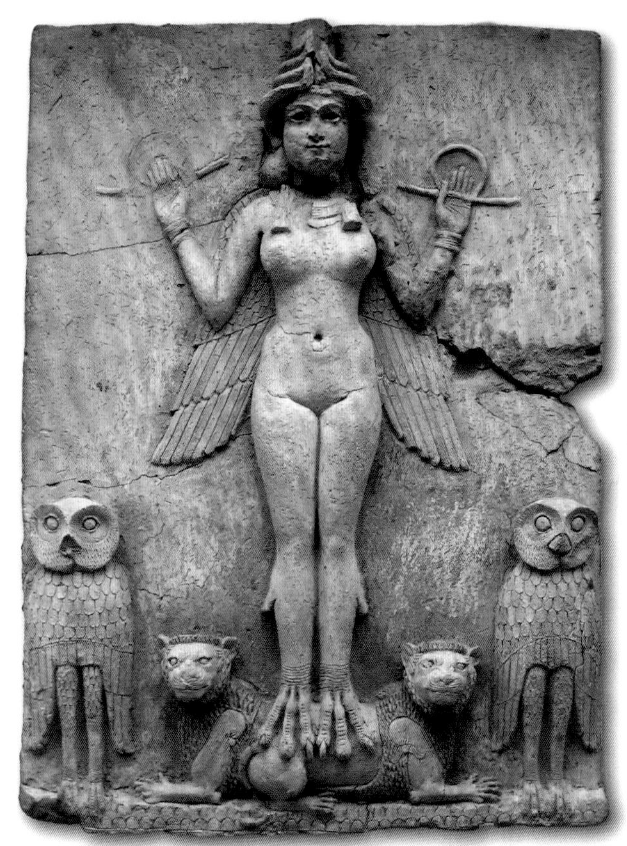

▲巴比伦女神伊丝塔。她的第一任丈夫是杜木兹。杜木兹死后，伊丝塔下到阴间，从她可怕的姐姐埃列什基伽勒那里抢来了掌管生死的力量。

这种带有强烈巫术、占星色彩的生命观也体现在他们的医学中。美索不达米亚的医学没有古埃及医学发达，治病者都属于祭司阶层，在他们中有一定的分科。

疾病与惩罚

在美索不达米亚，疾病和罪恶、惩罚是一个词，其社会对疾病的概念可见一斑。疾病被解释为神怒之兆，于是诊断的第一步就是询问病人做错了什么事，犯了什么罪，导致要承受病痛之苦。问完之后，还要以各种占卜（比如“脏卜”，以献祭动物的肝来占卜）继续寻找疾病的起因。肝脏占卜被认为很管用，因为肝被认为是生命力所在。

治疗以献祭、诵经、忏悔、驱魔开始，以抚慰或驱赶被激怒而让人生病的神灵。另外，他们会使用一些药物，尤其是来自植物的药物，也会包扎、做小手术。

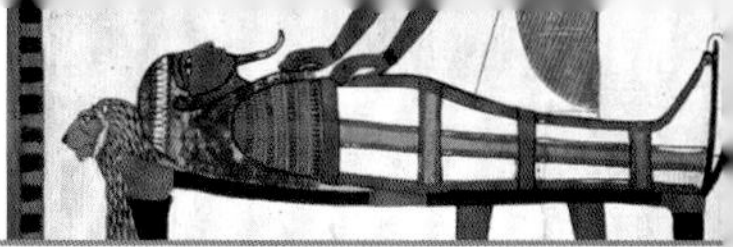

《汉谟拉比法典》

这份珍贵的文件刻于公元前2250年前后，集合了诸多法律条文，被认为是已知最古老的法律文献。也许表面看起来它和医学没什么关系，但实际上美索不达米亚的行医者都要遵守严格的法律，而相关法条就收在这部法典中。

比如，法典规定，如果医生导致贵族病人死亡，或在去除脓肿时导致贵族病人失去一只眼睛，医生就要被砍去双手。如果病人不是贵族而是奴隶，那惩罚就较轻。

法典还规定了治疗成功时医生要收取的费用，也提到了清洁卫生对于消除或降低感染风险的重要。

《汉谟拉比法典》是极重要的文献，但不是唯一提供美索不达米亚医学资料的文献。尼尼微亚述巴尼拔王宫的藏书阁中也发现了一些公元前7世纪的楔形文字泥板，它们将疾病的出现归于神灵的惩罚，但也提供了某些疾病的详细描述，并列出了各种治疗方法。

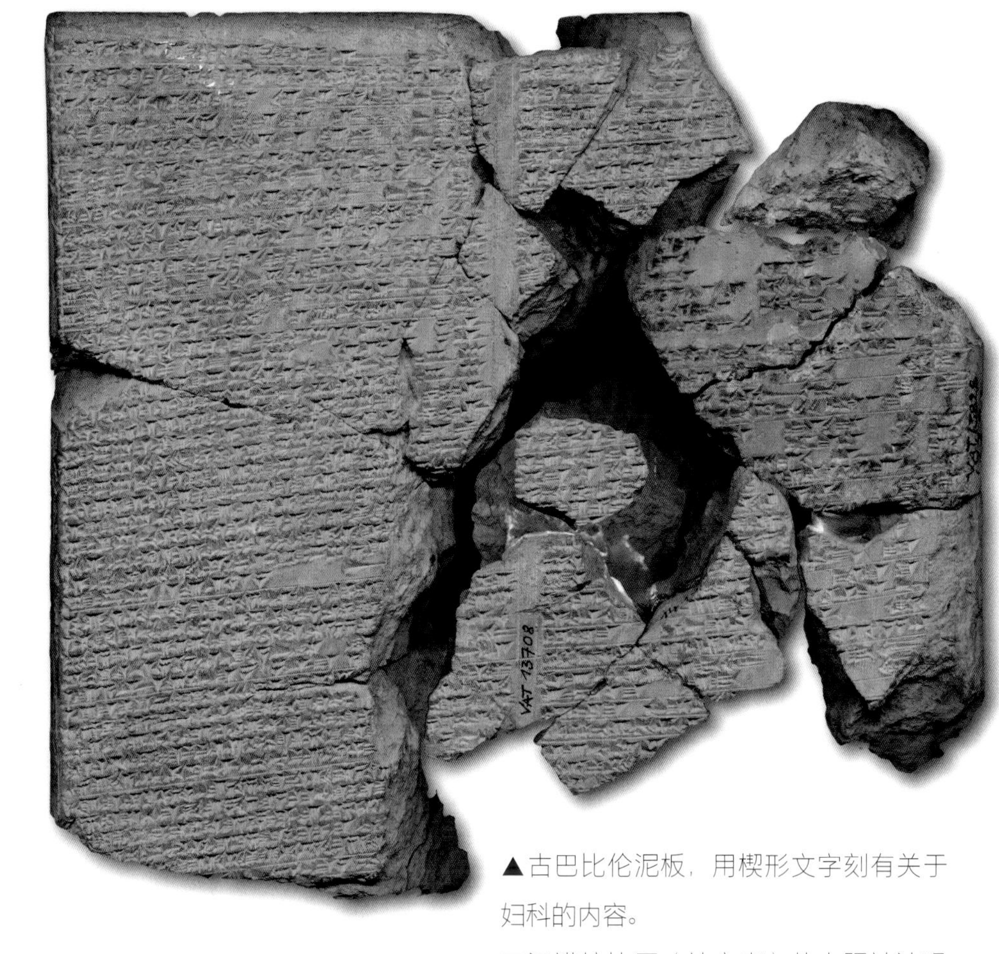

▲古巴比伦泥板，用楔形文字刻有关于妇科的内容。

▼汉谟拉比王（站立者）从太阳神沙玛什手中接过法条。《汉谟拉比法典》石碑上部，卢浮宫博物馆。

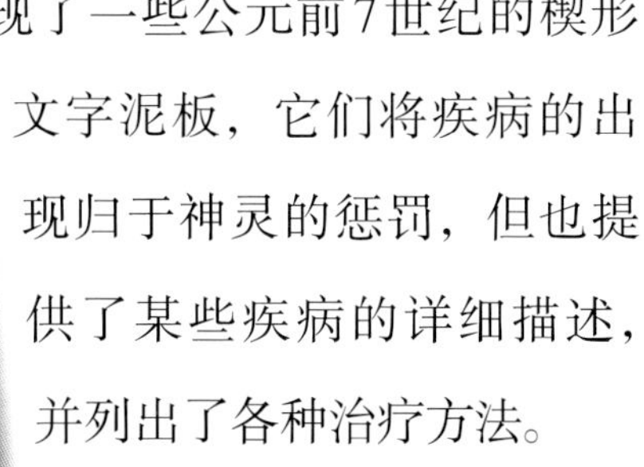

> “如果有人在争执中打伤别人，此人要发誓并非故意伤人，并支付医疗费。”
> ——《汉谟拉比法典》

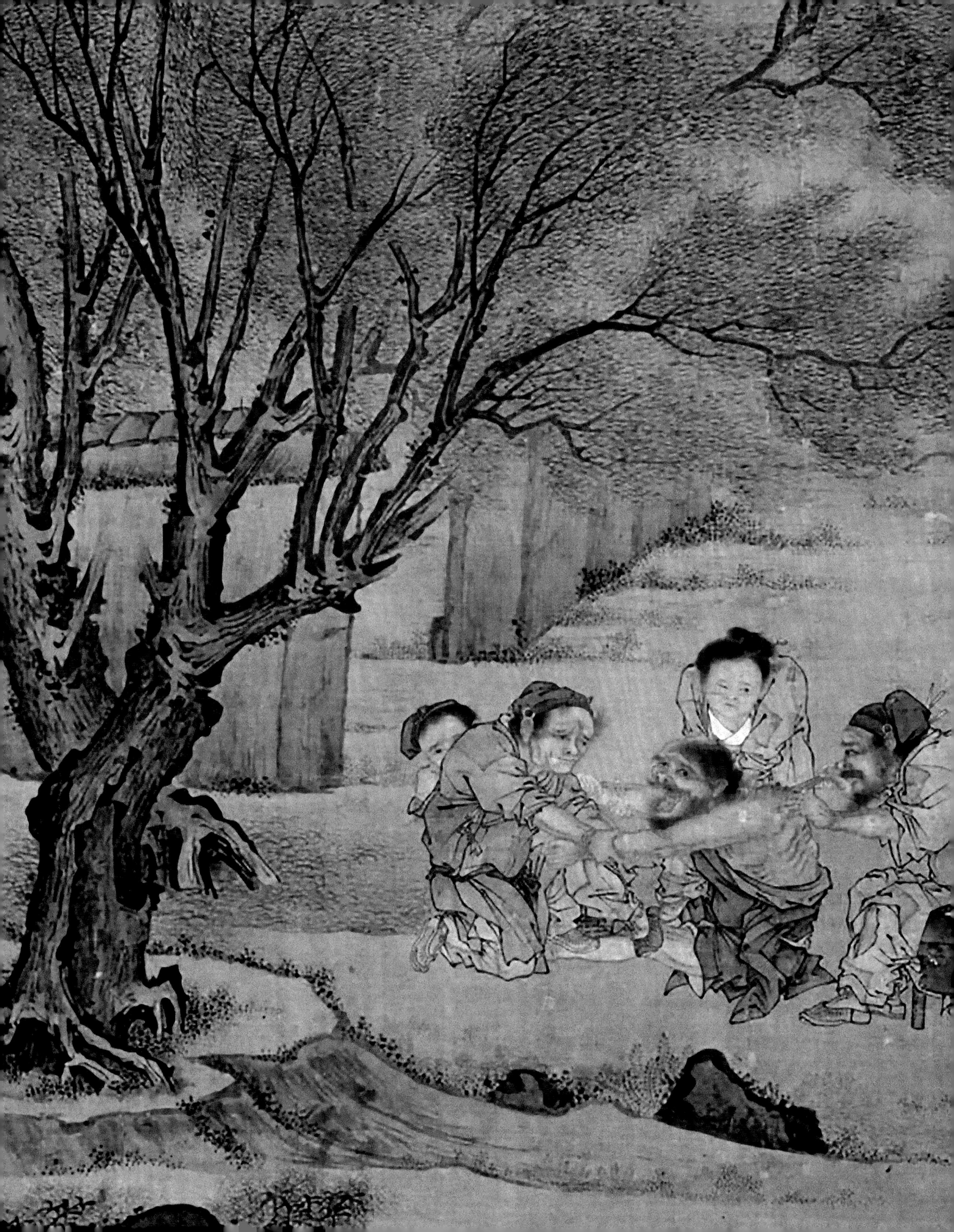

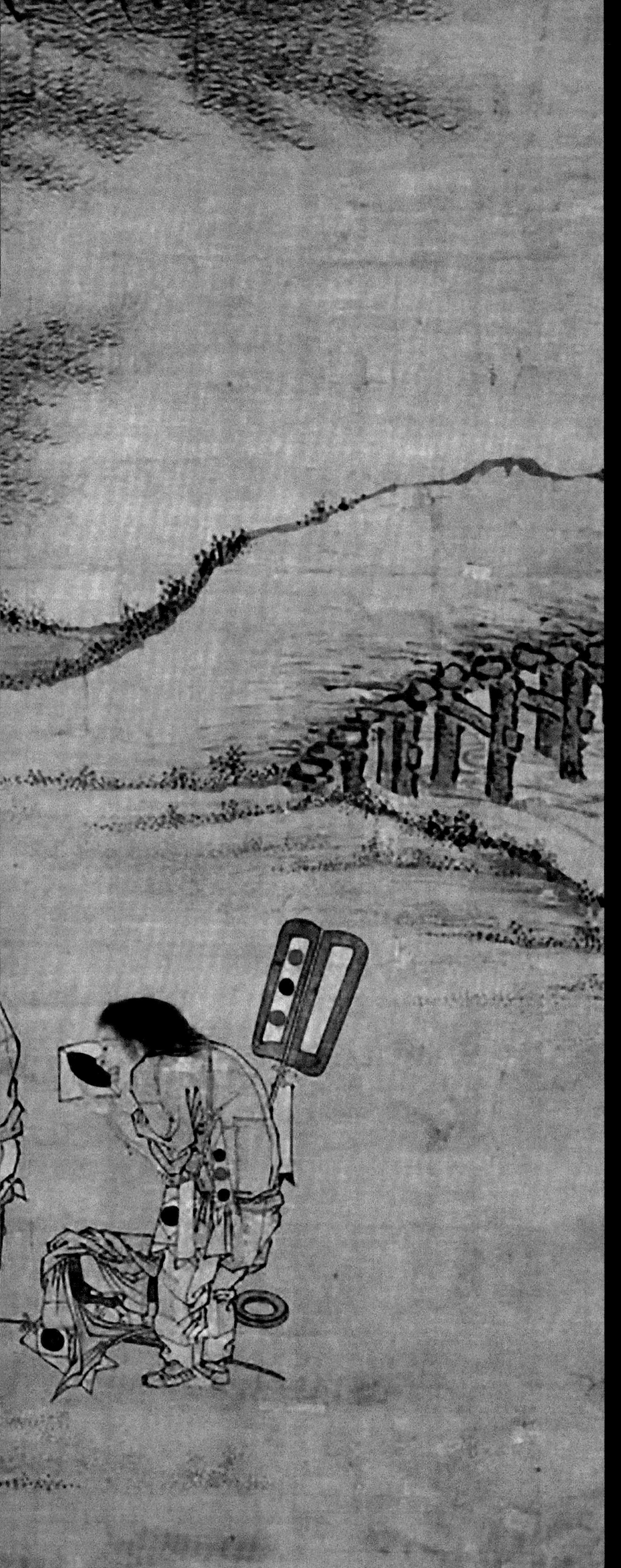

3

中国、印度及其他国家古典医学

◀医生及其助手给病人艾灸。李唐（约1050—1130年），台北故宫博物院。

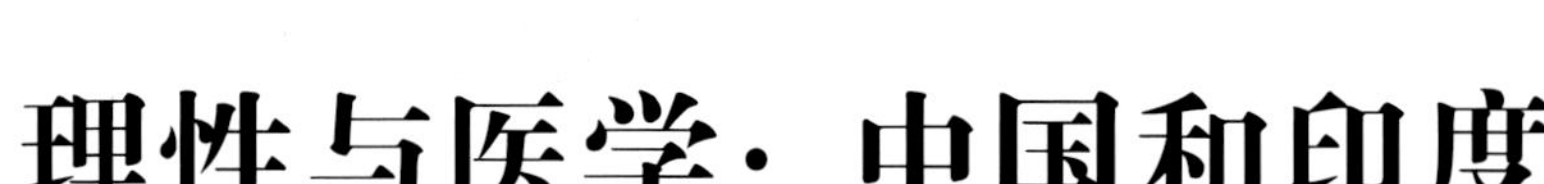

理性与医学：中国和印度

在西方，以科学为基础的医学始于古希腊；而在东方，是中国和印度最早发展出远胜古埃及、美索不达米亚的医学，这种医学有清晰的经验及理性基础。

这些东方古典医学的共同特征之一是对健康和疾病的哲理化认知。虽然它们尚未遵循严格的科学方法，但都摒除了巫术的成分，以观察为基础来理解人体、疾病和治疗，并以理性的方法来组织所有的数据和信息。

今天，它们的某些治疗手段，比如针灸和瑜伽，也在西方广泛流传开来。

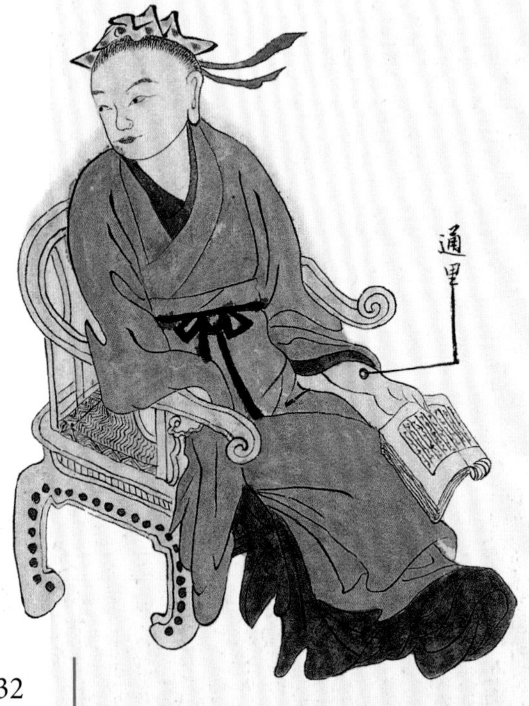

◀中国艾灸典籍中的插图。

中国

五六千年前，在黄河两岸诞生了世界上古老的文明之一——中华文明。早期的三个朝代是夏商周，由此开始的朝代更替一直延续到现代。据传说，中华文明始于三皇五帝，其中的黄帝在医学上尤其重要。

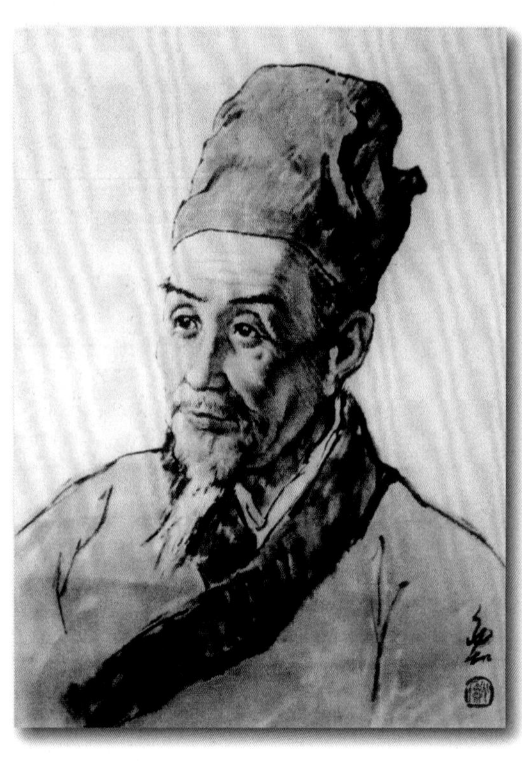

▲明代名医李时珍（1518—1593年）。

中华文明最早的书面文献出现于大约3500年前，是商朝的甲骨文和金文。要注意，中国的文字与出现于中东的文字非常不同，传说是黄帝的大臣仓颉所造，他观“鸟迹”，始创“鸟迹书”。

中医

中国传统医学最古老的基础载于《黄帝内经》，它可能成书于公元前1世纪，但一直到11世纪都在增加内容，直到形成十八卷的医科全书。

此作品中就已出现中国对健

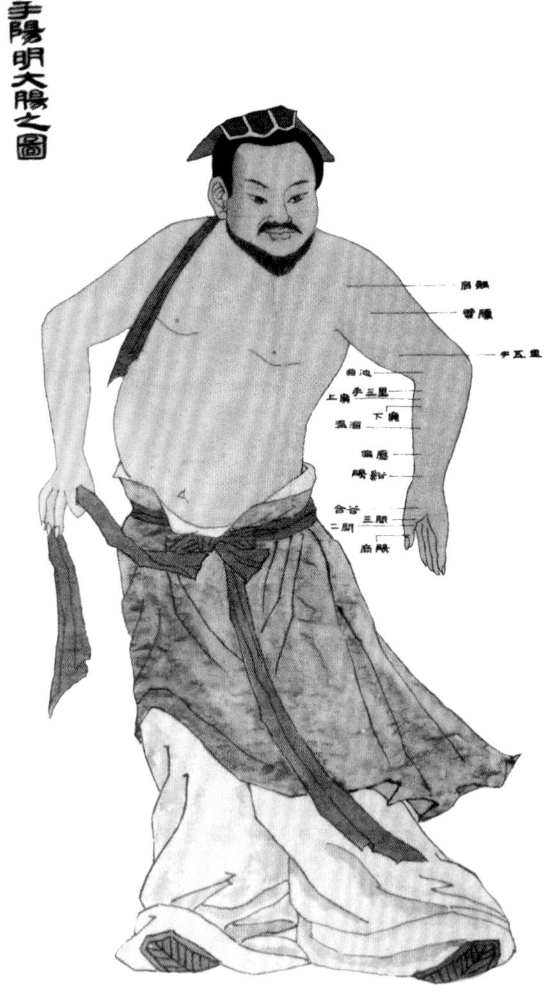

▲针灸穴位图。西方医学也承认针灸是治疗许多疾病的有效手段。

康的基本理念之一：阴阳平衡。胃、胆、大小肠属阳，心肝脾肺肾属阴。阴阳通过经脉在体内运行，如果运行不畅，阴阳不平衡，人就会生病。

《内经》也提到了人体各器官和体液，解释了如何把脉，这是诊断方法之一。在这方面《内经》包含很有意思的临床观察。

治疗

针灸是中医非常出名的治疗手段，传播到了全世界，现在在西方也一直被用作辅助治疗手段。其

针灸

中医典籍《黄帝内经》就已提到针灸，根据要治疗的疾病用极细的针刺入特定的穴位。《内经》记载了“九针”及“三百六十五气穴”，穴位位于经脉之上，经脉贯穿全身，是“气”行进之道。人全身共14条经脉，12“经”对应五脏（心肝脾肺肾）和六腑（胃、大肠、小肠、三焦、膀胱、胆），另有任督二脉，总领阴阳经。除了位于经脉上的三百六十五穴，还有不在经脉上的“经外奇穴”和“阿是穴”（压痛点）。针具长3至25厘米，为金、银、钢制，刺入后要转动，以消除阻碍气血流通的淤塞。

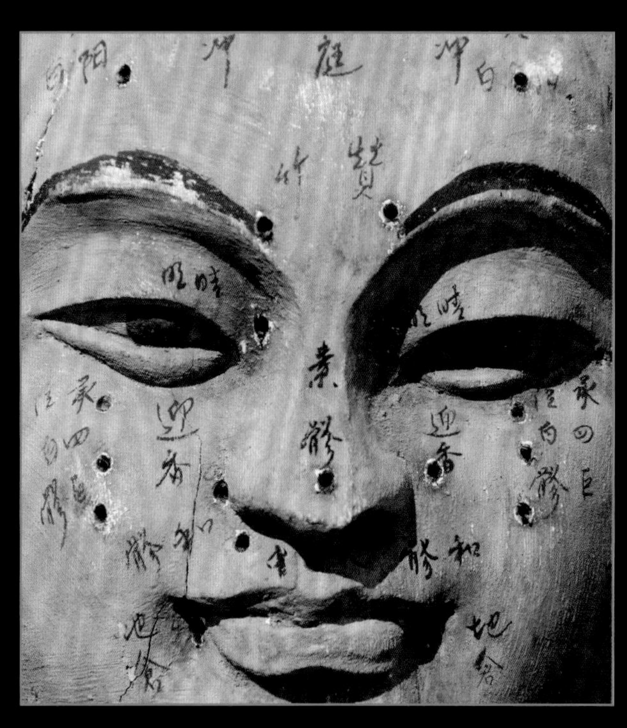

▲标有面部穴位的古代人俑

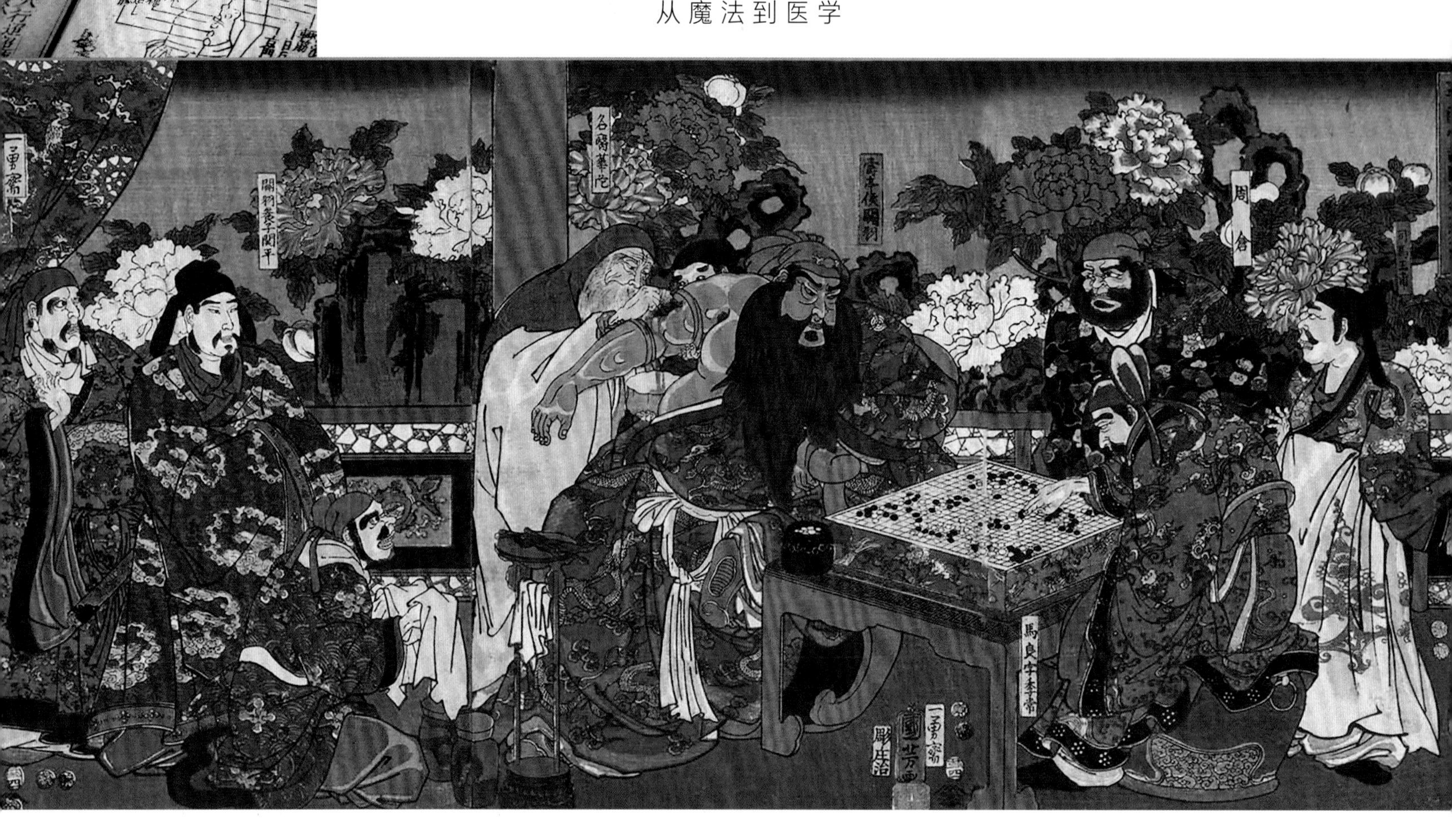

▲东汉名医华佗给关羽刮骨疗毒。他是用麻药进行手术的第一人，比欧洲将大麻煮制、磨粉再混上葡萄酒当麻药早了1600年。（译者注：华佗给关羽刮骨疗毒是《三国演义》的内容，并非史实）

基本原理是用细针刺入穴位，以恢复气血的流动，达到阴阳平衡。另一种恢复气血流动的方法是艾灸，燃烧艾草来熏灼皮肤。

但中医最主要的治疗手段还是服药，中药来自动植物及矿物，李时珍《本草纲目》（1593年的金陵本为最早）记载的药物到今天还在使用，比如麻黄、罂粟、大黄，还有用于治疗皮肤病的砒霜和用于治疗缺铁性贫血的铁。

也有证据证明中医已经有简单的天花预防体系，而欧洲直到18世纪才有。办法是让人吸入天花结痂的粉末，这样就等于减毒接种，人就会通过非常轻的发病获得抗体。

《黄帝内经》是中国古代医书，两千多年来一直被作为中医的根本典籍。

华佗和手术

相比其他治疗手段，手术在中医中似乎并未有很大的发展。最常被说起的手术医生可能要算华佗（145—208年），据说他发明了麻药，从而能给人做手术。他除了用药、针灸等传统治疗方法，还会采用水疗、理疗等疗法。

他无疑是一代名医，有许多关于他的传说。据传曹操曾请他来治头痛，华佗以针灸让症状缓

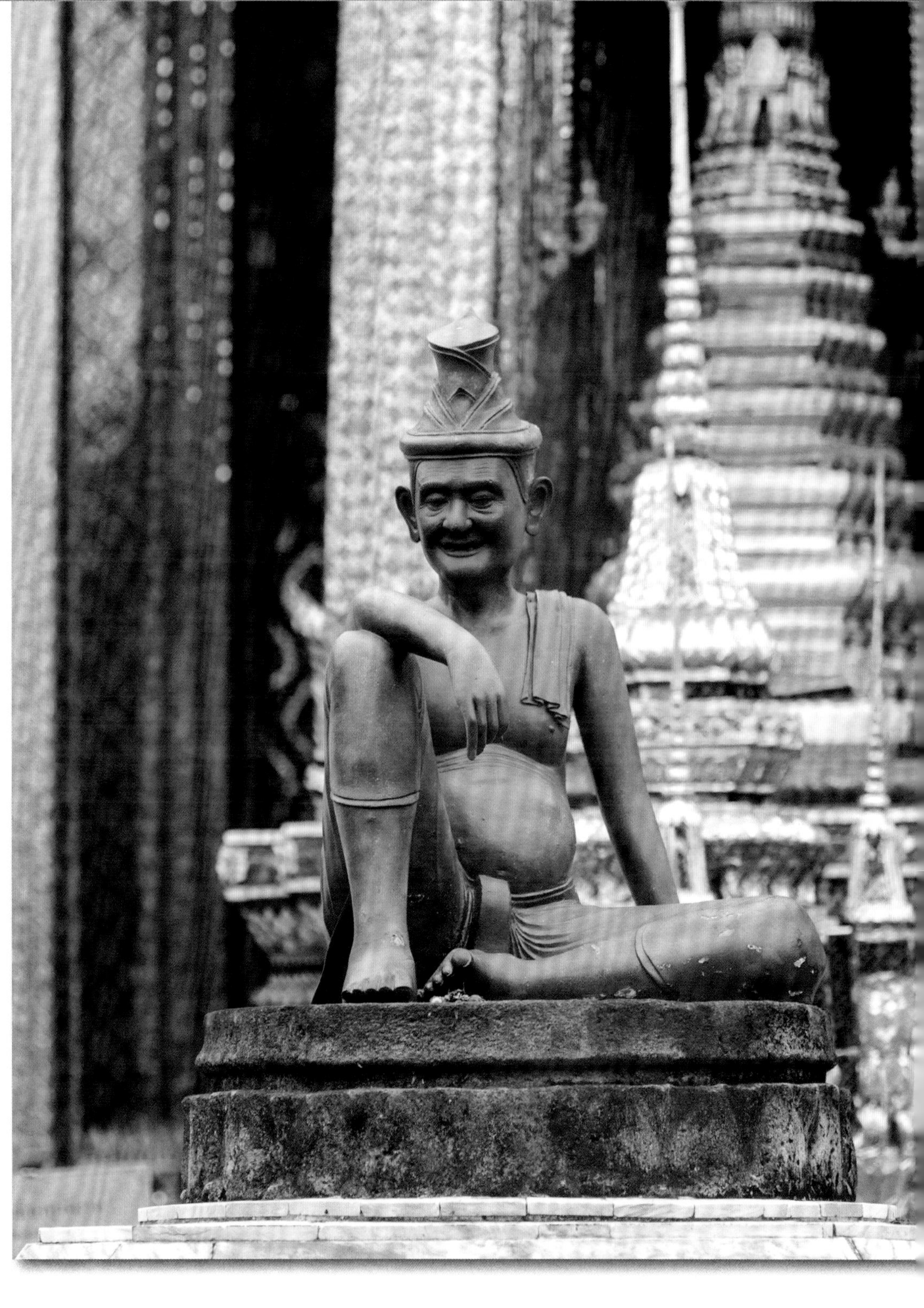

▶东方许多寺庙中都有耆婆的像，他为阿育吠陀医学的发展做出了贡献。

1979年起，世界卫生组织承认针灸对至少49种疾病及紊乱有疗效，随着后续的研究，这个名单也越来越长。

解，但曹操要求华佗将头痛彻底治好，于是华佗建议以麻药做开颅手术，因为他认为头痛是脑肿瘤引起的，唯有去除才能根治。

可生性多疑的曹操认为是有人收买了华佗要谋害他，命人将其入狱，华佗在问斩之前就死于狱中。据传他在狱中将自己的医术编撰成册，求狱卒将其带给弟子。不知狱卒是否完成了他的请求，可这传说中的医术确实从未现世。（译者注：这段情节同样出自《三国演义》）

印度

从农业部落走向更复杂的城市文明以及文字的出现是各个古文明发端时的里程碑。在印度次大陆，这发生在公元前3000年前后，起于印度河谷中的部落，后扩展到恒河流域。

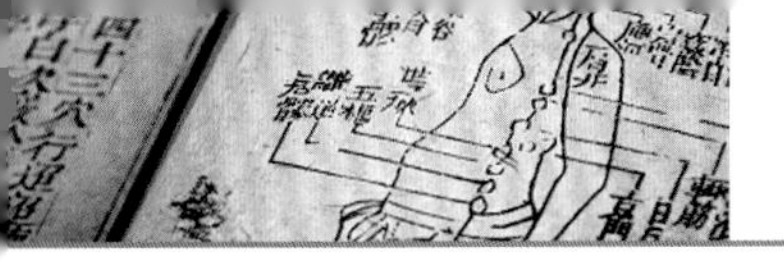

三多沙

印度和中国一样，也有很多医书来解释自己的传统医学——阿育吠陀。这个词在梵文中是“寿命之真识”的意思。其中最重要的两部医学著作是《妙闻本集》（公元前4世纪—前3世纪）和《遮罗迦本集》（约2世纪），前者据传是妙闻所作，包含许多动植物及矿物的药方，后者据传是遮罗迦所作。另外还有伐八他所著《八支心要集》，总结了前两者所述疗法，并加上了自己的发展。

它们将人体的运行建立在三多沙的平衡之上。这三多沙是气、胆、津。和中医的观点一样，阿育吠陀医学认为三多沙失衡便会导致生病，而治疗就是要恢复三者的平衡。

诊断

印度传统医学非常重视诊断和预后，大部分诊断方法都是非侵入性的，尽量避免与病人近距离接触。最常见的诊断方法包括把脉、看舌苔、检查尿液。

上文提到的医学典籍详细描述了许多疾病的病因及症状。比如，它们通过直接的求证发现糖尿病表现为尿中有糖，而西方医学直到近两千年后才知道这一点。

▲阿育吠陀医学以“宇宙五元素”理论为基础，这五元素是气、火、水、土、空。阿育吠陀医学主要以药草来治病。

治疗

治疗手段多种多样，大部分以平衡膳食、用药为基础。所用的药草也很多，其中不少后来传给了阿拉伯医学，并由此进入欧洲。

阿育吠陀也会用动物来源的药物，比如牛尿、牛粪，还会用水蛭来放血，进行灌肠以及正骨等。除了这些治疗方法，也经常会建议念咒来辅助。

手术

手术是另一种治疗手段，印度医学在这方面达到了很高的高度。手术伤口被缝合或结痂愈合。印度医学还经常以催眠为麻醉手段，它认为病人的心理也很重要。19世纪上半叶，英国外科医生詹姆斯·埃斯戴尔在印度学会了其催眠方法，并带到欧洲。

妙闻被认为是印度的外科之父，他在《妙闻本集》中描述了多达120种器具和300多种手术，都已很完善，包括白内障、胆囊、疝气、剖腹产等手术。

但印度传统外科中最突出的还是整形手术，可能是为应对宗教肉刑而生，比如通奸会被判割耳或割鼻。为了修补这些残缺，要从颈部或头上取皮重造。

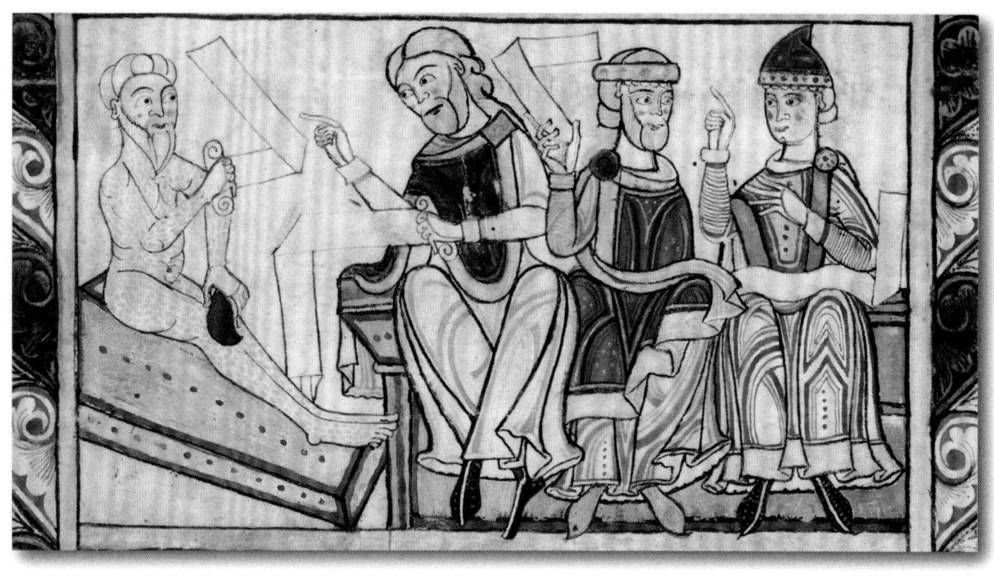

▶可以通过《圣经》的文字去追寻希伯来医学，从中我们可以得知其医学知识主要来自与之有接触的文明。希伯来人非常重视个人卫生，以此作为防病的方法。

欧洲从中世纪开始的整形手术在很大程度上就是继承了印度传统医学的技术。

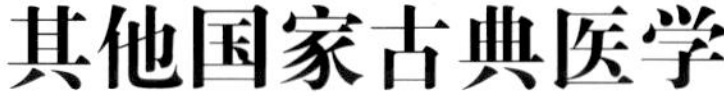

其他国家古典医学

还有其他国家古典医学，虽然不如上述的中医、阿育吠陀医学那般重要，但也在巫术之外有了经验论的色彩，同样是医学发展史上的进步。在此我们只讨论其中的两种：希伯来医学和前哥伦布的拉美医学（包括发展得最好的印加、玛雅、阿兹特克等）。

希伯来医学

来源及理念

希伯来人接受了古埃及、美索不达米亚、古希腊等与之有来往的文明的医学理念。其疾病观以宗教为基础，也就是说他们的神耶和华既保佑他们健康也会让他们生病。而其信仰一神教的特点也便利了医学的发展，因为不用对每一个神都祭拜一番以避免受罚生病，拜一个神就可以了。

对公元前1000年以内希伯来人所用医学的了解大部分来自《圣经》的零星叙述，更具体地说是《旧约》。此书提供了许多历史、文化信息，也有许多关于健康、卫生、疾病的话题，还有对神话传说及宗教仪式的讲述。《圣经》重要，但犹太人的经典《塔木德》也提供了不少信息。史学家弗拉维奥·约瑟夫斯（37—100年）的许多文章也有贡献，其中最著名的是以古希腊文写成的《犹太古史》(93年)。

这些典籍给出的最值得注意的信息是希伯来人非常重视三种基本的预防做法：保持卫生，与病人或尸体接触后仔细清洗皮肤；将染疫的人隔离；排泄物要埋在远离居住处的地方。

这些书还包含其他的建议或规矩，有些有科学道理，有些没有。它们预防性病的措施，对沐浴、护肤、着装的建议都很有道理，但也说要避免与产妇和经期女子接触，因为“不洁净”。

解剖、手术和药物

通过上述书籍我们可以发现，希伯来人知道人体组成、骨头总数量，并认为血液是生命所在。另外，他们也知道麻风病、鼠疫、狂犬病以及几种性病。

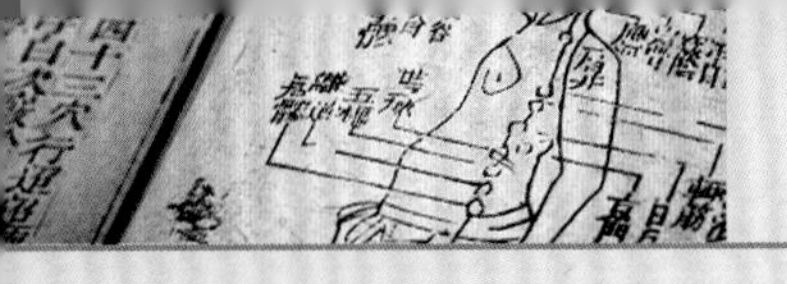

在手术方面，他们会做包皮环切术、截肢、阉割、剖腹产、颅骨穿孔术。他们还会以放血作为疗法，并使用具有药效和麻醉作用的油、精油、乳膏等。

前哥伦布的拉美医学

在欧洲人到来之前，美洲大陆上就已经发展出非常多的文化和文明，数量多到无法将它们的医学发展情况一言以蔽之，只能说从最原始的巫医不分到先进的医学都有，而后者见于玛雅、阿兹特克、印加文明等。

不过这些文明的医学确实有两个共同点：宗教式的疾病观、由通灵者来治病。

印加

印加帝国占据了南美的广袤土地，对应今天的哥伦比亚、厄瓜多尔、秘鲁、玻利维亚、智利和阿根廷。其医学观与巫术及宗教紧密相连，将疾病归结为罪恶或诅咒导致的灵气外泄。

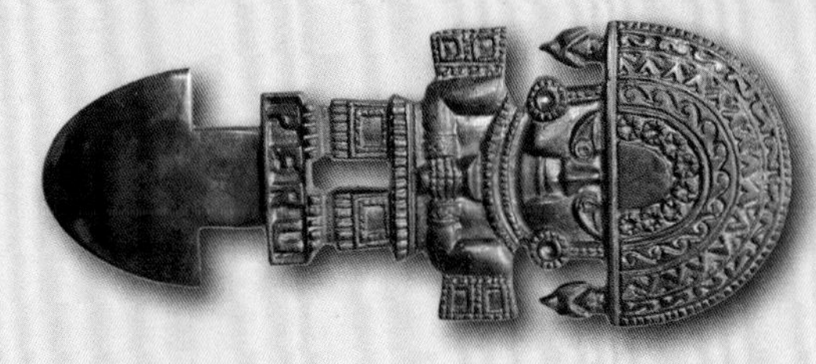

▲印加文明在宗教仪式中所用的T字形刀

医生会使用放血疗法，大量使用烟草、古柯、箭毒及曼陀罗属的几种植物等药草，作为泻药、麻药、致幻药等。他们也使用动物来源的物质，比如油脂；以及矿物来源的物质，比如汞。他们也会做颅骨穿孔等手术，在其所用器具中有一种特有的T字形金属刀。

▼印加文明表现分娩的陶器

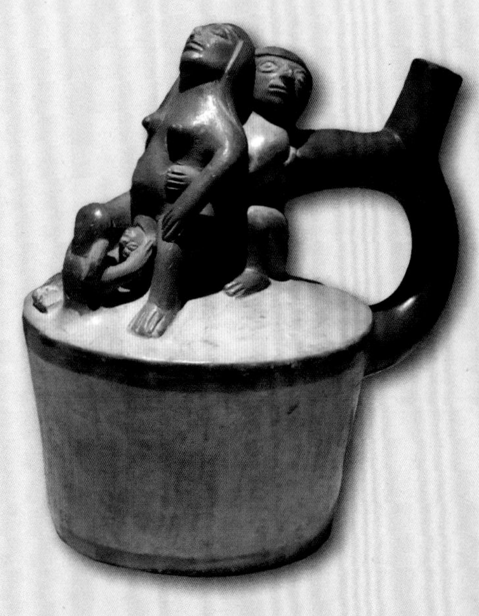

玛雅

玛雅文明兴起于中美洲，其土地对应于现在的危地马拉、洪都拉斯、萨尔瓦多、伯利兹及墨西哥东南部的几个州（尤卡坦、坎佩切、塔巴斯科、金塔纳罗奥、恰帕斯）。

玛雅人有三种治病者：第一种是祭司，他们通过宗教仪式祈求神灵保佑人及其财物，在仪式过程中他们会使用致幻或能刺激感官的植物；第二种是巫师，他们驱赶致病的邪灵；第三种是真正的医师。

只有医师会通过听诊、观察症状来诊断疾病，并根据诊断结果来确定治疗方法，包括放血（用水蛭、晒干的毒蛇牙、豪猪刺、鱼、龙舌兰等）、按摩以及用药等，药的品种繁多，积累了400多个药方。

阿兹特克

阿兹特克帝国建立于墨西哥及危地马拉的一部分，从太平洋海岸一直延伸到墨西哥湾。

这个文明的医学知识丰富而复杂，西班牙修士贝尔纳迪诺·德萨阿贡的16世纪手抄本《新西班牙事物通史》及墨西哥人胡安·巴迪亚诺、马丁·德拉克鲁斯的16世纪手抄本《西印度群岛草药书》都有所反映。后者尤其值得注意，因为它包含了185种美洲植物的描述及药用价值。弗朗西斯科·洛佩斯·哥马拉的《西印度群岛通史》也细致地描述了其行医方法。

阿兹特克人也有好几种不同的医生，有行传统医学的经验医生，有更偏向巫术的巫医，还有专科医生。

▼佛罗伦萨手抄本《新西班牙事物通史》中的插图，阿兹特克医生给一个病人看病。

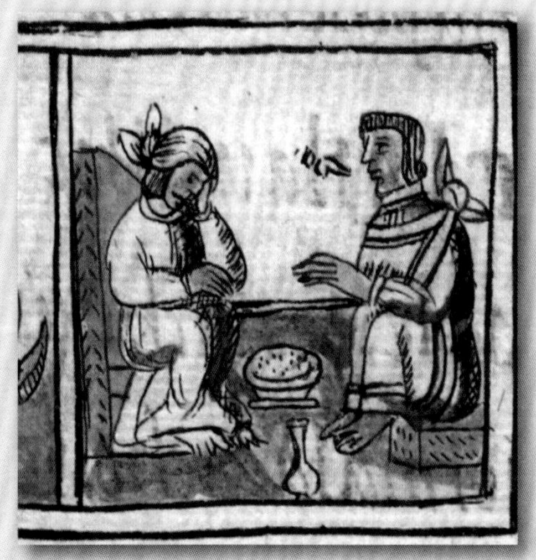

阿尔班山的医学院

离墨西哥的瓦哈卡市不远便是阿尔班山遗迹，它原是建于公元前500年前后的中美重镇，1500年被萨波特克人、奥尔梅克人、米斯特克人占领。

修复工作令其不少建筑重新焕发出光彩，也发现了一系列石碑，碑上刻着姿态各异的人像，这被称为“舞者长廊”，据推测年代应该在250年前后。

神奇的是，这些人像既不像舞者也不像战士或祭司。对其含义的猜测有很多，但因为这些人像都有生理缺陷、畸形或怀有身孕，有些学者就认为它们是为了表现病症，用于教学，此处也就成为中美洲的第一所医学院。

这一说法也有一定支持，毕竟阿尔班山曾是重要的思想、科学、文化中心，而且这个社会在医学及外科手术方面非常先进。

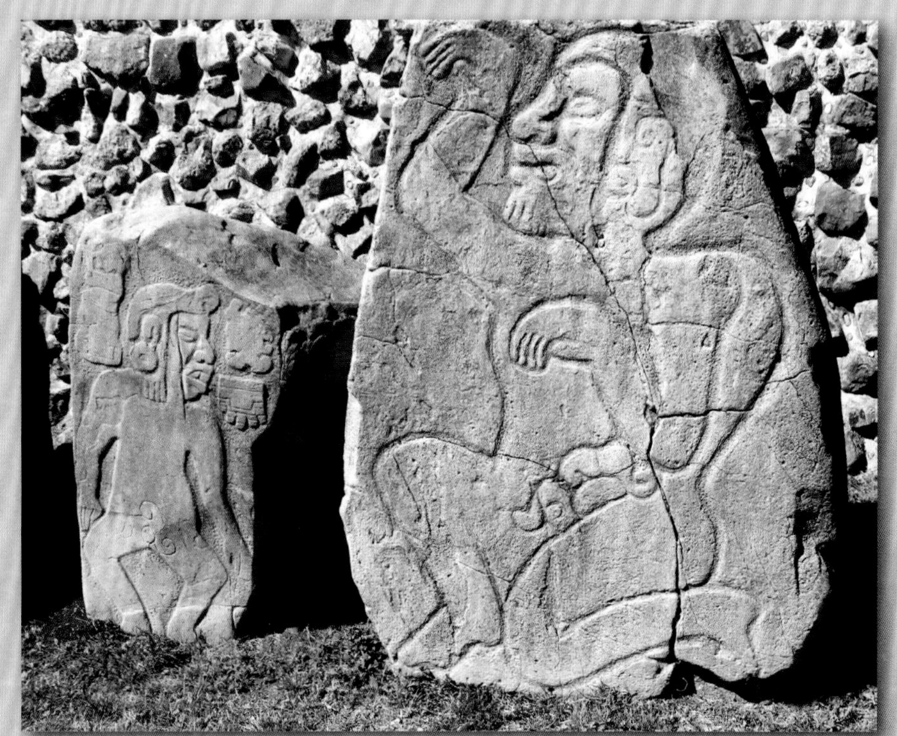

▲某些学者认为阿尔班山遗迹的“舞者”像其实是为了表现各种疾病，但也有些学者认为是萨波特克战争中被献祭者。

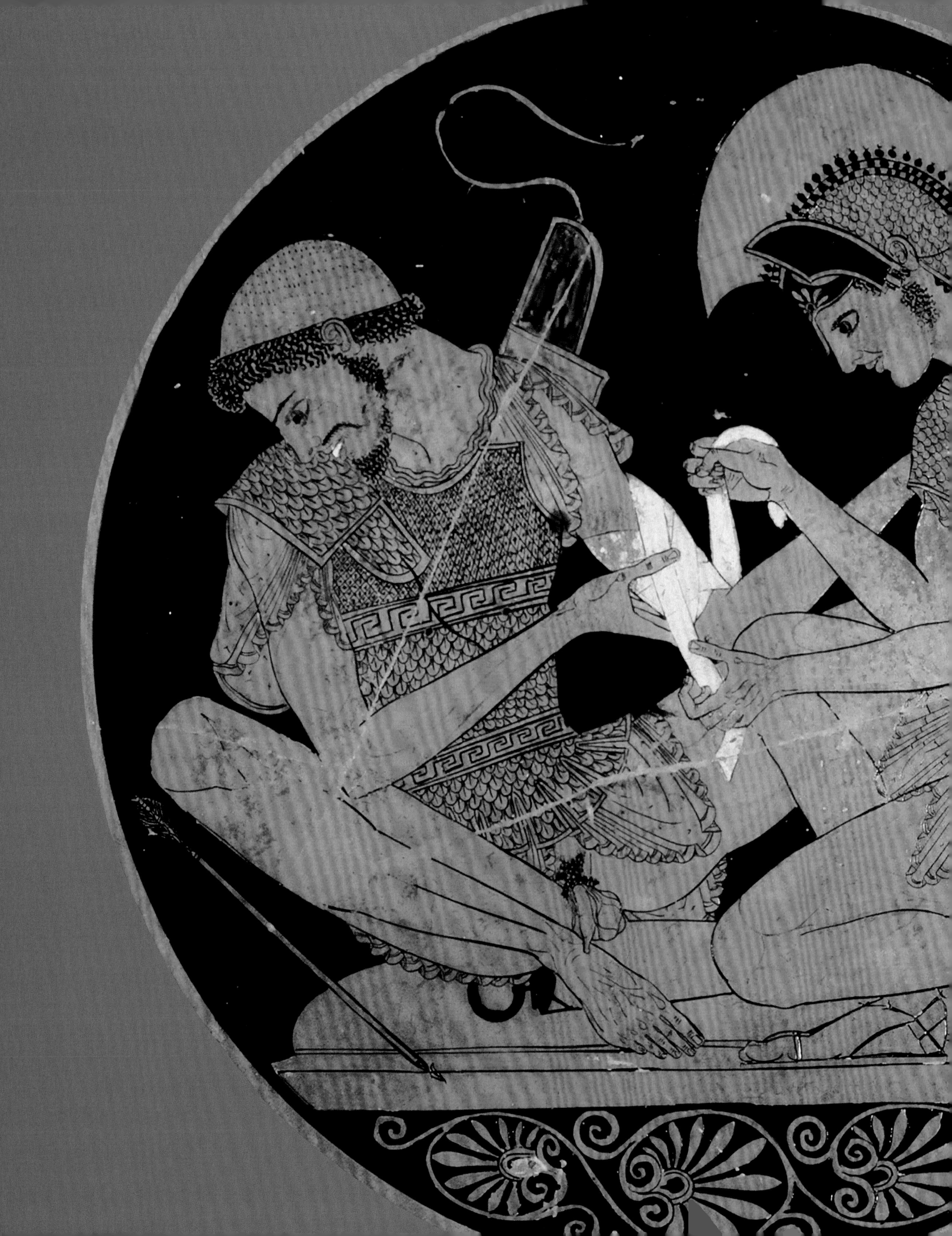

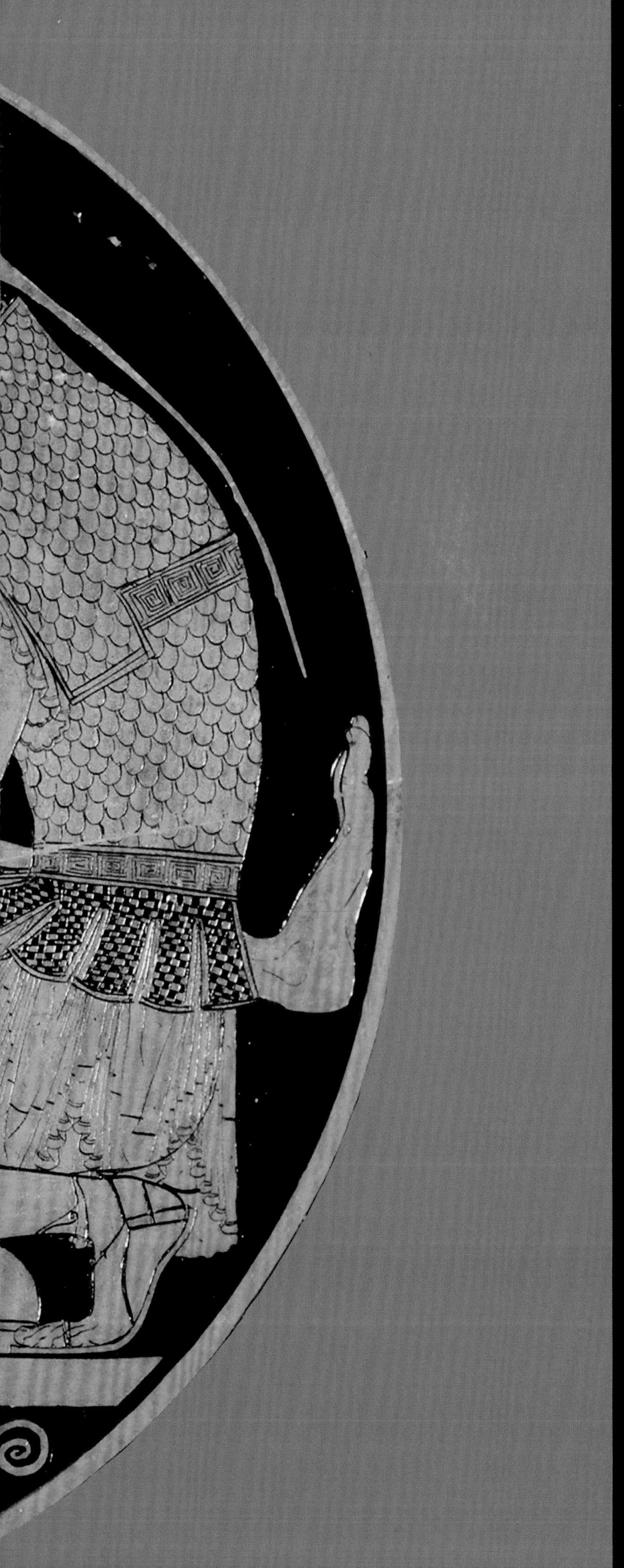

4

古希腊：现代医学的摇篮

◀《阿喀琉斯为帕特罗克洛斯包扎》，红绘基里克斯杯，索西亚斯，公元前500年。德国柏林旧博物馆。

为人治病的诸神

公元前6世纪至公元前5世纪，在古希腊，理性思想的出现及其在病症观察中的运用让第一个科学医学得以诞生，这是走向现代医学的出发点。

古希腊与诸神

古希腊医学吸收了之前的古埃及、美索不达米亚等其他文化的元素，也就是说，它将纯粹的经验论与有关诸神的超自然成分结合了起来。在诸多神灵中，有两位与医学最相关，一位是阿波罗，另一位是他的儿子阿斯克勒庇俄斯（罗马名埃斯库拉庇乌斯）。

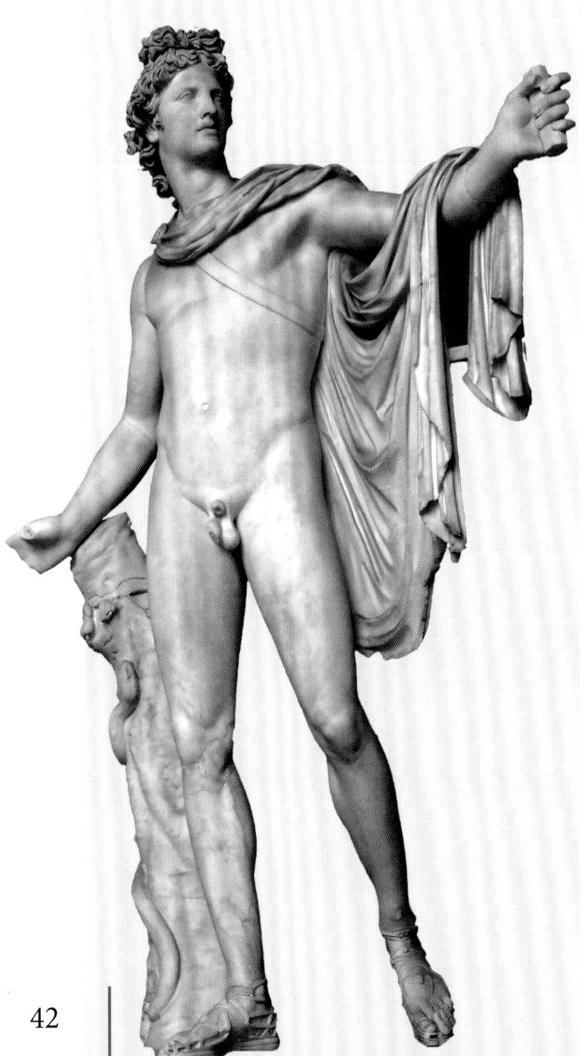

阿波罗有很多神职，其中就包括掌管猝死、瘟疫和疾病，但他也是康复和辟邪之神。传说他将自己的医术都传给了儿子阿斯克勒庇俄斯，并将其女儿许癸厄亚变成了健康之神，将其另一个女儿帕那刻亚变成了祛病之神。

阿斯克勒庇俄斯的母亲是凡人，所以他也是凡人。他向半人马喀戎学会了以草制药，很快就名声大振，变成了“医神”，全古希腊都有他的神殿。病人前去献祭以期不日康复。祭司会给病人喝一种药水，让他们沉睡整晚。在睡梦中，阿斯克勒庇俄斯会直接显现给他们治病，或是给出一系列迹象，之后病人要将这些迹象告诉祭司，由祭司来解读，并对病人施以医神给出的疗法。

◀古希腊人认为阿波罗是疗愈之神，生病或中邪时便会去拜他。

新医学和前苏格拉底哲学家

科学医学的诞生是历史上的一个里程碑，是之后所有发展的起点。此前，巫术式医学的解释不容置疑，无法辩驳，没有讨论的余地，而科学式医学的解释则永远是可以考察、更改的假设，也因此总是在发展和进步。

这种新式医学被称为“希波克拉底医学”，是一种科学的体系，诞生于公元前6世纪前后。

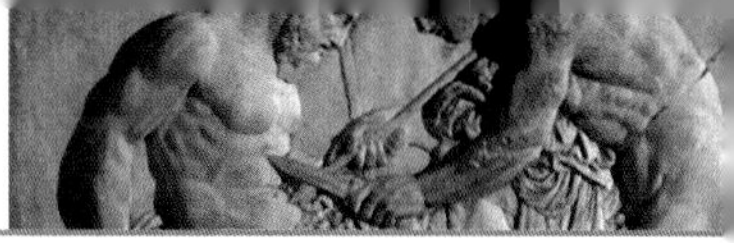

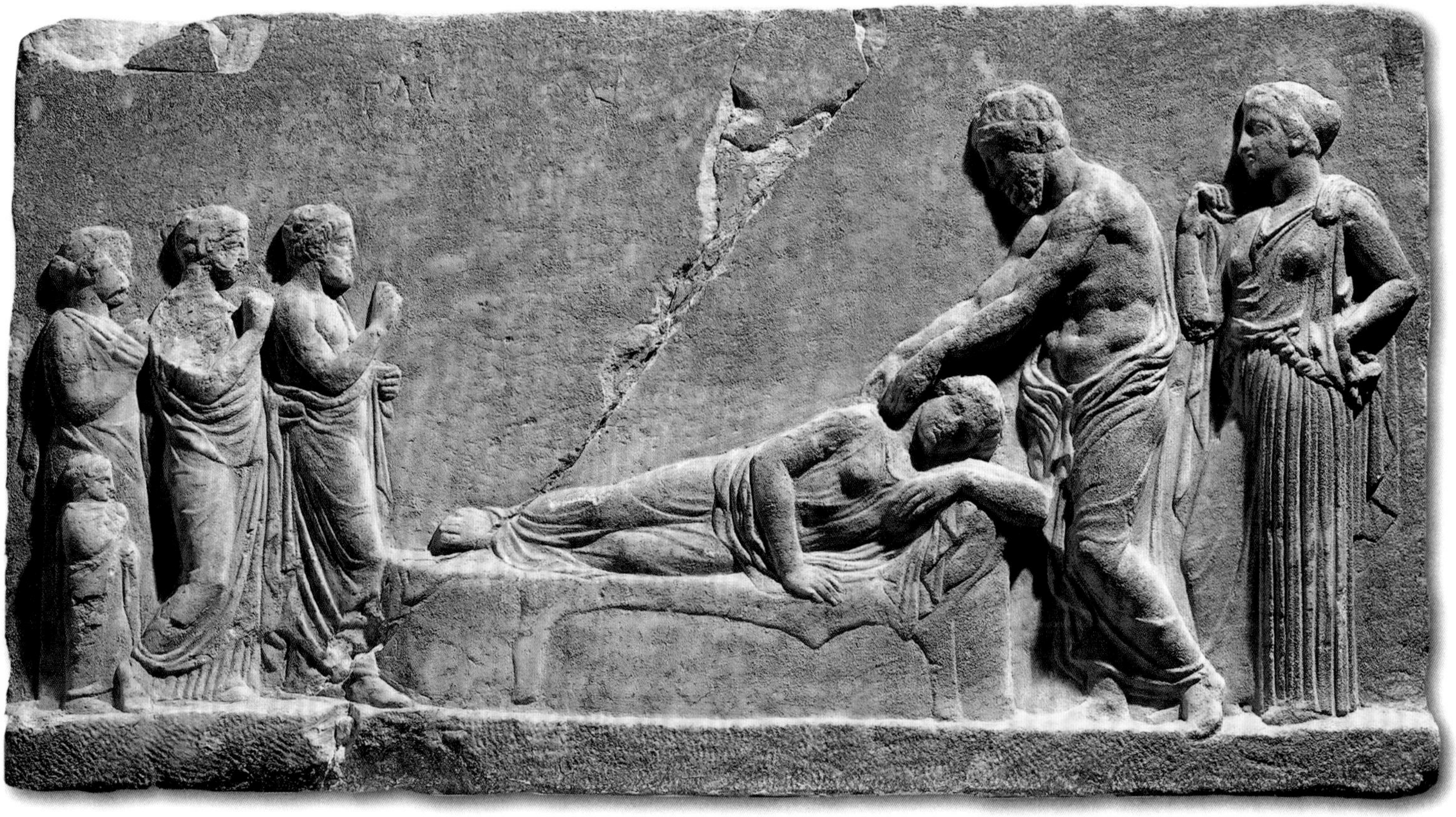

其最重要的贡献就是去除了医学中的巫术色彩。这一科学体系兴起于前苏格拉底哲学，这种哲学追求对宇宙、自然、生命的理性解释。将这一原则运用到对健康和疾病的理念中，新医学便诞生了。人体是宇宙的延伸，因此也要遵守同样的自然法则。古希腊的前苏格拉底哲学家及数学家德谟克利特（约公元前460—约前370年）说人体就像一个“小宇宙”，一个微型的世界。现存最古老的含有此观念的文献是阿尔克迈翁著作的片段，他是公元前6世纪毕达哥拉斯学派的医生及哲学家。

▲阿斯克勒庇俄斯及女儿许癸厄亚给一位女病人治病。

▼坐在父亲身边的许癸厄亚给一条蛇喂食。蛇是阿斯克勒庇俄斯的象征，神殿中的治疗仪式也会用到蛇。

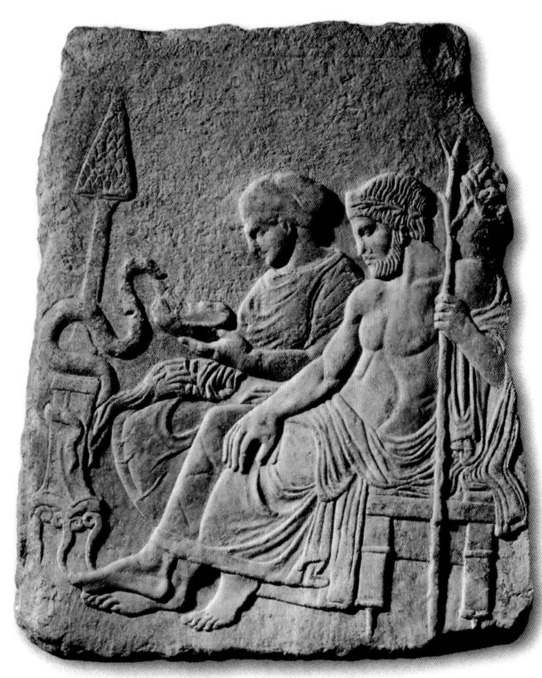

希波克拉底医学

体现现代医学观念的著作是《希波克拉底全集》，有七十多卷，内容丰富多样，被认为是希波克拉底及各时期各学派的弟子所作，但大部分是公元前5世纪、公元前4世纪的人。

此著作详细而客观地集合了新医学的各种观念，比如：疾病不光由内因导致，也由气候、饮食、卫生等外因导致。它还认为

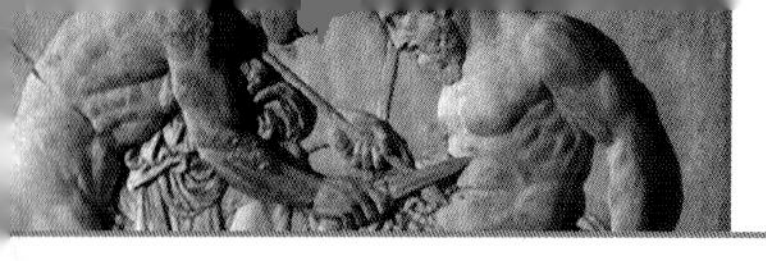

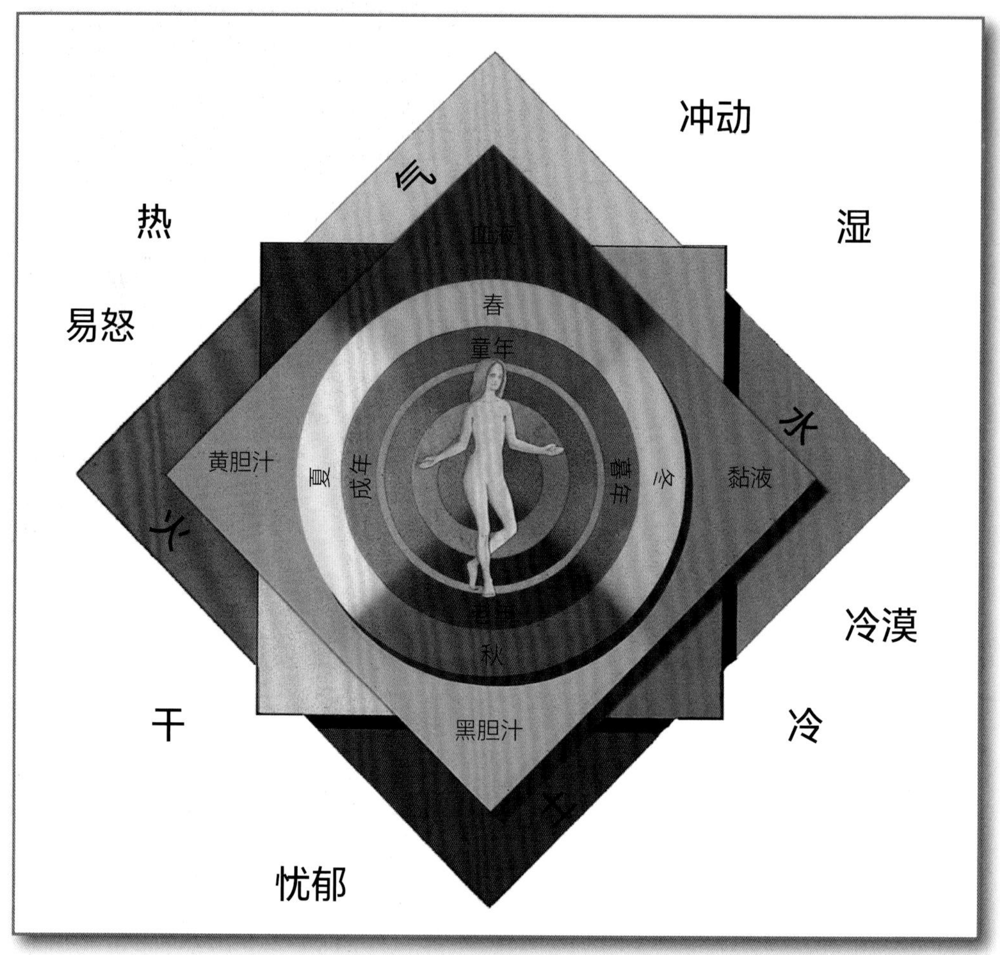

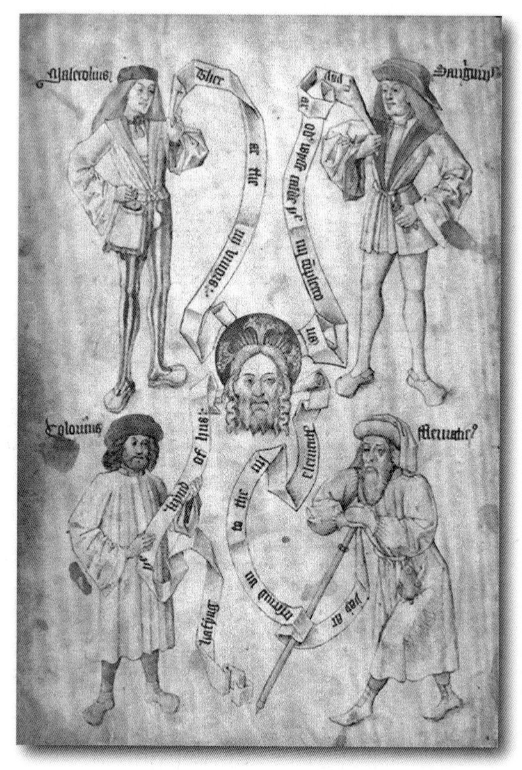

健康取决于“四体液”（血液、黏液、黄胆汁、黑胆汁）的平衡，若不平衡便会引起各种疾病。它一直强调通过触、闻、味、听直接观察病人的重要性，并要求写下病史。在治疗方面，它主张采取简单的方法，使用一些药物，沐浴，改善饮食，只在个别情况下才应该动手术。

《希波克拉底全集》可分为几部分：解剖论，主要是动物身体结构的知识；神学论，其中一篇包含“四体液”说；疾病论，内容庞杂，包括伟大的外科论述《骨折及关节论》、第一篇关于某种特定疾病的研究《圣疾论》（论述癫痫），以及关于营养、妇科、产科的论文；最后，它还有关于医德的文章，比如《希波克拉底之誓》和《格言》，在通用医学读物中经常见到。

四体液和四脾气

希波克拉底学派的医生以前苏格拉底哲学为基础，认为人体是一个“小宇宙”，其中起作用的元素是“体液”，《古代医学论》认为体液有无数种，而《疾病论》则认为只有四种，构成两组：血液对黑胆汁，黏液对黄胆汁，性质正相反。

血液热而湿，属“气”，盛于春，生于心，见于伤；黑胆汁冷而干，属“土”，盛于秋，生于脾，见于粪；黏液冷而湿，属

◀▲简言之，“四体液”理论认为人体由四种基本成分组成，这种基本成分被称为“体液”，它们达到平衡，人便会健康。

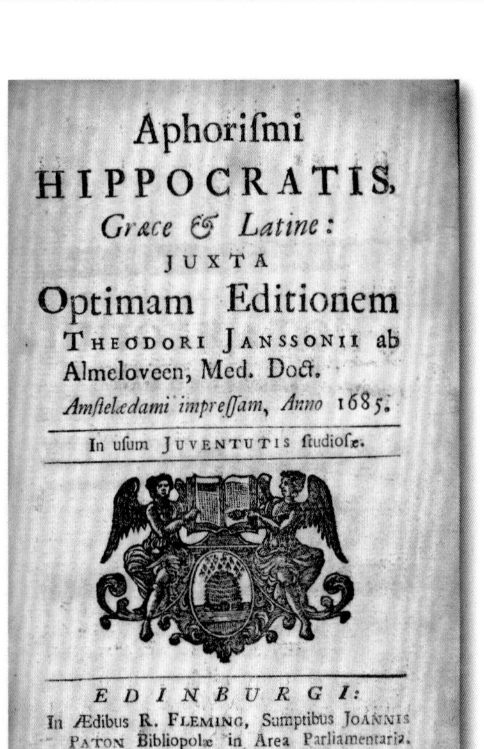

Aphorifmi
HIPPOCRATIS,
Græce & Latine:
JUXTA
Optimam Editionem
THEODORI JANSSONII ab
Almeloveen, Med. Doct.
Amftelædami impreffam, Anno 1685.
In ufum JUVENTUTIS ftudiofæ.

EDINBURGI:
In Ædibus R. FLEMING, Sumptibus JOANNIS
PATON Bibliopolæ in Area Parliamentaria.
M. DCC. XXXVI.

▲《格言》是大量印刷的希波克拉底著作之一，此书以实践为基础，包含了412种疾病观察，对一代又一代医生来说都是重要的指南。也正是此书让希波克拉底成为“临床医学之父”。

> “以食为药，亦以药为食。”
>
> ——希波克拉底

“水”，盛于冬，生于脑，见于涕；黄胆汁热而干，属“火”，盛于夏，生于肝，见于呕。当时的一些医生和哲学家将“四体液”对应四种脾气：血液主导时人会很冲动，喜欢冒险，期待爱情也容易陷入爱情；黑胆汁主导

希波克拉底

我们对希波克拉底知之甚少，至少准确知道的不多。这位古希腊名医生活在公元前5世纪，在“伯里克利时代”行医。古典时代关于他的唯一传记是索兰纳斯在他死后五百年写的。亚里士多德（公元前4世纪）的文章及11至12世纪的文章中也有他的信息。

通过这些文章我们知道，希波克拉底出生于科斯岛，他的父亲也是医生，而且他有两个儿子：特萨罗和德拉科，以及至少一个女儿。他的儿子和女婿都是他的门徒。

也有传说说他是天神之后，说他是科斯岛法师的后人，而且与医神阿斯克勒庇俄斯有亲缘关系。

希波克拉底和德谟克利特是同一时代的人。当时所有的医生都云游行医，希波克拉底也一样，他到过色萨利、色雷斯和马尔马拉海。他应该是死于拉里萨，享年八十多岁。

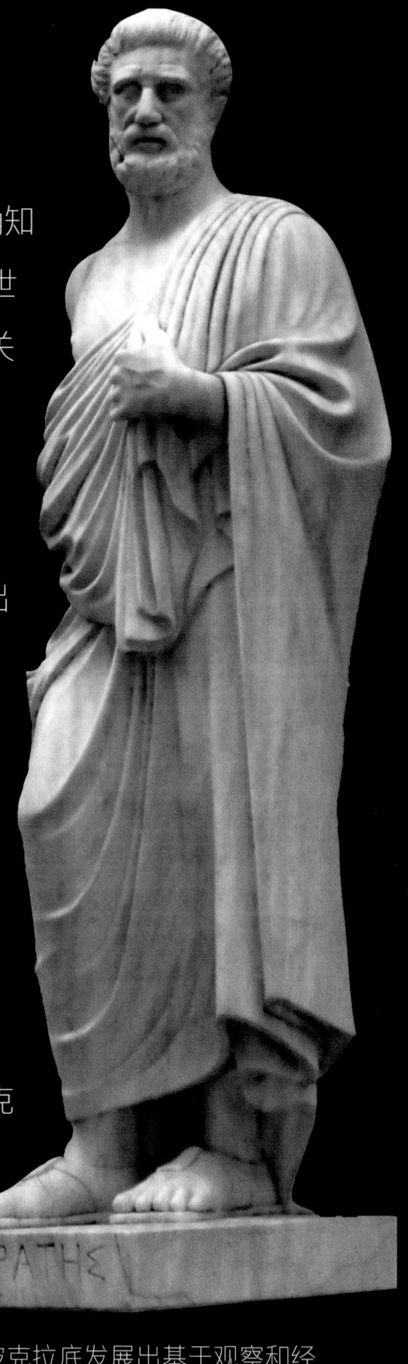

▲希波克拉底发展出基于观察和经验的疾病研究体系，将疾病归因于自然，而不是之前所认为的神意。

除了这些信息，我们对他就无甚了解了，因为两千年来流传的关于他的无数故事基本不可信，他的名望已经让他成为一个理想化、近乎传奇的人物。他在世时就已经声名远扬，死后因为盖伦将其形容为完美医生、杏林典范而更加出名。希波克拉底就这样成为西方的“医学之父”，代表所有良医都应具备的理想价值观，是所有医生的榜样。

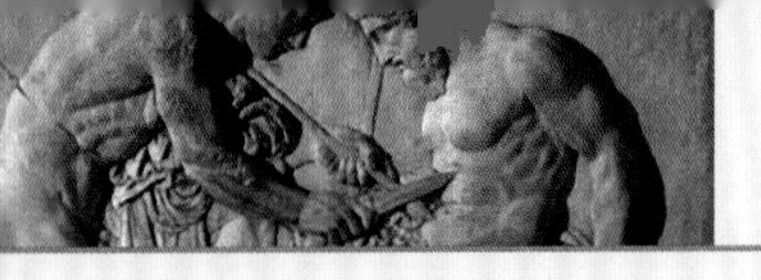

时人会很忧郁、沮丧、倦怠；黏液主导时人会冷漠、镇定；黄胆汁主导时人会易怒、冲动。这些对应关系被认为是心身医学及人格理论的萌芽。

◀希波克拉底提出的某些治疗方法直接而有效，如左图所示，图中是著名的“希氏板床”，直到19世纪还在使用。佛罗伦萨老楞佐图书馆。

健康与疾病

根据“四体液”论，四体液达到平衡人就会健康。反过来，四体液失衡人就会生病，机体就会发生紊乱。

疾病是随时间而起的变化，有原因，有特定的表现，也有自己的持续期。过程可以这样解释：空气中或食物中的某些东西导致体内的某种体液过量，要减少它以恢复平衡，先天之热会炙烤它，而后它会通过尿液、粪便或其他途径排出体外。如果消除得很快，病就是急性，如果消除得很慢，病就是慢性。虽然一般都是这样，但也有时候过量的体液会淤积于某一器官，引起脓肿之类的症状。

希波克拉底医学将疾病理解为全身性的病理过程，整个机体都会受到影响，是人体与外邪之间的斗争，而症状就是这一斗争的表现。不过，许多时候症状也会被当成疾病，比如流行性腮腺炎引起的耳侧肿胀。

而在致病过程及病因学研究方面，希波克拉底医学并无多少建树。致病过程的研究缺失主要是因为缺少人体解剖知识，因为解剖人的尸体在古希腊化时代之前都不被允许，而且就算到了古希腊化时期也只在古埃及被允许。而病因学没有发展起来可能是因为当时所拥有的检查手段都太原始。

放血被认为是调控四体液的有效方法，
可以切开病人的静脉放血，
用水蛭吸血也很常见。

诊断和治疗

要做出诊断，医生先要询问病人居住环境如何，有哪些饮食习惯，病起时注意到了哪些迹象。知道了这些之后，医生会继续观察病人的外表，看有没有什么异常，比如皮肤发黄、眼周暗沉之

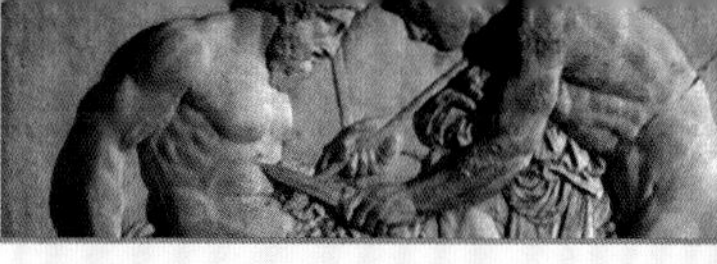

类的改变。以自己的知识和经验分析过观察结果之后，医生会判断疾病是发于“必要之变”还是“偶然之变”。

如果是第一种，那无须做什么，因为根据希波克拉底医学，人对这类病变无能为力。如果是第二种，那就要开始治疗，但一定要本着“有益而无害”的原则，而且要在恰当的时机实施治疗，因为“吉时”稍纵即逝，一旦错过，任何治疗都会无效。

总体而言，治疗专注于消除病因，同时激发人体自有的疗愈力。首先要做的就是通过饮食来治病，不光在于吃什么，也在于如何生活。如果不管用，那再用药，药物能祛除外邪，净化机体。最后，如果前两种方法都无效，方才考虑手术。

女扮男装的昂格诺迪斯

据古希腊的神话传说，公元前4世纪生活着第一位女医生、产婆、妇科专家。她名叫昂格诺迪斯，生于雅典一个上层家庭。

她看到许多产妇因为分娩而丧生，又或者没有得到合适的治疗，于是决定学医，尽管当时女子不能从医，违者会被判死刑。

但这并没有吓到她，她剪短头发，穿上男装，向亚历山大港进发，那里女子一直与医学走得很近。她在那里成为名医希罗菲卢斯的弟子，最终成为一名妇科专家。自始至终没有人看出她是女儿身。

她开始以男人的身份在雅典行医，只是某个产妇不愿让男人接生，她才不得不表明自己是女人。从此她声名鹊起，来找她看病的妇人也络绎不绝。

男医生们嫉妒她的成功，揭发了她，她遭到审判，但法庭还没来得及宣读判决，就有一大群她曾治疗过的病人前来为她的善行做证。

▲这表现了一位产婆正在协助产妇分娩，塞浦路斯古希腊陶像，公元前5世纪初，雅典国家考古博物馆。

昂格诺迪斯被赦免，可以继续行医。不仅如此，因为她，禁止女人行医的法律也被废除了。

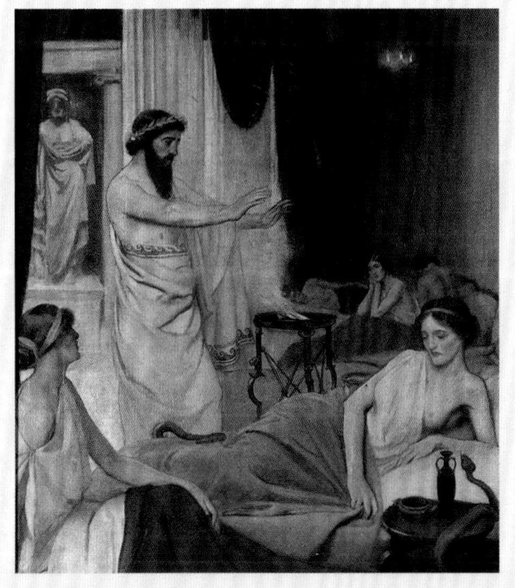

◀阿斯克勒庇俄斯在埃皮达鲁斯的圣殿中给人治病。

阿斯克勒庇俄斯能让人起死回生，宙斯害怕这会扰乱世界的秩序，因此决定了结他的性命。

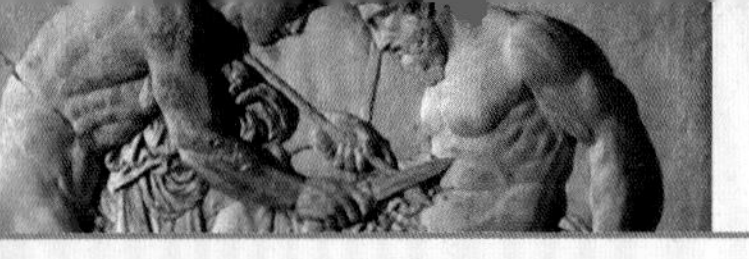

在古希腊行医

如果考虑到古希腊人对美的重视以及对身材的追求，那就不难理解医生在古希腊社会中的崇高地位，毕竟要先健康才能有美。不过医生给人治病要收费，上层阶层以劳动换取报酬是要被看不起的，但医生仍然算上层人士。

要进入医生这一行，最普遍的做法是拜入某名医的门下，向他起誓，并为他的教导支付一定的“学费”。据《希波克拉底全集》中的《法则》一篇所载，拜师的要求包括弟子要证明自己有一定的能力，热爱学习也有时间投身其中。

而比较大的社区往往有一个固定的医生，他云游行医，四处给人治病，要找到他可不容易。医生的竞争也很激烈，只有医术高明、妙手回春之人才能端稳饭碗。尽管也有女子行医的故事，尤其是妇产科，但就算到希波克拉底去世时女子行医也得规避法律，因为法律明文规定女子不得行医。而且女子看病时也得不到比较好的诊治，因为许多人羞于让男医生看病，尤其牵涉到私处疾病、怀孕或者分娩时。

医德

上文提到《希波克拉底全集》时就已经说到，有一章专讲医德，即行医时应遵从的伦理道德，因为这被认为是很重要的一个方面。行医要遵守两大原则：爱人类、爱医生这一行，面对病人、其他医生以及整个社会都要有所体现。

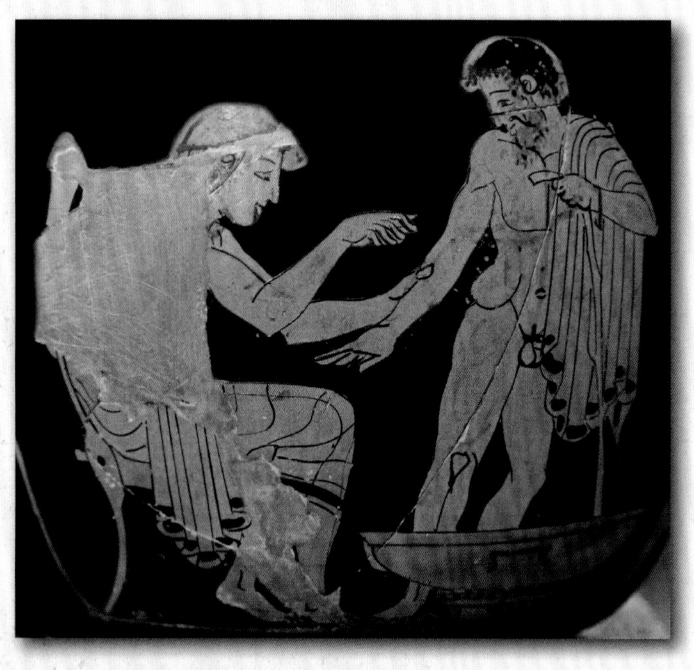

▲香水瓶上的图案表现了希波克拉底时期的医生看病，年轻的医生正给人做放血治疗。巴黎卢浮宫博物馆。

医生行医永远要遵守医德，有责任心和良知，行医不是为了致富，而是为了帮助病人。也许这正是希波克拉底之誓最重要的教诲。

行医不仅有专业方面的要求，也有外表方面的要求。医生对待病人要和蔼，穿衣得体，整洁清爽，说话也要清楚而温和。用荷马的话来总结就是：“一位医者抵得上一队兵丁。”

这些建议都体现在“希波克拉底之誓”中，这也许是《希波克拉底全集》著名的篇章之一，形成于公元前5世纪末至公元前4世纪上半叶。尽管被称为“希波克拉底之誓”，但关于这位神医的一切都有争议，最近的研究显示此誓很可能是在他死后才写成的。

此誓以呼唤神灵开始，之后是类似契约的东西，然后是行为守则，最后以不守誓言、违背誓言可能造成的严重后果结尾。

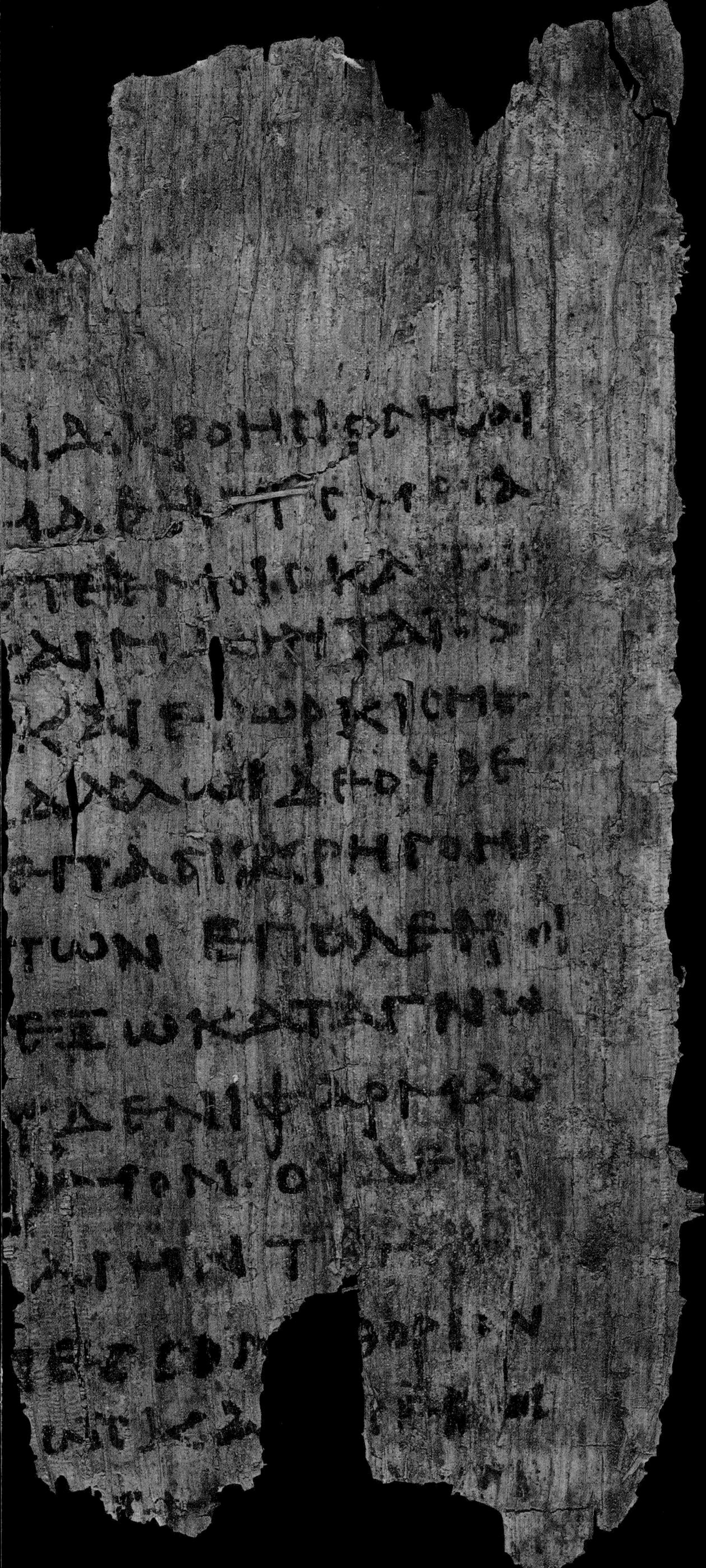

希波克拉底之誓

我向阿波罗、阿斯克勒庇俄斯、许癸厄亚、帕那刻亚起誓，请诸神做证，我发誓将遵守以下誓言，尽我全部的力量以及智慧，恪守约定。

我当敬我的医学之师一如敬赐我年岁者，与之分享财富，在需要时救助，视其子为同胞兄弟，如果他们想学医，我当无私传授，不取任何回报。

我当遵守规矩，仅口传或以其他方式教授吾之子、师长之子及依法起誓拜入我门下的弟子，除此之外概不外传。

我当依我的能力及理解采取对病人最有益的治疗，绝不作恶与偏颇。不同意服毒之请求，亦不向人建议类似之事。不为妇人施堕胎之术。

我当以纯洁无罪之心行医与生活。不做切割之术，留与专司此职之人。

进一切居室，当以病人福祉为唯一目的，不做害人背德之事，尤其不受男女之引诱，无论是自由民还是奴隶。

我当对行医时所见所闻保密，不必说就不说，不管是否在医学领域内，将此时的低调作为一种义务。

如我谨守此誓，当一生幸福，悬壶济世，受人尊敬；倘若违背誓言，则当承受相反之命运。

◀行医时，医生须完成对病人、对其他医生、对整个社会的义务。正如我们所知，对待病人的最高规则是“有益而无害”。图中是“希波克拉底之誓”残片，属于1897年发现于古埃及的“俄克喜林库斯纸草卷”。

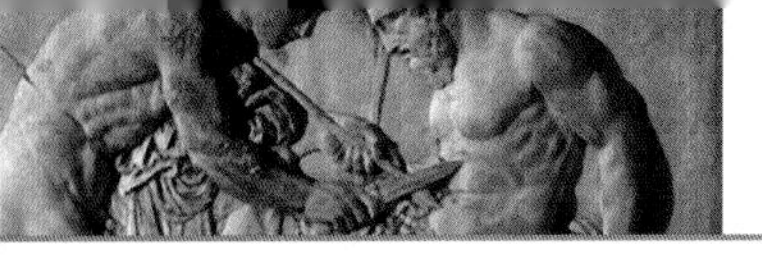

古希腊化时期

公元前3世纪，随着亚历山大大帝将自己的帝国从马其顿一直拓展到波斯，古希腊文化及其理性医学也传到了被征服的各个地方。

由亚历山大大帝创建的亚历山大港位于古埃及的海边，在尼罗河三角洲的西边，它成为整个古典世界的政治、文化、科学中心。托勒密王朝在此创建的“缪斯之殿”被认为是知识的圣堂，最终成为世界上第一所科研机构。它包括类似大学的高等教育中心、研究室、植物园、天文台，以及收藏了最多古典时代手抄本的图书馆。它还有宿舍供研究者免费居住。研究者在这里有研究所需的一切物资，还可以讲课、开研讨会。

解剖：希罗菲卢斯和埃拉西斯特拉图斯

正是在古希腊化时期的“缪斯之殿”，人类完成了首次人体解剖，对人体结构的研究成为可能，之前都只是解剖动物。亚历山大派医学的创始人、两位古希腊医生希罗菲卢斯和埃拉西斯特拉图斯让解剖学有了重要的进步。

安条克之爱

我们对埃拉西斯特拉图斯的一生知之甚少，但在许多世纪之后的1774年，画家雅克-路易·大卫将关于他的传说画成一幅画，赢得了罗马大奖（译者注：法国王室颁给艺术家的奖项，获奖者可以去罗马旅居和学习）。

据说塞琉古王朝的创始者塞琉古一世请他来为重病已久的儿子安条克治病。埃拉西斯特拉图斯检查了症状，发现安条克靠近其美貌继母时就会脸红心跳，脉搏加速，于是断定他得的是爱而不得的相思之病。后人因此认为埃拉西斯特拉图斯是心理治疗的始祖。

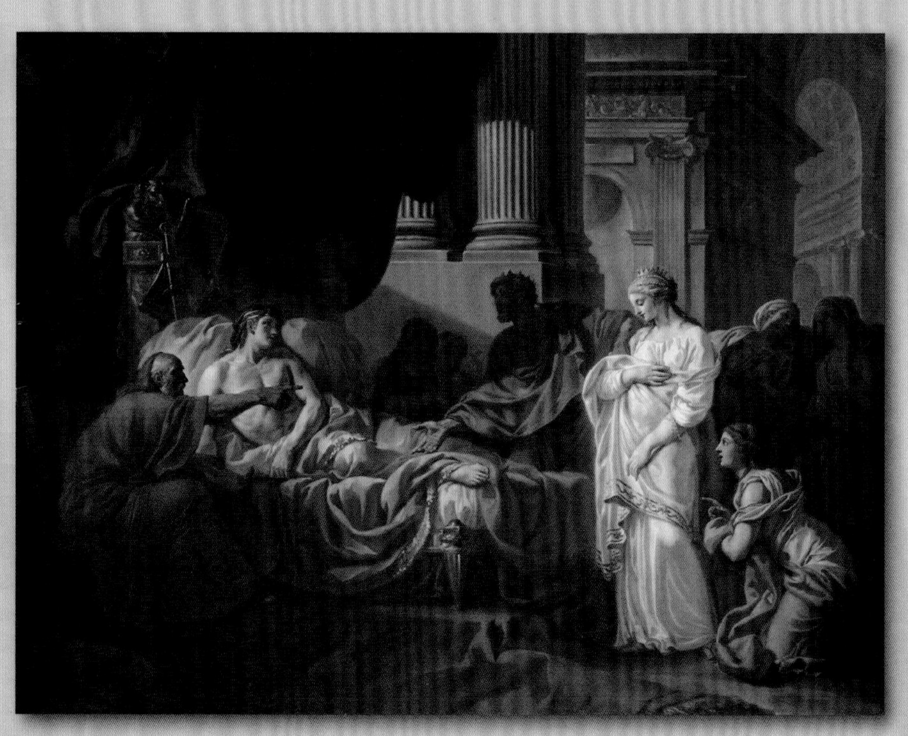

▲《埃拉西斯特拉图斯发现安条克的病因》（1774年）。雅克-路易·大卫，巴黎国立高等美术学院。

> 希罗菲卢斯非常重视脉象，尤其是节奏，他用水钟来测量脉搏的搏动。

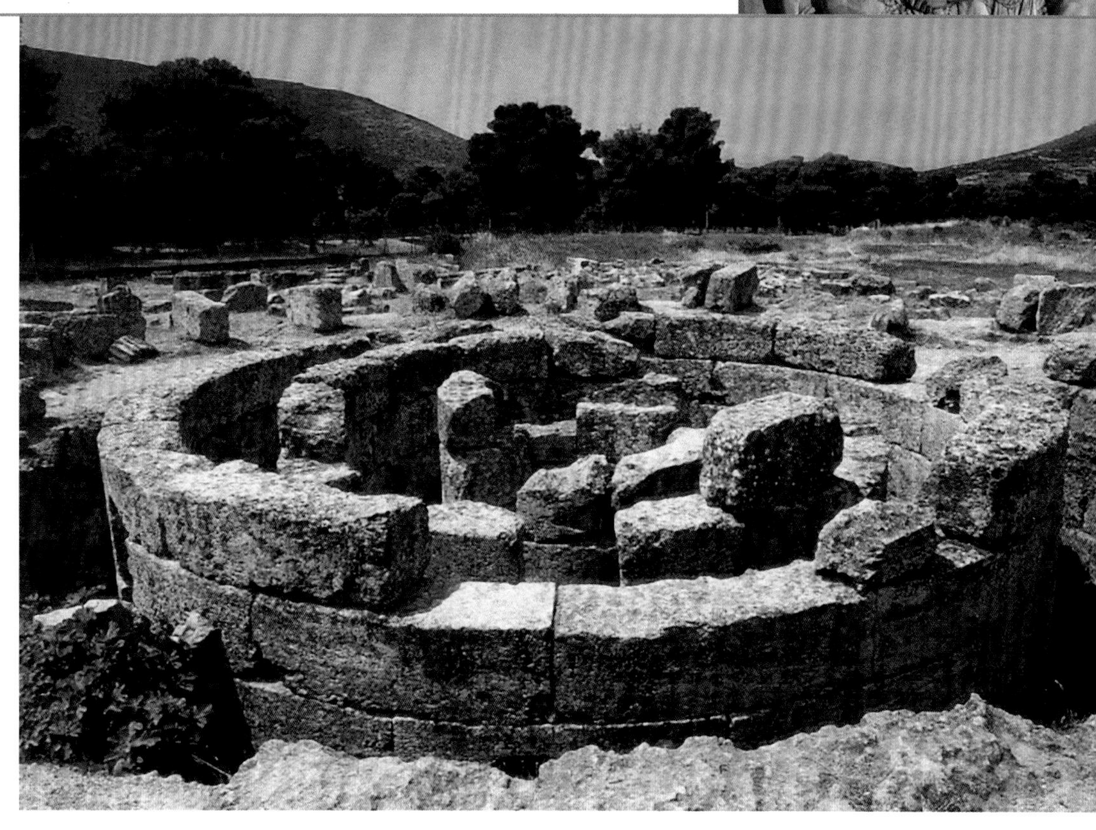

▲古希腊埃皮达鲁斯阿斯克勒庇俄斯圣殿地下通道的入口。

希罗菲卢斯（约公元前335—前280年）研究了大脑的某些部分，第一次描述了血管分布、脑脊膜、脉络丛、第四脑室、脑静脉窦汇等大脑结构。他也认为大脑才是智力所在的重要器官。他还研究了眼球、小肠、性器官，命名了“十二指肠”和“前列腺”，并发现脉搏与心跳同步。他似乎是第一位当着其他学者进行解剖的人，这种做法后来变成了医学课堂的常规。据说他取得如此丰富的解剖知识是因为他不只解剖尸体，还解剖活人：被判死刑的恶棍和奴隶，但这也许只是个传说。

埃拉西斯特拉图斯（约公元前304—前250年）也研究过脑部，描述了小脑和沟回，说各种动物的聪明程度与大脑沟回的复杂程度相关。他还继续研究了神经系统和循环系统，区分了运动神经和感觉神经、动脉和静脉。另外，他还确定静脉运送的是血液而不是之前普遍认为的“气”。不过他依然认为动脉运送的是“气”，这也是脉搏的成因。他在进行尸体解剖时发现组织结构的病变是疾病的起因，于是反对体液失衡导致疾病的说法。最后，他还强调预防的重要，这在当今依然成立。

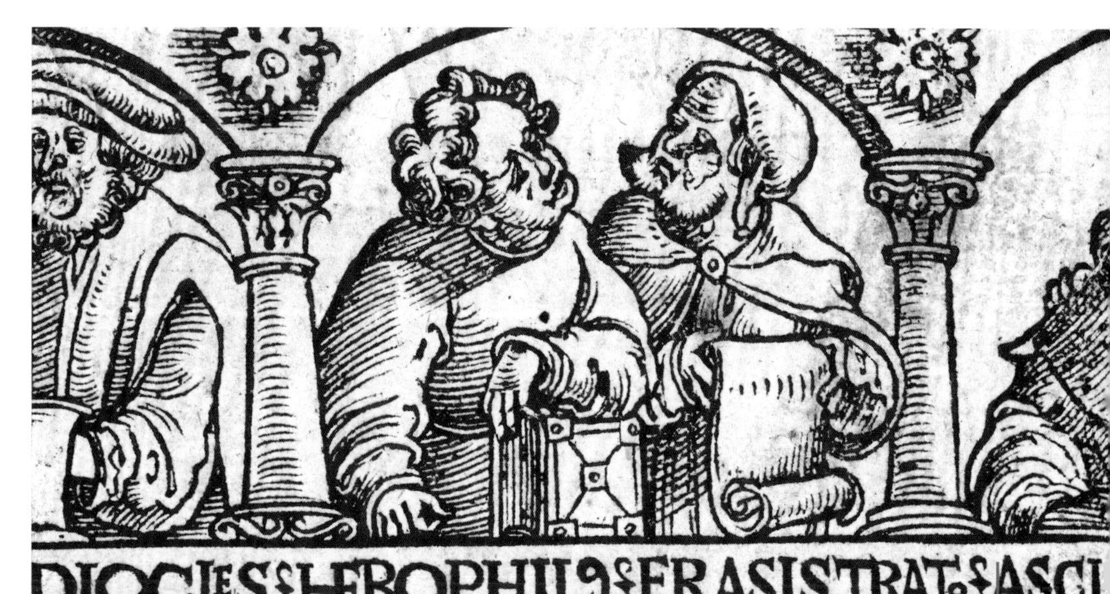

▼出版于1532年的巴尔塔萨尔·贝克斯特拉斯堡版画，表现了希罗菲卢斯、埃拉西斯特拉图斯等古典时代的医生。

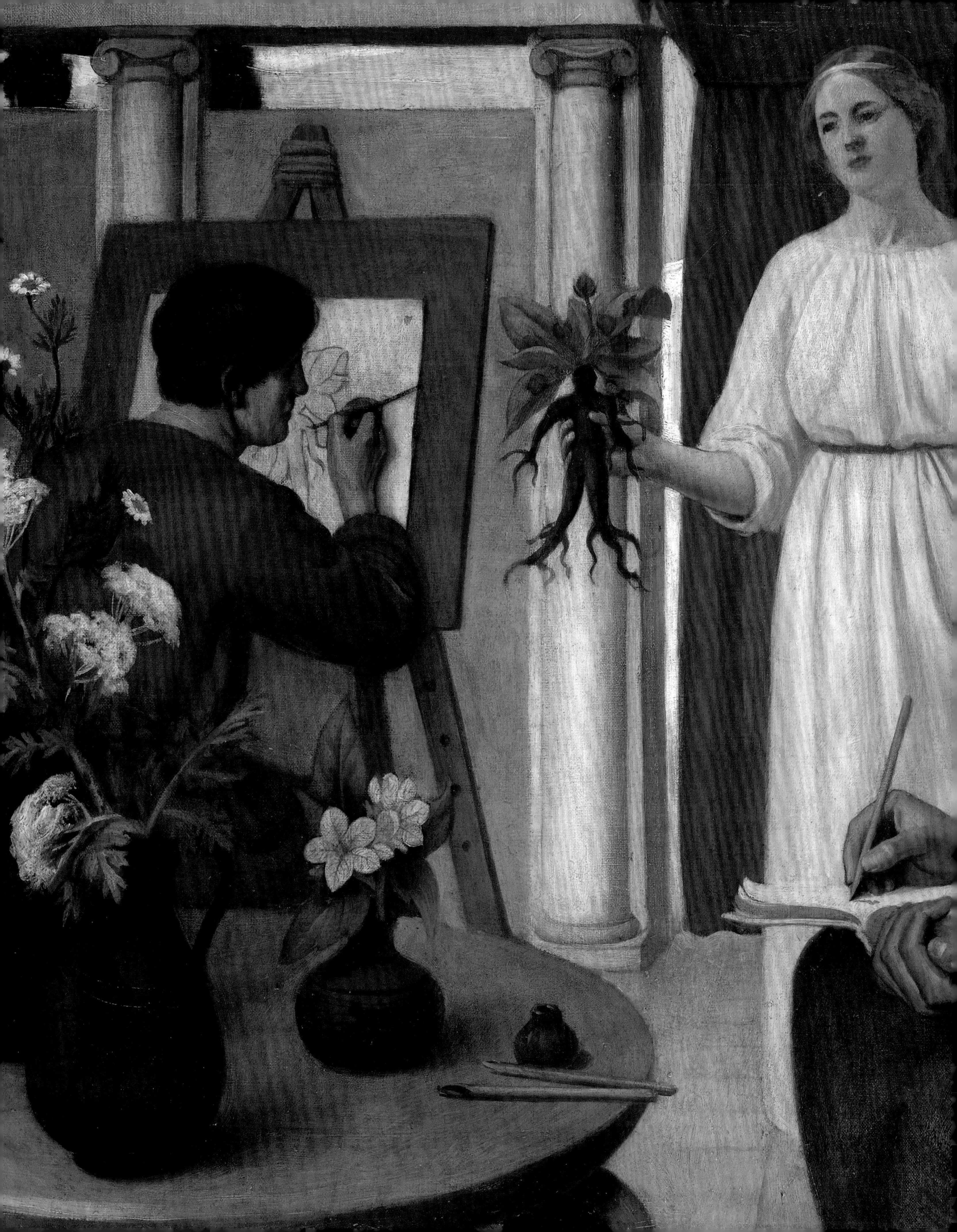

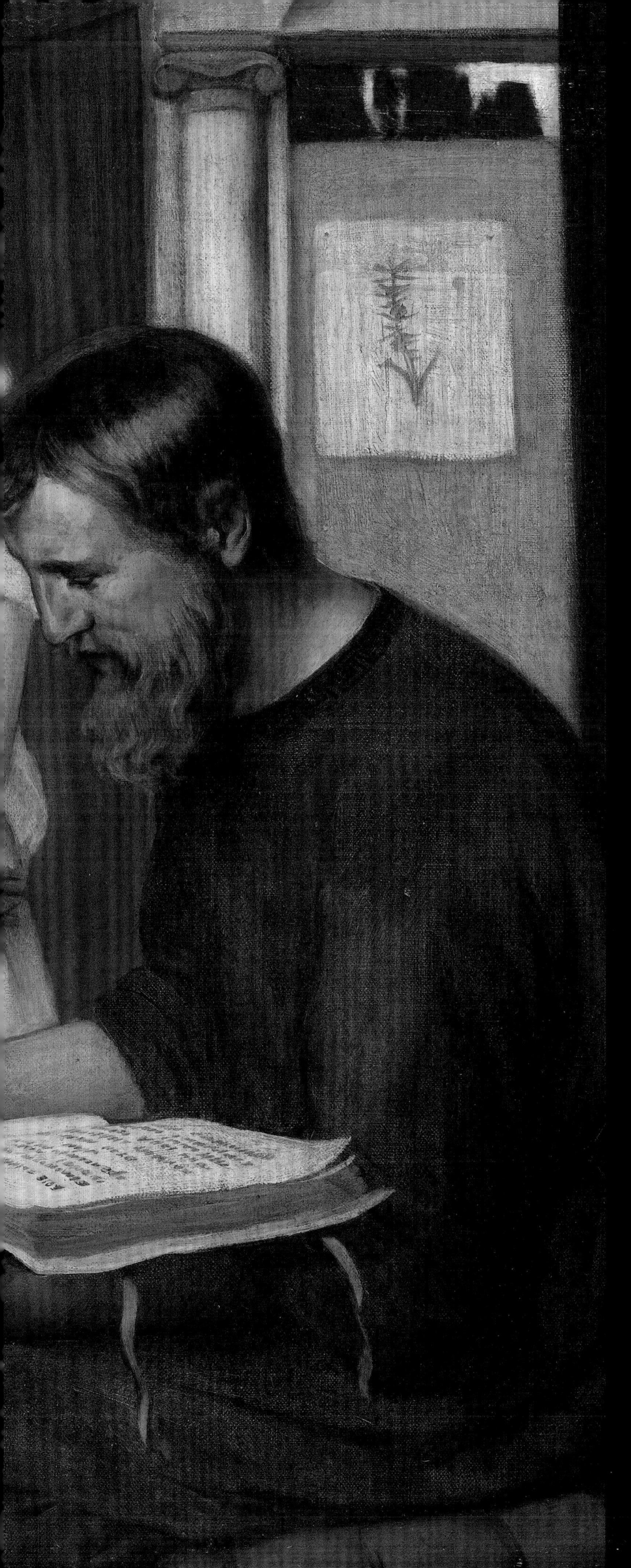

5

罗马：罗马政治，古希腊医学

◀《迪奥斯科里德斯描述曼德拉草》，欧内斯特·博德于1909年所作画作

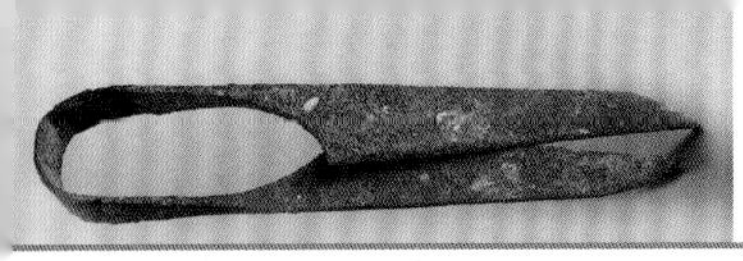

据传说，公元前753年，战神玛尔斯的孪生子罗慕路斯和瑞摩斯创建了罗马。最早的罗马人通过与周围的拉丁部落联盟，战胜了原本统治这片土地的伊特鲁里亚人。他们所向披靡，到公元前265年前后已将整个意大利纳入自己的统治，并在欧洲继续扩张，囊括了从地中海东岸一直到西岸的广大国土，最终形成一个强大的帝国，在117年前后达至最广。

而之前一直是整个古典世界文化及科学中心的古埃及、古希腊及其他受古希腊文明影响的地区则在公元前1世纪前后变成了罗马帝国的行省。

古罗马原本几乎不存在科学，尤其医学，古希腊文明地区的医生比罗马的巫医懂得多也高明得多，他们一直在行自己的医术，直至帝国末期。

古罗马医学

研究古罗马的医学就是研究古希腊医学的进一步发展，因为正是古希腊医生的科学理论及方法取代了罗马人原来的原始医学。

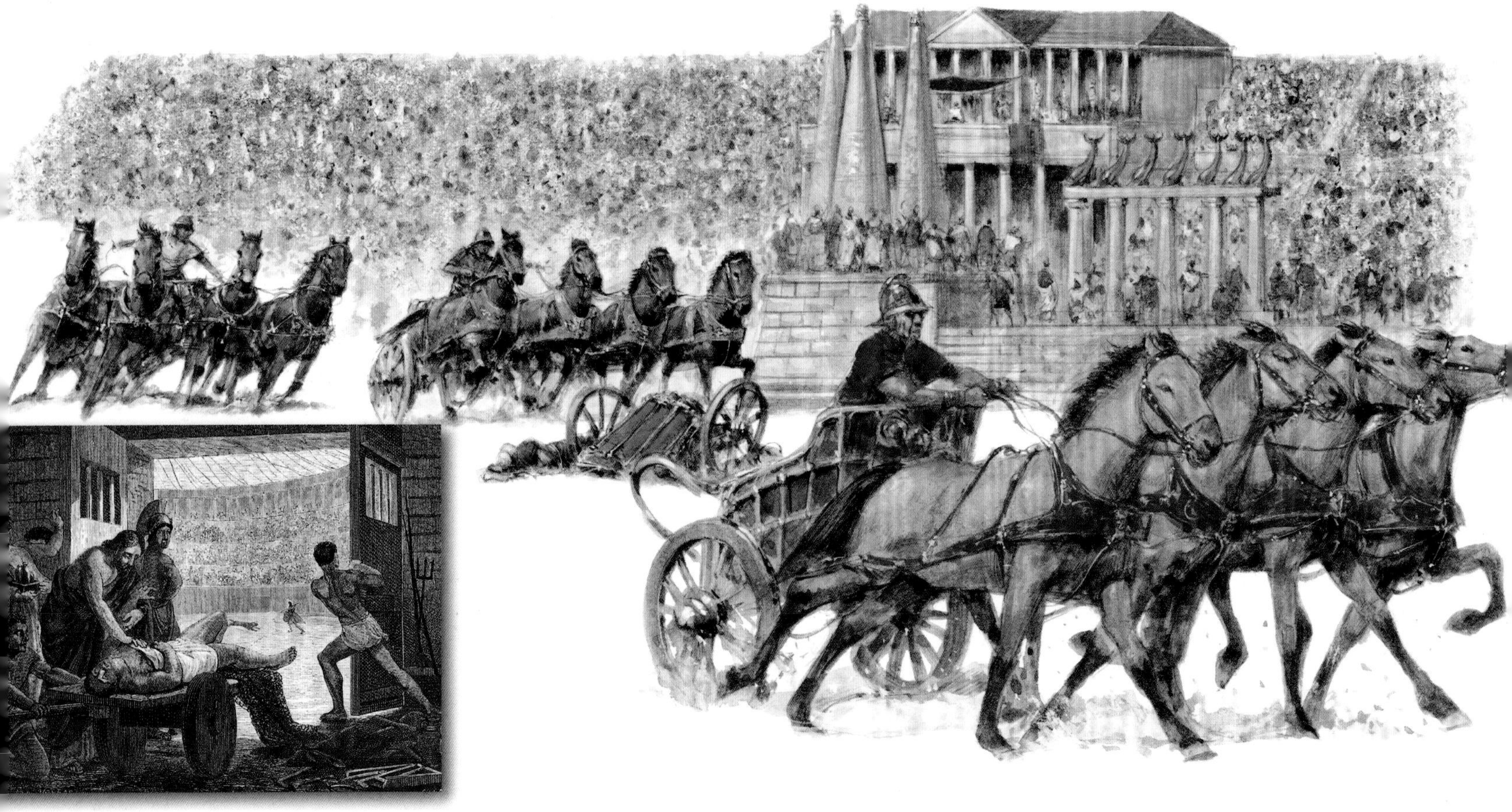

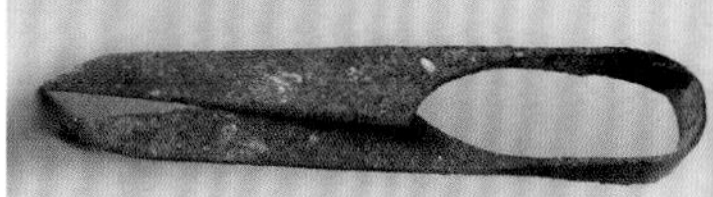

阿斯克莱皮亚德斯和方法派

公元前1世纪前后，罗马出现了一个医学流派，是对上文提到的教条派（译者注：即希波克拉底一派）和经验派（译者注：即亚历山大港一派）的反思。这一派称为“方法派”，以德谟克利特的“原子论”为基础。原子论以原子的数量、形状、尺寸来解释自然现象。用于医学时，它给出了一个非常机械的人体观，对疾病的解释也非常简单化，认为生不生病取决于身上的毛孔有没有让某些原子进入。这一理论在罗马帝国的整个辉煌时期都得到了很大的支持。

这一学派的创始人、第一个定居罗马的古希腊名医，是阿斯克莱皮亚德斯（约公元前129—前40年）。他完全不同意希波克拉底的“四体液”理论，用原子论模型发展出了自己的学说，如上文所述，是原子进入毛孔引起疾病。治疗要让病人恢复平衡，主要用按摩、沐浴、锻炼、调整饮食等方法，另外也会使用放血疗法和催吐剂。他是在非紧急咽喉手术中使用气管切开术的第一人。

◀继承了古希腊医学的罗马医生非常善于处理外伤，因为在比武中经常有人受伤。小图表现了盖伦在帕加马给一位角斗士处理伤口。

公元前295年，罗马出现了第一座埃斯库拉庇乌斯（阿斯克勒庇俄斯的罗马名）神庙。它如此闻名，甚至在罗马将基督教立为国教后依然有人来拜这位神以求保佑。

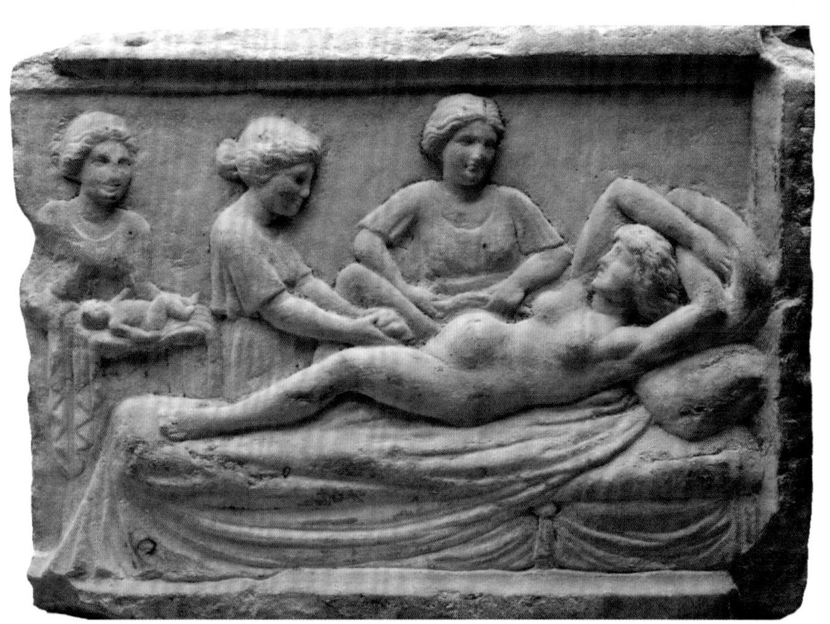

▲在古罗马接生的工作由产婆来完成，医生极少参与，只在婴儿或产妇有危险时，产婆呼叫他们才会去。

凯尔苏斯

有趣的是，古典时代流传至今保存完整的医学论文之一《医术》出自一位罗马贵族之手，他博学而聪慧，但我们并不确定他是位医生。他就是凯尔苏斯（公元前25年—公元50年），著有一部百科全书《术论》，但现在仅存前面提到的《医术》部分。他在其中汇集了希波克拉底派和亚历山大派医学的所有知识，也加入了一些自己原创的描述，比如阑尾炎的临床表现、炎症的四特征（红、肿、热、痛）。

此作品按治疗方法分为三部分：饮食治疗、药物治疗、手术治疗。这一分类法符合希波克拉底的治疗原则。饮食治疗部分当然包括饮食，也包括适量运动、盐水沐浴、按摩、乡村疗养、禁房

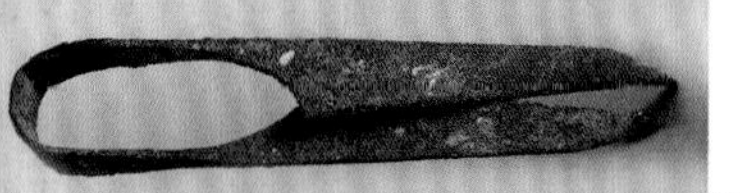

事、禁酒。药物治疗部分讲到了许多东西，包括使用乙酸铜、一氧化铅、碳、汞制备药物，治疗出血发炎的伤口。手术治疗部分提出施行手术的医生应年轻、手稳、目明，不为病人的呻吟所动。

值得一提的是，在此作品的引言中作者强调医学实践和医学理论同样重要，还详细阐述了动物和人体实验的优劣。

整个中世纪这部作品都无影无踪，直到15世纪重现于意大利。这似乎是第一部印刷出来的医学著作（印于威尼斯，1478年），对文艺复兴的人文主义者无疑也是重要的指引。

气流派

1世纪又出现了另一个医学流派，为当时的科学医学图景再添一笔，这就是阿特奈欧·德·阿塔利亚在西西里创建的“气流派”。

这一派并不反对“四体液”失衡是疾病的起因，但尤为重视“气”的状态和运行。“气”由肺入心，随动脉遍及全身，也达至脑。它被认为是生命的根本、滋养之源，其状态可由脉搏得知。

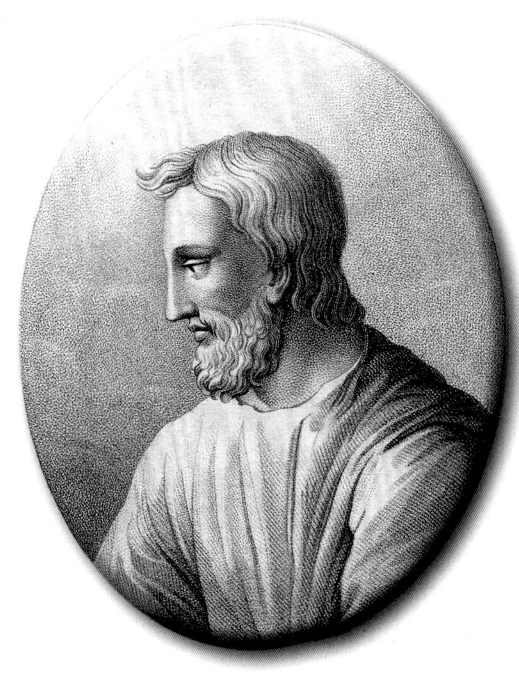

▲迪奥斯科里德斯作为军医随罗马军团四处征战，这段经历让他得以汇集超过500种药材的药性。

如果“四体液”失调，“气”也就失调，或淤积或溃散，于是人就会生病。

迪奥斯科里德斯和药学

1世纪的罗马，在克劳狄一世和尼禄的统治之下，迪奥斯科里德斯是极负盛名的医生之一。他于40年前后出生于奇里乞亚（位于小亚细亚半岛），在罗马行医，也正如他自己在某些作品的引言里说的那样，他是罗马军队的外科医生，随军东征西战。正因为如此，他走过了罗马帝国的许多地方，增长了医学知识，也对各地所用的药草有了更多的了解。

除此之外我们对他的一生就知之甚少了，不过在他最著名的作品《药物论》中，他将给朋友、塔尔苏斯的医生阿里奥的赠言作为序加入其中，通过这段文字我们可以对他的生平有所了解。这封信写道：“我自少年时起就钟爱药材，希望了解它们，也走过许多地方，过着士兵一般的生活。”我们也知道他不属于当时流行于罗马的任何一个医学流派，所以他对药学的研究也可以说是博采众家之长。

尽管许多著作都被认为是他所作，但最重要的，也是唯一能确定的是他所作的就是《药物论》。

沐浴并不是罗马人常做的事，
他们主要用油和小铲子来保持身体清洁。

许多世纪以来，古希腊医生、药师迪奥斯科里德斯的《药物论》都极为重要，传播甚广，以至于“迪奥斯科里德斯学”已经成了药学的代名词。此书无疑是重要且传播广泛的药材研究著作之一。10世纪，阿卜杜拉赫曼三世是科尔多瓦的哈里发时，迪奥斯科里德斯的《药物论》被翻译成了阿拉伯语，而到了1518年，安东尼奥·德·内夫里哈负责将其译为拉丁文，这是第一个拉丁文译本，翻译工作在托莱多翻译院进行。几十年后，在1555年，出版商胡安·拉提奥在安特卫普出版了从拉丁语翻译成西班牙语的版本，译者是教皇儒略三世的医生安德烈斯·德·拉古纳。

拉古纳在这一版中还加入了自己绘制的插图，采用阳刻版画的形式，但现已不知道制版者是谁，有些人认为是某位法兰德斯版画家，因为这一版是在法兰德斯出版的，另一些人则认为是意大利版画家，拉古纳将底版带到安特卫普进行印刷出版，后来又送到西班牙以印制更多。

这一版非常珍贵，以羊皮纸印刷，配有手绘，被当作礼物献给当时还是王子的腓力二世。

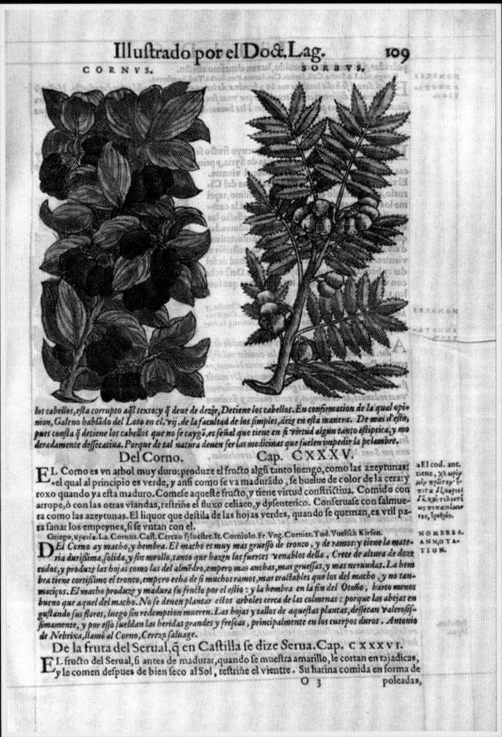

但拉古纳的这一版并不是唯一的插图版。在他之前，锡耶纳的医生、博物学家彼得罗·安德烈亚·马蒂奥利于1544年出了一版插图版，含有迪奥斯科里德斯的描述，并新增了100多种植物，不过这一版最引人注目之处还是大约500幅精良的版画插图。第一版以意大利语出版，后又有拉丁语版（威尼斯，1554年）、捷克语版（布拉格，1562年）、德语版（布拉格，1563年）和法语版。

到了近代，西班牙药学家、化学家皮奥·丰特·科尔于1961年以拉古纳版为基础，写成了《药用植物：新迪奥斯科里德斯学》一书，在其中集合了诸多书目以及多至11300种药材，并注有药材的卡斯

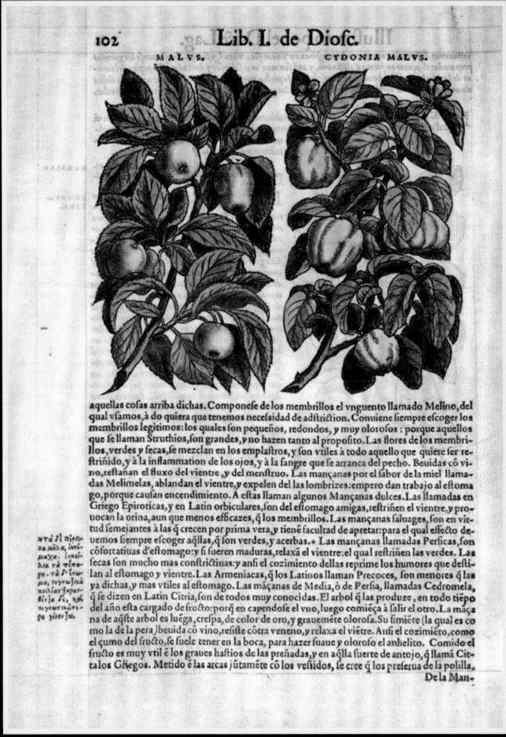

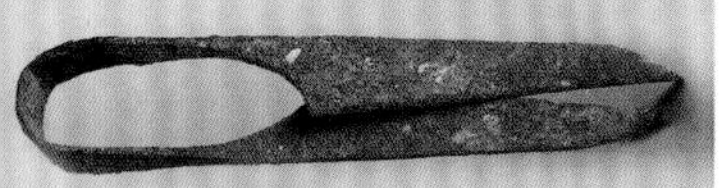

此著作为现代的药典打下了基础，也是史上被多次重印、翻译的作品之一。他在其中描述了近600种药用植物、90种矿物以及大约30种动物来源的药材，每一种都说明了疗效。

此作品不仅说明了每种药材的药性，还说明了用法及化学品的用量，甚至还有以曼德拉草、鸦片制备麻醉剂的方法。

据说原版中每一种药草都配有插图，指出其药用价值，但我们不能肯定确实如此，因为从未发现过原版。现存最早版本是512年的，由拜占庭画师配图。

此书原以古希腊文写成，分成五卷，是知识世代相传的最佳例证。而且这部作品和其他古典作品不同，其影响巨大，被翻译成了阿拉伯语、拉丁语、西班牙语等多种语言。很快它就成了最重要的药典，是医生必备的参考书。在中世纪及文艺复兴时期它的内容被奉为经典，甚至进入18世纪后它还在被使用。

迪奥斯科里德斯的原本已经失传，现存最早的版本是6世纪初的一份带插图手抄本，以古希腊文写成，只是原本的一部分。这份手抄本被称为“维也纳本”，原是供拜占庭皇帝奥利布里乌斯之女阿妮西亚·朱莉安娜私人使用的，后来似乎也被用作医院的教材。此手抄本共491张皮纸，含有大约400幅全页插图，除了原来的迪奥斯科里德斯文字之外还有不同作者写成的各种附录。16世纪60年代，哈布斯堡王朝斐迪南一世的外交官在伊斯坦布尔

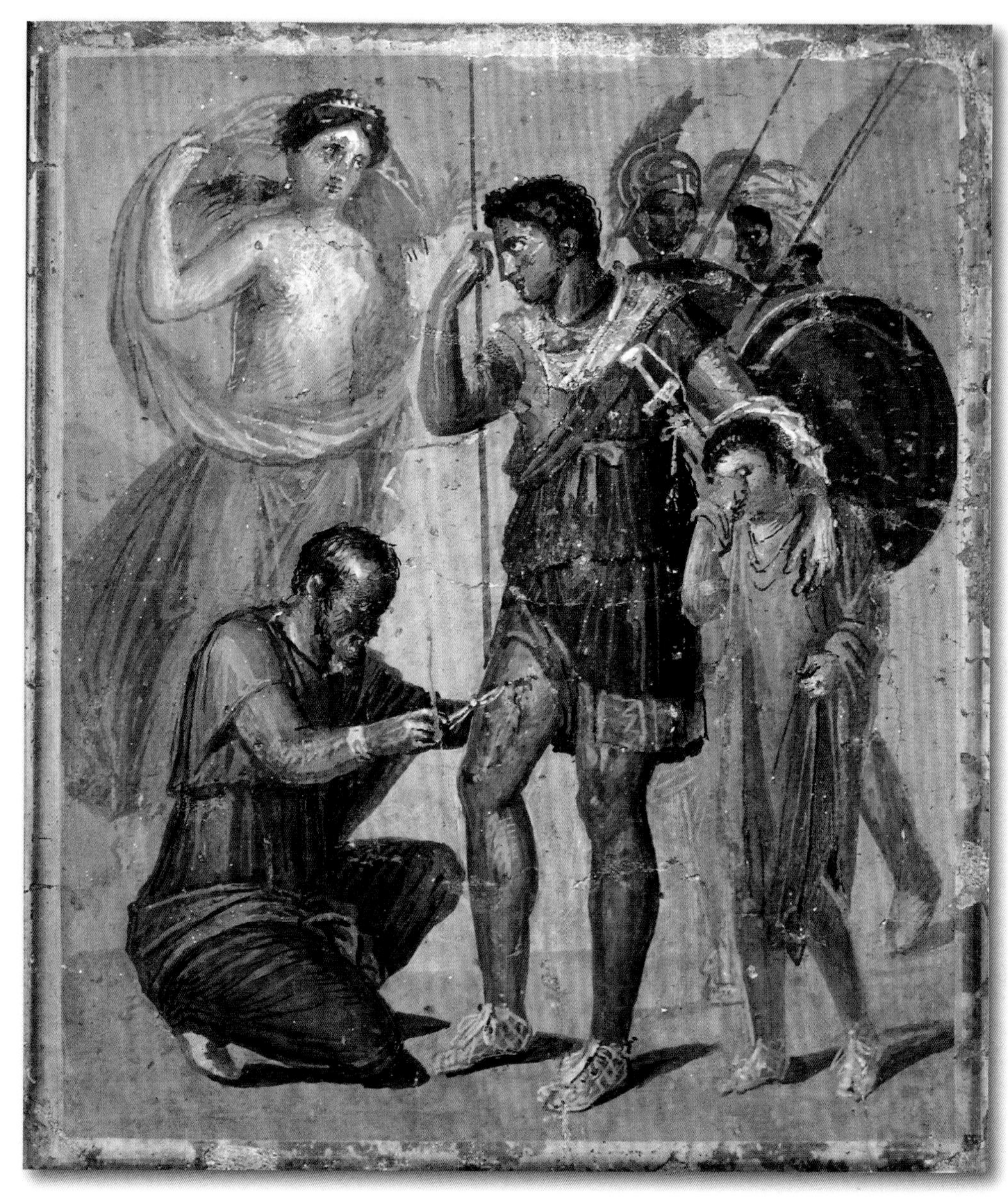

▲1世纪的庞贝壁画，现藏于那不勒斯国家考古博物馆，表现了伊亚皮西从埃涅阿斯的大腿上取出箭头。

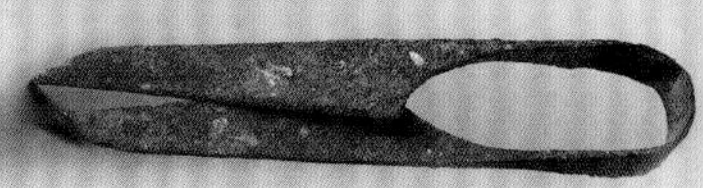

发现了这本手抄本。这位皇帝买下了手抄本，现在它藏于维也纳的奥地利国家图书馆。

三大名医

盖伦出现在医学界之前，2世纪特别出名的是三位医生：以弗所的鲁弗斯、以弗所的索兰纳斯、卡帕多西亚的阿莱泰乌斯。

鲁弗斯在亚历山大港学医，2世纪初开始在此行医，后搬去罗马。他描述了晶状体，扩展了埃拉西斯特拉图斯对心脏的描述，还研究了麻风病、鼠疫等疾病。不过他最重要的贡献还是在于精神病研究，他是第一个认为抑郁是一种精神疾病的医生。他认为天生的忧郁不同于病态的抑郁，后者是不良饮食等外因导致

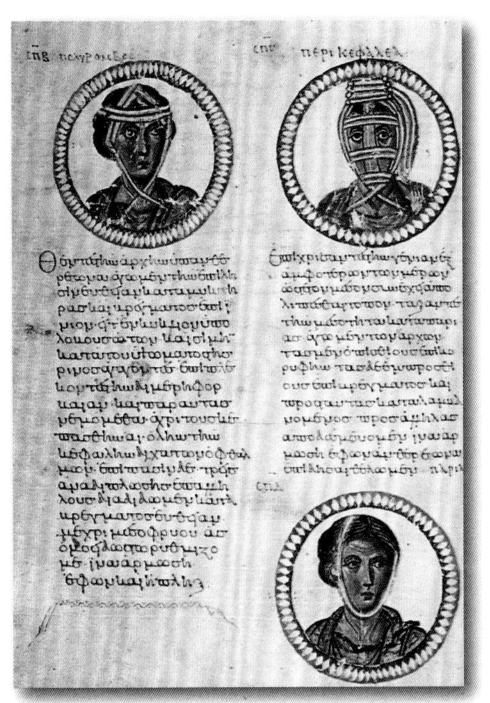

◀以弗所的索兰纳斯给出的包扎图例，此手抄本现藏于佛罗伦萨老楞佐图书馆。

盖伦的“神药”

从公元前3世纪起，医生和巫师就经常用大量动植物及矿物材料制作“万灵药”，这种药通常含有鸦片和毒蛇肉，可解蛇毒。每个医生都有自己的配方，盖伦也不例外，他用了整整一本书来讲述自己的“神药”。他的“神药”以70多味药材制成，他认为是可治多种疾病的良药。

这种“神药”在中世纪被认为包治百病，非常流行。

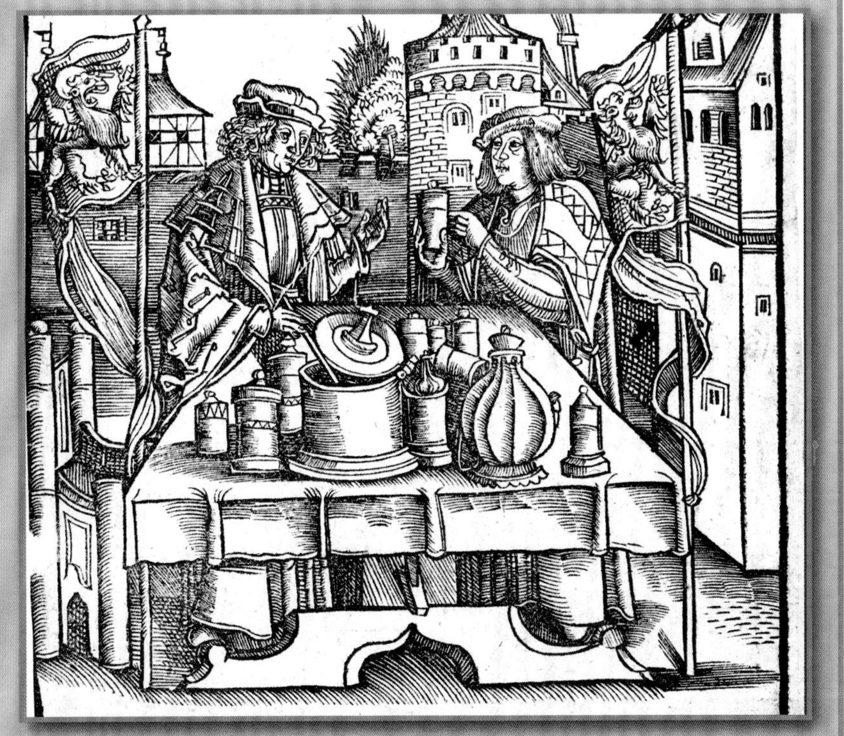

▲16世纪初斯特拉斯堡的售神药者。赫罗尼姆斯·布伦施威格《蒸馏法之书》中的版画插图，1512年印。

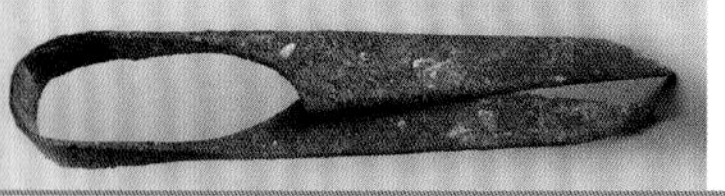

的。他著有40多本著作，影响了盖伦和阿拉伯医学。

索兰纳斯也于2世纪在罗马行医，那时是罗马皇帝图拉真和哈德良治下。我们对他的一生所知不多，只知道他是博学之人，属于“方法派”，但也和“经验派”走得很近。他著有30多本著作，从书中可知他对人体解剖十分了解，尽管他最突出的成果还是在妇科学方面。他的《论妇科病》现仅存部分，第一部分主要讲产婆及产婆应有的资质，然后简短阐述了女性生殖器官的构造及功能、月经、受精、怀孕、胎位，接着详细论述了分娩生理学、如何助产以及新生儿所需的照顾。在病理学部分他细致地论述了各种妇科病，提出了基于希波克拉底医学的温和疗法，即饮食、用药、手术三方面的治疗。

▼盖伦证明动脉中流动的是血而不是之前认为的“气”。另外，他还证明心脏就像一个泵一样，将血泵到动脉中。

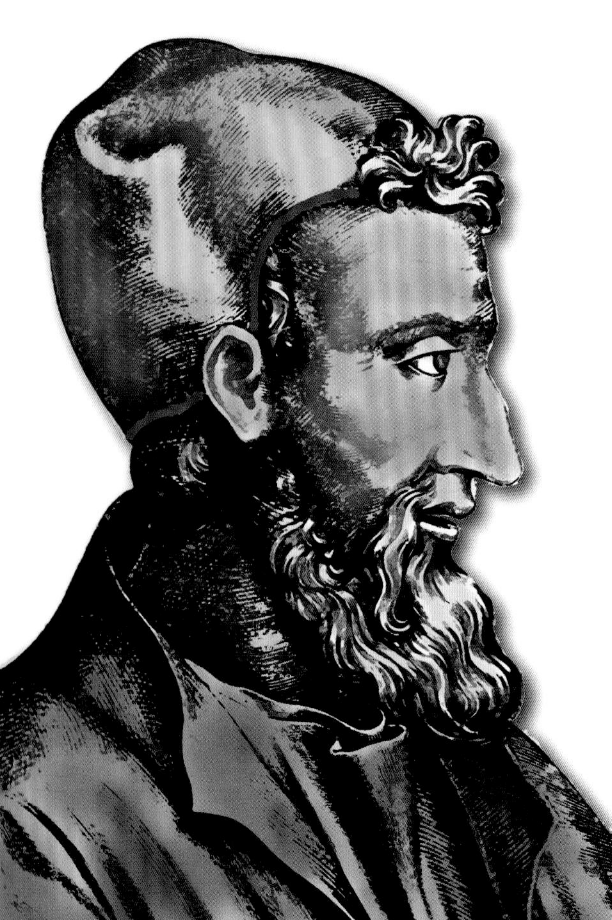

公元前450年，罗马元老院就颁布法令，禁止将死人葬在城墙之内的区域中。后又颁布另一条法令，进行街道保洁和水源供应。

关于阿莱泰乌斯的生平我们也所知甚少，一般认为他曾在亚历山大港学医，因为他有丰富的解剖知识。后来他定居罗马，直到去世。他行医的时期很可能大部分与罗马皇帝图拉真统治时期重叠。尽管他没有同时代的某些医生那样出名，但从他的著作我们可知他有丰富的专业知识和常识，他的作品对后世也产生了很大的影响。他的临床医学著作《论疾病的起因及症状》被认为是古典时代出色的医学手册之一，但流传下来的仅八卷。他在其中出色地论述了糖尿病、白喉、破伤风、肺结核、麻风病、癫痫等疾病以及数种瘫痪。他描述症状，寻找内因或外因，提出他认为合适的治疗。由这些治疗我们可以看出，相对于用药他更喜欢食疗。他被认为第一个描述了乳糜泻，也第一个将头痛分为一般头痛、严重头痛和偏头痛三种。

一代名医盖伦

2世纪，古希腊医学的强大及创造力随帕加马的盖伦上演了华丽的终章。他的论著极为丰富，在中世纪及现代早期都被认为是必读的经典，被奉为圭臬，但和历史上的所有重要人物一样，随着时间的推移关于他的看法也出现了分歧，既有坚定的支持者也有反对者。于是，有些人认为他是历史上最伟大的医生，而另一些人尽管也承认他是一位出色的医生，却并不认为他比同时代的某些医生更高明。

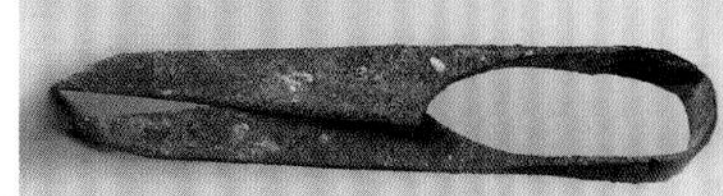

不管众人怎么评价，不可否认的是他在近四百部（现存一百五十部）著作中将古典医学做了一个大总结，并加入了自己的重要见解，对希波克拉底医学的某些假设做出了自己的阐释。不过他依然认为自己是希波克拉底派，也大力传播其论著，保留了将“四体液”失衡作为疾病起因的理论。他也吸收了其他医学流派的元素，在一生不同阶段各有偏重，因此许多人认为他并不属于哪一派，而是博采众家之长。

罗马皇帝的御医

盖伦于129年出生在帕加马的一个富裕家庭，他的父亲是建筑师兼地主，以斯多葛思想教导他。盖伦少年时对诸多科目都很感兴趣，但在18岁时决定学医。他先后在帕加马、伊兹密尔、科林斯学习，最后在亚历山大港完成了学业。157年，由于父亲去世，盖伦回到帕加马，并被任命为角斗士学校的医生。

他在33岁时搬去了罗马，在那里他获得了很高的名望，生活也很富裕，许多人都找他看病，包括罗马皇帝马可·奥勒留的亲戚。但在他37岁即将实现成为宫廷御医的目标时，他却突然离开了罗马，回到了出生地，原因不得而知。不久之后，马可·奥勒留之子——罗马皇帝康茂德将其召回罗马宫廷，于是他在40岁回到了罗马，从此再未离开，直到200年前后去世。

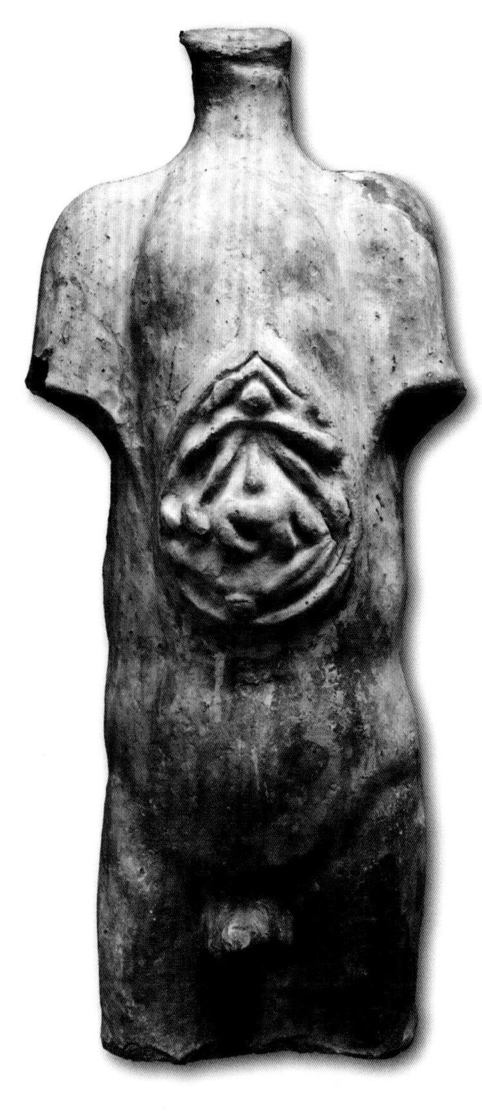

▲展示内脏的祈愿用人体陶像，公元前200年至公元200年。来自意大利伊索拉法尔内塞。需医治身体的哪一部分，便用展现那一部分的形象去神庙里祈愿，或是祈愿灵验了用于还愿。

在这段时间内他见证了重要的政治事件，比如康茂德遇刺、塞普蒂米乌斯·塞维鲁登基，以及肆虐人间的战乱和瘟疫。他也写出了许多著作，据他自己所说是得益于二十位书写员的帮助。

出色的实验者

盖伦的著作《解剖》以动物解剖为基础，因为人体解剖在罗马是被禁止的。这本书对解剖学有很重要的贡献，尽管其中有一些错误和猜测，但还是带来了关于骨骼和肌肉的珍贵知识，对神经系统及其他组织结构也有一定介绍。

盖伦被认为是第一个以实验进行医学研究的人，其成果包括：尿在肾中产生，而不是像阿斯克莱皮亚德斯所说的那样在膀胱中产生；切除某些神经或脊髓会导致失去感觉和瘫痪。

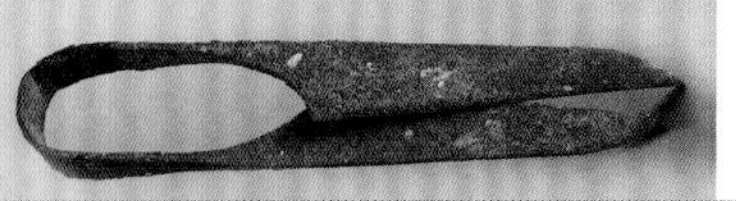

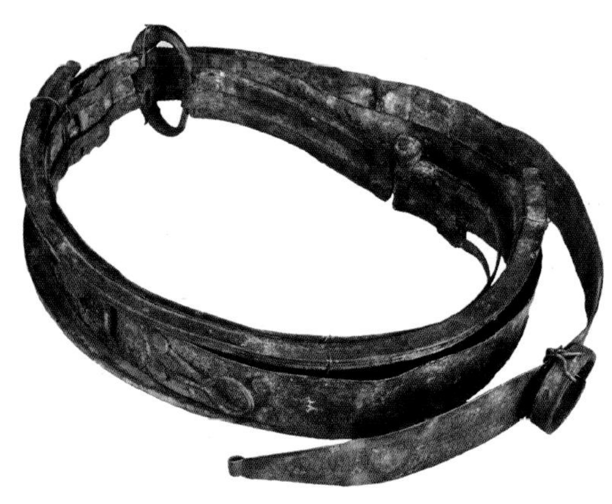

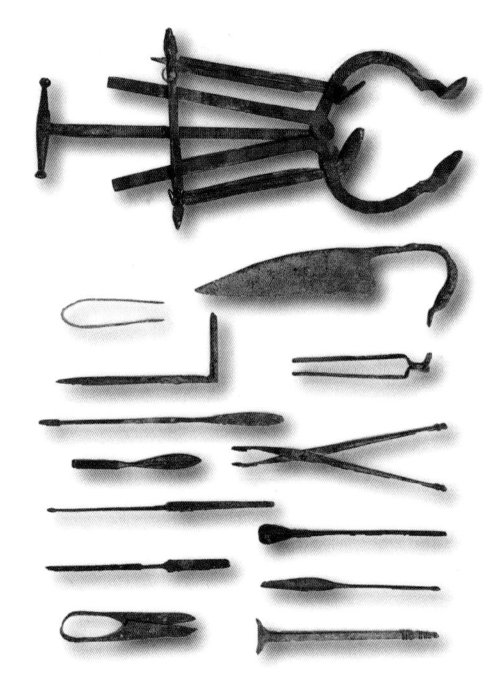

▲▶罗马外科医生所用的医疗器械反映出医学的创新，每个罗马军医的包里都会有几十种器械。这些器械到今天还在使用，只是材质有了更新。

他还修正了埃拉西斯特拉图斯的动脉运送“气”之说。盖伦说动脉运送的是血，尽管他认为血生于肝，是由来自肠道的乳糜生成的。动脉和静脉有不同的功能，动脉运送“气之血”而静脉运送“滋养之血”。他还认为血液通过室间隔上的一系列小孔从右心室流到左心室。

这些发现可能会让人觉得盖伦像是一位现代科学家，但事实并非如此。其理论中的科学成分确实多于希波克拉底，但他依然是那个时代的医生，主要还是依赖从思考得出的推测。

临床中的盖伦

盖伦对多种疾病的描述也很正确，尽管他对病因的解释依然属于希波克拉底派的“四体液”失调说。他区分出了之前相混淆的病，比如肺炎和胸膜炎、咳血和呕血。

既然疾病是因“四体液”失衡而起，那治疗自然也就要以恢复平衡为目标。由此，放血成为常用的疗法之一，也是古希腊医学及其他医学的传统做法。盖伦建议发烧时每日放血一次，让血液从静脉中流出去以降低体温，情况严重时甚至要每日放血两次，第二次要放到病人失去知觉。这显然是非常极端的方法。

> 最近对古罗马墓穴出土骸骨的医学分析揭示了许多与营养不良有关的疾病。

除了这些疗法，他也非常重视药品的制备和保存。

在罗马行医

和古希腊一样，古罗马的医生也可自由行医，但从公元前1世纪起，他们开始变成特权阶层，随着时间的推移特权也越来越多，甚至可以不交税、不服兵役。

每个城市根据规模可有定员的“官医”。这一举措可算一种进步，因为这些“官医”必须证明自己有丰富的知识和经验才能担此职位。一般来说，请他们看病的都是能负担费用的富人和自由民。其他医生则继续当“游医”，既无头衔也无具体的专业认证。

那时没有医院，但名医通常会有自己的诊室，一间简单的屋子里放着一张床，给病人做检查

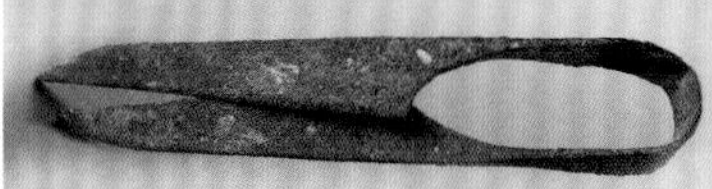

用。军营有专门的治疗机构，收治伤病员。鉴于要处理的多是紧急的外伤，这些军队医院对外科手术的发展做出了很大贡献。

面向社会广泛收治病人的医院最早是由基督教徒建立的。在西罗马帝国，有文字记载的第一家公共医院是由罗马贵族法比奥拉于390年在台伯河畔创建的。此医院免费收治前来求医的穷人。据考古发掘来看，医院被安排得井然有序，所有副楼围绕着一个主楼，病人也按所患疾病分开。

在东罗马帝国，最早的医院有两处，一处受该撒利亚的巴西流感召创建于卡帕多西亚附近，另一处由圣耶福列木在埃德萨创建。

罗马对医学的另一个贡献是改善浴场、下水道、引水渠等公共卫生工程，因为罗马帝国的某些大建筑师，比如科鲁迈拉、马尔库斯·维特鲁威，都相信当时罗马各大城市中十分常见的疟疾是由死水中的小动物或小昆虫产生的，于是便需要有下水道系统来排污，需要引水渠来保证居民的饮用水供应。

罗马的公共浴场

罗马人喜欢泡温泉或去公共浴场沐浴，因为这不仅有助于保持卫生，也是社交、聚会、休闲的机会。另外价格也很低廉，所以不管穷人还是富人都负担得起。

浴场由好几个厅组成，沐浴总是按一定顺序进行，首先是温水浴室，让沐浴者适应一下，准备进入接下来的热水浴室，那里的水温和气温都非常高，热和蒸汽相结合有助于清理毛孔里的污垢。最后是冷水浴室，通常是露天的，还有大游泳池。

浴池的水被埋在地下和墙壁内的一系列管道加热，地下室的炉子将水烧热并输送到这些管道里。

浴场也有更衣室，由奴隶看守，有时还有卖食品饮料的地方。公共浴场这种形式后来扩展到整个帝国。罗马城最有名的浴场是卡拉卡拉浴场。西班牙也有一些浴场遗迹，比如加泰罗尼亚的卡尔德斯—德蒙布伊浴场、巴达霍斯的阿兰赫浴场、拉里奥哈的阿尔内迪略浴场、加利西亚的奥伦塞布尔加斯浴场，这些都利用天然温泉而建。

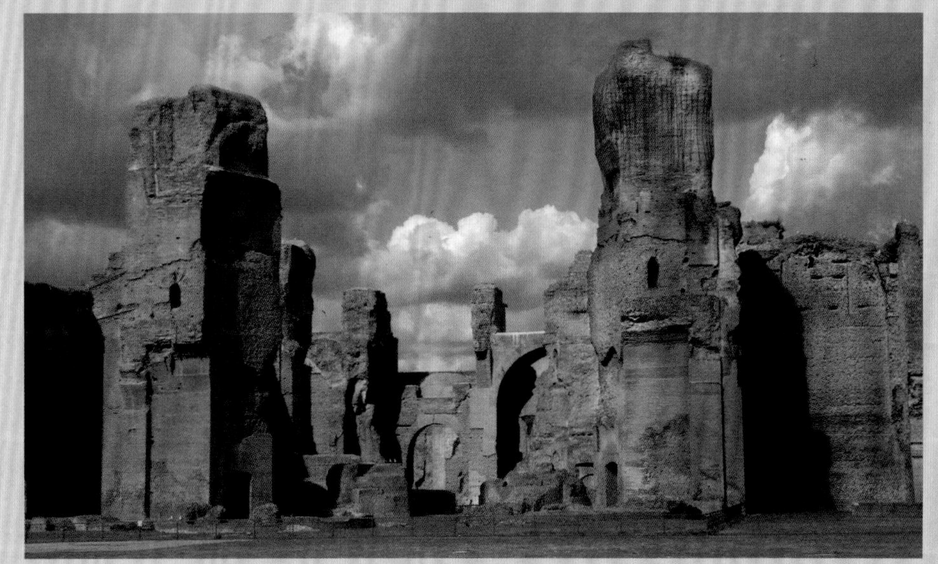

▲罗马的卡拉卡拉浴场。罗马建筑师们建造了引水渠、下水道、公共浴场，以保证优质的饮用水和合格的排污系统。

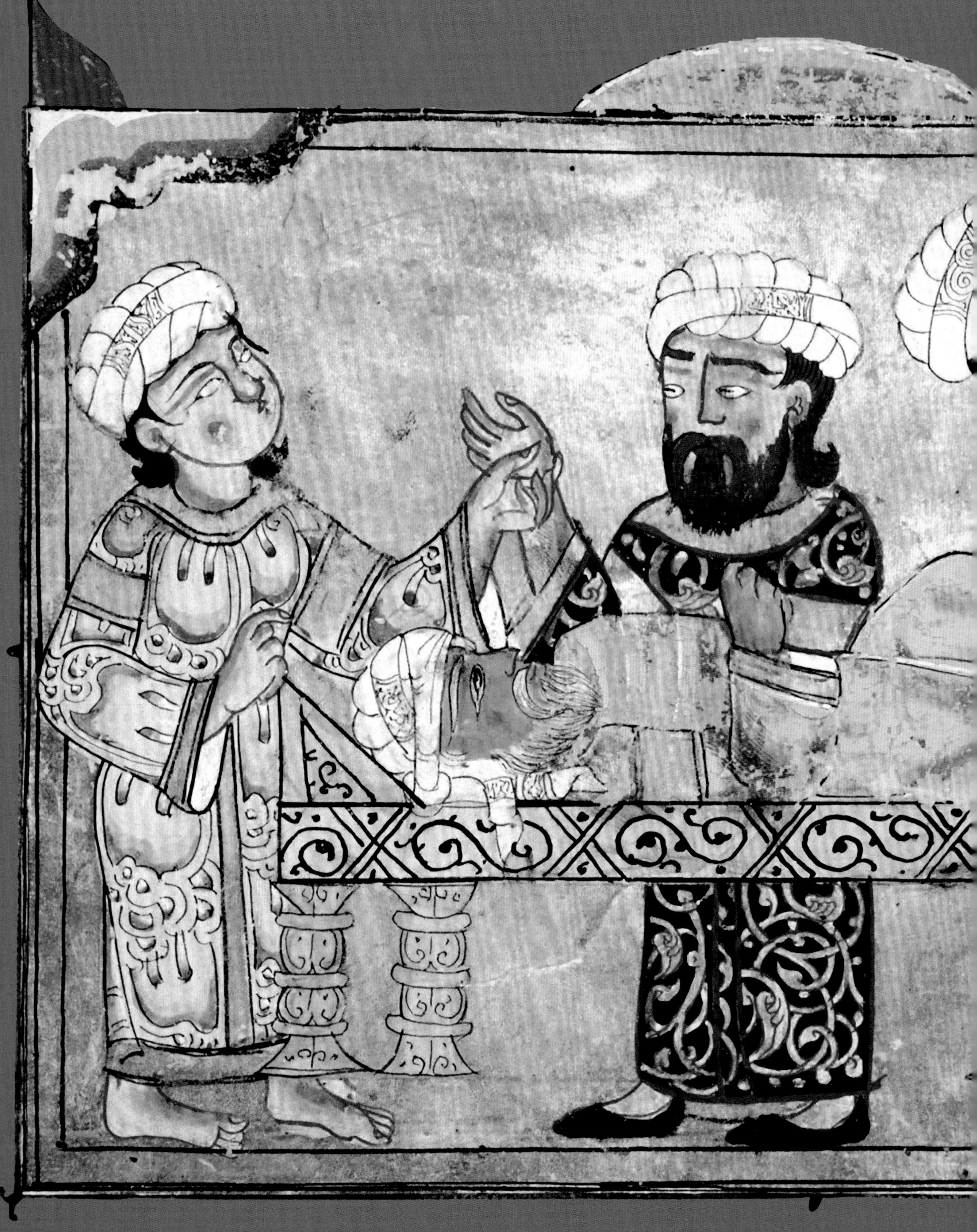

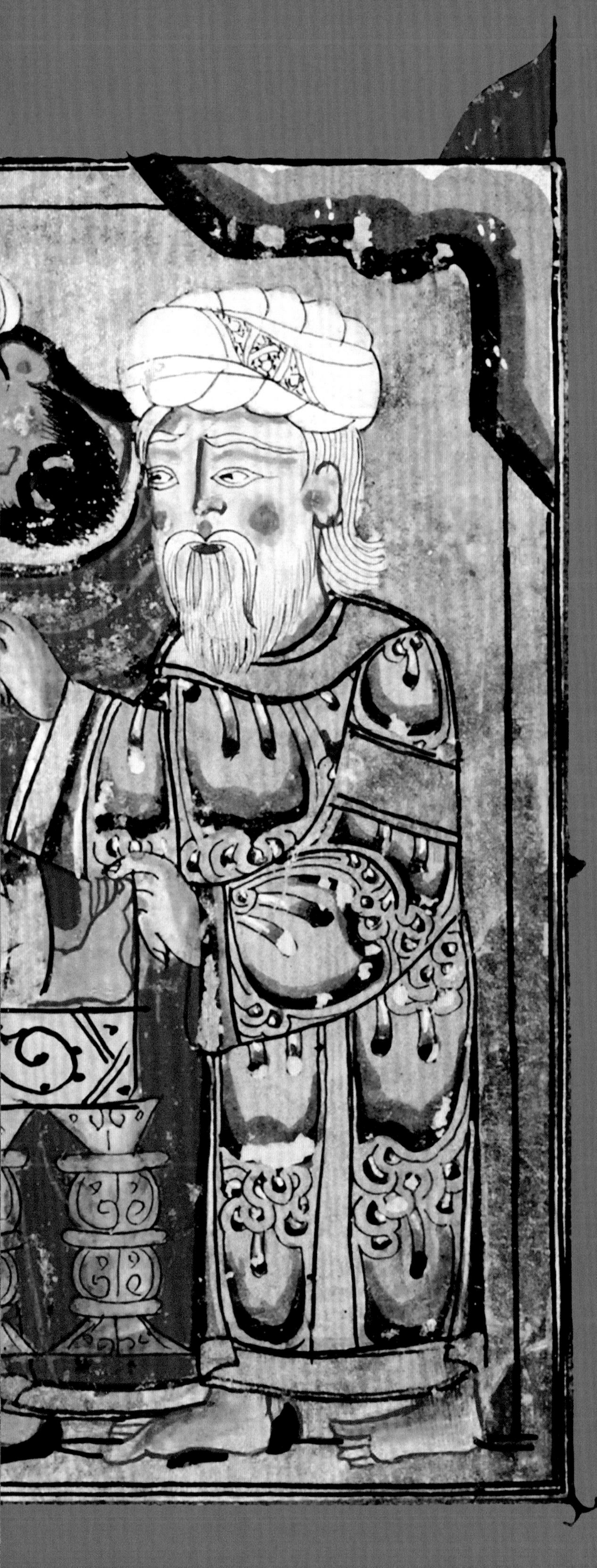

6

拜占庭及伊斯兰医学

◀医生给病人做检查。哈里里《木卡姆》14世纪手抄本中的插图。波斯派，维也纳奥地利国家图书馆。

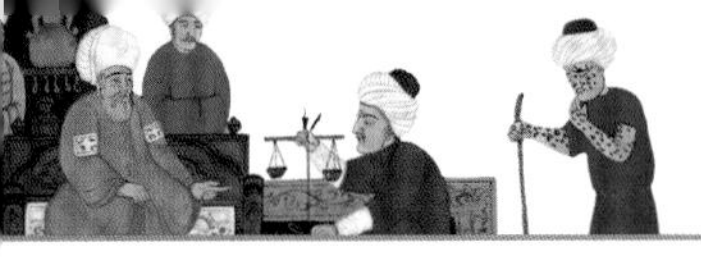

拜占庭和伊斯兰

罗马帝国的分裂也标志着古罗马医学发展的改变。拜占庭医学虽然创新不多，却做了很重要的汇总、保存工作。伊斯兰世界则继承并发展了这些医学知识。

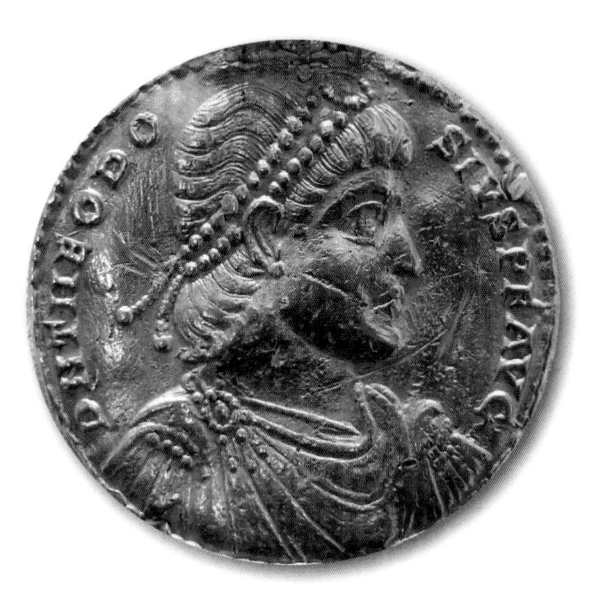

▲狄奥多西一世死后帝国被分给他的两个儿子。这是现藏于柏林博德博物馆的一枚勋章，上面就是狄奥多西一世。

拜占庭医学

从3世纪起，罗马帝国开始显现出衰落的迹象，让蛮族有了入侵之机。395年，末代皇帝狄奥多西一世去世，帝国一分为二，分别交给他的两个儿子霍诺留和阿卡狄乌斯。

霍诺留统治西罗马帝国，领土包括现在的英格兰、法国、西班牙、葡萄牙、意大利及北非。476年，赫鲁利人的首领奥多亚塞入侵意大利，废除皇帝，西罗马帝国覆灭。

阿卡狄乌斯统治东罗马帝国（又称拜占庭帝国），领土包括现在的古希腊、北马其顿、土耳其、叙利亚、巴勒斯坦和古埃及。

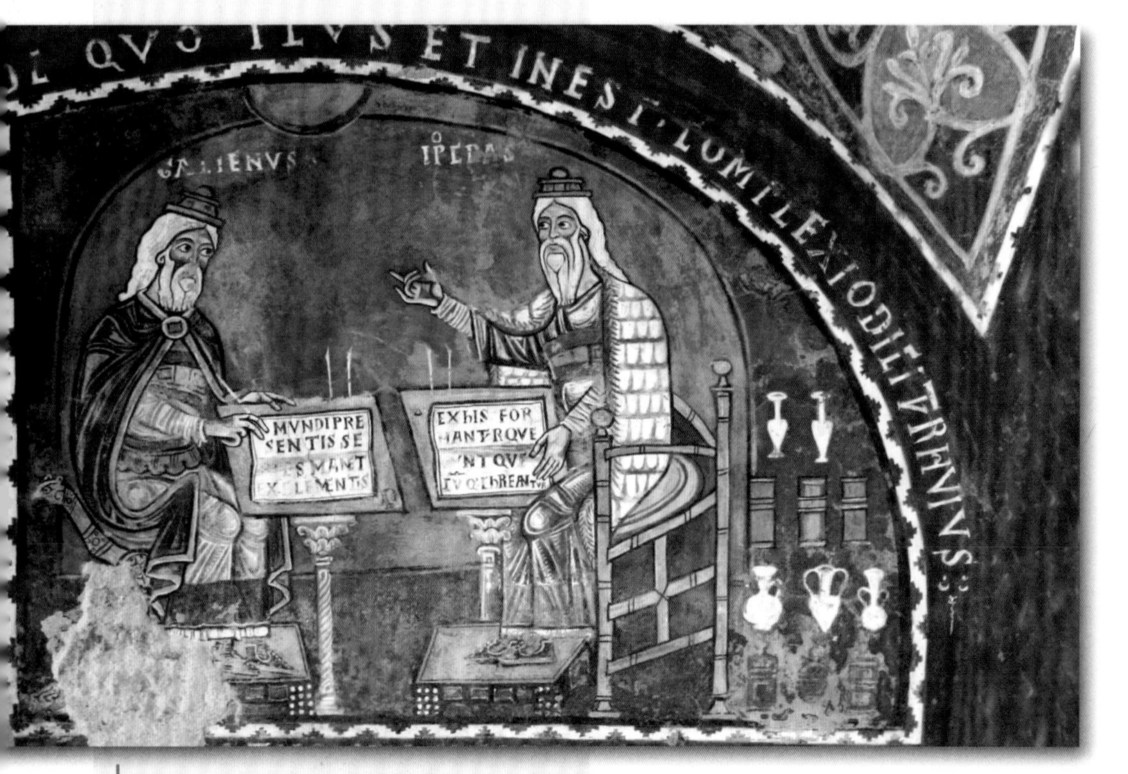

◀罗马以南拉齐奥大区阿纳尼镇一座本笃会礼拜堂中的壁画，表现了希波克拉底（右）和盖伦（左）。

东罗马帝国的医学

正是拜占庭帝国保留了古典文化和古典医学，在分类汇总古希腊古罗马传统中起到了重要的作用，尽管它自己并没有多少创新，至少在医学方面。

发展停滞的原因之一无疑是基督教的逐渐兴盛，不管是在政

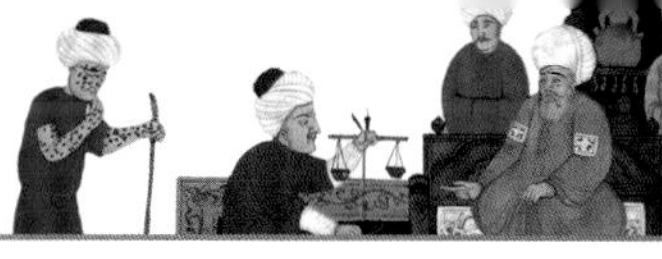

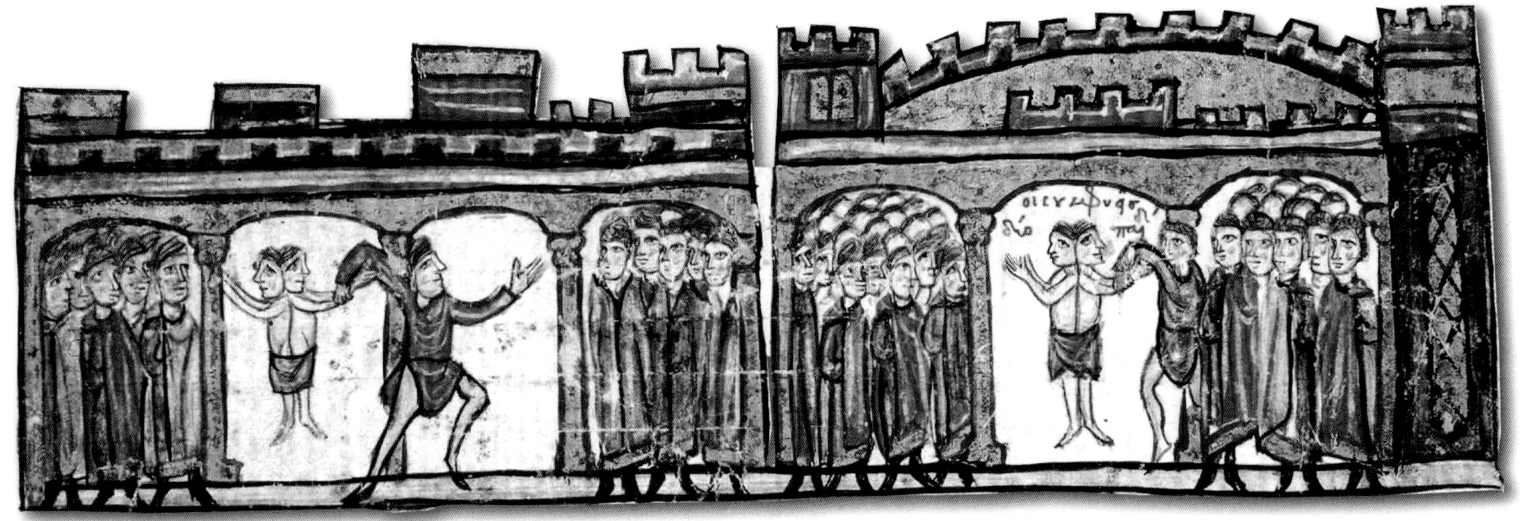

治上还是社会上，因为基督教对疾病更多持决定论观点，而不是以自然为基础。

医学继续了希波克拉底和盖伦定下的传统，也吸收了一些古希腊化时期及东方的元素。规范化培养至少在第一时期并不存在，要学医依然是去找业已成名的医生，和之前一样。富人和穷人看病截然分开，不过也有些医院会行善为穷人治病。

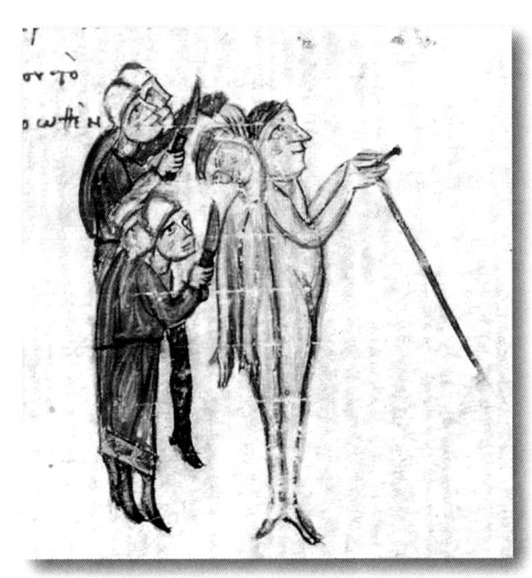

▲神奇的拜占庭手抄本，表现了以牺牲一人进行连体人的分离，其中一人在术后死去。此手抄本据估计出自900年前后君士坦丁七世统治时期，现藏于马德里的西班牙国家图书馆。

亚历山大时期

拜占庭医学的第一时期自帝国建立开始到642年阿拉伯人征服亚历山大港为止。这是最为辉煌的时期，医学秉持开放的精神，基督教和非基督教的医生共存，某些迄今为止最优秀的医学汇总工作也是在这一时期完成的。

《医学集》便是这些汇编之一，共70卷（现仅存25卷），由当时著名的医生之一、皇帝尤利安努斯的御医帕加马的奥芮培锡阿斯（325—403年）写成。他在亚历山大港在塞浦路斯的芝诺门下完成学业。

埃伊纳的保罗（625—690年）是另一位著名医生，也是此时期最后一位名医。他擅长外科和产科，著有一部著名的七卷本医学大百科，不仅解释了许多概念和技术，还描述了鼻息肉和关节滑液。

除了这些人物，特拉勒斯的亚历山大（525—605年）也是医学领域的名人之一。他有出色的临床观察能力，成功在罗马行医并取得官职。他著有11部著作，主要论述病理学和内科疾病的治疗。

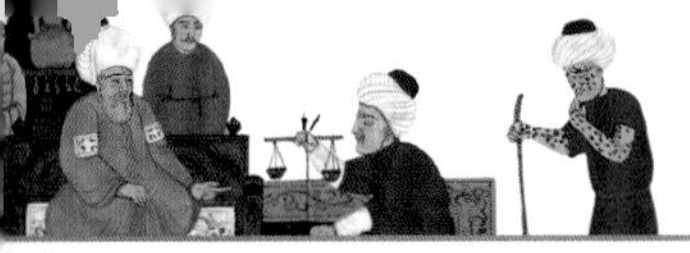

圣葛斯默和圣达弥盎兄弟

如果一个故事有悲剧的结尾，那围绕主角就会产生许多传说、逸闻，很难分辨真假。圣葛斯默和圣达弥盎两兄弟就是如此，他们俩都是医生，因为自己的宗教信仰而遭到迫害，最终于公元3世纪前后死去。

传说他们出生于阿拉伯，后来搬到安纳托利亚沿海的奇里乞亚居住，这一地区位于现在的土耳其南部，那时属于拜占庭帝国。他们在此行医，给人做手术，很快就因为妙手回春而声名鹊起，甚至有传说他们给一个病人接上了刚死去黑人仆人的腿，足可见他们的医术有多么高明。

而且他们不仅能力强，为人也很慷慨，据说给人治病不收任何报酬。但也不是事事顺心，因为他们是基督徒，在那时基督徒会受迫害。当时掌权的皇帝戴克里先信奉罗马诸神，在宗教上很保守，坚信要获得诸神的青睐就一定要向他们献祭。他认为帝国遭受的许多不幸都是基督徒导致的，对他们大加迫害。

圣葛斯默和圣达弥盎就是被迫害者。奇里乞亚的总督吕西亚斯逮捕了他们，一番酷刑之后下令将两兄弟活活烧死，但他们奇迹般地活了下来，于是皇帝戴克里先亲自下令将他们斩首，结果也没能了结两兄弟的影响力，因为据说他们死后依然在给穷人和贵族治病，皇帝查士丁尼一世就是其中之一。

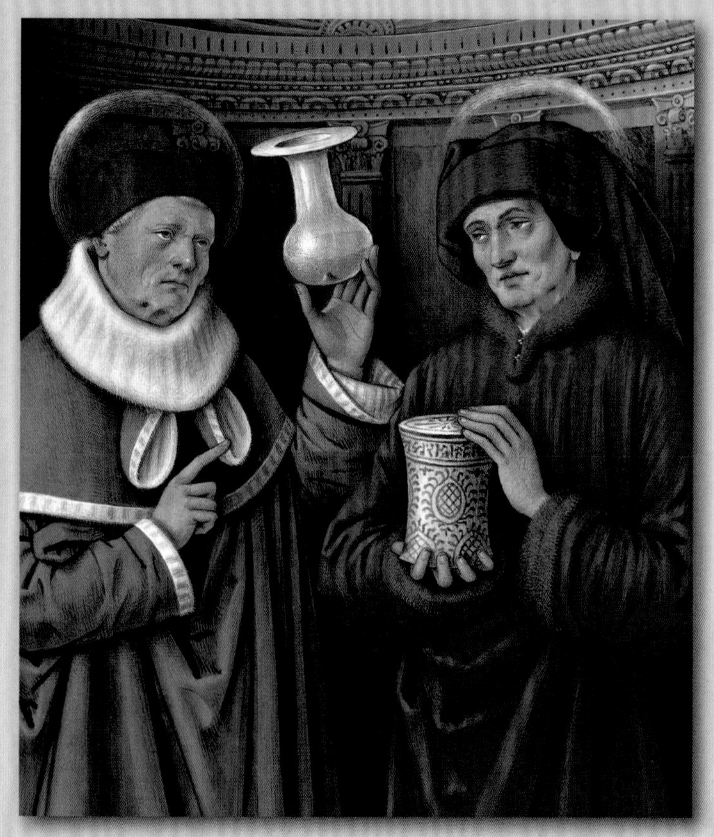

▼▲圣葛斯默和圣达弥盎兄弟是信仰基督教的医生，因医术高明、不求回报而出名。他们是医生的主保圣人，传说曾给患坏疽的病人接上刚去世黑奴的腿。

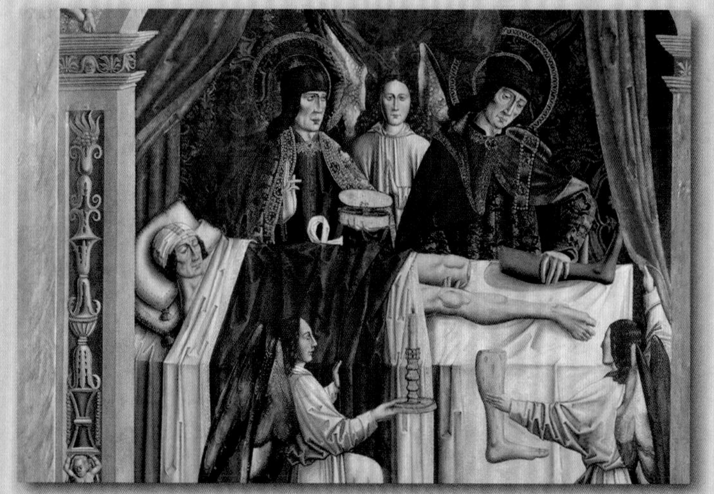

两兄弟殉道的故事很快传播开来，许多城市都建起了献给他们的教堂或礼拜堂，教皇斐理斯四世（526—530年在位）也下令在罗马的议事广场建起纪念两兄弟的大教堂。

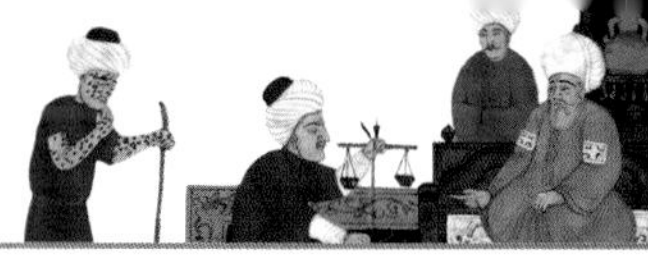

中世纪伊斯兰医学

在中世纪大部分时期，是伊斯兰世界继续了医学的发展，先是继承古希腊、古罗马的古典医学知识，后又加入了自己的贡献，尽管一直没有放弃希波克拉底和盖伦确立的原则。

“智慧宫”

8世纪和9世纪前后，医学及科学的发展都以巴格达为中心，这座城市变成了阿拔斯王朝欣欣向荣的中心。哈里发哈伦·拉希德在此建立了一所“智慧宫”，它被认为是伊斯兰世界最大的文化中心。

这里既是图书馆也是译书的地方，来自各地的博学之士将古希腊古典医学系统化，并加入印度、古埃及、希伯来医学的元素。侯奈因·伊本·伊斯哈格带队，将许多以古希腊语写成的希波克拉底著作、拜占庭医学典籍和盖伦的百余部作品都翻译为阿拉伯语。印度阿育吠陀医学的重要典籍，比如《遮罗迦本集》（约2世纪）、《妙闻本集》（3—4世纪，传说是妙闻所著，以梵文写成），也被译介。这一时期基本是汇总东西方医学知识的时期，也是盖伦的原则在伊斯兰医学中扎根的时期。通过伊斯兰医学，这些原理后来进入了欧洲医学。

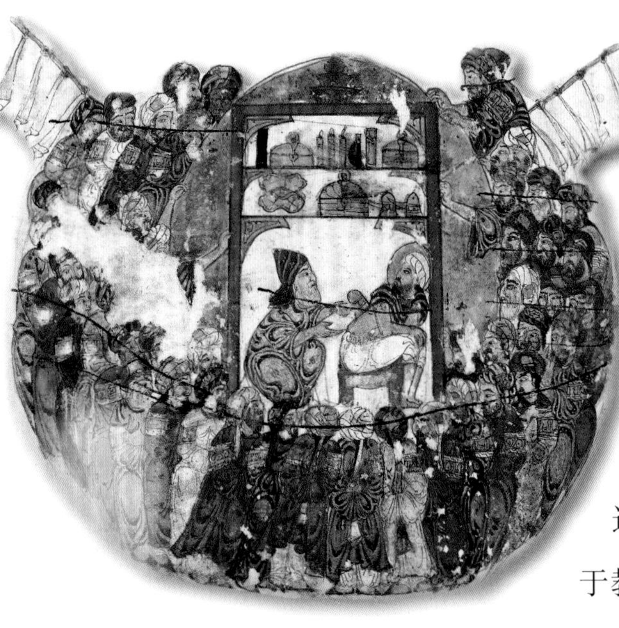

▲众人旁观一位医生治疗肩膀受伤者。哈里里《木卡姆》中的插画，这份手抄本是13世纪精美的阿拉伯插图手抄本之一。

学者拉齐

此时期出色的医生之一是拉齐（约860—约930年）。他是非常出名的科学家，善于观察，在医学、物理、化学、数学、哲学、音乐等领域中都有很高的造诣。

他是波斯人，直到30岁才开始学医，但很快就显示出敏锐的观察力。他的名气迅速传到巴格达，他在那里建立了自己的实验室，为王侯将相看病。

他非常注重临床病史，观察并记录疾病的症状及发展。在这方面，他对天花和麻疹的论述尤其值得注意，这优秀的作品被认为是整个中世纪最好的临床研究。

他总共著有约184部著作，其中61部有关医学。除了上文提到的天花与麻疹之论，还有《曼苏尔书》，这是一本简明的医学手册，用于教学；另外，百科性质的著作《医学全书》被翻译为拉丁文，让拉齐闻名欧洲。

光辉渐失

10世纪起，伊斯兰医学扩大了动作，在汇总古典知识之外又加入了自己的贡献，这些内容严谨而有逻辑，继续盖伦的理念。

药学有了长足的发展，新创了许多药方，使用鸦片酊作为镇

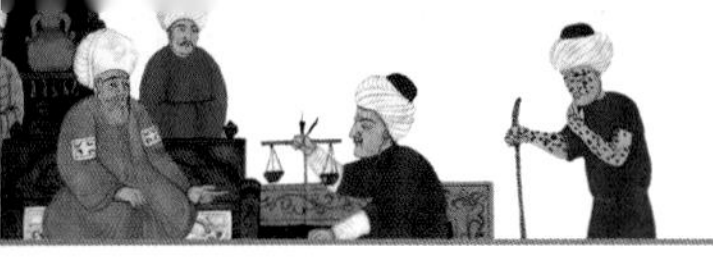

静剂，使用樟脑作为外用轻微麻醉剂，使用安息香祛痰，使用番泻叶作为泻药。

临床观察在这一时期也有了很大的进步，尤其是眼科疾病和传染病方面。医学培养、公共卫生、医院建设越来越被重视，尤其是在巴格达、大马士革、开罗等大城市。开罗有伊斯兰世界著名的医院之一曼苏尔医院，1284年由曼苏尔·嘉拉温下令在一处10世纪的宫殿旧址上建成。这所医院很大，可收治八千名病人，诊室分日间诊室和夜间诊室，还按不同疾病分开，有些专为康复患者或妇女而设。另外它还有自己的药房、图书馆及巨大的食品库。值得一提的是，18世纪末拿破仑的军队进入开罗时这家医院仍在运行。

▼波斯人曼苏尔·伊本·穆罕默德于1390年前后写成的《曼苏尔解剖书》前所未有地展示了人体结构。下图表现了人体的静脉系统。

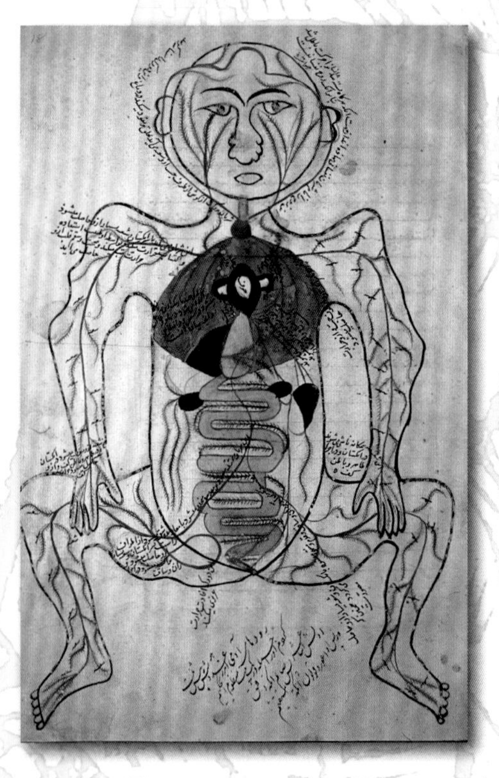

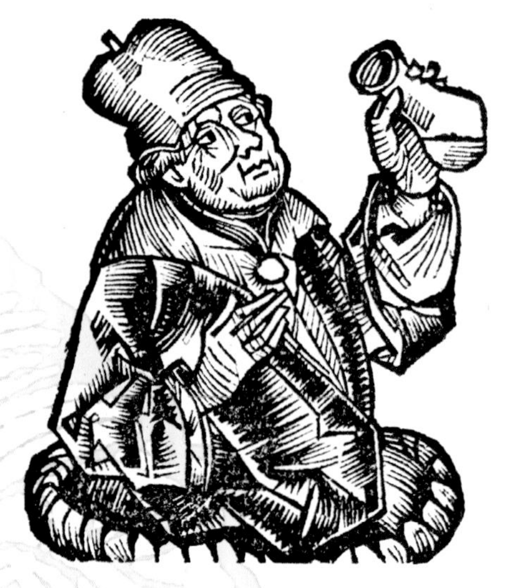

安达卢斯（译者注：中世纪时穆斯林统治下的伊比利亚半岛）也建起了两座重要的医院，都位于格拉纳达。一座是1356至1367年穆罕默德五世下令建造的，据信是用于收治精神病人；另一座是所谓的“摩尔人医院”，1568年转为麻风病疗养院。

“智慧之王”伊本·西那

伊本·西那（约980—1037年）的弟子称他为“智慧之王”。他是此时期伊斯兰医学的另一位重要人物，和拉齐一样也是波斯人。

伊本·西那是一个神童，10岁已能背诵《古兰经》和古典著作，16岁开始学医，18岁成名，年仅20岁就写出了自己的第一部著作：20卷本的百科全书。他曾官居要职，也曾身陷囹圄，一生命运多舛。暮年时他一心只钻研科学。

他著有许多著作，其中最重要的无疑是《医典》。此典籍涵盖广泛，结构完美，汇集了当时已知的所有医学知识，术语达百万以上。

宰赫拉威和伊本·苏尔

安达卢斯的医学要更久才能发展起来，促成它的主要是两个人：科尔多瓦的医生、科学家宰赫拉威（936年生于阿尔扎哈拉，1013年卒于科尔多瓦）和塞

> 医学是养生治病之术。
> ——伊本·西那

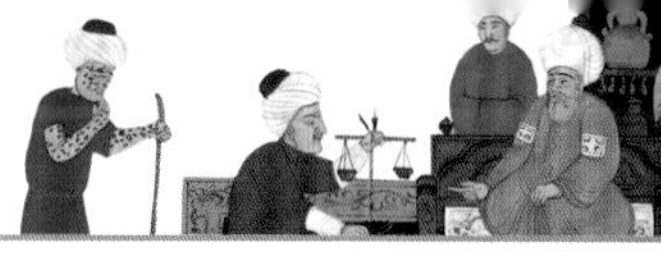

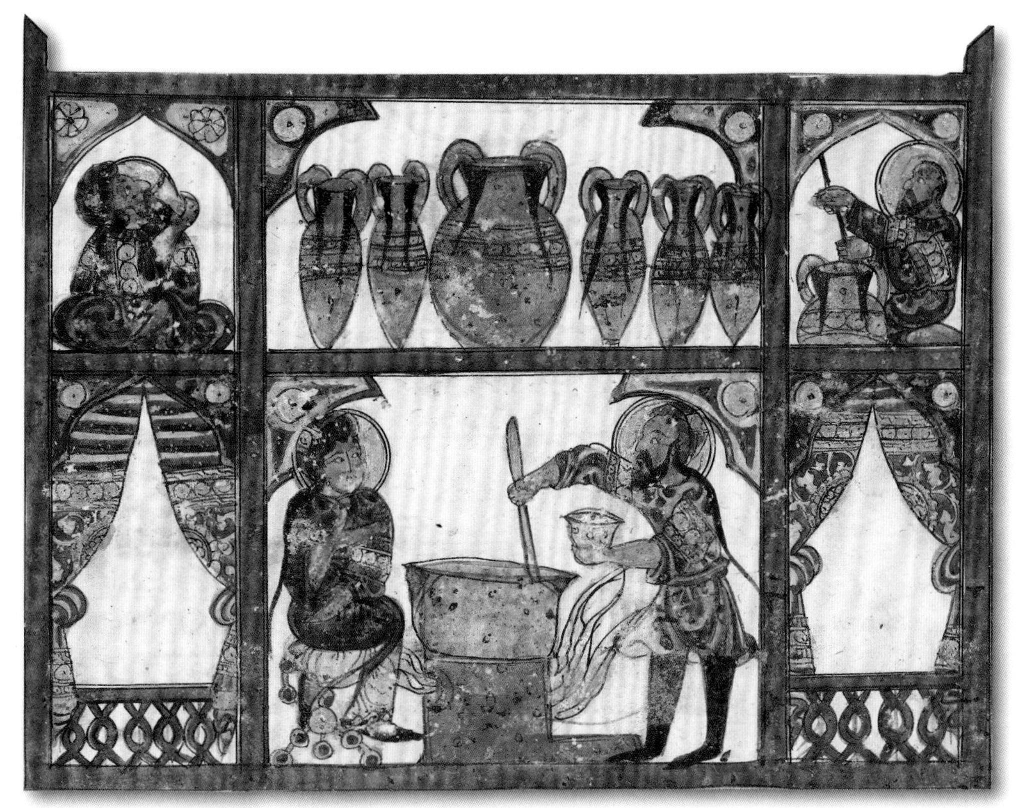

▲迪奥斯科里德斯《药物论》阿拉伯语版中的插图，表现了一位医生给一个病人制药。许多世纪以来《药物论》都是药学的主要参考，一直流传到今天。

维利亚的医生、哲学家、诗人伊本·苏尔（1094—1162年）。

宰赫拉威被誉为“外科之父”，我们对其生平所知不多，但通过他的著作可知他将古希腊、古罗马的医学理论和东方的医学传统结合了起来，他的《医学宝鉴》就反映了这一点。他最大的贡献是一本医学百科，其中有一部分专讲外科，为后来的手术操作奠定了基础。他是第一个使用丝线进行缝合的人，也是第一个使用产钳的人。他还创制了200多种手术器械。另外他还施行气管切开术，并提出了几种针对特定症状的治疗方法。

伊本·纳菲斯和肺循环

13世纪末起，伊斯兰世界的医学发展开始衰落，但还是出现了一位闪耀的人物，那就是叙利亚的医生伊本·纳菲斯（1210—1288年）。

他最引人注目的贡献是史上第一次描述肺循环（又称小循环），收在他的《伊本·西那医典解剖学批注》中。在此之前，被广泛接受的理论以盖伦的猜想为基础，认为血液先到右心室，通过间隔上不可见的小孔流到左心室，在此与“气”混合，产生“生命元气”，并传到全身。

犹太医生迈蒙尼德

1138年，迈蒙尼德出生在科尔多瓦的一个上层犹太家庭，他被载入史册主要是因为他对中世纪哲学思想的贡献，但他作为医生也做出了贡献。他在古埃及苏丹萨拉丁的宫廷内行医，后又为其子法德尔当御医，直到1204年去世。他著有许多医学论著，包括《健康指南》（1198年）、《论毒药及其解药》（1199年）、《病变释疑》（1200年）。

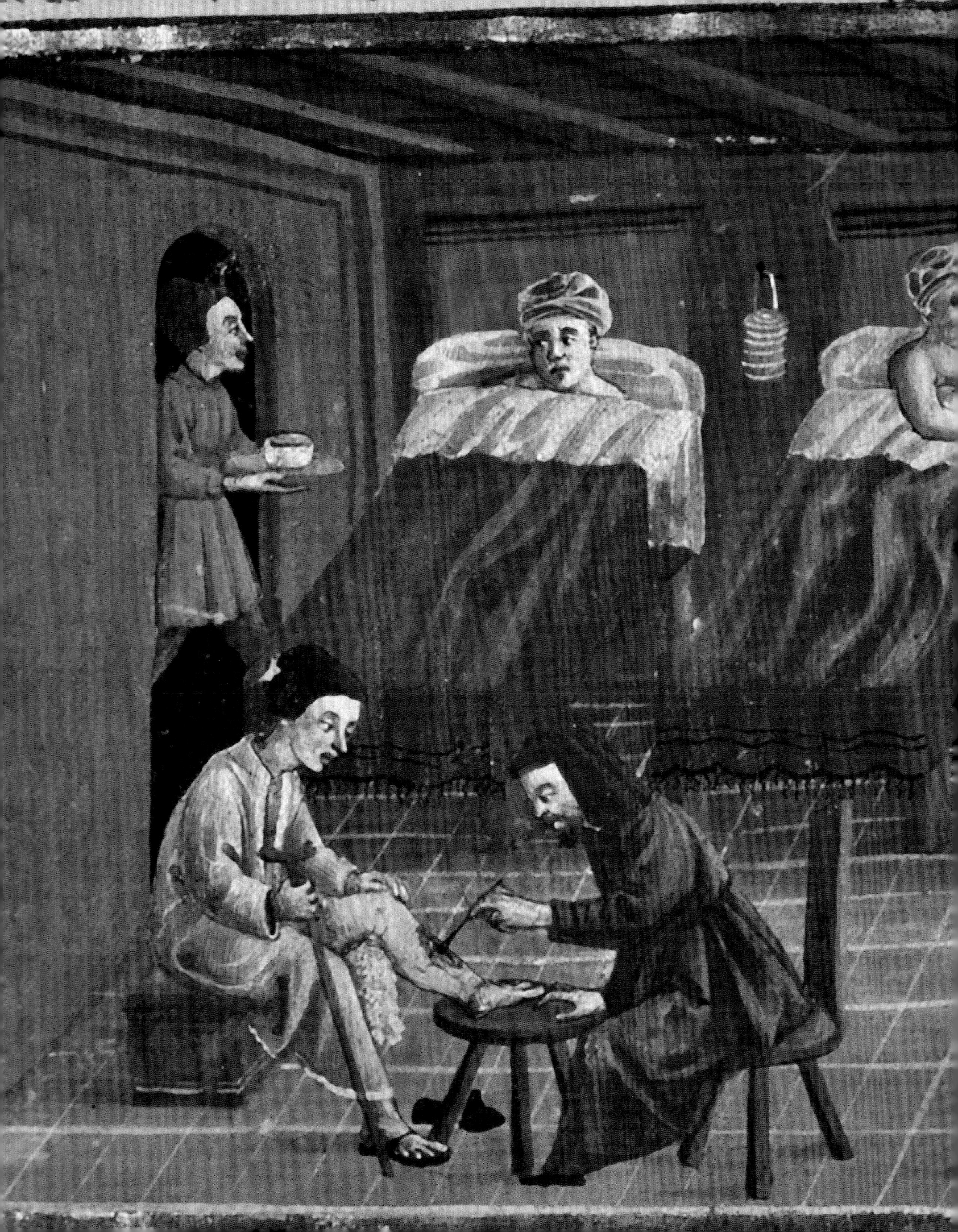

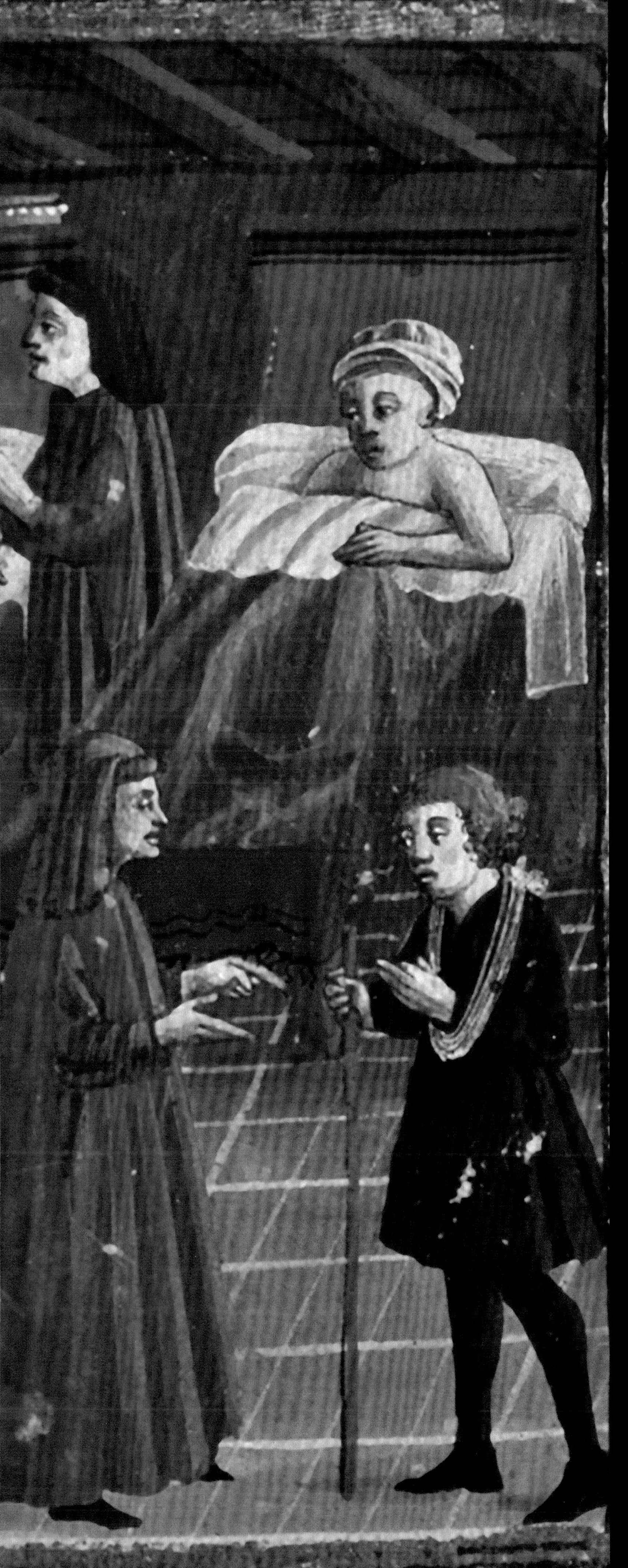

7
中世纪欧洲的医学

◀15世纪手抄本插图中的中世纪医院

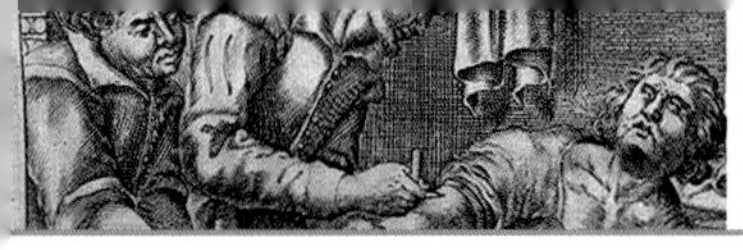

中世纪欧洲医学

中世纪是一个漫长的时期，持续了将近一千年，在医学发展方面可分为两个截然不同的阶段。第一阶段到10世纪为止，医学凋敝，只维持着基本的古典传统，而且几乎都掌握在僧侣手中。第二阶段是巨变的阶段，医学变成了一门学科，在欧洲最早的大学里蓬勃发展。

中世纪前期

中世纪前期从5世纪末罗马帝国覆灭开始，大约到10世纪欧洲大陆的文化及经济再度兴盛为止。文化上，此时期以基督教的进展为标志。面对罗马帝国灭亡带来的混乱和日耳曼人的进攻，基督教团体是唯一足够团结而保持稳定的群体。原本丰富的金矿银矿开采殆尽，战火和劫掠摧毁了农田，也让种田的人四散逃难。整个欧洲一片穷困。

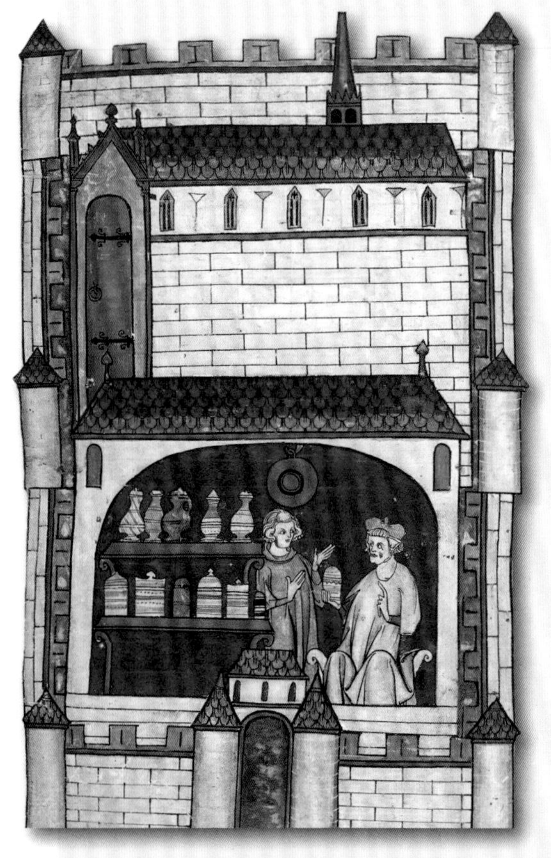

基督教的影响

在这种情况下，教会成了唯一保存古罗马传统的地方，不仅是其文化，也包括其语言——拉丁语。但它重视的是精神而非知识和理性，于是包括医学在内的所有科学都停止了发展，古典时期积累下来的知识皆被从基督教信仰出发重新诠释。

这种新思想清晰体现于希波的奥古斯丁所言："先信而后知。"也就是说，人类的理性本身并没有意义，只是反映来自上帝的启示。

◀▶在中世纪，包括医学在内的所有文化经历了严重的衰退。医学知识被遗忘在修道院的图书馆和药房中（左），但他们也鼓吹神迹器物（右）之类的迷信。"圣灵之羽"（译者注：圣灵通常被表现为白鸽，所以有"羽"）或"最后晚餐的桌布"卖出天价。

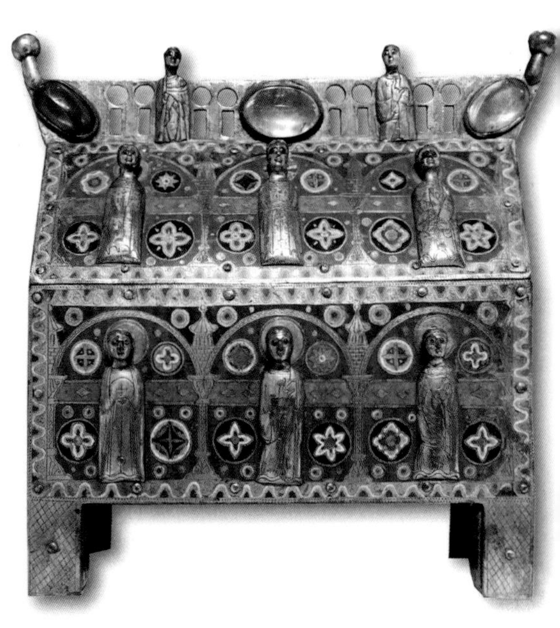

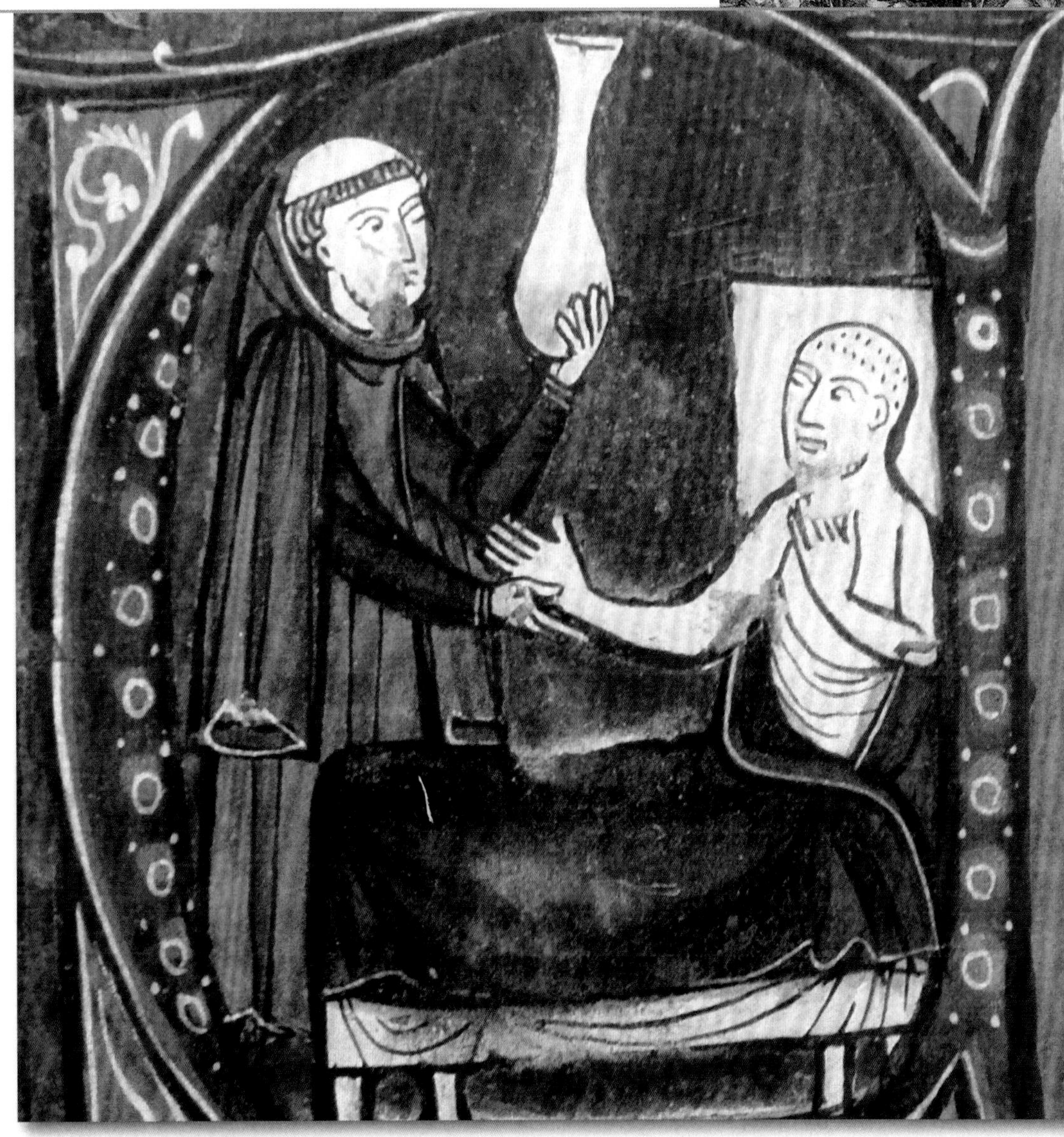

▶一位僧侣一边观察病人的尿液一边给病人把脉，以做出诊断。克雷莫纳的杰拉德《医学论集》（1250年）中的插图。

疾病是责罚

从这些前提出发就很容易理解为什么包括医学在内的各学科都鲜有进展。从当时最有影响的“科学”文献——圣依西多禄所著《词源》就可见一斑。这部百科成书于7世纪初，其中讲医学的部分只提到了一些疾病的名称。不过这也不奇怪，因为基督教认为人的身体只是灵魂的监狱，那不去努力更好地了解人体也就很正常。

除了医学的明显衰落，基督教还带来了另一个元素：将疾病视为对罪行的责罚或是魔鬼附身的结果。出于这种观念，治疗时总要诵经、忏悔，将它们作为祛除病痛的手段。

> 在中世纪，医学受到占星术的强烈影响，医生们相信人体随天体而动，某些疾病因星辰而起。

中世纪前期的医疗实践则明显以盖伦的理论为基础，这位名医在其著作中的论述继续被推行，丝毫未受动摇。盖伦定居罗马后基本放弃手术，只将其作为治疗手段的一种，这正是中世纪前期的医学基本忽略外科的原因之一。同样在他的影响下，此时期的医学以重猜想、轻动手为特点。于是，在中世纪的很长一段时间内，外科与医学分离开来，手术只由理发师来做，从不由医生来做。

医学与修道院

尽管也有非教会人员从事医疗，不管是基督教徒还是犹太教徒，但行医基本是僧侣的事。

这种修道院医学始于529年蒙特卡西诺本笃会修道院建立时。僧侣们遵从圣本笃的基本教诲

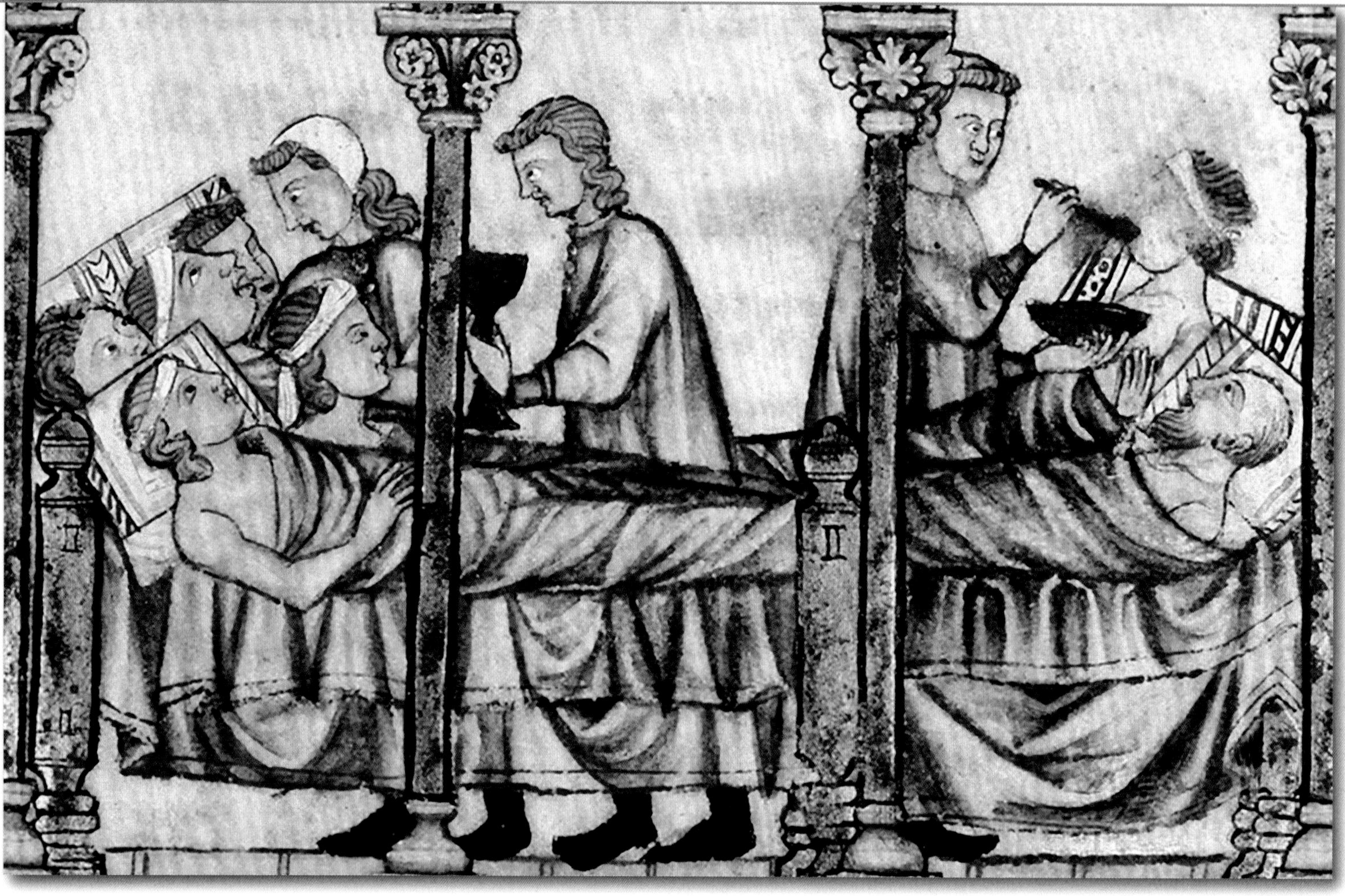

“祈祷并工作”，献身上帝，也为凡人服务。修道院内部设有面向生病僧侣或上层来访者的诊室，另有给穷人、朝圣者的地方。也就是说，修道院并不是面向所有病人的医疗机构，它只是做慈善顺便行医。

▲医生和僧侣在医院医治病人，阿方索十世《圣母玛利亚颂歌》中的插图。

▼不同类型的尿液，方济各会修士约翰·萨默《年历》（1409年）中的插图。

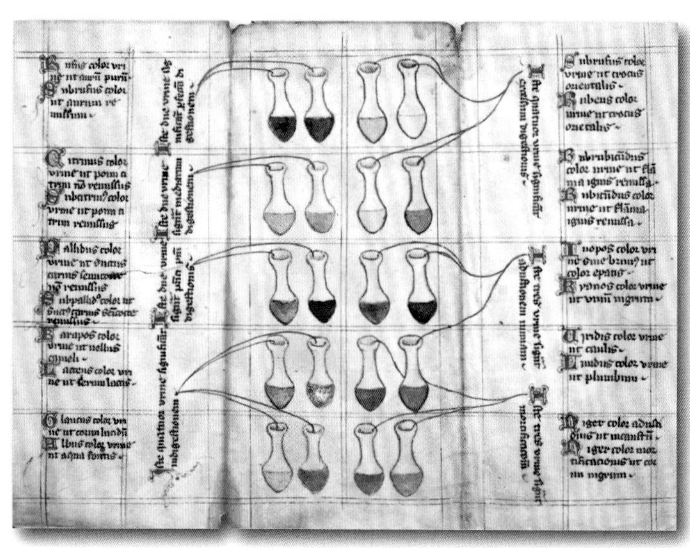

805年前后，查理曼下令将医学纳入古典“三学”（算术、语法、音律）和“四术”（几何、修辞、辩证、天文），这时建立第一批主教座堂医学学校的也是本笃会的僧侣。在这些学校里，课程由非教会人员教授，所授医学基本是希波克拉底医学和盖伦医学，尽管也有很浓重的猜想色彩和许多宗教成分。

在这种经院医学中，诊断主要靠验尿和把脉。装在瓶中的尿液被分为四级，每一级代表身体的一部分：第一级代表头，第二级代表胸，第三级代表腹，第四级

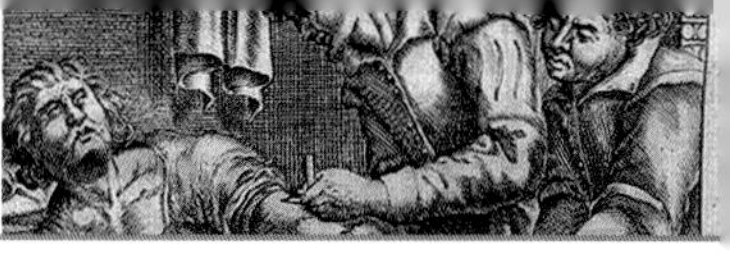

代表生殖泌尿系统。医生拿到瓶装的尿液后摇动，看产生的泡沫降至哪一级，以此判断身体的哪一部分出了问题。

修道院的另一项重要贡献是其图书馆汇集了众多拉丁语和古希腊语的古典医药典籍以及伊斯兰医学著作，僧侣们保存、抄写这些书籍，为之配插图。许多修道院都有自己的抄写室，有书写台、羊皮纸、羽毛笔、墨水，抄写员在这里复制古老的手抄本，配以花字和插图。以精美手抄本出名的有莱里达巴利沃纳的熙笃会圣母修道院、萨拉戈萨附近的鲁埃达修道院、拉里奥哈自治区安吉亚诺的巴尔巴内拉修道院，这最后一个不仅有图书馆，还有制药房，配制各种药物和药酒。修道院医疗于1130年正式停止，因为克莱芒会议禁止僧侣再行医，他们为了给人治病走得离修道院越来越远，严重干扰他们履行宗教义务。几十年后，在1163年，另一次大公会议——图尔会议禁止教会人员施行手术，因为教会法规定神职人员若致人死亡，哪怕是在救治过程中，也将被永久取消神职。

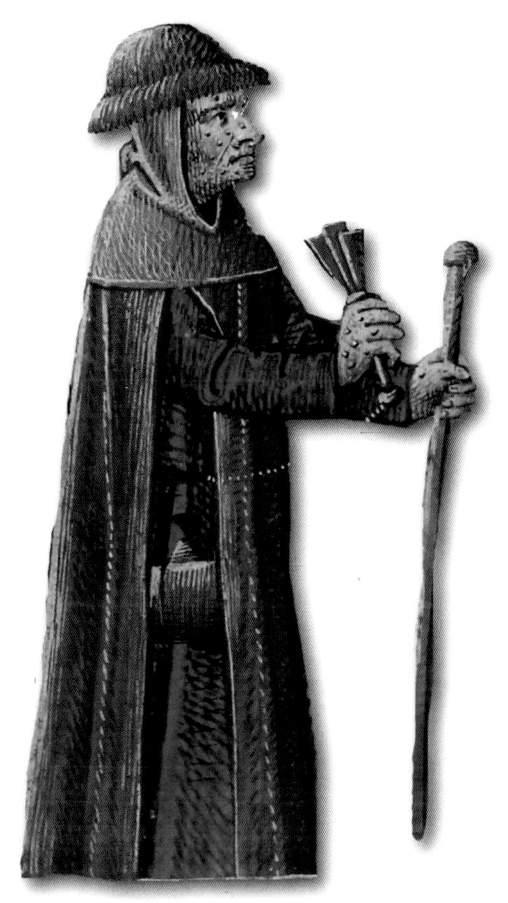

▲不讲卫生导致麻风病等疾病广泛传播。因为错误认为麻风病非常易传染，所以麻风病人走到哪里都要先打响“圣拉撒路响板”。

> 治疗癫痫的常见方法之一是在颅骨上打一个洞（尽管没有任何效果），以为这样邪灵就会从头脑中出去。

医院

修道院医疗促进了医院的产生，这也是中世纪医学重大的进步之一。正如上文所说，第一批基督教医院是慈善性质的，其目的是要给穷人、朝圣者一个庇护和歇脚之处，无论他们有没有生病。欧洲在中世纪建立的医院几乎都是这个模式，一直到13世纪前后。

▼医生治疗头部外伤，14世纪法国手抄本的插图。

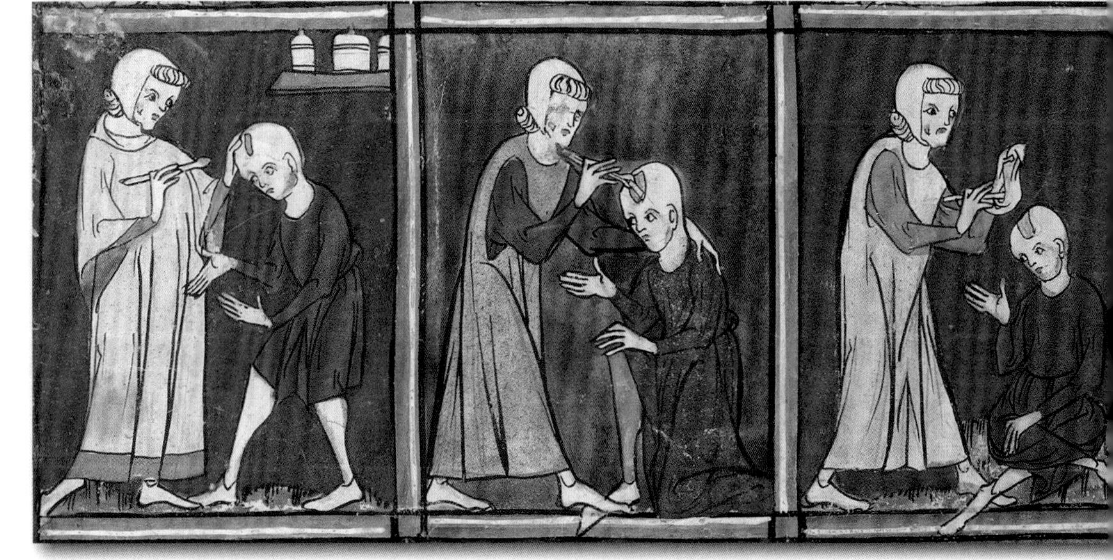

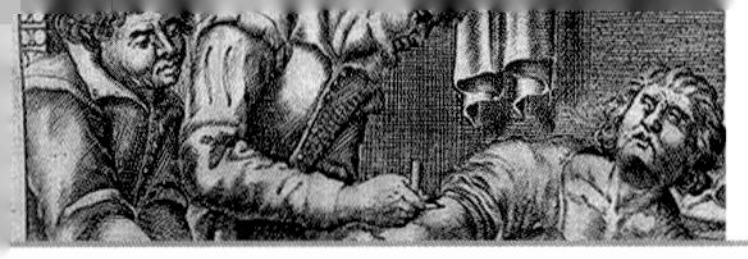

而在13世纪之后，医院建设的速度就和城市建设一样迅速。比如，马德里在14世纪在已有医院的基础上新建了九家医院。

另外，临终疗养院也开始转变为真正的医院，而由骑士团管理的某些机构在之前就已有了医院的性质，比如圣若望骑士团在耶路撒冷设立的医院，它为十字军和朝圣者看病。

另一个创新出现在中世纪末期，有了针对某一种疾病的专科医院，比如塞维利亚的圣葛斯默和圣达弥盎医院，它建于1383年，专门治疗黑死病患者。

医院在逐渐专科化的同时也从宗教性质走向世俗性质，这应该是14世纪至15世纪重大的改变之一。也正是在这时，许多行会和团体设立了自己的医院来收治病人。

伦敦的圣巴多罗买医院是现存古老的中世纪医院之一，建于1123年，创建者是一位大臣，他奇迹般地从疟疾中康复后去当了僧侣，设此医院为穷人治病。

修道院的药房

修道院不仅给人治病，还有研究药草和矿物的药房，僧侣在其中制备各种疾病的药物、香膏、药酒，施给来修道院看病的人或者周围的居民。

一般来说药房按功能分为两部分：前面是真正的药房，摆满了柜子和架子，放着药罐，罐子上注有药物名称，通常还有修道院的标志；后面是实验室，放着研制药物所需的东西，从压榨机到蒸馏坩埚都有。

大部分修道院药房还有自己的花园，僧侣在其中种植药草，有时还有水池，养着放血所用的水蛭。

许多修道院药房因丰富的备药而闻名，现在有些按历史文献重建。加利西亚重建的14座中世纪药房就是如此，包括卢戈的萨莫斯圣朱利安本笃会修道院药房、圣地亚哥—德孔波斯特拉的圣马丁皮纳利奥本笃会修道院药房、奥伦塞的奥塞拉圣母熙笃会修道院药房。这些药房制备的药物很受圣雅各之路朝圣者的欢迎，比如有助恢复精力的鹿蹄粉，还有迷迭香，仔细咀嚼混合唾液后可敷在擦伤之处缓解疼痛。

另外，拉里奥哈的纳赫拉圣母修道院药房、利昂的萨阿贡圣本笃修道院药房、布尔戈斯的奥尼亚圣萨尔瓦多修道院药房、塞维利亚的卡尔图哈圣母修道院药房也都很漂亮，其余还有很多，不一一列举。

但布尔戈斯的圣多明各-德锡洛斯修道院药房无疑是著名的药房之一，部分原有陶瓷药罐保存至今，这种陶瓷产自托莱多省的塔拉韦拉德拉雷纳。

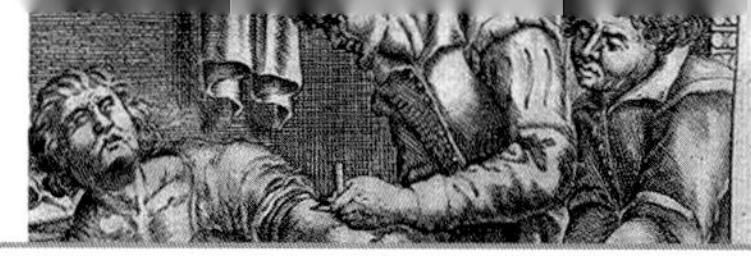

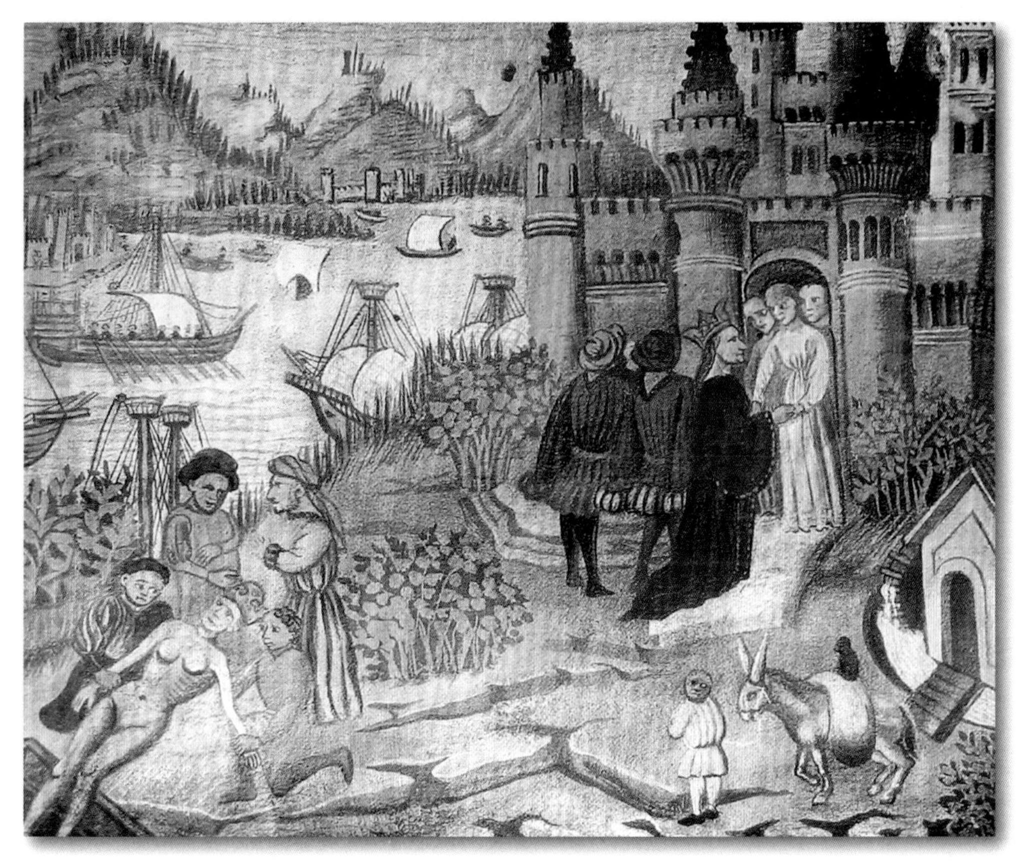

中世纪后期

中世纪的第二阶段——中世纪后期开始于11世纪前后，到15世纪拜占庭帝国灭亡（1453年）和发现美洲（1492年）为止。这一时期，欧洲的文化再度兴盛，有了新的技术和机构，为以后的现代科学及文化打下了基础。

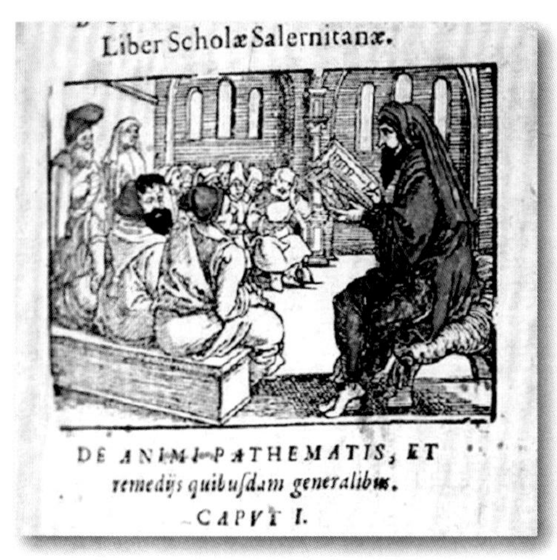

◀萨勒诺医学院，阿尔瑙·德·维拉诺瓦著作之一的封面，表现了“非洲人康斯坦丁”向学生们授课。

萨勒诺医学院

意大利城市萨勒诺位于那不勒斯以南几千米处，中世纪时影响了整个欧洲的文化和科学衰退在这里相对没那么严重，主要因为它先被拜占庭占领，后又被阿拉伯占领。也正是在这里，在10世纪初建起了中世纪欧洲第一所非宗教医学院，创建者据传说有四人：基督教徒马吉斯特·萨勒努斯、古希腊人庞托、犹太人赫利努斯、穆斯林阿德拉。这所医学院原名“希波克拉底学校”。

其“教学大纲”综合了古典医学和阿拉伯医学，以经验和观察为基础，而不是理论和猜想，所以有了临床描述非常准确的著作和多种疾病的用药指导。

学习内科及外科五年并实践一年后方能取得医生头衔。此学院也收女学生，并有女老师。

这里最著名的人物是“非洲人康斯坦丁”（约1010年生于迦太基，1087年卒于蒙特卡西诺修道院）。这位僧侣受医生及大主教阿尔法努斯一世的邀请从非洲来到萨勒诺医学院。他精通拉丁语、古希腊语、阿拉伯语及几种东方语言，这使得他能够将希波克拉底及盖伦的古典作品和37种阿拉伯医学著作翻译为拉丁语，对后世的科学发展有决定性的贡献。

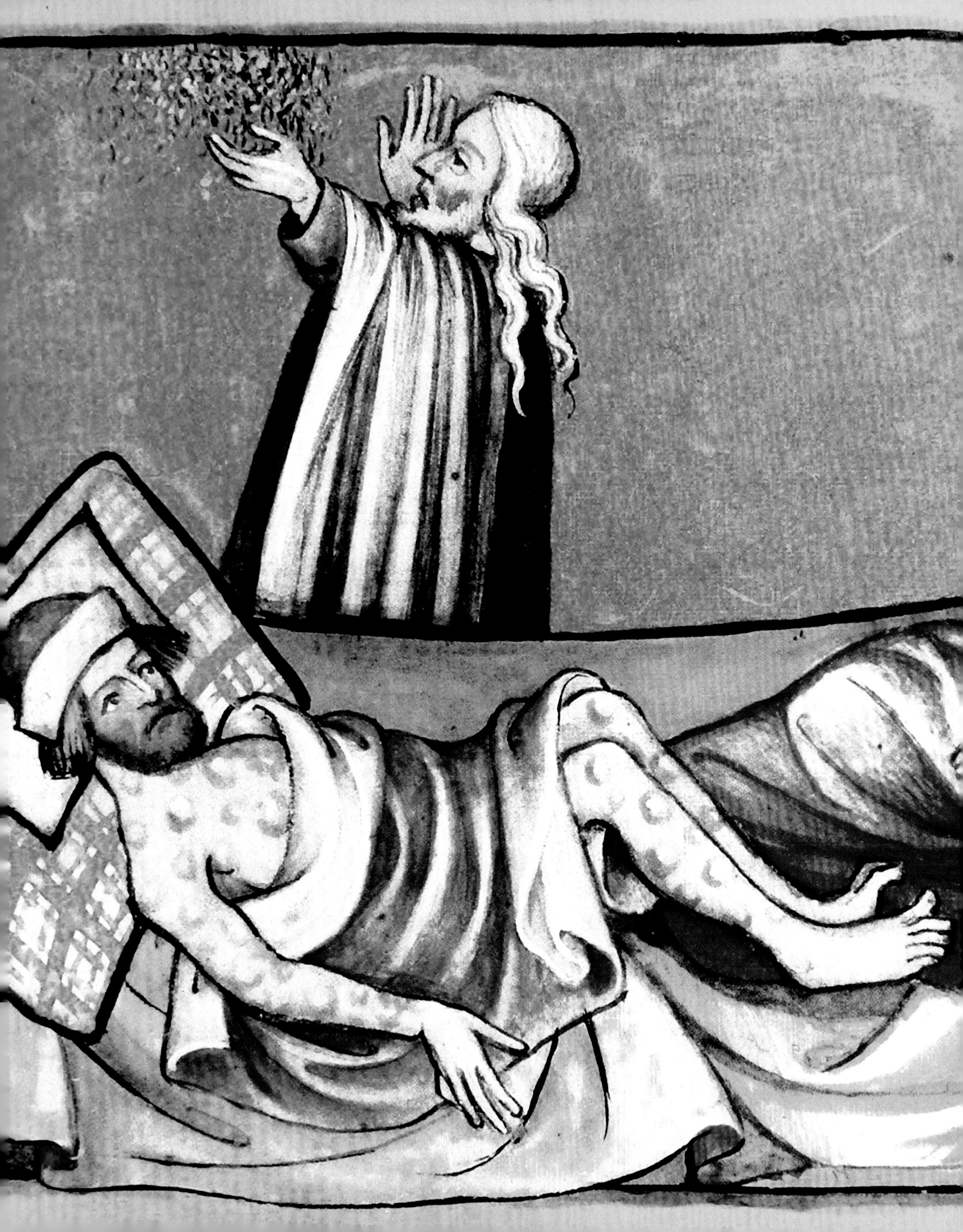

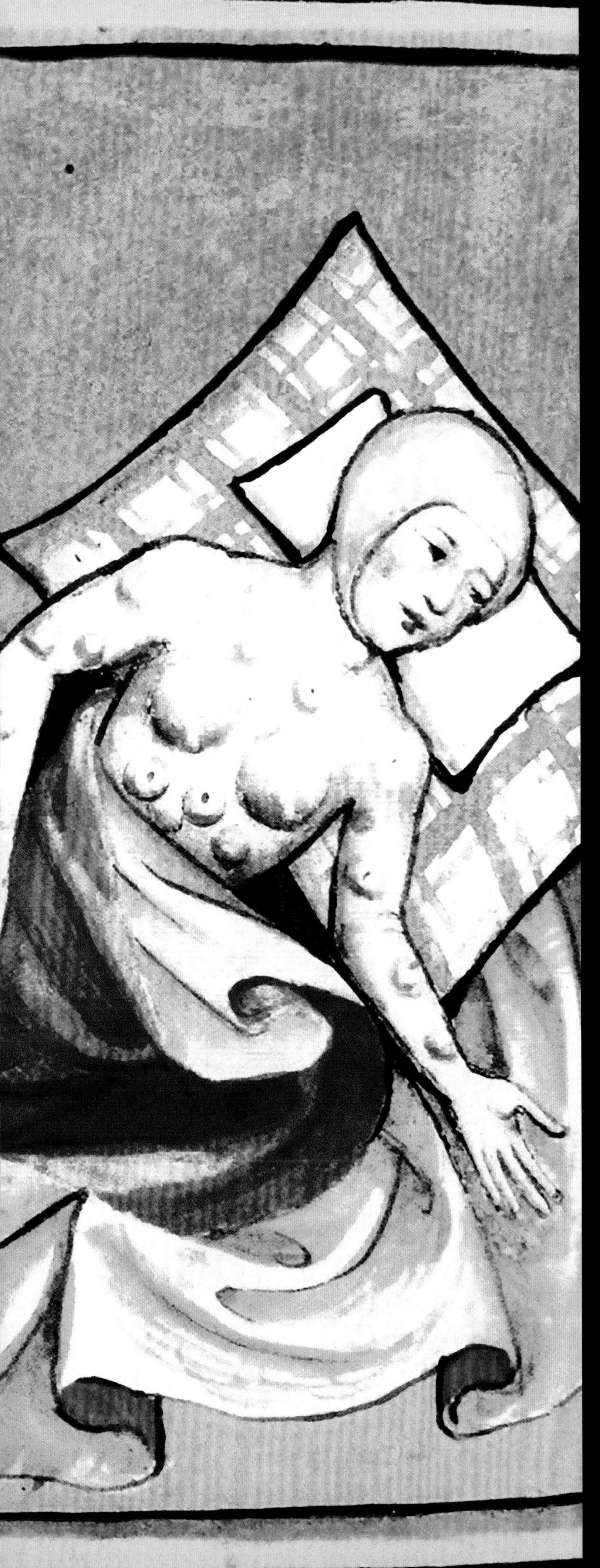

黑死病肆虐欧洲

14世纪中期，1346年前后，欧洲经历了史上严重的瘟疫之一——黑死病。这种可怕的疾病前所未见，据估计到完全消退时消灭了60%的欧洲人口，也就是说夺走了超过5000万人的生命。

医生们并不清楚病因以及如何治疗，但这种病显然非常容易传染，无论国王还是乞丐都会得，影响巨大，人人自危。恐惧在人群中蔓延，医生不敢给病人治病，尸体都堆在各家各户门口，让收尸人收走。

在这种紧张又可怕的气氛中，人人对黑死病的起源都有自己的说法。一些基督教徒认为这是神的责罚，另一些则归罪于犹太人，说他们在井里下毒，还有人说是因为空气中飘浮着瘴毒，但最终一切都是猜测。

最初的治疗方法包括清淡饮食、经常灌肠、禁止房事、避免情绪激动和过度运动，但这些办法似乎并不管用，因为人还是一个接一个死去。

著名的外科医生肖利亚克也是感染者之一，他描述了自己的临床表现：发热、咳血、淋巴结肿大、皮肤脓肿溃烂，尤其腋下和腹股沟。他建议的治疗包括放血，用无花果及杏仁混合起来让脓包成熟再将其刺破，或者用火灼烧脓包再敷以百合根制成的药。

直到18世纪初，欧洲依然会有黑死病爆发，但都不像中世纪末那次那么严重。黑死病的病因直到1894年才被发现：细菌学家亚历山大·耶尔辛分离出了鼠疫杆菌。老鼠等啮齿动物会携带这种病菌，而病媒是跳蚤，它们咬被感染的老鼠、吸了带菌的血之后又去咬人或畜，就会把此病传播开来。

◀托根堡圣经（1411年）中表现黑死病的插图。

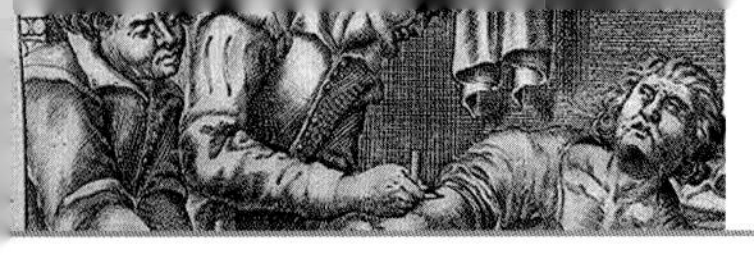

1348年至1355年，黑死病消灭了60%的欧洲人口。

他的弟子乔瓦尼·达·米拉诺被认为是萨勒诺医学院最著名的作品《萨勒诺健康守则》的作者之一。此书用于教学，以拉丁文韵文写成，提出了卫生、饮食、治疗方面的准则。

13世纪，萨勒诺医学院逐渐式微，因为欧洲的大学越来越多，承担起了医学教育的任务。

托莱多翻译院的贡献

当时的欧洲人几乎只说拉丁语或某一种罗曼语，就算在文人阶层中也很少有人说其他语言，医学的进步很多是从翻译古典古希腊著作和阿拉伯著作而来。“非洲人康斯坦丁”的工作因此有重大意义，而托莱多翻译院起到的作用也不可小觑。

在那里，12世纪上半期最重要的人物是皈依基督教的塞维利亚犹太人胡安·伊斯帕诺和塞戈维亚僧侣多明戈·贡狄萨尔沃，两人合作，前者从阿拉伯语翻译到卡斯蒂利亚语，后者再从卡斯蒂利亚语翻译到拉丁语；12世纪下半期最重要的人物则是意大利人克雷莫纳的杰拉德，他带领庞大的队伍将大约70部著作从阿拉伯语翻译成古希腊语和拉丁语，其中就包括伊本·西那的《医典》。

蒙彼利埃大学

蒙彼利埃大学是早期的重要医学教育中心之一，它创建于1181年，在鼎盛时期属于阿拉贡王室，培养出的名医包括1277年当选教皇成为若望二十一世的彼得勒斯·伊斯帕努斯，以及对盖伦的某些理论持严厉批评态度的学者亨利·德·蒙德维尔。

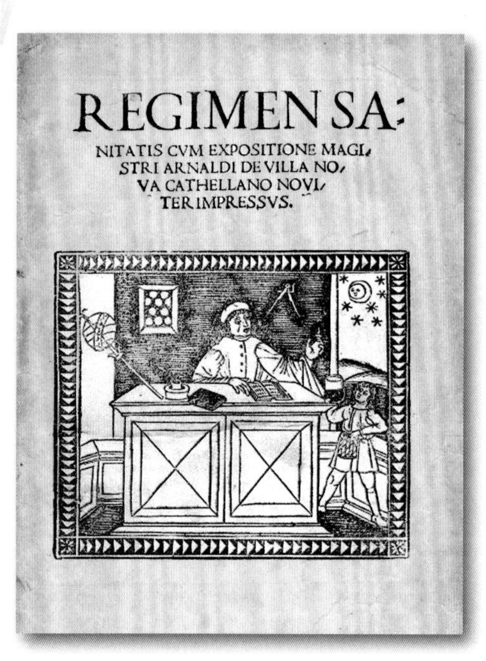

▲萨勒诺医学院在《萨勒诺健康守则》（1480年）中制定了一系列饮食和健康生活的规范。

不过欧洲中世纪后期最重要的医学人物应该是此大学培养出的另外两个人：瓦伦西亚人阿尔瑙·德·维拉诺瓦和法国人居伊·德·肖利亚克，他们可能是那个时代最重要的医生。

阿尔瑙·德·维拉诺瓦

阿尔瑙·德·维拉诺瓦（约1238—1311年）于1260年开始在蒙彼利埃大学学医（后留校任教），可能后来又在萨勒诺医学院深造。1280年，他已经声名在外，阿拉贡国王佩德罗三世召他来照顾自己及家人的健康，于是他就成了御医。他精通拉丁语、古希腊语、阿拉伯语、希伯来语、瓦伦西亚语及法国、意大利的多种罗曼语，语言优势让他在年轻时能将盖伦、伊本·西那等人的著作翻译为拉丁语，不过后来他也自己写出了许多著作，对其后三百年的医学有很大影响，其中共有27部确认是他所作，另有51部

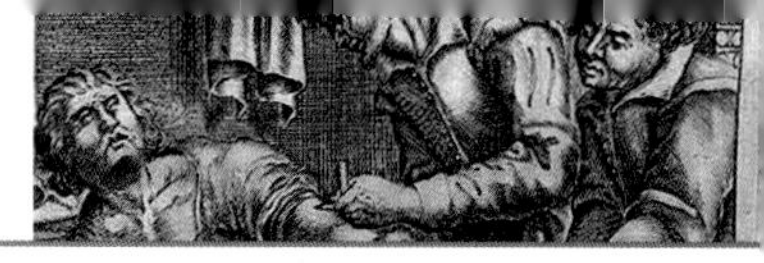

几百年中阿尔瑙·德·维拉诺瓦都被认为是很厉害的炼金术士，但仔细研究过其作品就会发现，中世纪流传的这一说法完全子虚乌有。

推测是他的作品。维拉诺瓦在其著作中不仅探讨了理论问题，还论述了实践。他总是用一种希波克拉底、盖伦的方式，尽管有些“阿拉伯化”，因为他学习的是这些古典名医著作的阿拉伯语版。

他的医学著作论述广泛，包括医学教育、易于记忆的健康口诀、推测医学、实践医学及药学等。

居伊·德·肖利亚克

和阿尔瑙·德·维拉诺瓦齐名的另一位中世纪后期重要医学人物是法国人居伊·德·肖利亚克（约1300—1368年），也是蒙彼利埃大学培养出来的，他被认为是当时最重要的外科医生。

1325年，他毕业于蒙彼利埃大学的外科专业，后又到博洛尼亚大学学习解剖，因为用他的话说：“外科医生若不懂解剖就像盲人挥舞着斧子。”

他先在巴黎工作过一段时间，后被教皇克莱孟六世任命为御医而去了阿维尼翁。他在阿维尼翁期间，黑死病爆发，头两个月就杀死了一万两千人。恐慌在人群中蔓延，但肖利亚克还是留在了教皇身边守护他的健康，结果自己却感染了。他生病时记下了所有症状和疾病发展过程，最后不知怎么回事竟然活了下来。

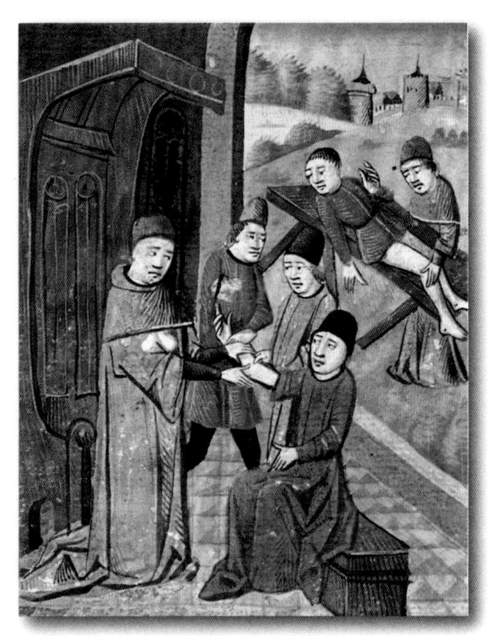

▲居伊·德·肖利亚克《外科大全》中的插图。此书汇集了当时全部的外科知识，在欧洲流传甚广，一直到16世纪。

他一直担任克莱孟六世的御医，直到这位教皇在1351年去世，后又担任接下来两届教皇意诺增爵六世和乌尔巴诺五世的御医。

1363年他发表了《外科大全》，论述清晰而明确，描写详尽，涉及外科、解剖、病理和治疗。

意大利的大学

蒙彼利埃大学以培养名医而闻名，到了14世纪和15世纪，这一声誉转向了意大利的两所大学：博洛尼亚大学和帕多瓦大学。在教学内容方面它们其实并没有多少重大创新，延续了古典传统和伊斯兰传统，但在教育方式上确实有所突破。

比如，博洛尼亚大学恢复了解剖人类尸体的做法，这在亚历山大学派之后就停止了，恢复是为了更好地理解盖伦等古典名医的解剖描述。其先锋之一蒙迪诺·德·卢齐（1270—1326年）在1316年出版了自己的解剖学著作，被认为是第一部现代解剖著作。

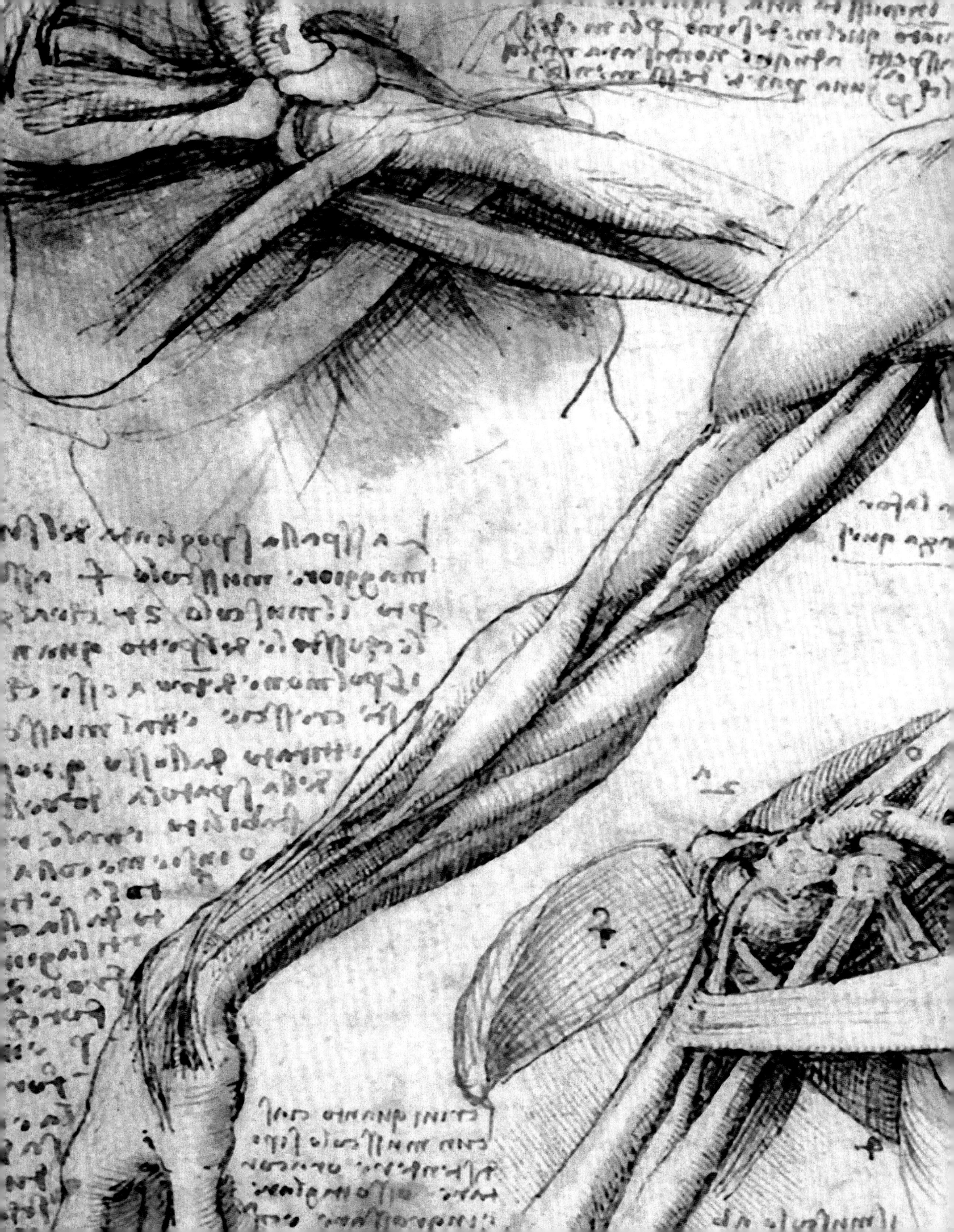

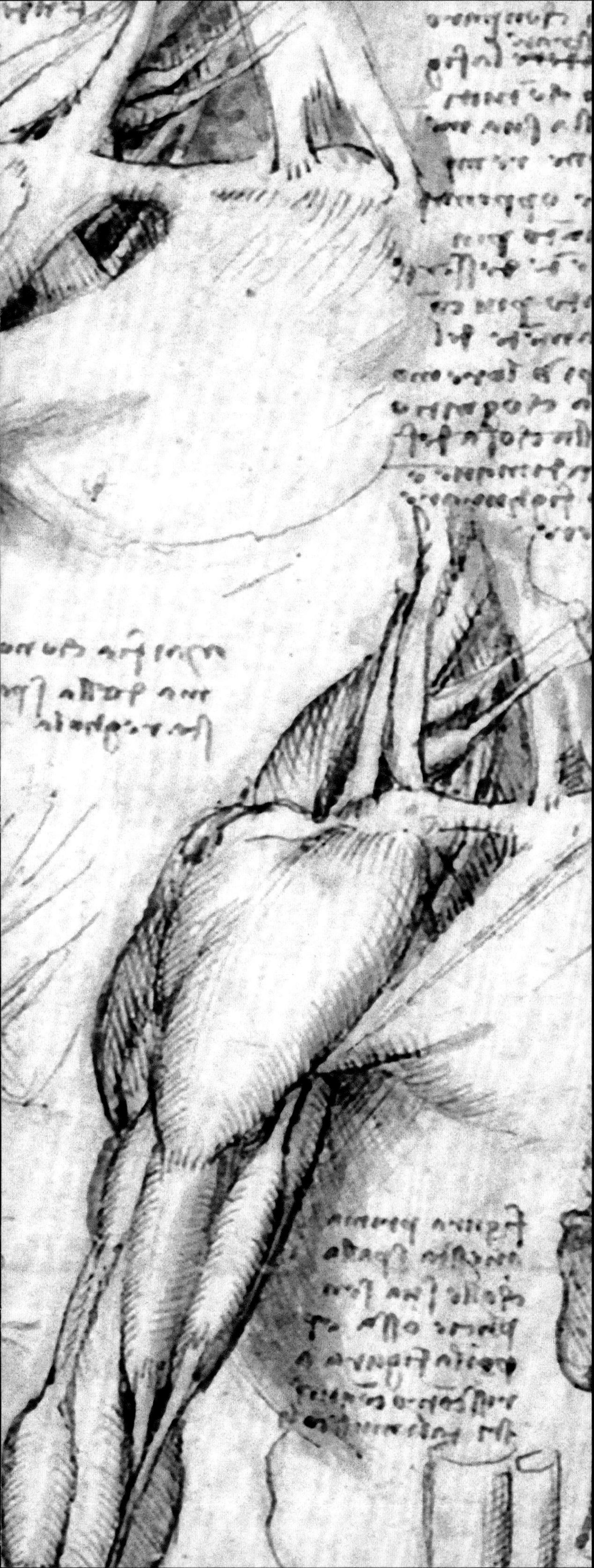

8

文艺复兴医学

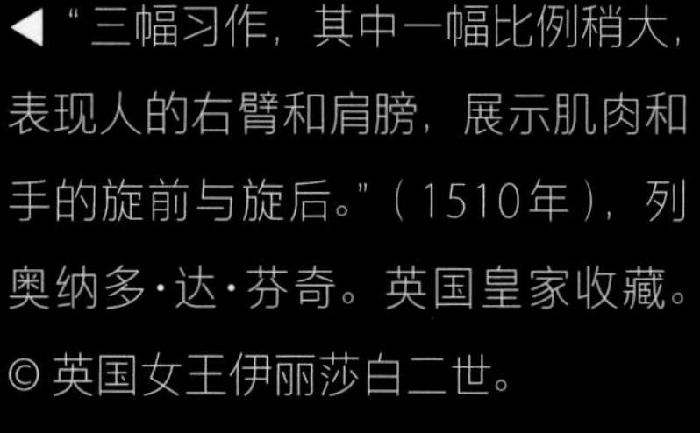

◀“三幅习作，其中一幅比例稍大，表现人的右臂和肩膀，展示肌肉和手的旋前与旋后。”（1510年），列奥纳多·达·芬奇。英国皇家收藏。© 英国女王伊丽莎白二世。

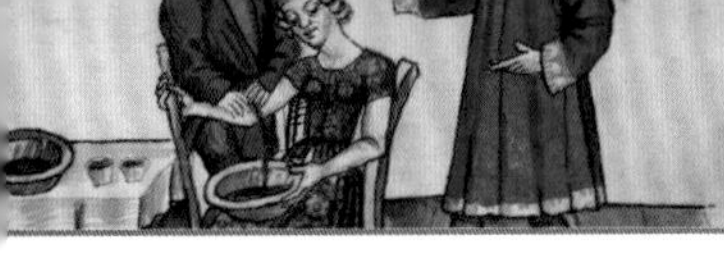

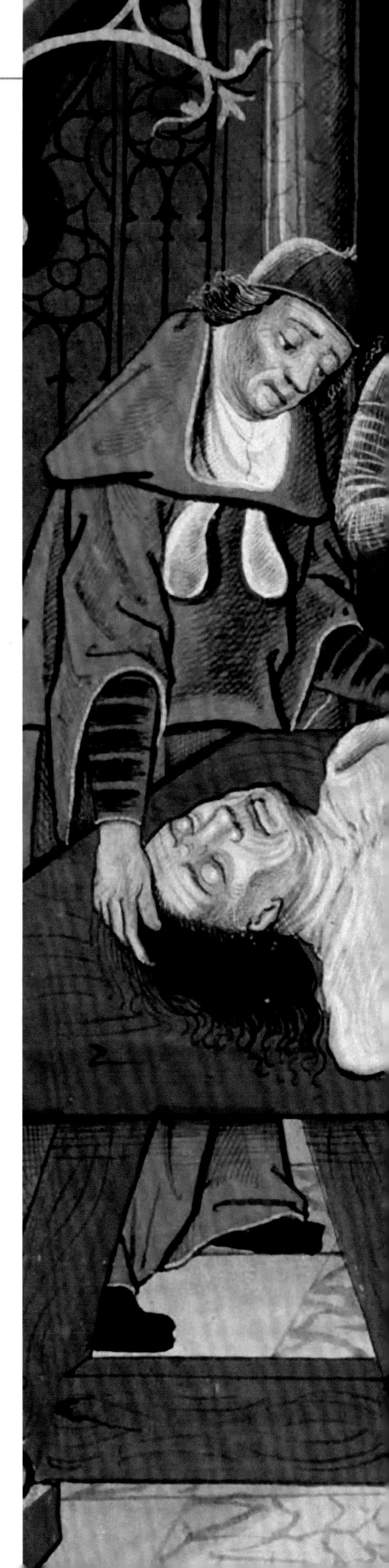

解剖学的突飞猛进

中世纪医学向现代医学转变的动力来自文艺复兴人文主义带来的变革，以及印刷术的发明。

转变时期

中世纪后期就已出现的改变在文艺复兴时期愈加强烈。和其他科学艺术学科一样，医学也开始学习古典。希波克拉底、盖伦等名医的著作被仔细钻研，但这次不是借由中世纪那些从阿拉伯语翻译到拉丁语的版本，因为这些版本被认为不完善，这次是直接研究拜占庭学者保留下来的古希腊语原版。

于是，古典体系尤其是盖伦的体系继续统治文艺复兴医学，尽管新式实验和检查的发展也逐渐催生了对这一传统的首度批判。

基础医学知识方面，最大的改变产生于解剖学，这是唯一明显远离了古典名医的领域。病理解剖学也取得了很大的进步，因为出现了医生从未见过的新疾病，关于其治疗古人也从未有过指导。最后，在中世纪不被重视的外科也从理发师的工作回到了医学的范畴。

解剖学的发展

解剖学是文艺复兴时期唯一没有遵循古训的学科。13世纪末起博洛尼亚大学就开始解剖人的尸体，一百年后帕多瓦大学、蒙彼利埃大学等也开始了。有时候这种解剖是为了更好地理解盖伦的解剖学论述，但最常见的是出于法医目的或是对人体的艺术研

▶文艺复兴时期，医学研究主要以人体解剖为中心，尤其是在肌肉、外科及传染病方面。

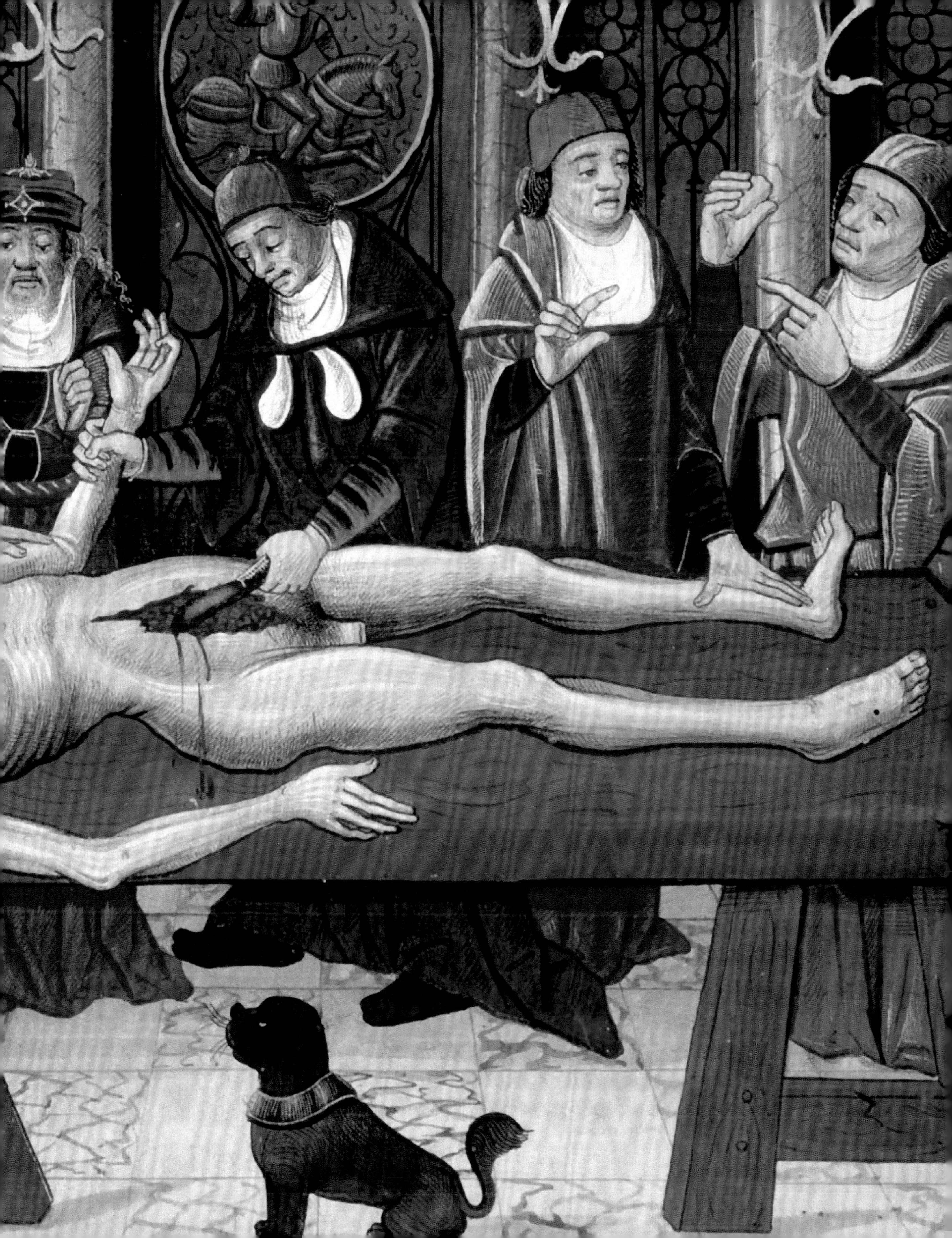

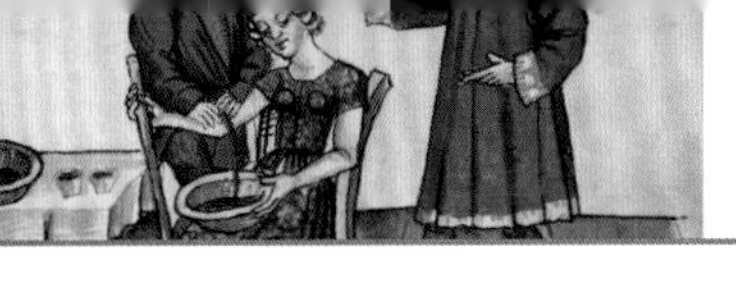

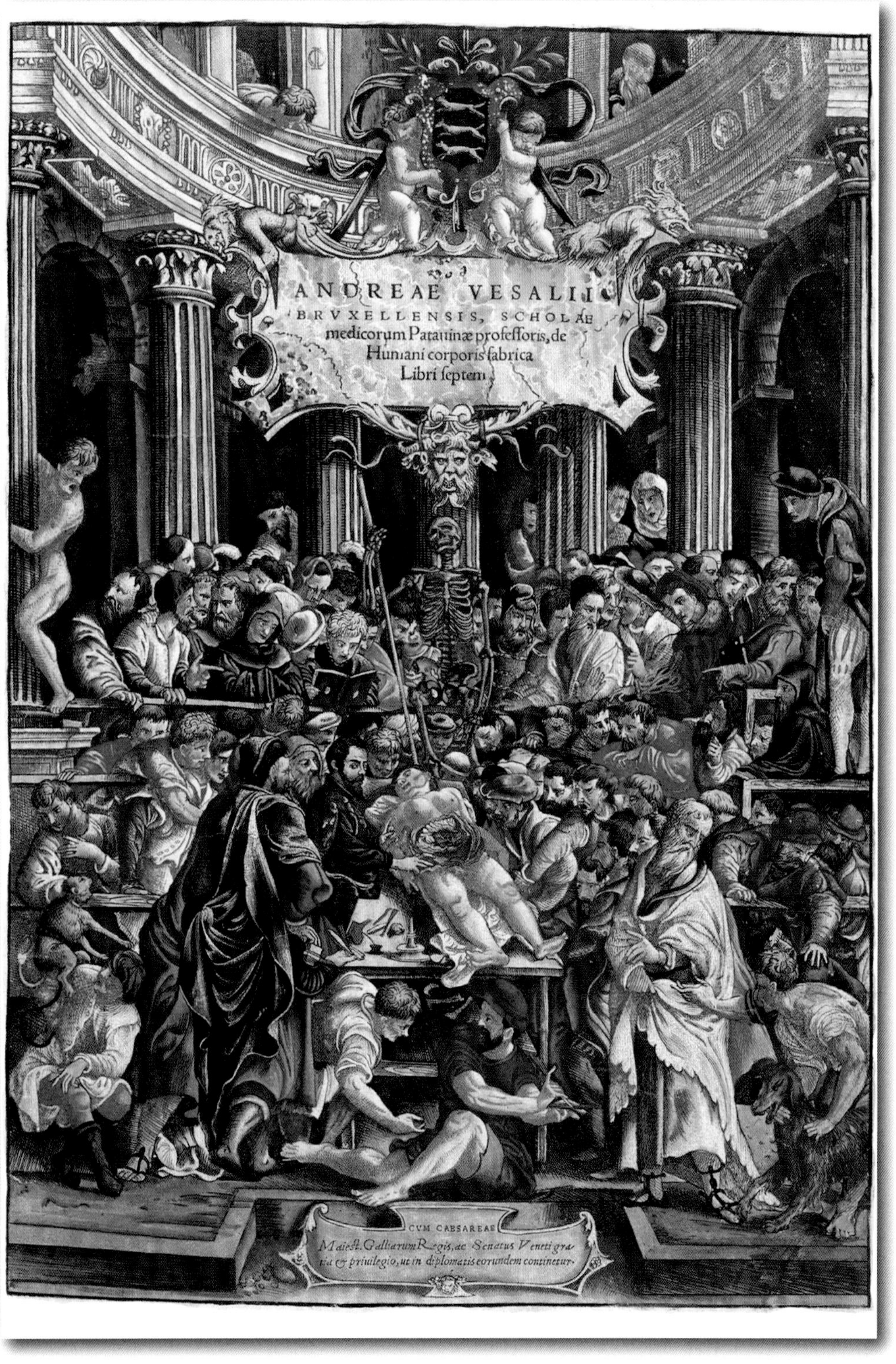

▲《人体的构造》卷首插画，版画，手工上色。安德雷亚斯·维萨里于1543年发表了这七卷本的解剖学集大成之作。尸体左边身穿黑衣的便是维萨里，正在向学生授课。

究。大学里的解剖课一般是这样上的：老师在讲台上念盖伦等古典名医的描述，助手负责解剖，并向学生展示对应的部位。

在这方面博洛尼亚大学和帕多瓦大学有多位名医和名师，比如加布里埃莱·泽尔比（1445年生于维罗纳，1505年卒于达尔马提亚）、贝伦加里奥·达·卡尔皮（1460年生于卡尔皮，1530年卒于费拉拉）、亚历山德罗·阿基利尼（1463年生于博洛尼亚，1512年卒于博洛尼亚），以及西班牙人安德烈斯·德·拉古纳（1499年生于塞戈维亚，1559年卒于瓜达拉哈拉），其最著名的工作是将迪奥斯科里德斯的《药物论》翻译为卡斯蒂利亚语，并有自己的增添批注。

尽管这些人都在解剖领域内做出了出色的成绩，但并没有革新这一学科，真正改革了解剖学的是之后的安德雷亚斯·维萨里。

安德雷亚斯·维萨里

文艺复兴医学的重要人物之一是安德雷亚斯·维萨里，他第一个公开批评了盖伦的解剖学，开始了一场革新，将人体解剖作为解剖学的基础。甚至有人说维萨里之于盖伦就像哥白尼之于托勒密，两人都代表极其重大的进步。维萨里和哥白尼是同时代的人，盖伦和托勒密也是同时代的人，可算科学界的巧合吧。

> “现代解剖学之父”维萨里于1543年出版了七卷本《人体的构造》，纠正了盖伦著作中的许多错误。

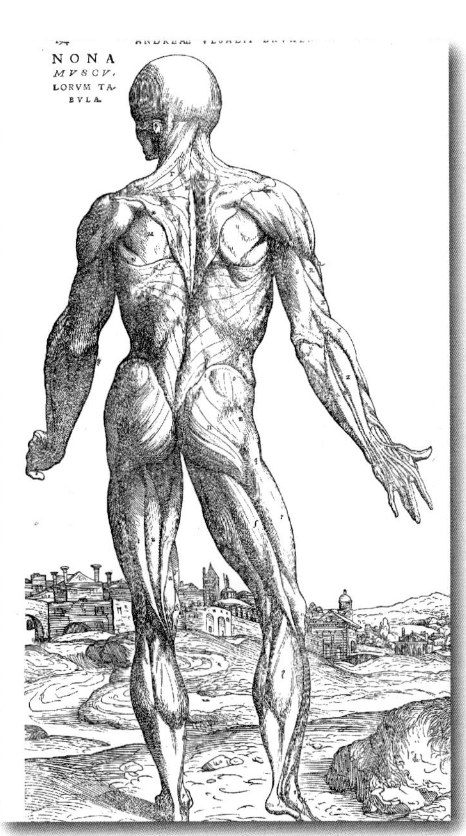

安德雷亚斯·维萨里于1514年出生于布鲁塞尔的一个医学世家，其高祖父、曾祖父、祖父和父亲都是医生，其父亲还是神圣罗马皇帝查理五世的御医。在这样的环境中长大，他自然从小就对人体有很大的兴趣，尤其是人体的构造，后来他决定学医。

他在鲁汶开始学习，后又去巴黎深造，以为在大学里能学到更多解剖知识，却发现还是盖伦的那一套，因此深感失望。在巴黎的三年期间，他曾师从冈特·冯·安德纳赫和雅克·杜布瓦。后者是盖伦的忠实追随者，用盖伦的著作之一《论身体各部之功用》当作教材，但不教全本，因为他觉得对学生来说太高深，而且他只解剖动物，再把结论套用到人身上，难怪维萨里兴趣很大却十分不满。后来法国国王弗朗索瓦一世和神圣罗马皇帝查理五世开战，维萨里被迫回到鲁汶，在那里待了两年。

◀维萨里是解剖学巨著之一《人体的构造》的作者。此书出版于1543年，被献给查理五世，革新了人体解剖学。

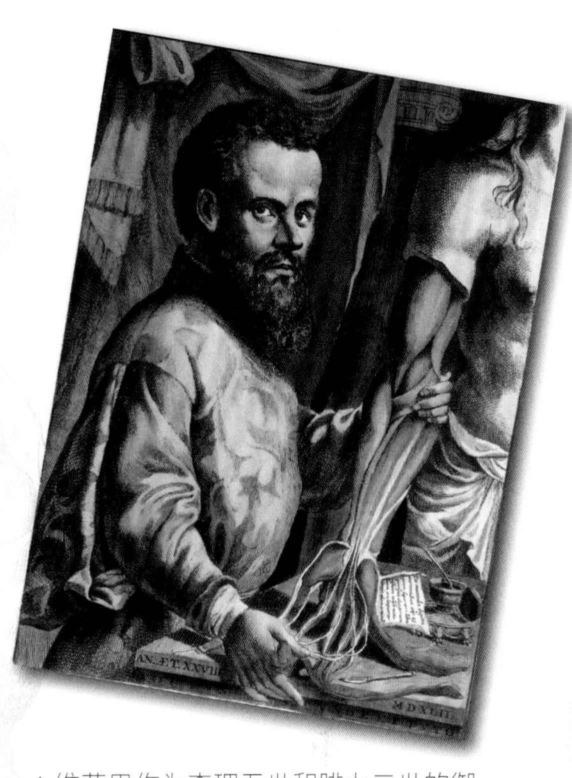

▲维萨里作为查理五世和腓力二世的御医随他们征战，所以积累了极其丰富的外科知识。

最后，维萨里来到意大利，结识了扬·斯特凡·卡尔卡。此人成为他的朋友和未来的合作者，为他的书作插画。维萨里在帕多瓦大学求学，1537年12月获得医学学位，论文是关于拉齐的，同年在巴塞尔出版，那时他还不到23岁。获得学位的第二天他就被任命为帕多瓦大学的老师，教授解剖及外科。

他在那里掀起了一场真正的变革，不仅揭示了盖伦的错误，

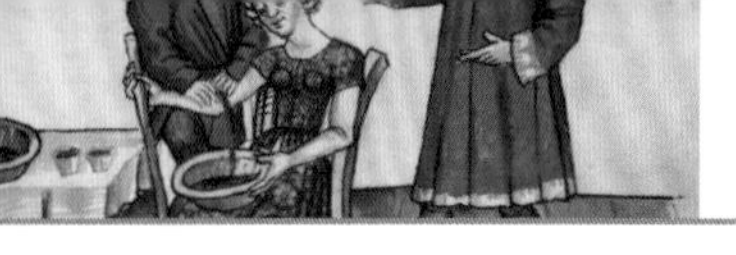

也开启了一种新的解剖教学形式，以人体解剖而不是动物解剖为基础。在此之前，在为数不多解剖人体的医学院中，一般是老师在讲台上宣读课本内容，助手负责解剖并展示。而维萨里结束了这种模式，他走下讲台，亲自动手解剖并向学生们展示人体器官。他还以图片来补充不易观察到的部分。这种方式在今天看来也许很平常，但在那个时代是前所未有的。

维萨里的解剖课如此吸引人，以至于许多画家和雕塑家都来听他的课，他们受文艺复兴精神的影响，想更好地了解人体。

丰富的著作

维萨里不仅从事教学，也写了很多著作。1538年他就出版了一本解剖图册，取得了很大的成功，18个月后又出版了他的名作《人体的构造》，第一版出于1543年。此书被献给查理五世，共663页，有300多幅插图，第一次完整展现了人体的结构，不仅描述了人体的各个部分，还讲述了其作用，将两者视为各自独立的科目，而不是像盖伦及其追随者那样将两者混为一谈。维萨里也以此作品成为种族颅相学的开创者，他依据解剖中观察到的现象，认为颅骨形状会因种族而不同。最后，他还纠正了盖伦解剖学的许多错误。《人体的构造》出版之后不久他又出了一本缩略本，供学生使用。

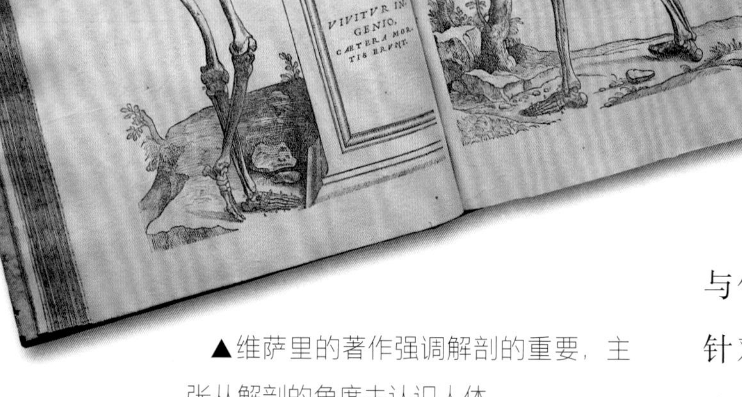

▲维萨里的著作强调解剖的重要，主张从解剖的角度去认识人体。

可以预料的是，他的革新与创作让他受到了许多批评和针对，尤其是他以前的老师雅克·杜布瓦，杜布瓦甚至逼迫他放弃在帕多瓦大学任教。维萨里追随父亲的脚步，当起了查理五世的御医，搬去了布鲁塞尔。后来查理五世退位，维萨里又当了其子腓力二世的御医，被召去马

1515年，列奥纳多·达·芬奇因解剖人的尸体被控渎神，教皇利奥十世禁止他进入罗马的圣灵医院，由此斩断了他的解剖生涯。

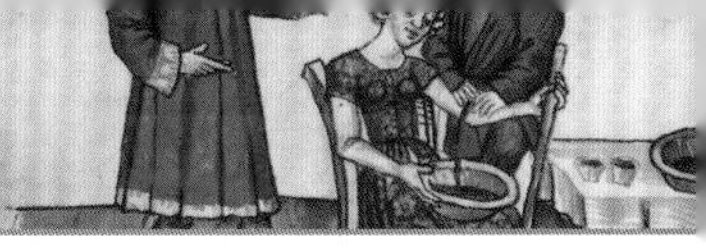

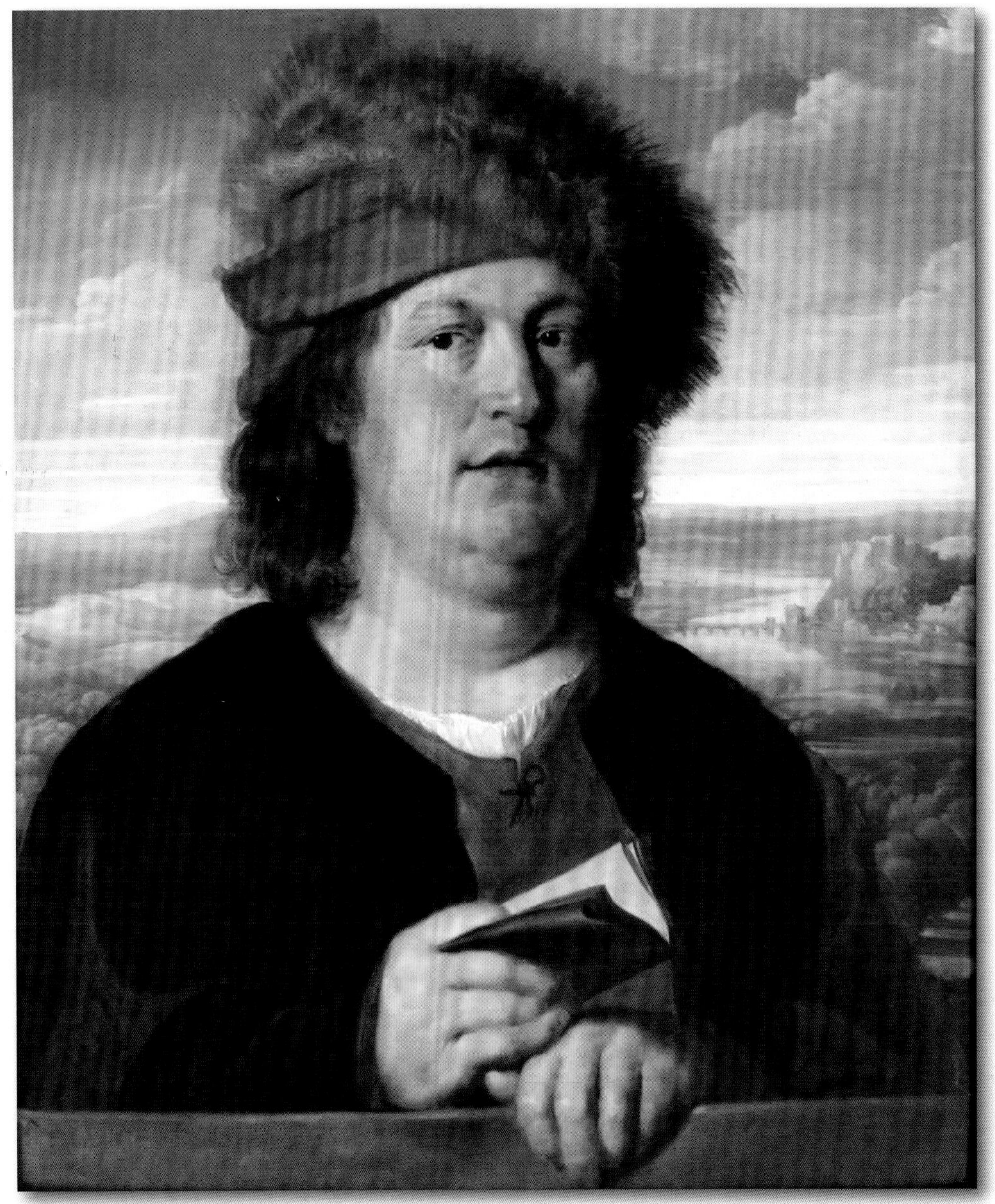

▶帕拉塞尔苏斯作为医生和炼金术士的名声如此之大，以至于有幸成为当时著名画家之一彼得·保罗·鲁本斯的画中人。此画作于1617年。

德里宫廷。也正是在此时期，《人体的构造》第二版出版，但这段时间对他而言并不是愉快的时光，因为他在西班牙虽然有瓦伦西亚大学的佩德罗·希梅诺、路易斯·科拉多等热忱拥护者，但也有不少批评者。

1564年，他辞去御医之职，前去威尼斯，向着耶路撒冷出发，但这趟朝圣之旅并没有一个完满的结局，他在归途中得病，死在了科林斯湾入口处的扎金索斯岛上。

维萨里之后

16世纪下半期，维萨里解剖学传遍了整个欧洲的大学，有优秀的后继者，尤其是在意大利，包括：巴托罗梅奥·埃乌斯塔基奥（1510—1574年），他描述了连接中耳和咽喉的耳咽管，所以耳咽管又称“欧氏管”（译者注：其名又译欧斯塔奇）；马泰奥·雷尔多·科隆博（约1516—1559年），他继维萨里之后在帕多瓦大学教解剖，完整地描述了肺循环；加布里瓦·法罗皮奥（1523—1562年），他有很多解剖发现，包括输卵管（又称“法罗皮奥氏管”）；西班牙人胡安·巴尔韦德·德·阿穆斯科（约1525—1587年），著有《人体组成》（1556年），这是维萨里之后最好的解剖著作，是文艺复兴时期被阅读多次、重版多次的解剖著作，一百多年以四种语言重版了十六次；西罗尼姆斯·法布里休斯（1537—1619年），他是法罗皮奥的弟子，以比较解剖学、胚胎研究及结构研究出名；科斯坦佐·瓦罗利奥（1543—1575年），以脑神经研究闻名。

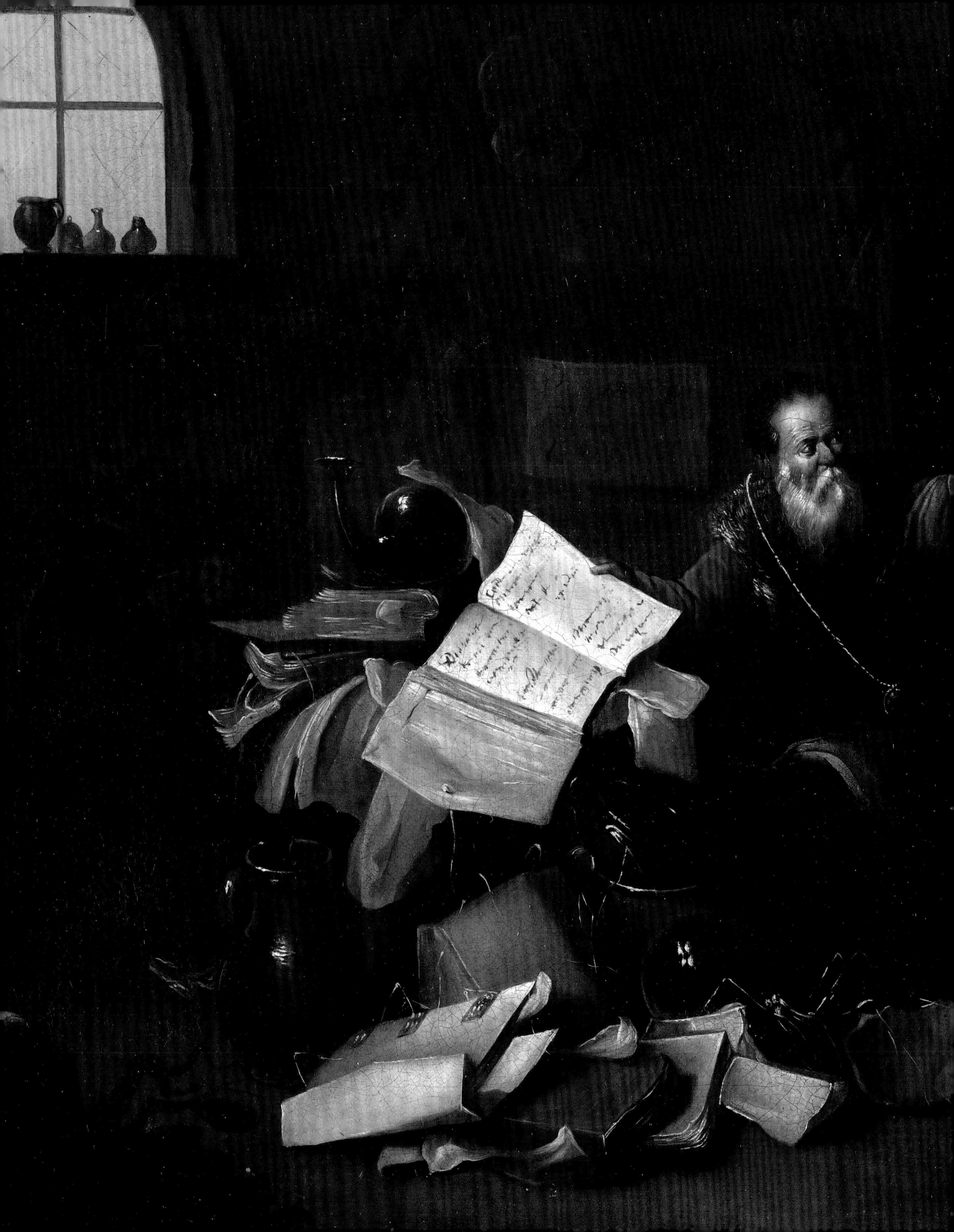

神秘的炼金术

人们常把炼金术和迷信、伪科学联系在一起，认为它是一派胡言，说什么找到“贤者之石”就能将其他金属变成黄金或长生不老。这种认识其实离实际很远，不过确实是部分地由炼金术士自己造成的，他们使用奇怪的符号、复杂难懂的语言，故意不让外人接近。

西方的炼金术似乎起源于古埃及，但由古希腊哲学家的著作传播开来，而这些著作又是得益于伊斯兰译本才被世人了解。据传说，炼金术的创立者是古埃及的智慧之神托特，古希腊人称之为赫耳墨斯·特里斯墨吉斯忒斯。他写下了四十二部智慧之书，涵盖所有知识领域。

炼金术综合了科学和哲学，含有化学、占星、灵性论等多个领域的元素。正是这种“大杂烩”让炼金术内部很快出现了两派：一派较重视技术（尽管还是在真正的科学之外），另一派更重视“灵性”，搞“神秘主义”。

撇开迷信的成分不谈，要承认炼金术和炼金术士在化学及冶金等学科的发展中起到了重要的作用。炼金术发明了坩埚等实验器具，蒸馏、升华、煅烧等技术，王水（硝酸和盐酸的混合物）、酒精、无机酸的制备方法等等。

炼金术在伊斯兰世界有过很大发展，在中世纪也有长足的进步，之后就开始衰落，直到文艺复兴时期的医生帕拉塞尔苏斯将其重新捡起，去掉大部分迷信成分，着重于技术，尤其是提炼强身祛病的矿物药。从17世纪初至18世纪，随着现代科学的兴起，西方炼金术最终走向了没落。

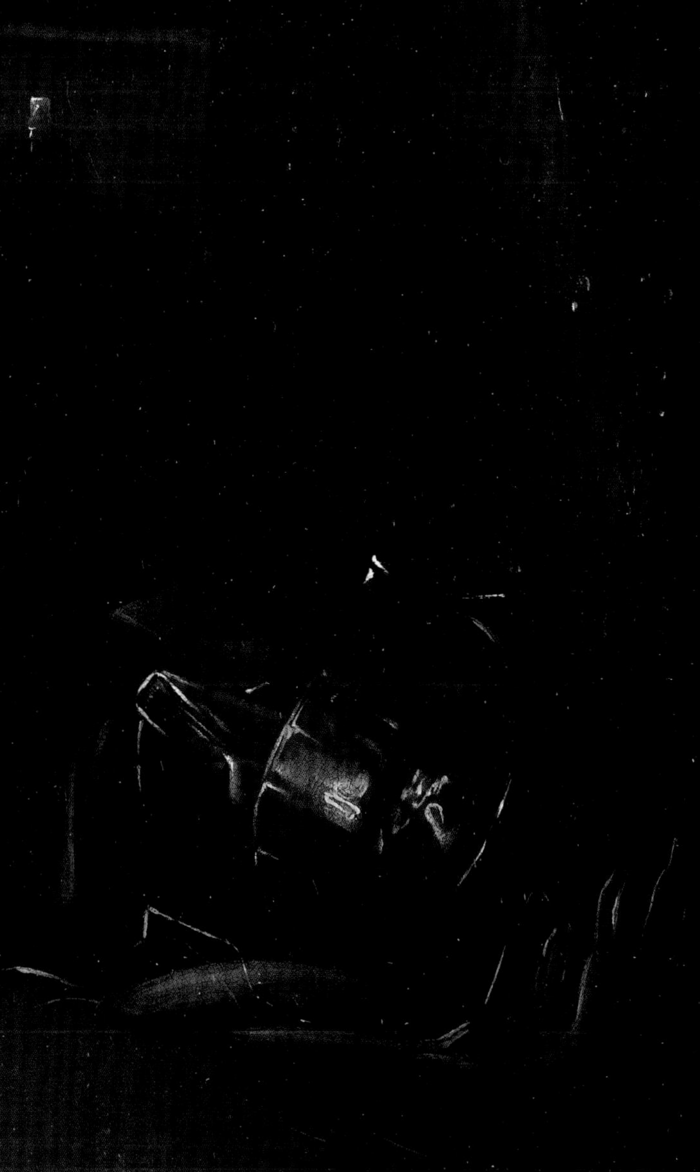

◀《实验室中的炼金术士》（1640年），老戴维·特尼耶（1610—1690年）

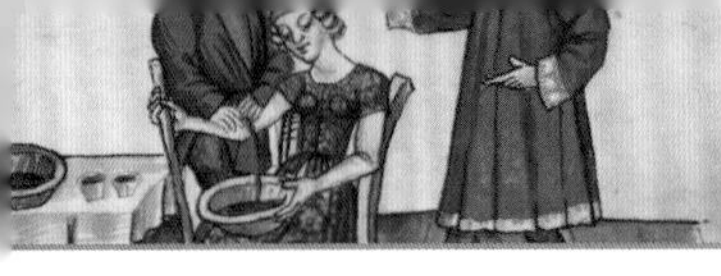

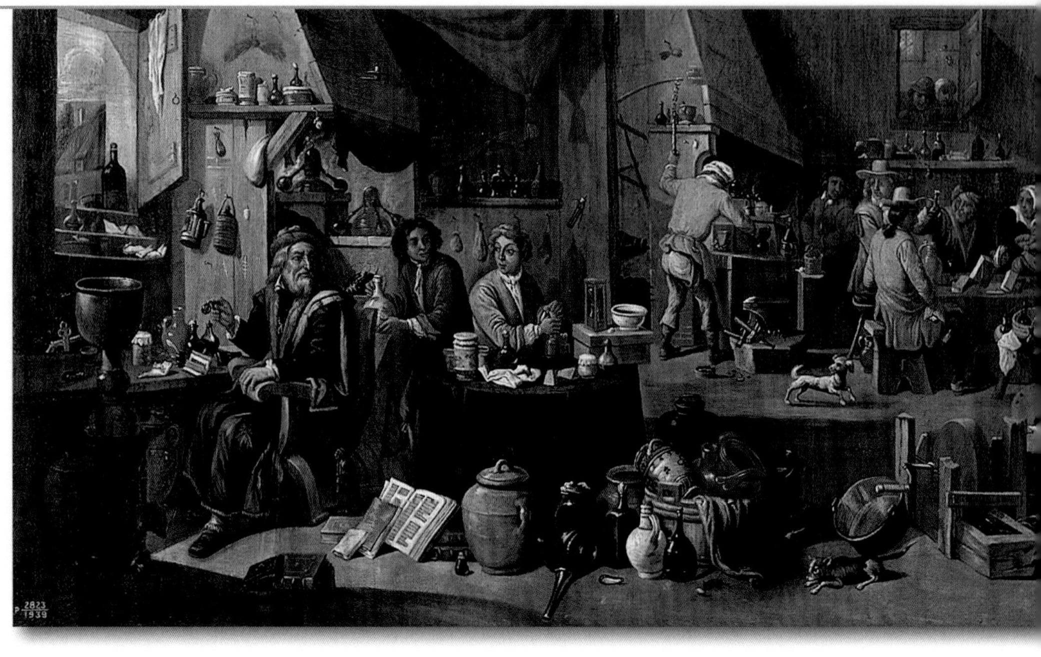

▲帕拉塞尔苏斯比任何人都更能体现文艺复兴时期医学及全部科学所经历的分裂：一方面是炼金术、占星术等迷信，另一方面是从实验得出的真正科学。

离经叛道的帕拉塞尔苏斯

如上文所说，古典医学在16世纪受到了许多批判，但这些批判并不针对整个医学体系，而只是对某些知识点的修正，包括维萨里在内也是如此。唯一摒弃全部传统并为新医学不懈奋斗的医生是帕拉塞尔苏斯（原名德奥弗拉斯特·博姆巴斯茨·冯·霍恩海姆，1493—1541年）。

他6岁时失去母亲，父亲是医生。他出生在艾恩西德伦，在周围的山林溪流间度过了童年，身边都是山野村夫。

> “一切无毒又有毒，
> 关键在于剂量。”
> ——帕拉塞尔苏斯

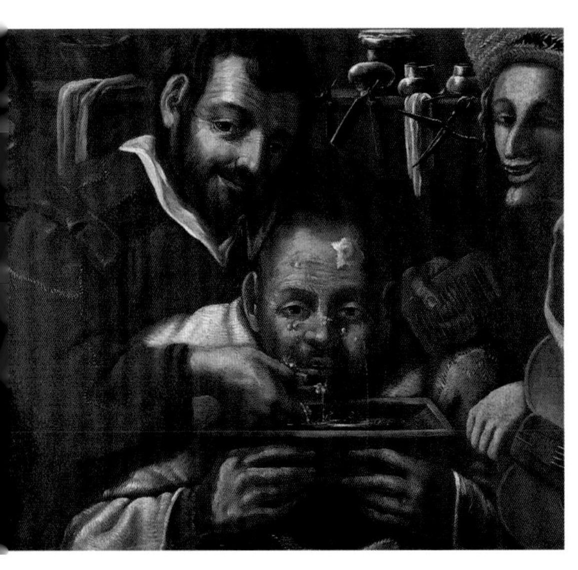

◀帕拉塞尔苏斯与宫廷御医们不和，御医们大多认为他不过是个“放血的理发匠”，那时拔牙、放血、接骨这种活儿都由理发师来干。

后来他随父亲搬去了菲拉赫，奥地利阿尔卑斯山里的一个矿区，身边依然都是粗人。在那里他了解到了冶金用的各种熔炉和分离化学元素的技术。他最初应该是在维也纳学文科，后到意大利的费拉拉大学学医，23岁毕业。那时他将自己的名字拉丁化了，这在当时是很常见的做法。

他生性好动，又在乡野中长大，觉得也许真正的医学并不在书本中而在人群里，于是决定踏上旅程，游历中东欧、小亚细亚及地中海诸国，学习这种“自然”医学。

1526年，帕拉塞尔苏斯结束了云游，本想定居在斯特拉斯堡，但被伊拉斯谟·罗特罗达穆斯叫去了巴塞尔。后者对这位不寻常的医生有所耳闻，想让他给自己的朋友弗罗本治病。弗罗本是当地一位著名的印刷商，脚部坏疽，需要截肢。帕拉塞尔苏斯治好了他，巴塞尔市政府为表示感谢聘请他为医生，并让他在巴塞尔大学任教。不过他的教学生涯只持续了十个月，因为他反对盖伦的传统医学，行事乖张，惹人非议。

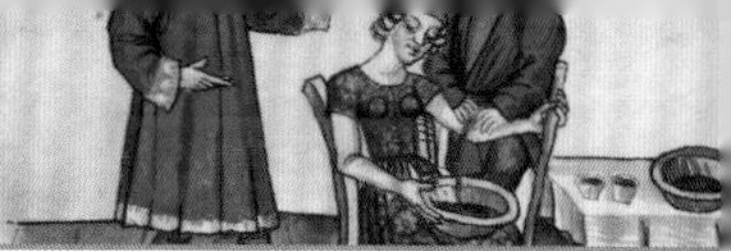

“医术源于心，心谬则医谬，心正则医正。”

——帕拉塞尔苏斯

后来他定居阿尔萨斯，出版了主要的手稿，名为《超越之粮》。在此书中，他论述了自己的医学观和疾病观，很大程度上以炼金术为基础，当然也受小时候在冶炼炉中所见金属变化的影响。他认为生物都由“汞”“硫”“盐”三种物质组成，只是比例各异。要注意，帕拉塞尔苏斯的“汞”“硫”“盐”并不指化学元素，而是有别的含义：“汞”是流动之本，“硫”是燃烧之本，“盐”是稳定、阻燃之本。

三者的排序和在人体中的比例取决于一种“原生力”，如果不足就会产生疾病。帕拉塞尔苏斯通过这种理论提出了以化学为基础的动态疾病观，这些理念尽管还很原始，却对后世有很大影响。

帕拉塞尔苏斯也是依靠矿物和化学来治病的先锋。他认为大自然有一切疾病的良药，医生的工作就是通过炼金术在实验室中将其提取出来。他也由此成为药物化学的开创者。

安东尼奥·贝尼维尼和病理解剖学

在这个解剖学飞速发展的时期，意大利人安东尼奥·贝尼维尼（1443—1503年）似乎是第一个将解剖学和病理学结合起来的人。他通过尸检等病理检查来检验诊断，被认为是病理解剖学的创建者。

贝尼维尼出生于佛罗伦萨的一个富贵家庭。他博学多才，学习过文学、艺术、哲学，还在比萨大学和锡耶纳大学完成了医学学习。他在行医过程中积累了很多由尸检得来的临床观察，写在其著作《论疑难杂症及治疗》中，涉及111个案例，第一次描述了肠穿孔、咽后脓肿、肠系膜脓肿等病症。

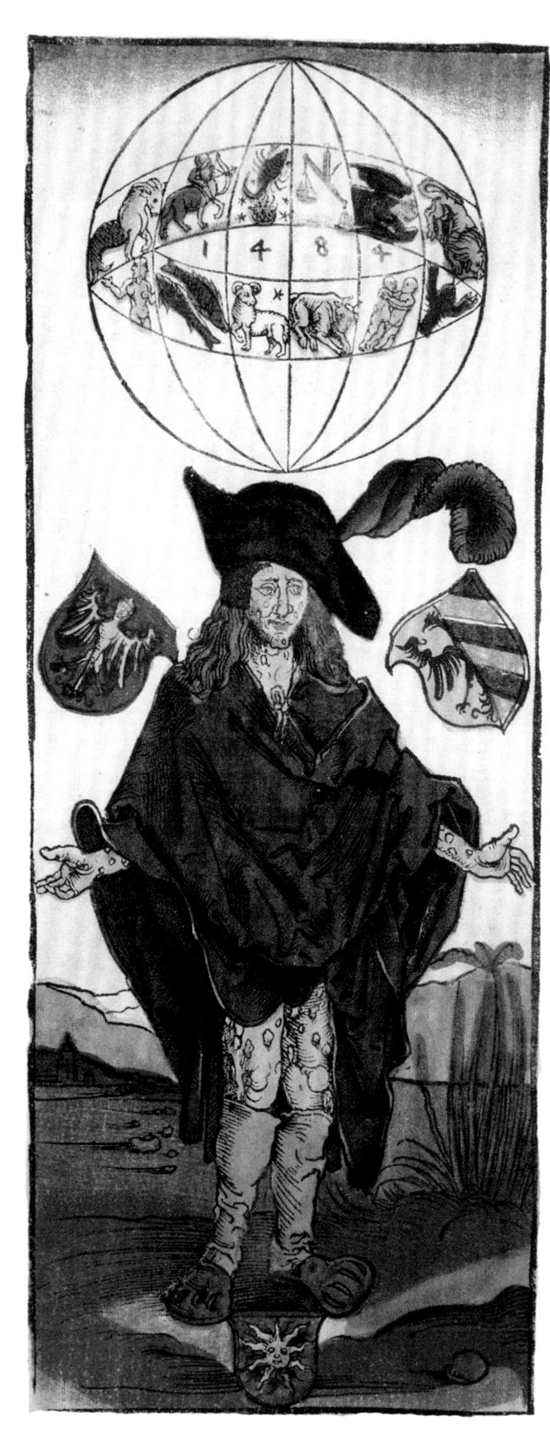

▲阿尔布雷希特·丢勒的版画，表现了一个梅毒病人，展示梅毒特有的溃疡。弗拉卡斯托罗为这种疾病命了名，并将其收入医学著作《论传染病》。

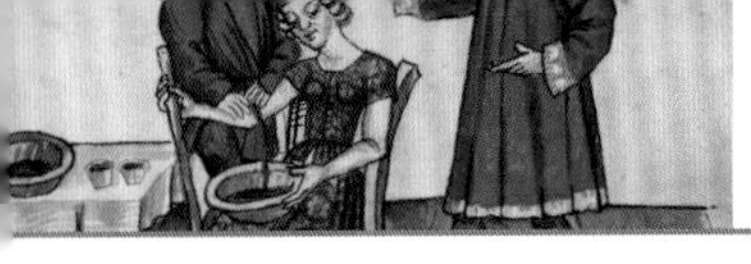

未见过的疾病

新的医学观使医生们在15世纪末和16世纪初开始描述一些未曾见过的疾病，或是以前有但未碰到过，或是新出现的。

其中之一便是梅毒，1495年它在洗劫了西班牙那不勒斯王国的法军中急剧传播。曾跟随哥伦布到过新大陆的西班牙士兵参与了战斗，于是人们猜测此病来自美洲，混迹两军的妓女将其传播开来。两年后，在1497年，瓦伦西亚的医生加斯帕·托雷拉（1452—1520年）以自己看到的病例为基础描述了这种病，认为它通过性传播。此事有点尴尬，因为托雷拉是教皇亚历山大六世的御医，他的病例名单中有许多教廷的高层。

但命名此病或将其称为“法国病”的并不是托雷拉，而是意大利医生吉罗拉莫·弗拉卡斯托罗（1478—1553年）。他是彻底的人文主义者，喜欢音乐晚会、讨论科学问题，在医学方面发展了传染病研究。在其著作《论传染病》中，他第一次提出传染的概念，将其归因于看不见的微小颗粒。他称这种颗粒为“传染的种子”，说它们能进入健康的机体并自我复制，再通过直接接触或被污染的物体进入其他机体。他以此观念又研究了天花、麻疹、麻风病等其他传染病。

他的研究对象还包括另一种“新病”：斑疹伤寒，此病以全身皮肤（除了面部）的红色斑疹为特征。在弗拉卡斯托罗的准确描述之外，西班牙医生路易斯·德·托罗也对此病有重要论述。

对梅毒、流感等多种疾病的症状做过描述的医生还有让·费尔内尔（1497—1558年）。对猩红热、水痘、百日咳的首次描述也出现在这一时期。最后，说到前所未

▲欧洲人将疟疾带到美洲时，当地人发现他们的传统药物之一——金鸡纳树的树皮能缓解症状。据传说，此药因治好钦琼伯爵夫人而闻名欧洲。

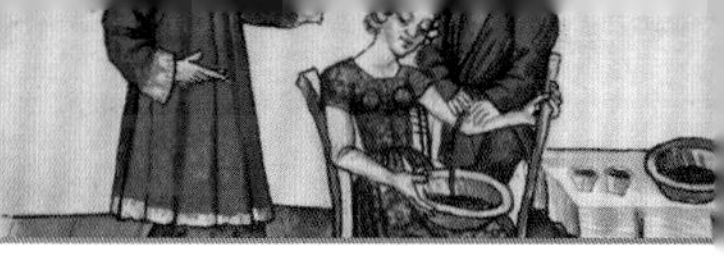

见的疾病就不得不提白喉，其特征是咽喉狭窄引起的窒息感，西班牙医生胡安·德·比利亚雷亚尔和法国医生纪尧姆·德·巴尤在17世纪初做过非常细致的描述。

为了对付这些新疾病，新药也多了起来。在这方面，西班牙人时的博物志描写的许多药草都来自美洲。葡萄牙在亚洲的殖民地同样也有一些贡献，主要被葡萄牙医生加西亚·达·奥尔塔汇总于其著作《药草集》(1563年)中。此书被翻译成多种语言，描述了五十多种药材，比如樟脑和桂皮。

走向现代外科学

在文艺复兴之初，外科依然保持着中世纪的特征，也就是说它是医学之外的一门学科，不受重视，手术主要由理发师来完成，相当原始。尽管解剖学的进步对它十分有利，但它还是缺少科学及技术基础。

外科医生享有的社会尊重及回报自然也远远不及其他医生。其他医生都在大学学习，使用文化语言拉丁语，而外科医生学习就像学一门手艺，找个师傅教就行，说方言土语就够了。

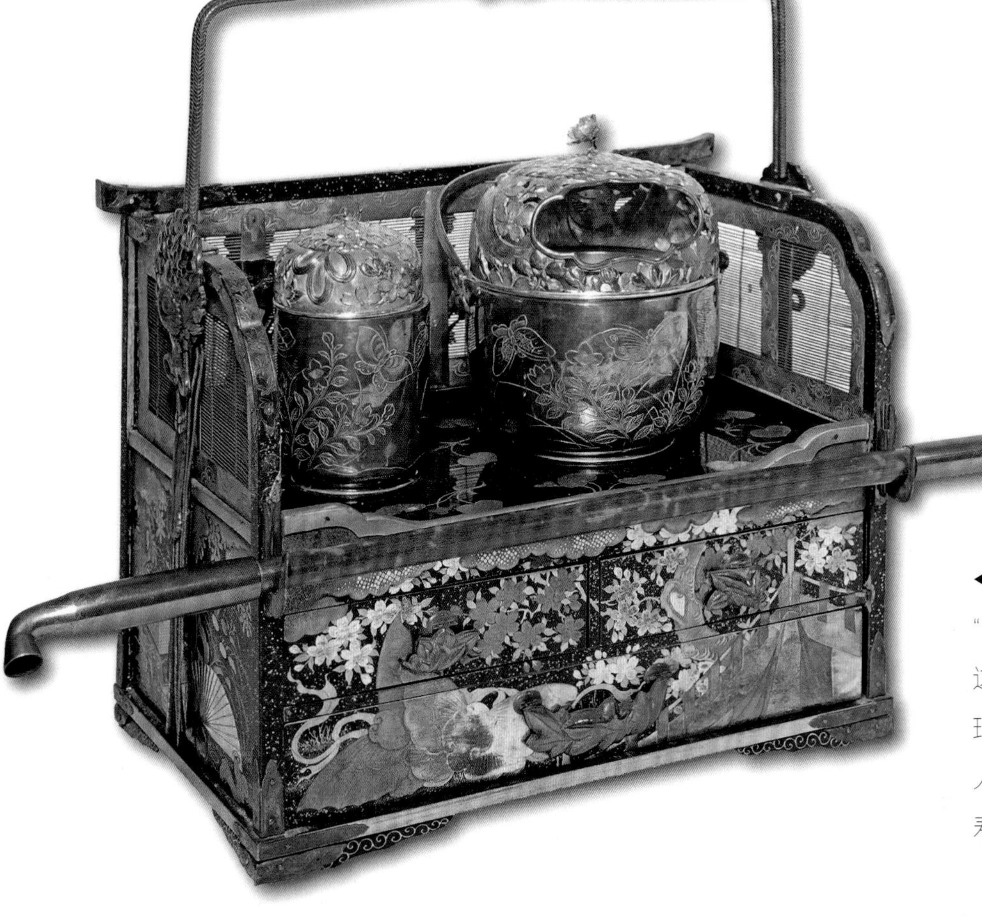

◀名医、炼金术士帕拉塞尔苏斯创造了“laudanum”(劳丹酊)一词，他制造的这种药膏混合了鸦片、天仙子、麝香、琥珀。后来鸦片变成了包治百病的神药，时人认为它不仅能强身健体，还能延年益寿。(罗素—柯特斯博物馆，伯恩茅斯)。

和葡萄牙人发现新大陆有重大意义，许多以前没有的药物都来自新大陆，比如金鸡纳树的树皮，可用于治疗疟疾。古柯、烟草及当

在药物之外，文艺复兴末期人们也开始研究暗示等心理因素对疾病的作用，并将其用于治疗。

整个欧洲差不多都是这种状况，除了西班牙和意大利，这两个国家率先在某些大学开设了外科课程，手术由专业的外科医

生来做。上文提到过的西罗尼姆斯·法布里休斯便是很好的例子。他在帕多瓦大学任教，不仅是解剖学家，也是著名的外科医生，发明了新的骨科器械，用于治疗痉挛和畸形。

法国虽然还没有给外科医生设立正式的大学学位，但也区分巴黎圣葛斯默学院培养出来的高级外科医生和做小手术的二流外科医生——理发师。前者属于教职人员，穿长衫，说拉丁语，做大手术；后者不算教职人员，只做抽血、缝合、拔牙之类的小手术。这些小手术在法国一直都由理发师来做，持续了很长时间，直到1731年皇家外科学院成立，路易十五发布法令，禁止理发师进行外科手术。

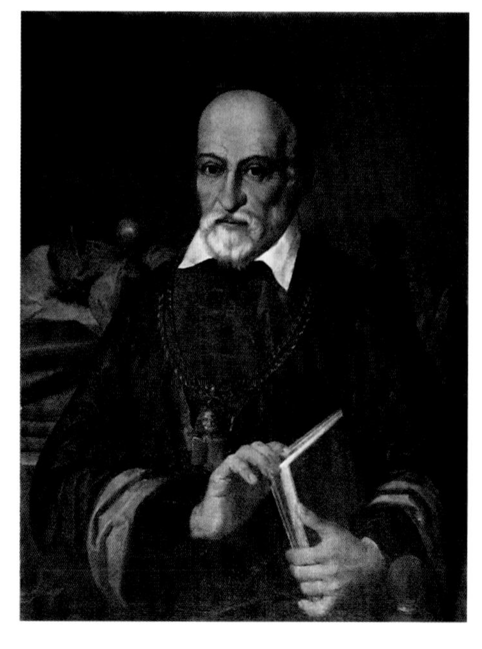

▲1856年温琴佐·帕斯夸洛尼画的西罗尼姆斯·法布里休斯。布面画，现藏于帕多瓦大学。

▼约翰·巴尼斯特给一群理发师和外科医生上解剖课。杰克·奥尔作于1581年。

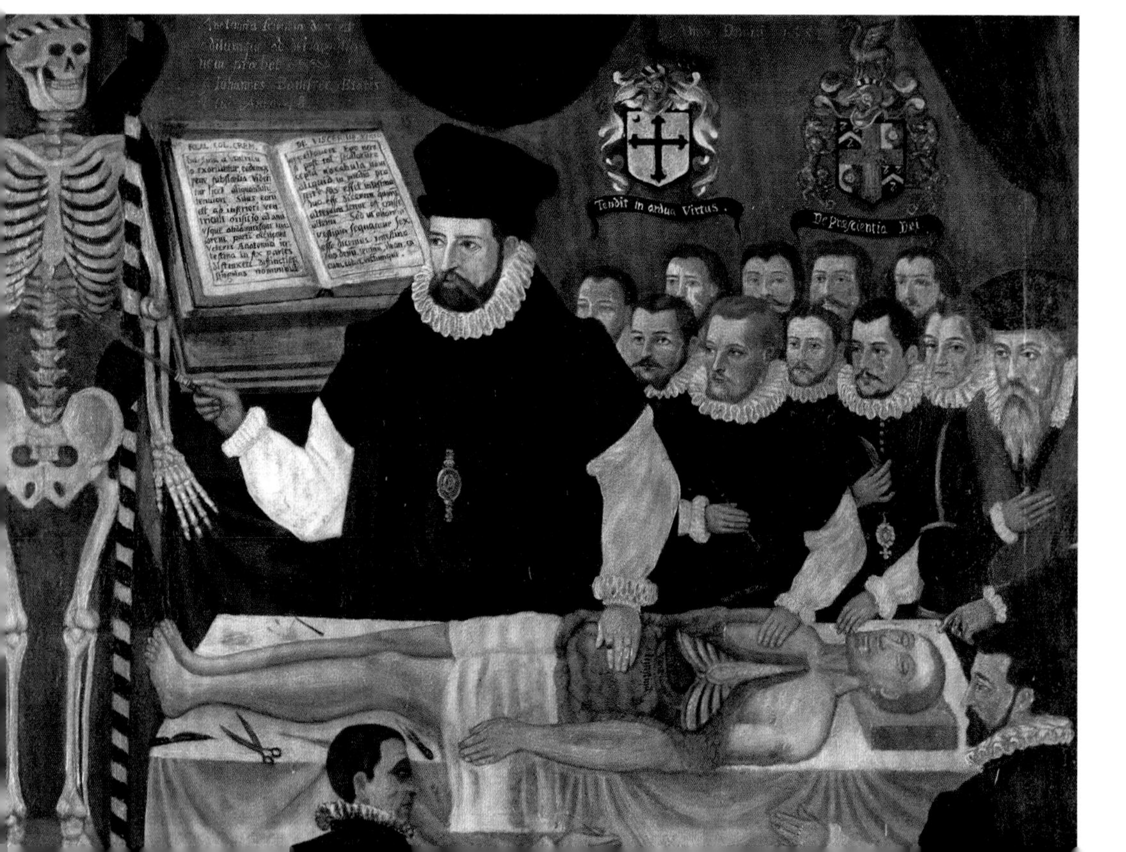

至于德国，其外科在文艺复兴时期远远落后于意大利、法国和西班牙。唯一重要的人物是威廉·法布里修斯·希尔达努斯（1560—1624年），即威廉·法布里。他著有许多著作，主张用物理尤其力学来解释大部分疾病，并提出了许多手术方法。

外科“两大派”

文艺复兴时期，外科医生积累经验主要在两个场合。一个是战场，全欧洲战火连绵，外科医生随军征战，在战场上发展了自己的认知。此时代的两大外科名医法国人安布鲁瓦兹·帕雷和西班牙人迪奥尼西奥·达扎·查康都属于这种“军医”。

战场之外的另一个地方是已在欧洲遍地开花的医院。这方面比较重要的是塞维利亚的外科医生巴托洛梅·伊达尔戈·德·阿圭罗（1530—1597年）。他有很高

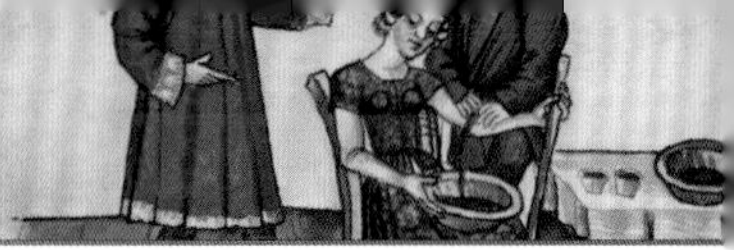

贵族病人

安布鲁瓦兹·帕雷成为军医时还是无名之辈，但他热情慷慨的为人和出色的治疗能力渐渐为他赢得了名气，尽管仍然被看作二流“动刀子的”。他真正成为高级外科医生是由于一位贵族病人——吉斯公爵弗朗索瓦。1559年，吉斯公爵率领法军夺取加来，在战斗中受了致命伤。医生们认为已无药可救，公爵必死无疑，而且他们反对再找著名的安布鲁瓦兹·帕雷来看，毕竟连他们这群正牌医生都无能为力，一个二流动刀子的又能做什么呢！不过他们都错了，最终帕雷还是被叫来并救了公爵一命，也算是公爵走运。这件事彻底为他打开了法国宫廷的大门。

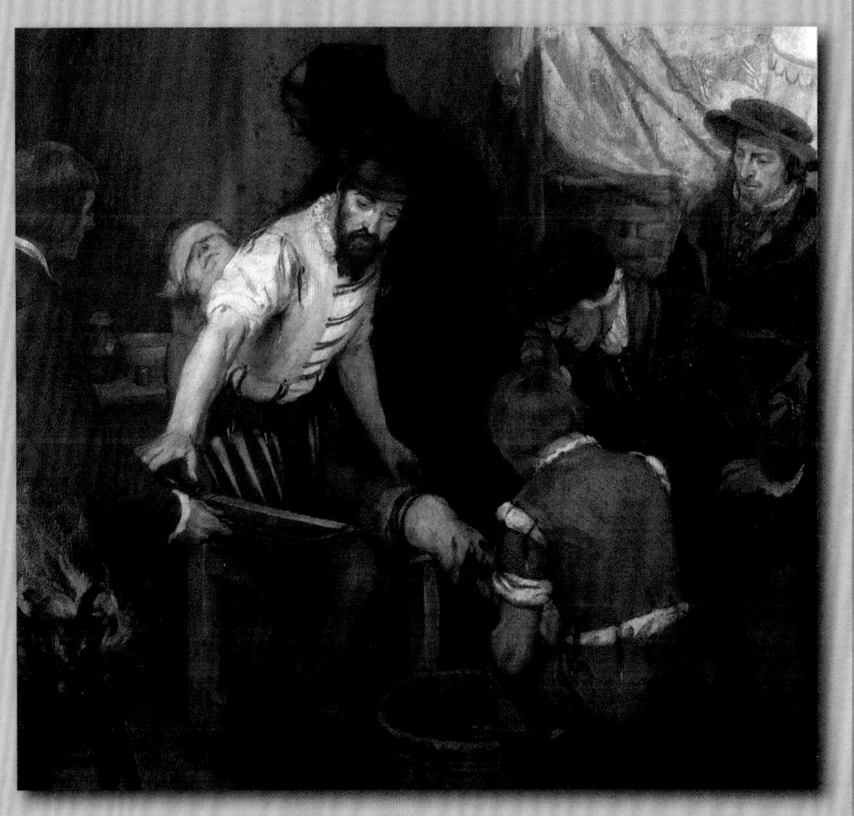

▲安布鲁瓦兹·帕雷在1552年当维莱尔围城战中为人截肢。油画，欧内斯特·博德。

的威望，富有创新精神，在外科上的主要贡献是使用“干燥法”（或称“清洁法”）治疗冷兵器造成的伤口，此法与当时大部分医生认同的盖伦观点相悖，盖伦认为化脓有益，他则认为化脓不利于愈合。

伟大的安布鲁瓦兹·帕雷

文艺复兴时期最重要的外科医生正是出于只师从理发师、没有大学学位的军医，他就是法国人安布鲁瓦兹·帕雷（1510—1592年）。

帕雷出生于法国的曼恩地区，由于家境贫寒无法接受高等教育。实际上，就因为他不懂拉丁文和古希腊文，多年之后已非常出名时还是有人不愿承认他是真正的外科医生。不过，正因为他不懂文化语言，只能用法语写作，他的作品反而传播得很快。

他最开始是理发学徒，17岁成功进入巴黎老牌著名的医院之一——主宫医院，并在那里工作了三年。此医院建于7世纪，设施陈旧，条件简陋，人满为患，卫生很差，也没有手术室，手术都在过道里做。鉴于此，这医院的死亡率高、名声臭也就不奇怪了。

1536年，帕雷受雇于某位军官，为意大利战场上的法军当军医。他的第一次出征是在1537年皮埃蒙特之战中弗朗索瓦一世进攻都灵，后在近四分之一世纪的军医生涯中又多次随军出征，每次都展现了人性的光辉，一视同仁地治疗伤员，无论将领还是士兵，天主教徒还是新教徒，法国人、意大利人、西班牙人还是法兰德斯人。他的著作《各地游记》很好地反映了这些军旅岁月，既有外科方面的经验也有游历的体会，仿佛一本日记，轻松易读。

作为外科医生，安布鲁瓦兹·帕雷有很多创新。其众多贡献中最重要的可能是对火器伤的新治疗方法。此类武器在15世纪普及开来，其射程尚短，要在近距离开火，火药会灼伤伤口周围的皮肤。之前人们认为火药有毒，会从伤口进入身体，所以通常的疗法是打开伤口，滴上滚烫的接骨木油，再敷上药，保证化脓，因为根据盖伦的理论，化脓能净化“四体液”，是有益的。奇怪的是这样“治疗”居然也能好。帕雷原先也是这样治疗，但在维莱讷战役中，有一次要治的伤员太多，他的接骨木油用完了，只好冒险采用自己发明的方法来止痛。他用蛋黄、玫瑰油、松节油制成一种药膏，敷在被灼伤的皮肤上，用软布包扎起来。帕雷在《各地游记》中写道，他当晚辗转难寐，担心自己害死病人。其实事实正相反，第二天早上，用帕雷自制药膏治疗的伤员都有明显好转，而用传统方法治疗的却在发烧、疼痛，伤口发炎。

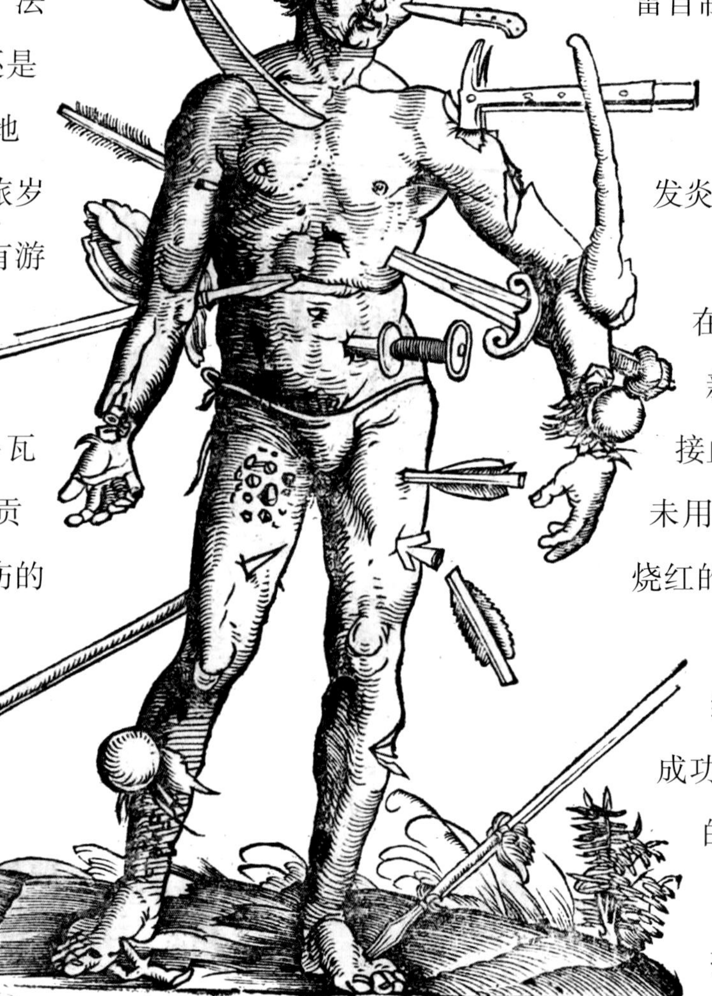

▲《外科手册》中的“受伤者”。此书是德国外科医生汉斯·冯·格斯多夫所著，出版于1517年。

除了这个重要贡献，帕雷在手术方面也有一项重大创新：截肢时的动脉连接。连接血管的技术之前就有，但并未用于截肢，之前截肢面只用烧红的烙铁灼烧，效果往往并不好。帕雷用止血钳和缝合线来连接血管，获得很大成功，从而极大地推动了外科的进步。

帕雷的其他创新还包括从伤口中取出子弹的正确技术、清创时引流管的使用、治疗疝气的疝气带、截肢后使用的义肢。

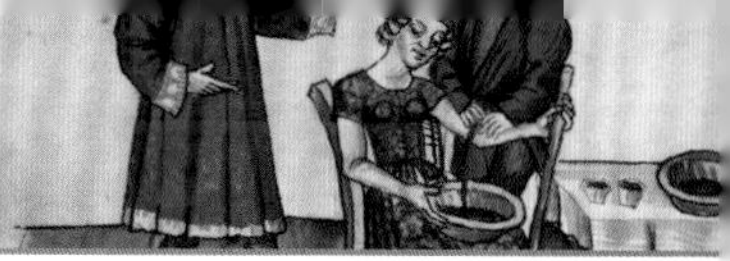

帕雷结束军医生涯时已大名鼎鼎，被召去做了宫廷御医，服务了四任法国国王：亨利二世、弗朗索瓦二世、查理九世、亨利三世。1575年，他想出版自己的全集，但遭到巴黎大学的教授们刻意阻挠。最终，巴黎大学医学院鉴于他取得的成就，在1584年授予他医学学位。

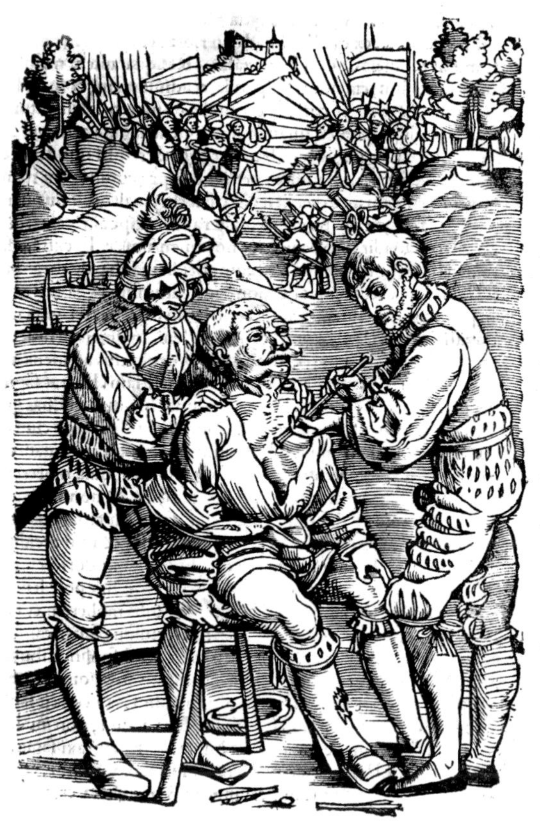

▲文艺复兴时期，欧洲战火纷飞，这让医生积累了实践经验。

达扎及其他西班牙外科医生

如上文所说，西班牙在16世纪末已在某些大学设立外科专业，这显著地促进了外科知识和手术技术的发展，使得此领域名医辈出。当时具有代表性的外科医生包括：安德烈斯·阿尔卡扎（1490—1585年），萨拉曼卡大学第一位外科教授，著有《外科六书》，非常精确地描述了治疗脑外伤的颅脑手术及所用器械的规格；弗朗西斯科·阿塞奥（1493—1580年），他被称为“西班牙的安布鲁瓦兹·帕雷”，被认为是文艺复兴时期西班牙第一位外科大家；弗朗西斯科·迪亚兹（1527—1590年），著名外科医生，首部泌尿外科著作的作者；胡安·弗拉戈索（1530—1597年），毕业于阿尔卡拉大学，是西班牙王室的外科医生，著有《通用外科学》等著作，此书汇总了解剖、手术、治疗等方面的内容；巴托洛梅·伊达尔戈·德·阿圭罗，上文已经提到过他治疗冷兵器伤的“干燥法”。

但最重要的人物无疑是迪奥尼西奥·达扎·查康（1510—1569年）。他的祖父和父亲都是医生，他自己也当了医生，曾在巴利亚多利德大学和萨拉曼卡大学修习外科。他和维萨里是同时代的人，两人有很深厚的友谊。他一生大部分时间服务于西班牙国王卡洛斯一世和腓力二世的军队，随军在法兰德斯、德国及地中海地区征战。另外他还在多处行医：1557年被任命为巴利亚多利德皇家医院的外科医生，1561年被任命为西班牙王室的外科医生，1572年被任命为奥地利的唐·胡安的专用外科医生。

他不仅是早期使用帕雷的方法治疗火器伤的人之一，自己也有重要贡献，大部分记载于其著作《外科理论与实践》。此书以卡斯蒂利亚语写成，而不是像大学学者们习惯的那样以拉丁语写成，因为如他自己所说，他的目的是要把知识传递给所有人。此书反映了他对外科多个方面的贡献，比如动脉瘤、截肢的手术方法，以及对恶性肿瘤和颅骨穿孔术的研究。

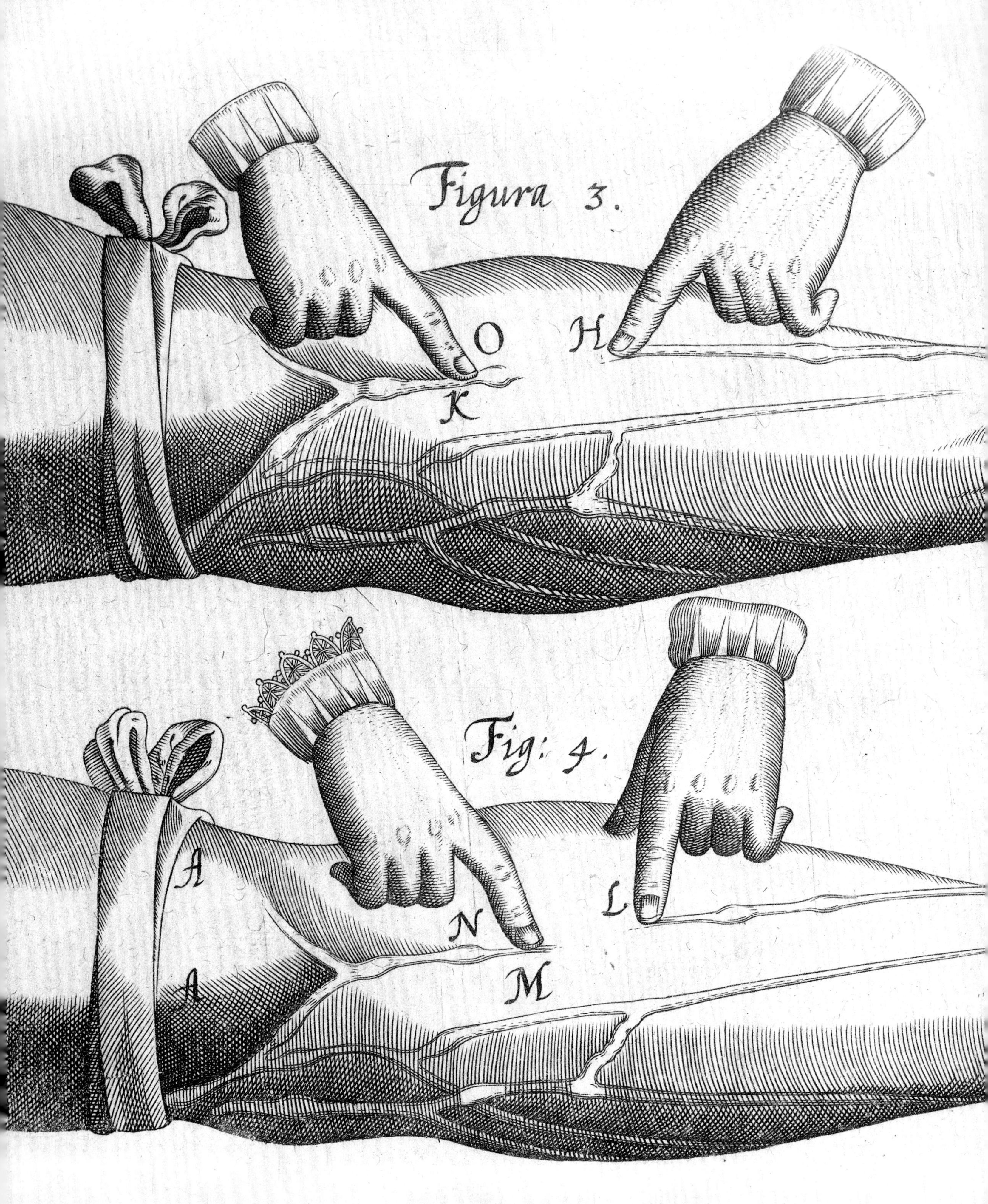
Figura 3.
O
H
K
Fig: 4.
A
L
N
A
M

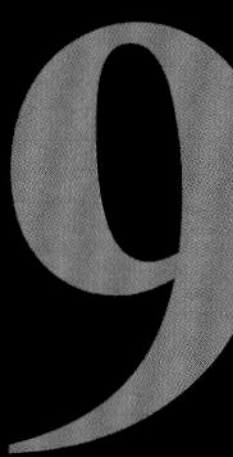

巴洛克：生理学的时代

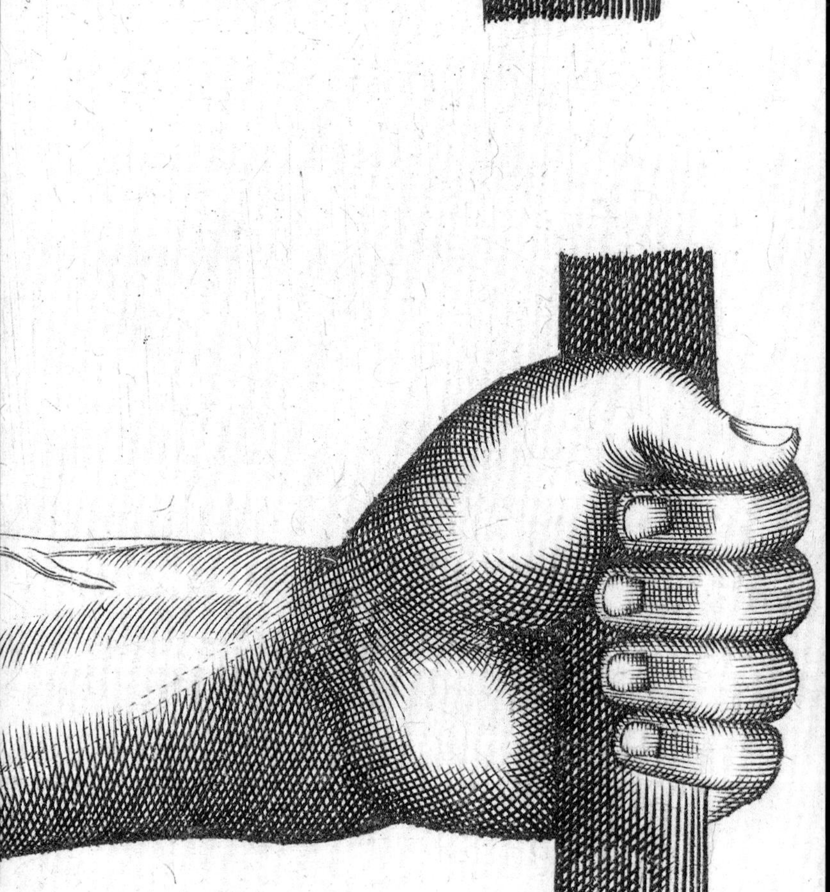

◀威廉·哈维《关于动物心脏与血液运动的解剖研究》中关于血液循环的版画插图。此书在1628年由G. 菲策在法兰克福出版。

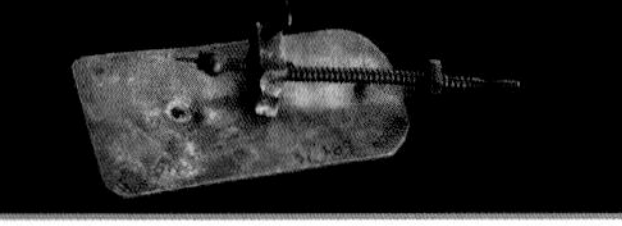

发现微生物世界

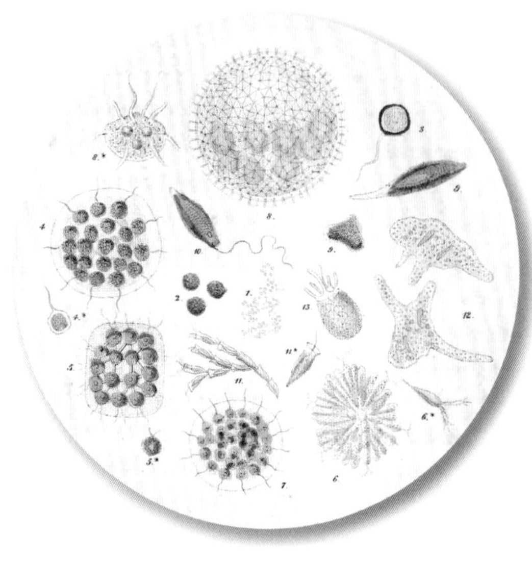

从医学的角度说，17世纪有三件大事：第一是生理学的发展，正如16世纪解剖学的发展；第二是显微镜的发明，此工具极大地提高了科学观察的能力；第三是本世纪下半期病理学的形成。

“巴洛克”一词原本是造型艺术中的概念，但逐渐扩展到音乐、诗歌等其他艺术门类，乃至被用以指代17世纪的整个历史时期。在哲学和科学方面，此时期以两种相对的思潮为特征：看重推理或看重实验。

迈向科学方法的决定性一步

在17世纪的上半期，推理和实验各自发展，而到了下半期，

▼▲巴洛克时期的医学以两件事为标志：一是列文虎克等显微镜学家推动了显微技术的发展（上图为其绘图之一）；二是理发师和专业外科医生的彻底分开，专业外科医生要在巴黎、蒙彼利埃、莫德纳等大学中接受专业训练。下图：《聒噪的拔牙者》（1627年），西奥多·罗姆鲍茨。

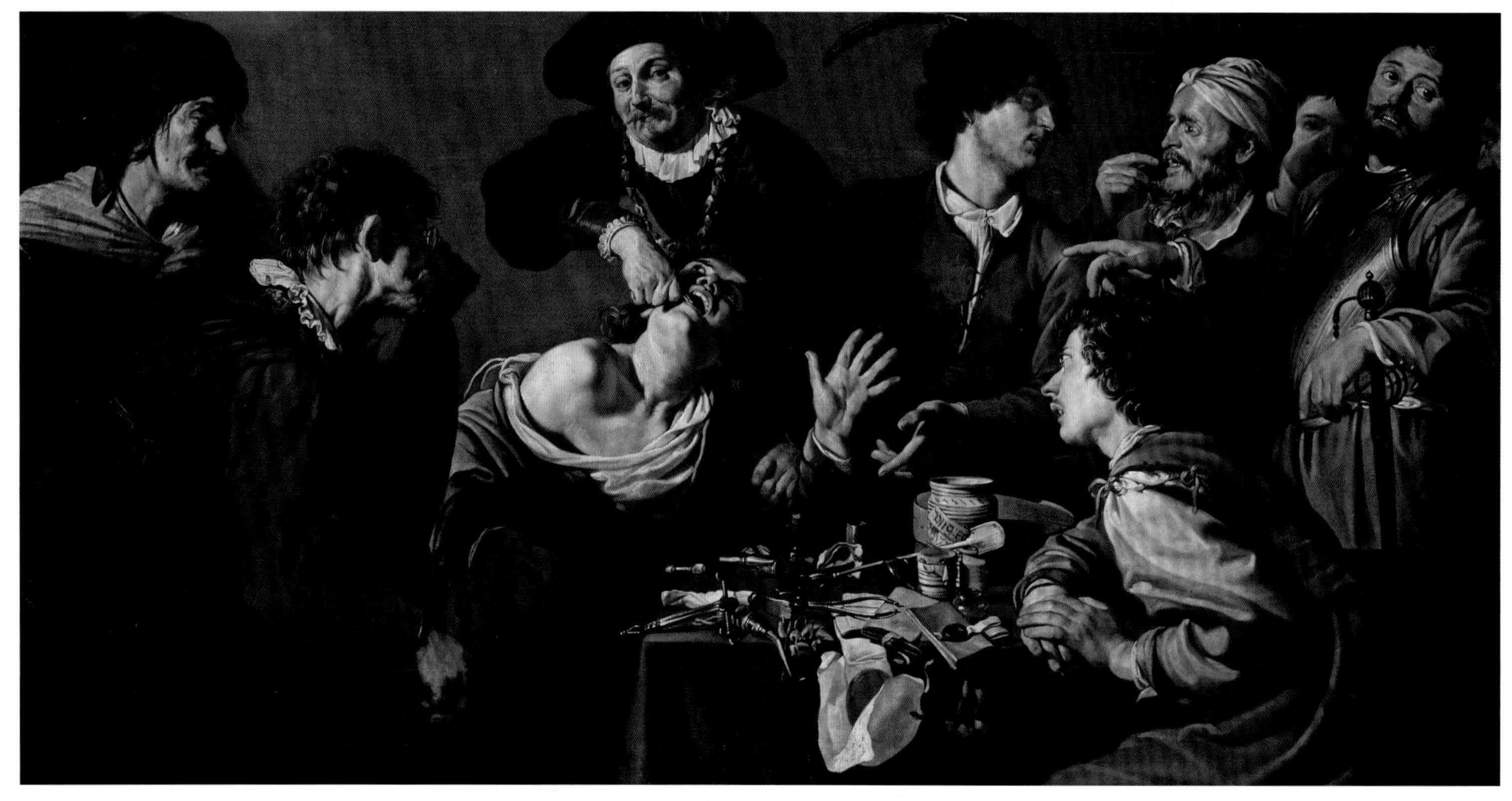

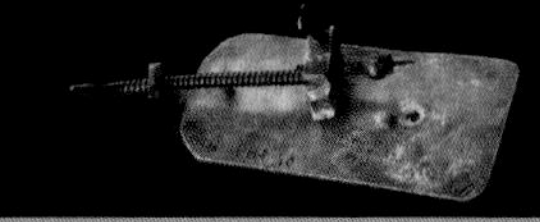

安东尼·范·列文虎克第一个发现了精子。
这位荷兰博物学家自己制作显微镜，
以自己的观察推动了科学的进步。
他不仅观察到了精子，还看到了红细胞和细胞核。
他还描述了一些细菌。

两者结合起来形成了真正科学方法的基础。

理性主义者首先有莱布尼茨和牛顿，两人都发明了微积分，牛顿还建立了三大运动定律；其次是发现天体运动定律的开普勒；当然还有哲学家、数学家笛卡尔，其名言“我思故我在”无比精准地总结了人类的理性本质。

至于现代实验方法，一般认为其创立者是弗兰西斯·培根，他在著作《新工具论：或解释自然的一些指导》中展现了如何从观察到的事实出发，使用归纳法找出联系这些事实的法则。

最后，伽利略融合了推理和实验。他在研究中从直觉为真的假设出发，以逻辑推出一些结论，这些结论要以实验来验证，实验结果不能与初始假设相悖，但可以视情况对初始假设稍加改进。

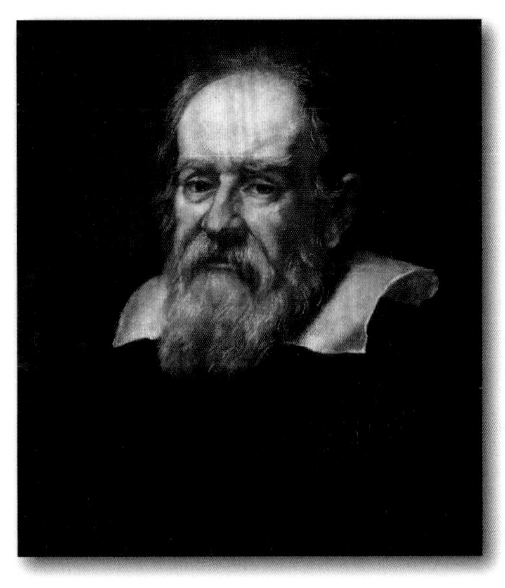

▲尤斯图斯·苏斯特曼画的伽利略（1636年）。伽利略综合了实验和推理。

这种精神推动了17世纪的科学，带来了一些技术进步，让后续的发展成为可能。

科学院

医生和各界科学家都热衷于实验和推理，自然使得科学研究迅速进步，但大学界并不为这种新思潮所动，新思潮只能寻找大学之外的其他渠道，于是科学院就出现了，这类文化机构便利了思想交流以及展示和讨论研究的新发现。

每个科学院都有自己的运作体系和组织方式。比如，1601年由贵族费德里科·切西创建的罗马猞猁之眼科学院就以学者聚会的形式来介绍最新的发现。这个科学院的圈子很小，很难加入，伽利略于1611年被吸收进来。1657年由埃万杰利斯塔·托里切利和乔瓦尼·博雷利创建的佛罗伦萨西芒托学院则非常特别，它没有组织机构也没有会议日程，推崇实验，其口号是“尝试再尝试”。

还有对爱好者开放的学院，比如伦敦的皇家学会（创建于1660年），采用私人俱乐部的形式，会员要付会费。1666年创建于巴黎的法国科学院有类似的宗旨，但属于由国家财政负担的公共机构。

德国利奥波第那科学院（1652年）和塞维利亚皇家医学学院（1693年）在科学界也很有名。

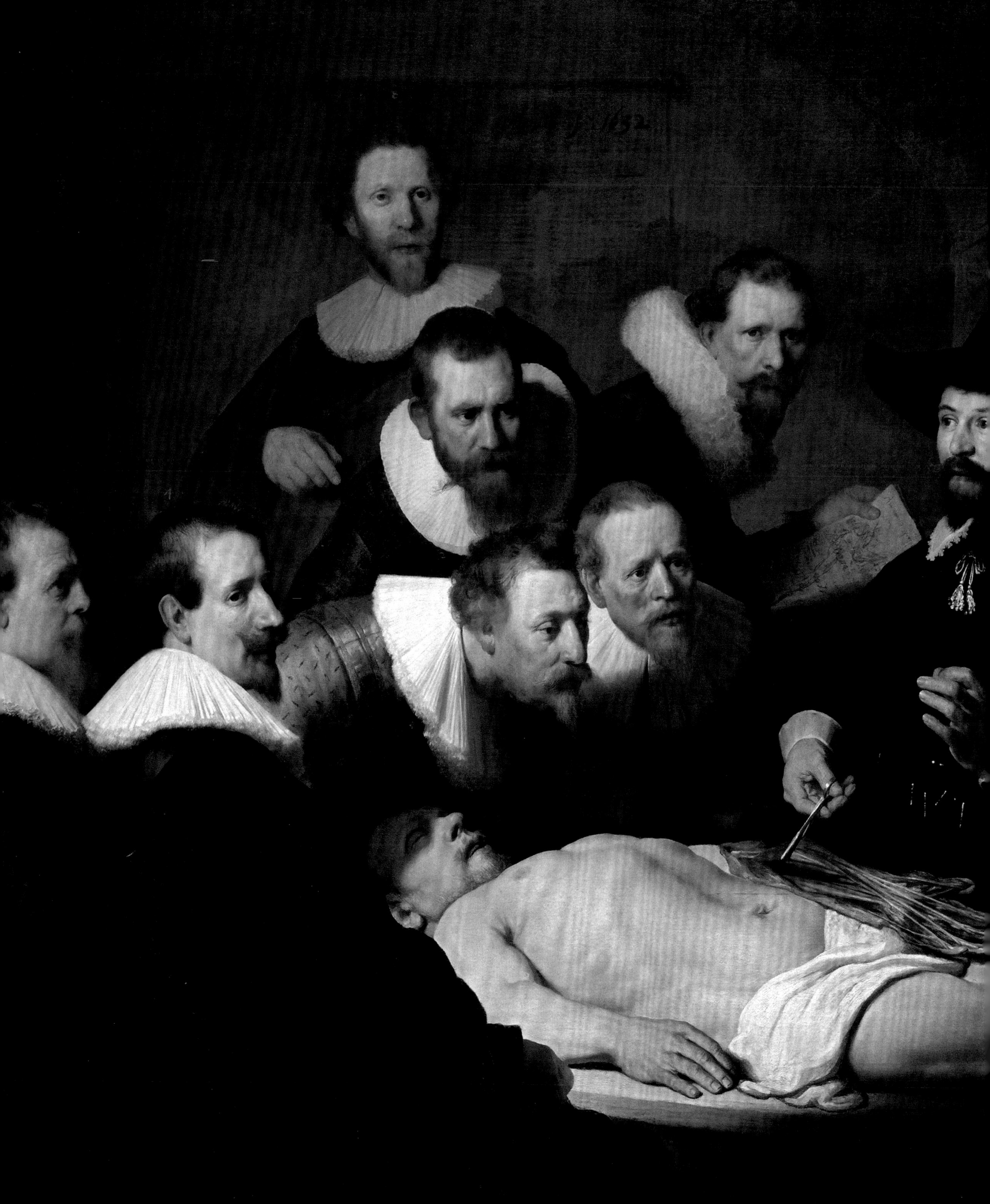

《尼古拉斯·杜尔博士的解剖学课》

文艺复兴时期，理解和践行医学乃至全部科学的方式开始变化。这使得接下来的两个世纪中医学知识飞速增长。解剖学继续大步前进，维萨里等人开启的探究基本结束，解剖人体依然被作为研究方法。

1632年，26岁的伦勃朗画了以解剖为主题的油画《尼古拉斯·杜尔博士的解剖学课》。此画是颇有影响力的阿姆斯特丹外科医生行会委托创作的，市官方解剖学家杜尔是行会一员。

画作表现了杜尔正在进行公开解剖。此活动经行会特许，一年一度，而且总在冬天进行，以方便尸体的保存。已知这是一位41岁犯人的尸体，他被控持械抢劫，被处以绞刑。

画中正向众人讲解手臂肌肉结构的便是尼古拉斯·杜尔。他面对着七个人，其中有些就是委托创作的医生，付了佣金要出现在画中，其中一人手持的单子上写有这些医生的名字。大家都衣着华贵，仿佛出席庄重的场合。当时的公开解剖十分受重视，学生、教授、希望更好了解人体的艺术家都会去。

为了清楚无疑地说明尼古拉斯·杜尔教授的是什么课，伦勃朗在画作的右下角画了一本巨大的打开的书，可能是安德雷亚斯·维萨里的《人体的构造》。

此画是伦勃朗第一幅签了全名而不是首字母缩写的画，之前他都只签首字母缩写。1828年，此画准备公开出售来为外科医生遗孀筹款，但被尼德兰国王、卢森堡大公威廉一世阻止，他买下了这幅画，归入自己的王室绘画收藏。

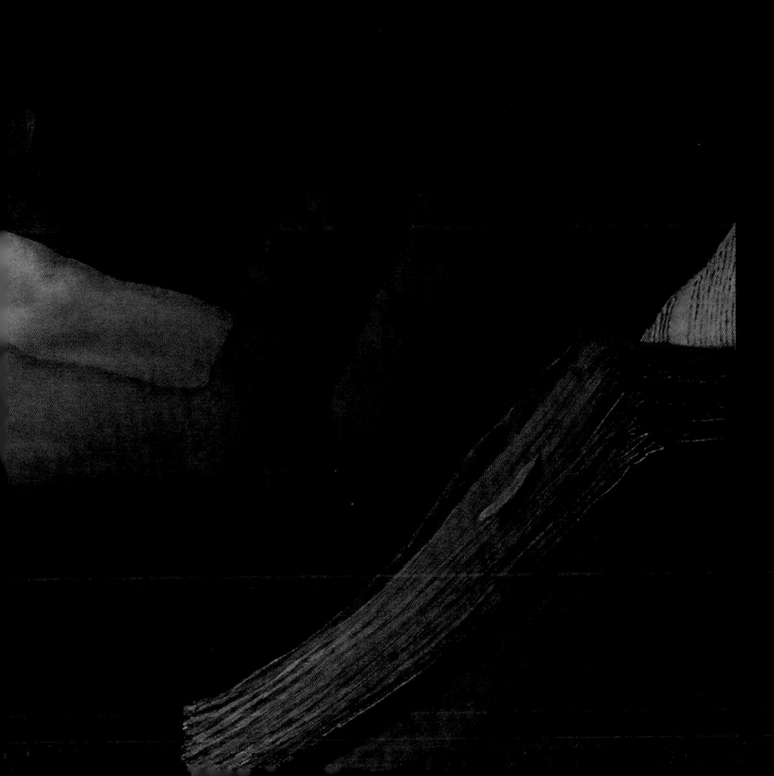

◀《尼古拉斯·杜尔博士的解剖学课》（1632年），现藏于荷兰海牙莫瑞泰斯皇家美术馆。

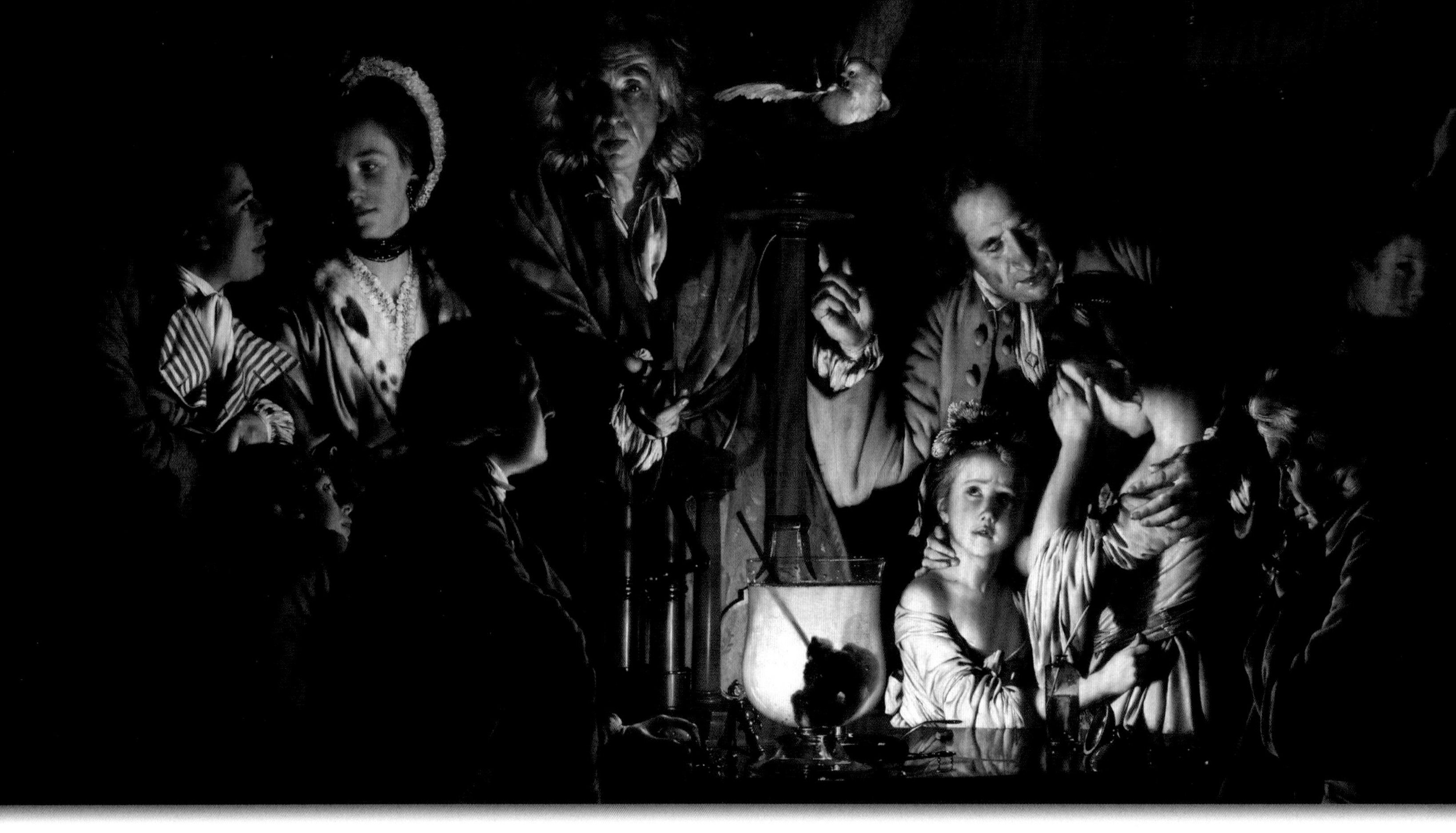

▲巴洛克时期，科学实验的社会影响如此之大以至于经常公开进行，就像表演一样。德比的约瑟夫·赖特在1768年画的这幅画表现了观众看到装着小鸟的罐子被抽成真空时的惊异。

生理学的时代

在17世纪如此有利于科学进步的气氛中，生理学是受益最大的。之前它一直是一个基本依靠猜测的科学领域，但之后，随着威廉·哈维发现人体血液循环，现代概念的生理学诞生了，它抛弃了一切猜测，以观察及实验获得的事实作为知识的基础。

盖伦及其追随者认为人体内的循环由三种运动构成：第一是胃化食成糜，糜经由肝门静脉运至肝；第二是糜在肝中化为静脉血，再由上腔静脉运送至右心室，并通过间隔上的小孔从右心室流入左心室，与“气”混合而变成动脉血，“气”是存在于空气中的一种东西，由肺来到左心房；第三是“有气之血”经由动脉达至机体各部，化作其一部分。

之前的几百年已经有许多医生和科学家通过自己的发现修改了传统的循环理论，其中最重要的便是对小循环（血液在心肺之间的流动）的描述，但哈维的发现无疑是影响最大的，不管是在生物学领域还是在医学领域。

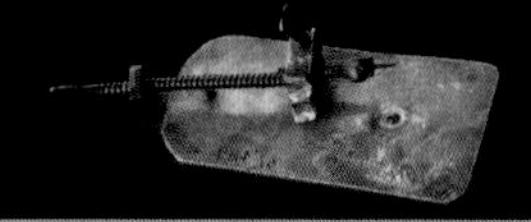

威廉·哈维

威廉·哈维（1578—1657年）被有些人称为“第二个希波克拉底”。他出生于英国肯特郡的一个小镇，是九个孩子中的长子。他家境殷实，其家族与布里斯托尔伯爵有亲缘关系。他接受过良好的教育，先在剑桥大学冈维尔与凯斯学院求学，后又在帕多瓦大学师从西罗尼姆斯·法布里休斯等人，并取得医学学位。

1602年，他回到英国，与詹姆士一世御医之女成婚，定居伦敦。他开始在圣巴多罗买医院工作，并加入了伦敦皇家内科医师学会。正是这家机构于1616年任命他授课，从他的笔记可以看出他已经对血液循环有了清晰的认知，但他直到十二年后才公布自己的发现，期间做了各种研究来支持自己的论点。

最终，他于1628年将自己对血液循环的发现发表在《关于动物心脏与血液运动的解剖研究》一书中。这本书很薄，只有72页，但至今仍被视为科学严谨的典范，摒弃一切猜测，通过实验和计算来证明。

哈维不仅采纳了西班牙人米格尔·塞尔韦特对小循环（即肺循环）的描述，还说明了大循环，即血液由左心室出来，通过动脉流到全身，再经由静脉回到右心房。他还证明心脏每收缩一下会泵出5克血液，按照一天24小时、

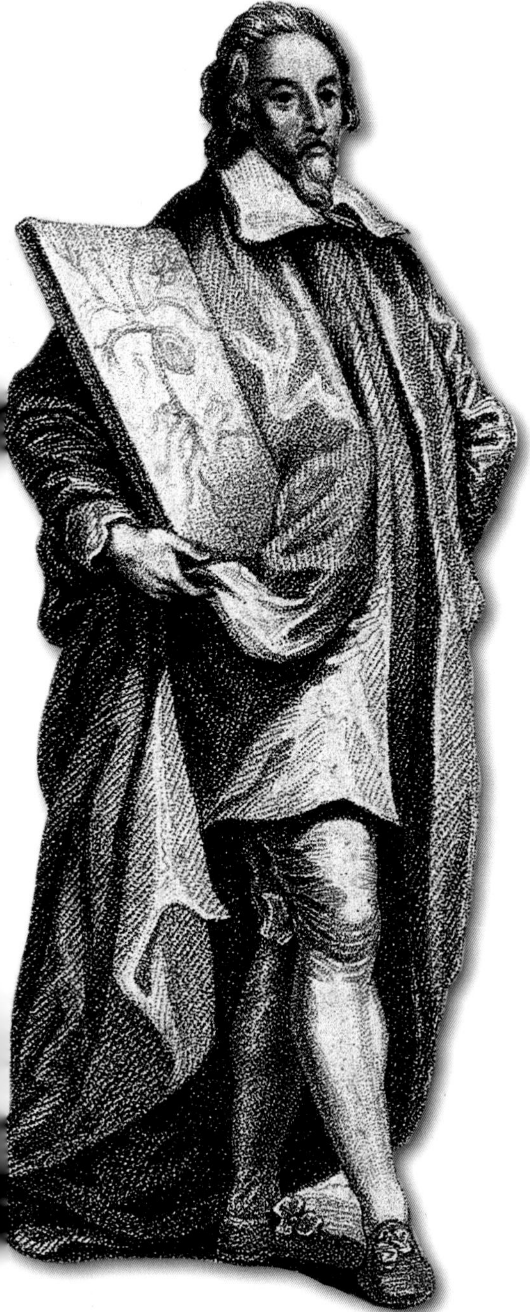

◀▼威廉·哈维被认为首次正确描述了心脏搏动推动的全身血液循环。左图为哈维拿着其解剖著作之一，下图为哈维向英格兰的查理一世解释其血液循环理论。

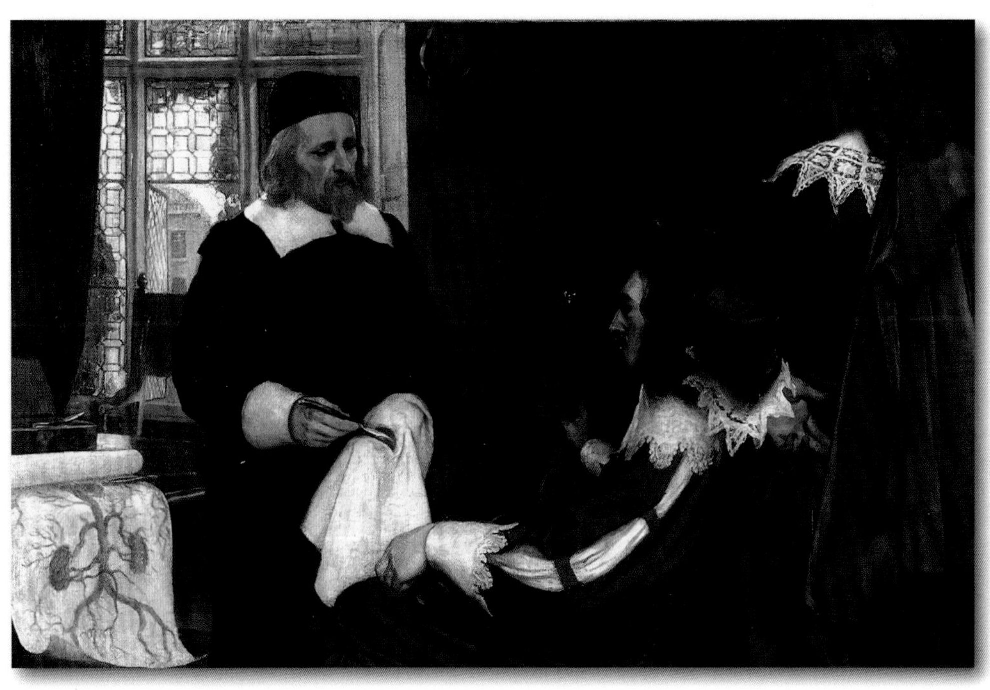

一小时收缩4000下计算，每天要循环480千克血液。如果像盖伦及其追随者所说，血液形成于食物在机体内的三种转变，那每天就要摄入接近半吨食物才能产生所需的血液。这显然是荒谬的，于是盖伦的理论也就不成立了。

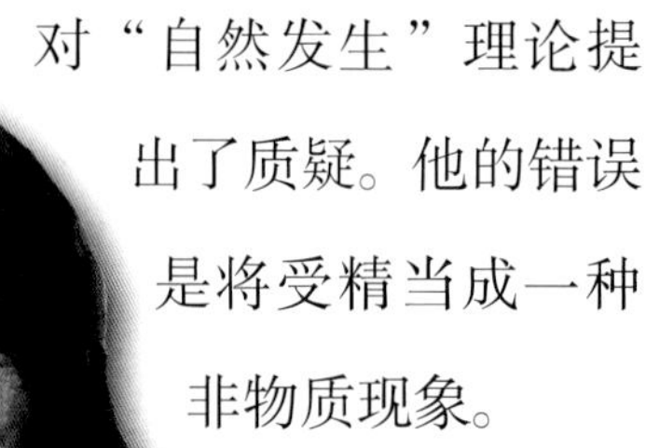

▼欧内斯特·博德（1877—1934年）的油画，表现了书房中的列文虎克及其夫人。

哈维唯一未能证明的是毛细血管的存在，在其循环理论中毛细血管联系着动脉系统和静脉系统。他认为它们存在，但以当时的光学器具不可能观察到。

1651年，在一位忠实好友的建议下，哈维出版了第二部著作《动物的生殖》，这是到那时为止最重要的胚胎学著作。他在其中主张动物由卵发育而来，对“自然发生”理论提出了质疑。他的错误是将受精当成一种非物质现象。

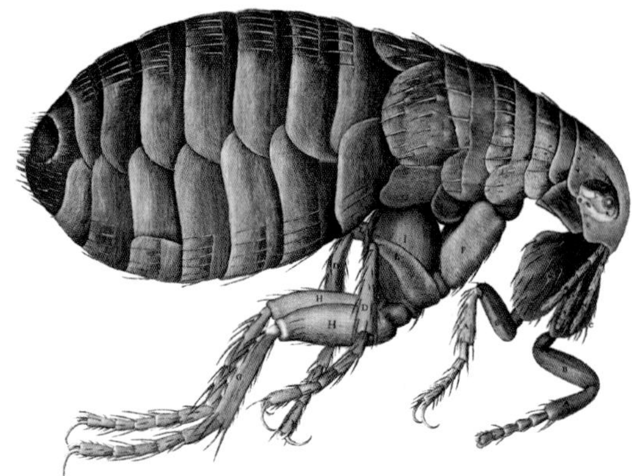

▲罗伯特·胡克绘制的显微观察图之一。

显微镜：观察细微的世界

在17世纪，一种新的光学仪器助力了科学的发展。它就是显微镜，让人可以观察到肉眼不可见的细微世界。

古代就已有切割、打磨石头和晶体的技术，并已知道凸透镜有聚光的能力，但直到中世纪才开始将其用于放大。13世纪末、14世纪初发明了眼镜，16世纪发明了用于纠正近视的凹透镜。鉴于这一系列发展，在16世纪末、17世纪初一些做镜片的工匠想到将镜片组合起来产生多倍放大效果也就不奇怪了，于是显微镜便诞生了。

到底是谁发明了显微镜尚无定论，传统上一般认为是荷兰镜片工匠汉斯·詹森及其儿子扎卡

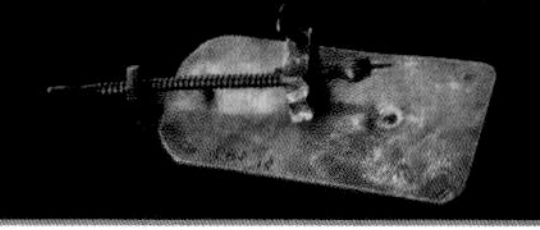

里亚斯，他们于1605年制造出一台显微镜，但不知道是原创还是仿制。

确知的是伽利略是首先使用显微镜的人之一，尽管只是偶尔用来观察很小的动物。他曾将一台显微镜送给罗马猞猁之眼科学院的创立者费德里科·切西。正是这家科学院将这种仪器命名为“microscopio”，并于1625年第一个出版了显微观察图集。

在17世纪剩下的时间里，显微镜主要被用于观察小生物，要等到17世纪中期显微镜才会被用于观察人体组织的内在结构。

马尔皮吉和显微解剖学

首先将显微镜用于观察人体组织内在结构的是意大利医生马尔切洛·马尔皮吉（1628—1694年），这一领域日后被称为显微解剖学。

> 笛卡尔在其著作《人类身体的描述》中说动脉和静脉是将养分运送至全身的管道。

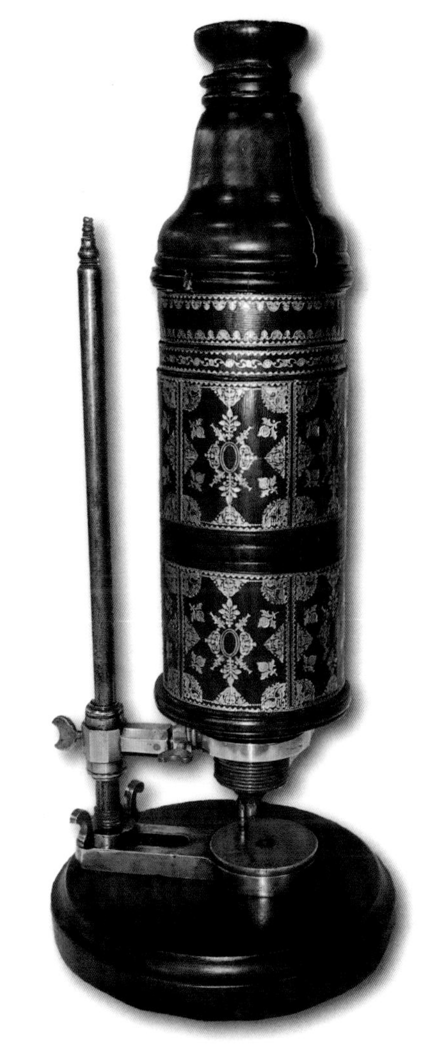

▲列文虎克一生中制造了350多台显微镜，现存最强大的可放大275倍，分辨率达到1.4微米（约千分之一毫米）。他借助这些显微镜发现了许多种原生动物，科学史上第一次将它们描述出来。

马尔皮吉出生在博洛尼亚附近，并在博洛尼亚大学学医，1651年取得学位。他很快声名远扬，名气传到了托斯卡纳大公的耳朵里，大公邀请他来比萨大学当教授。马尔皮吉在那里教了三年书，结识了物理医学派的乔瓦尼·博雷利，两人成为多年的好友。

后来马尔皮吉回到博洛尼亚并在博洛尼亚大学任教，度过了一生的大部分时间，直到1691年被召为教皇意诺增爵十二世的宫廷御医。

马尔皮吉从30岁起就致力于显微解剖学，最初研究鸡蛋的发育，他极其精准地描述了胚胎、胎心、胎脑。1661年，他又将另外两项重大成果发表于著作《关于肺的解剖观察》中。第一项是发现肺泡，海绵般的肺中有许多“小口袋”，称为肺泡，位于支气管的最末端。

第二项是发现毛细血管，这种极细小的血管连接动脉和静脉，此发现完善了哈维的血液循环理论。

命运多舛的天才

名气和荣誉并不等于幸福，这句话在马尔皮吉身上甚至可以说是一种诅咒。尽管他为人热情谦逊，但他的重大发现及在意大利、英国收获的荣誉都让他遭到大部分学界同僚的嫉恨，尤其是

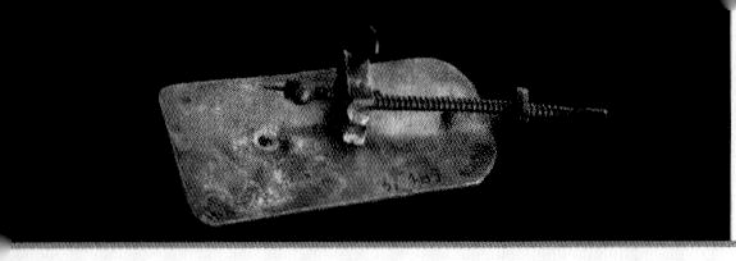

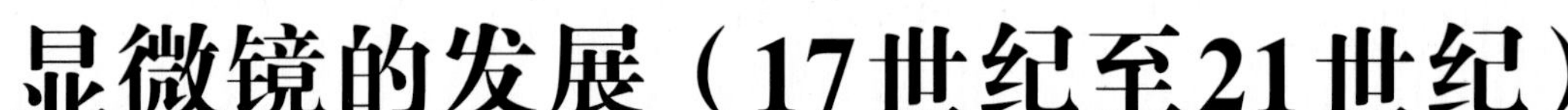

显微镜的发展（17世纪至21世纪）

从帮助列文虎克发现神奇小世界的简易显微镜，到足以显示0.05纳米（百万分之一毫米）的最新电子显微镜，这种仪器一直在不停地发展。

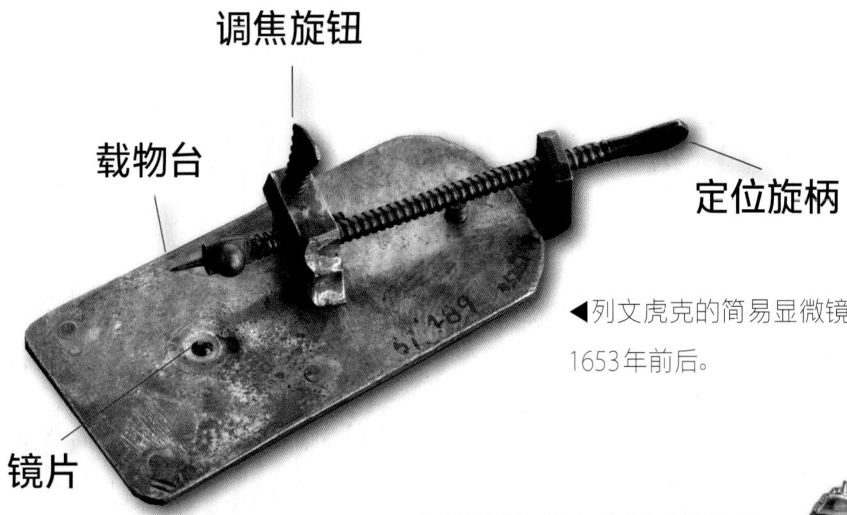

调焦旋钮

载物台

定位旋柄

镜片

◀列文虎克的简易显微镜，1653年前后。

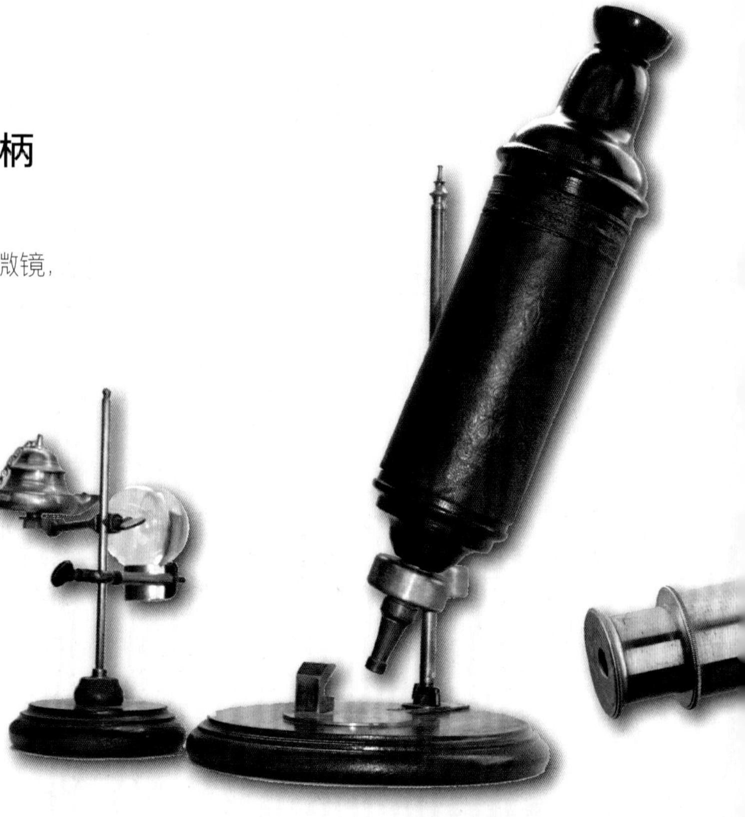

▶罗伯特·胡克的复式显微镜（1665年），注意左边的油灯和聚光镜，它们用于照亮样品。

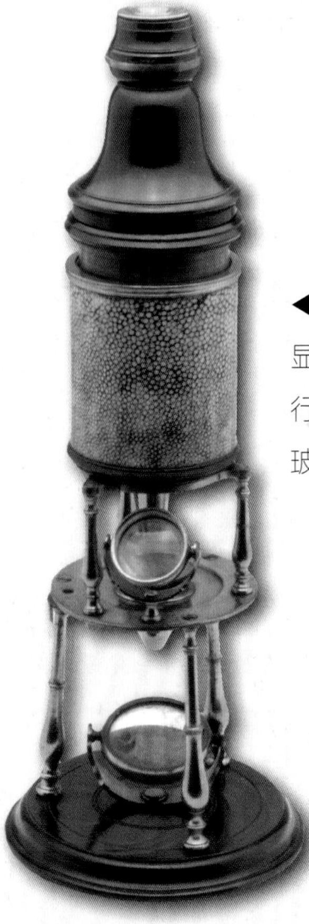

◀埃德蒙·卡尔佩珀设计的复式显微镜，1720年。此显微镜可进行透射观察，底座装有反光镜，玻片放在三足支撑的台子上。

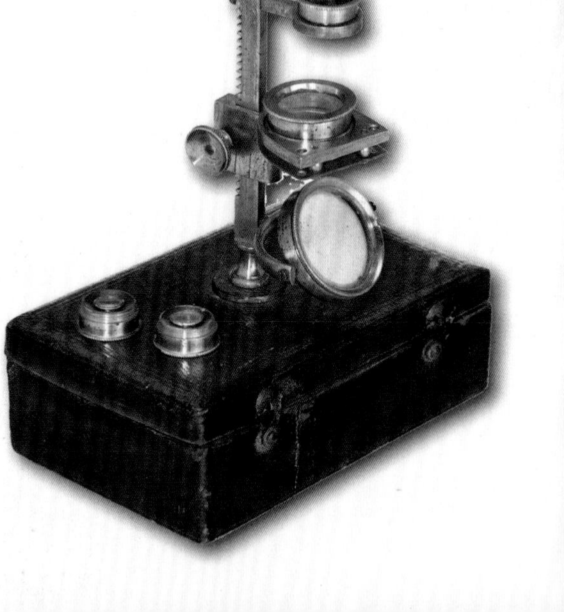

▶用于观察植物的显微镜，可能是1770年前后英国制造的。

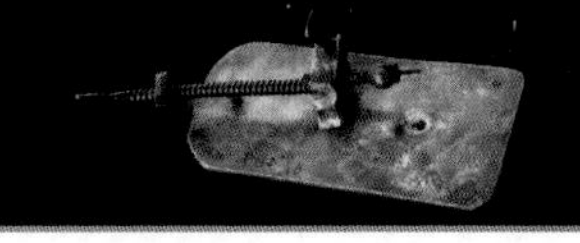

◀路易·德勒巴雷设计的复式显微镜，可能是1800年前后在阿姆斯特丹由J.德吉尔制造的。

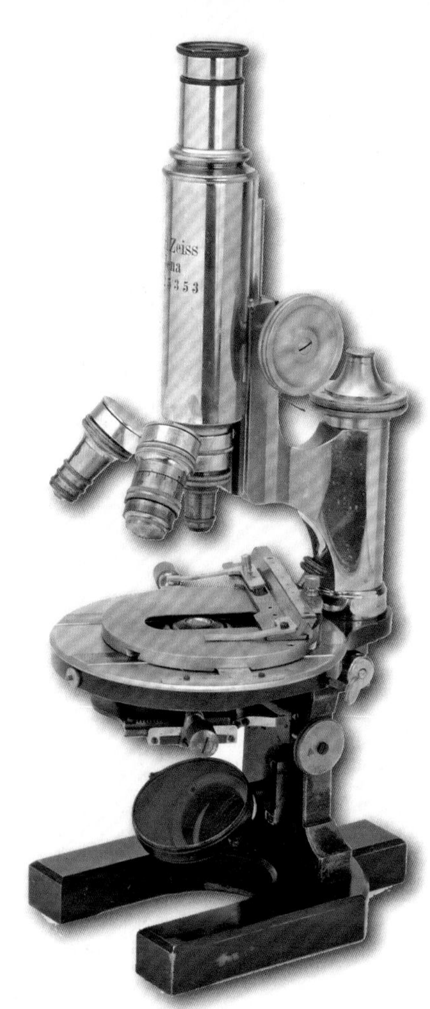

▶卡尔·蔡司制造的复式显微镜，旋转式多物镜，约1890—1910年。

▼这台显微镜是莱昂内尔·史密斯·比尔（1828—1906年）在1850至1875年设计的。这位医生推动了显微镜在医学尤其临床诊断中的运用。

▼现在的扫描电子显微镜，用电子束而不是光束形成图像，分辨率在0.4至20纳米之间。

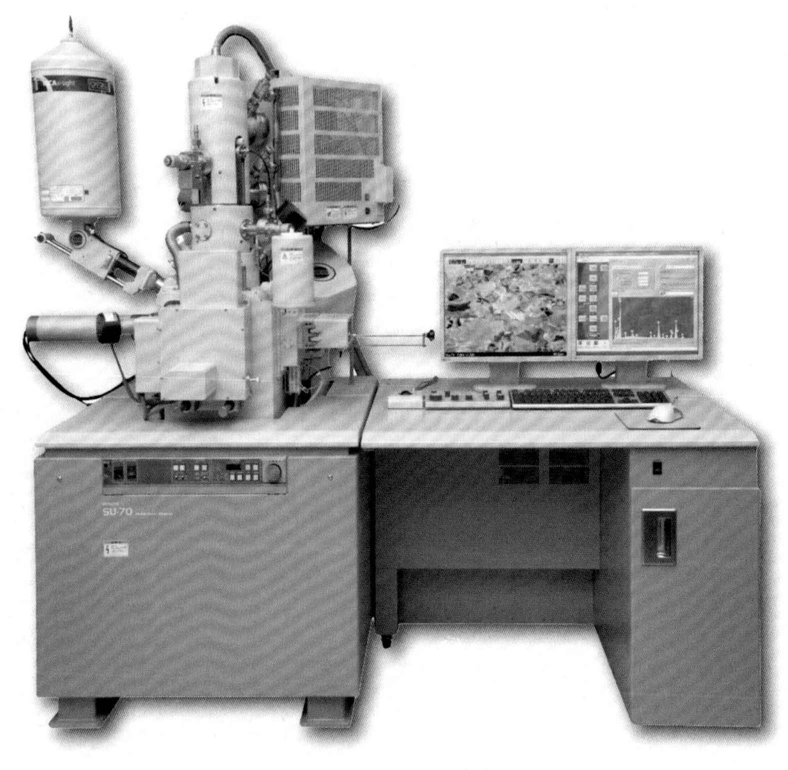

▶现在的反射式双目显微镜。

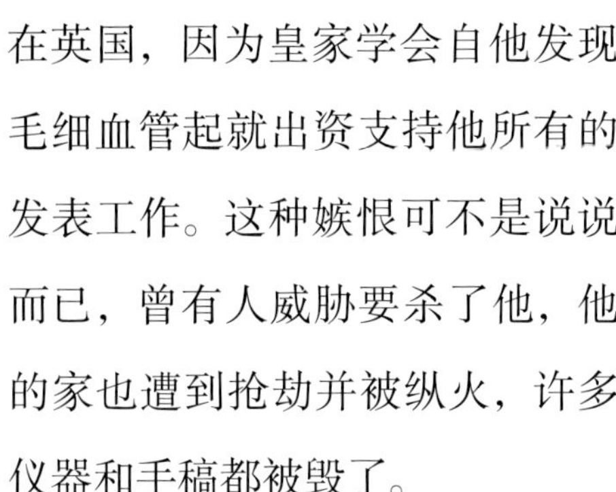

在英国，因为皇家学会自他发现毛细血管起就出资支持他所有的发表工作。这种嫉恨可不是说说而已，曾有人威胁要杀了他，他的家也遭到抢劫并被纵火，许多仪器和手稿都被毁了。

但马尔皮吉继续显微解剖学的研究，又发表了一系列著作，第一次描述了表皮最底部的生发层（又称马氏层）、舌乳头、味蕾、脾小结、脾结构、肝结构、肾结构（详细描述了肾小体和肾小球）以及血液，并将血液的颜色归因于红细胞。在今天看来，借助组织染色法就很容易在显微镜下观察到这一切，但在那时可不容易，因为还没有组织染色技术。

马尔皮吉不仅致力于人体的显微解剖学，还研究了昆虫，尤其是蚕，他描述了蚕的产卵管和丝腺。他还研究过植物，并将显微发现汇集于著作《植物解剖》（1675—1679年）。

制作显微镜的商人

走向科学、做出有价值的科学发现并不总是要经过大学，安东尼·范·列文虎克（1632—1723年）就是很好的例子之一。这位布匹商并未在大学接受过科学教育，却制造出了当时最好的显微镜，并用其做出了重要的发现，涉及医学、微生物学、细胞生物学、动物学、植物学、矿物学、化学、物理等多个领域。

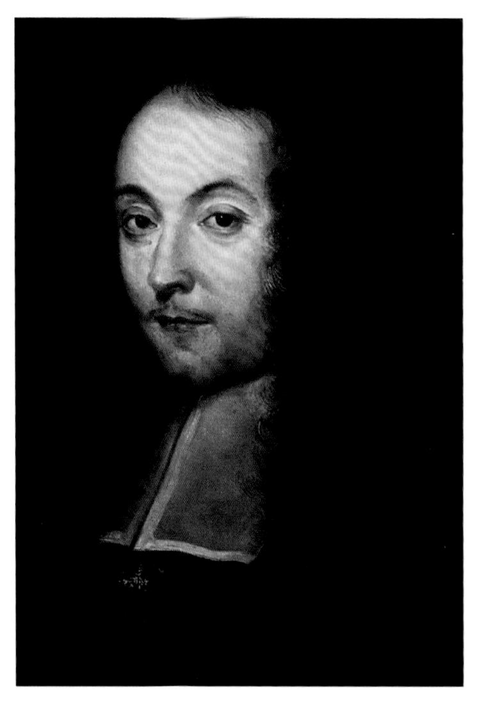

▲马尔皮吉被认为是组织学的创始人。他第一个观察到活细胞。1675年，他确认植物组织中存在细胞。1661年，他又发现并描述了肺部血管网络，观察到了肺部静脉和动脉如何像网一样连在一起。

列文虎克出生于荷兰城市代尔夫特，几乎一生都居住于此，先是经营布匹生意，后在市政府担任多项职务，使得他能够将大部分时间用于研制显微镜。他见识过第一个简易显微镜后便为之着迷，尽管那只是一个装在固定装置上的小放大镜，仅能放大3倍。那是1653年，从此以后一直到他去世，他制造了500多片镜片、350多台显微镜，实现了将近300倍的放大。

他从未卖过任何一台显微镜，倒是送了一些给亲朋好友和皇家学会等科学协会，而且他对镜片制作的秘密守口如瓶。

他的第一部显微著作描述了霉菌和蜜蜂螯针的结构，他将其

> “我从以前到现在一直在做的工作并不是为了得到现在所受的称赞，而是出于好奇心和求知欲的驱动，我的好奇心似乎比别人更旺盛。”
>
> ——安东尼·范·列文虎克

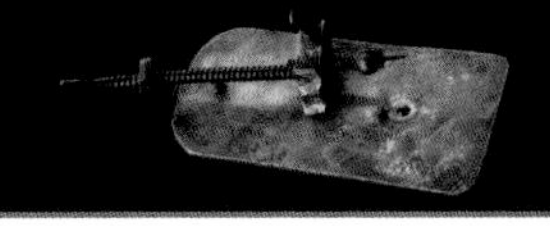

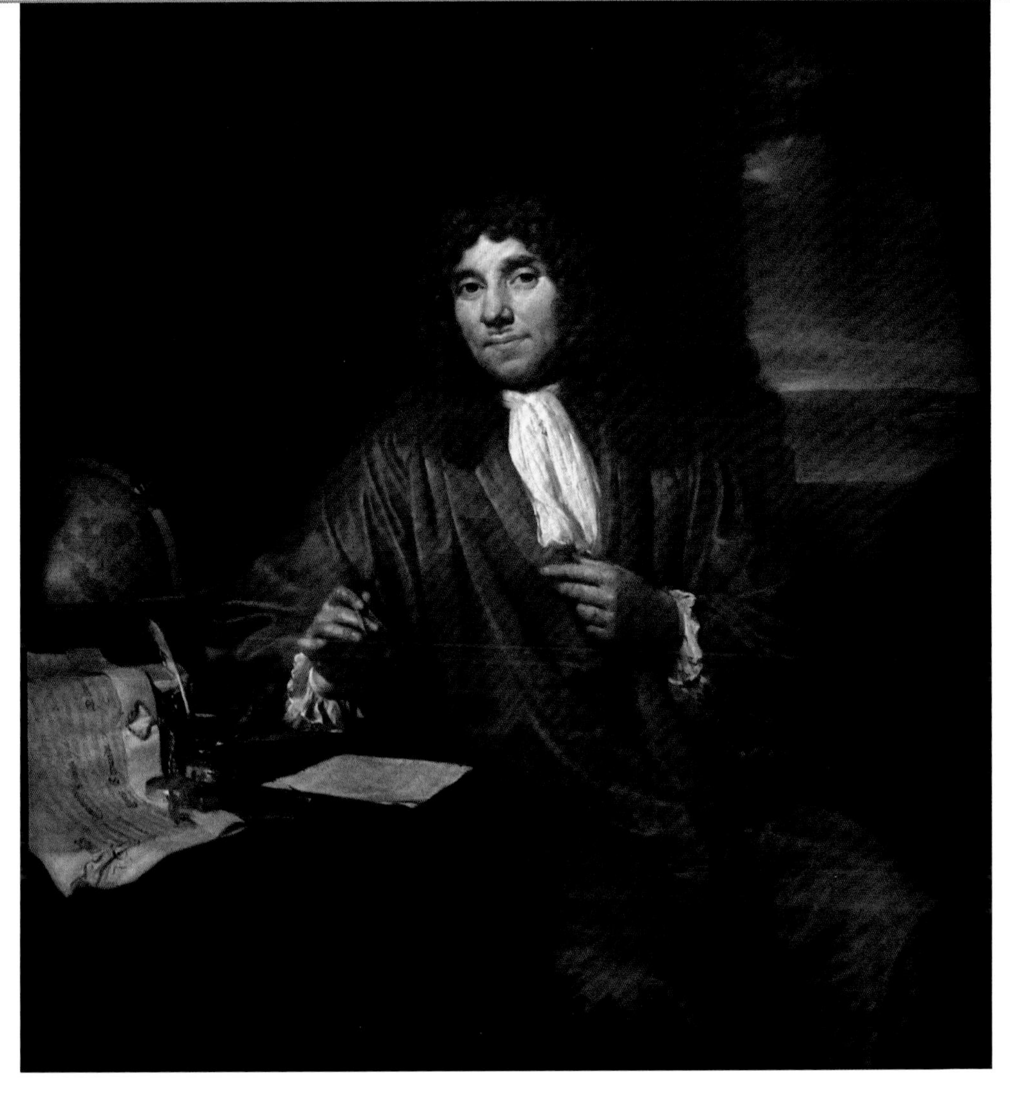

◀列文虎克是一位荷兰布匹商人，却以第一个进行显微观察并做出发现而闻名，显微镜的制作也由他完善。

显微镜的魅力

安东尼·范·列文虎克不是唯一未受过科学教育却为显微镜着迷的人。西班牙人克里索斯托莫·马丁内斯（1638—1694年）是一位画家，却也对人体最细微的结构感兴趣。他将生命的最后十五年都用来绘制一份解剖图册，这项工作受到了瓦伦西亚市政府和瓦伦西亚大学的资助，他因此得以搬去巴黎，联系上了法国科学院和医生、解剖学家约瑟夫·吉夏尔·杜弗尼。此图册现存十八幅原版骨骼绘画，既有骨架构成（有十二幅不同姿态的骨架图），也有骨骼显微结构和软骨内成骨过程。

> 列文虎克经常在书房接待来访的贵宾。有一次他向彼得大帝展示了鳗鱼尾部的血液循环。

寄给了荷兰医生及解剖学家列格尼尔·德·格拉夫，后者觉得非常有趣，于1673年向伦敦皇家学会做了介绍。从此以后直到去世，列文虎克都和此学会的成员保持着密切的书信来往，他也于1680年加入此学会。1699年，他还加入了法国科学院。

他的工作获得了许多人的称赞，但他也因缺乏科学教育受到了严厉的批评。最近的研究显示他的工作方法和观察严谨而细致，他也有很好的实验及推理能力。

他对科学有无数贡献，涉及大自然的动物界、植物界、原生生物界。我们只看与人体有关的，重要的有红细胞的形状和大小、血管壁的组成、心脏的结构、肌肉的构成以及对牙齿、脑白质、脊髓白质的描述。他还第一次阐述了精子及其在人类繁殖中的作用。

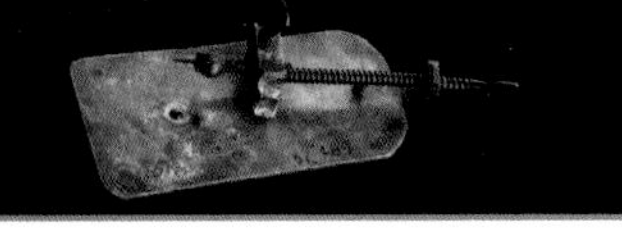

继续前进的其他学科

在16世纪突飞猛进的解剖学在17世纪继续前进，有了对淋巴系统的描述、对多个器官的观察，尤其是脑、肾和各个腺体。在这方面比较突出的是丹麦人托马斯·巴多林（1616—1680年），他深入地研究了淋巴系统，他的儿子卡斯帕·巴多林（1655—1738年）也发现了前庭大腺（又称巴氏腺）。英国人托马斯·沃顿（1614—1673年）第一次描述了颌下腺。丹麦人尼古拉斯·斯坦诺（1638年—1686年）第一次描述了腮腺。

在解剖领域值得一提的还有发现了胰管的德国人约翰·维森（1589—1643年）、发现了肝纤维囊的英国人弗朗西斯·格利森（1599—1677年）、发现了卵泡的荷兰人列格尼尔·德·格拉夫（1641—1673年）、发现了肾乳头管的意大利人洛伦佐·贝里尼（1643—1703年）。

中枢神经系统方面的研究有英国医生托马斯·威利斯（1621—1675年）的《脑的解剖》，威利斯被认为是神经解剖学的先驱，此书含有到那时为止对中枢神经系统最准确的描述。

医学其他领域相对上个世纪则没有显著的进步。外科就是这种情况，继续以实践为基础，但已经开始吸收新的解剖知识。帕多瓦大学的教授福尔图尼奥·利塞蒂（1577—1657年）著有《怪相之因》，展示了畸形案例及多种手术方法，尤其是整形和移植。

两种不太成功的潮流

17世纪出现了两种新的医学潮流，试图用物理（更具体地说

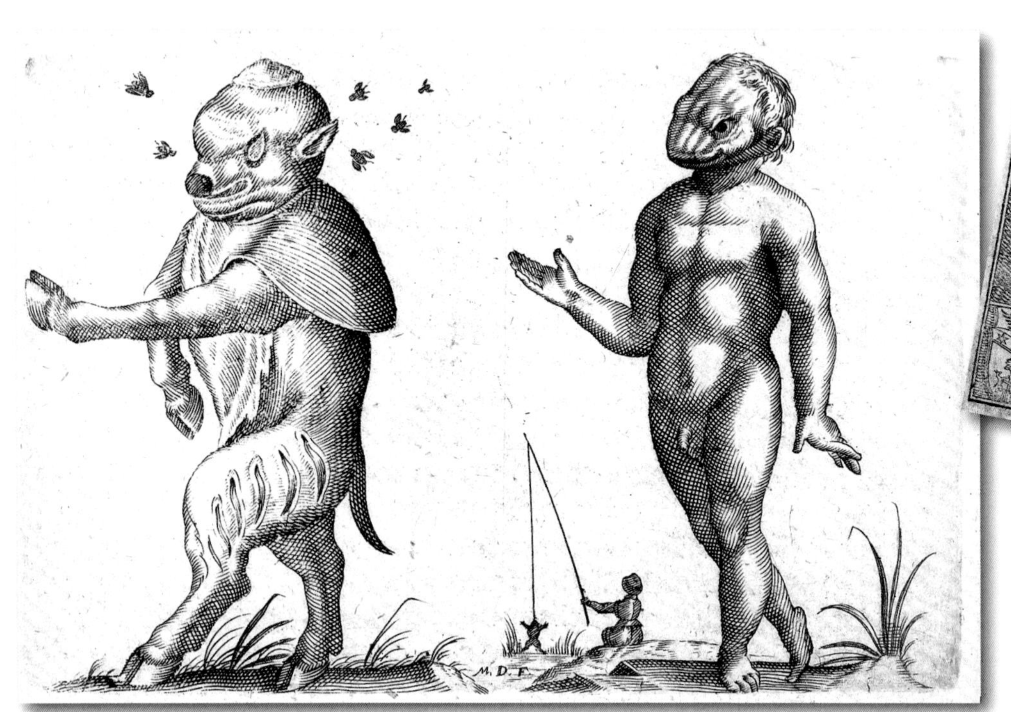

▲◀福尔图尼奥·利塞蒂是帕多瓦大学的教授，他在著作《怪相之因》中展示了许多奇特的先天畸形，既有人类的也有动物的。

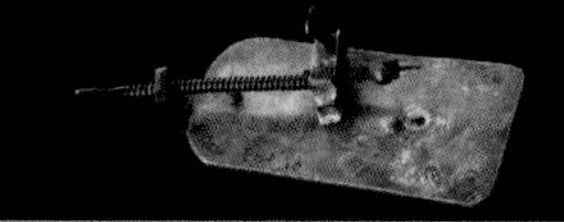

是力学）和化学来解释生理学、病理学尚存的诸多疑问，分别被称为物理医学和化学医学。两者都具有强烈的还原论色彩，但都不怎么成功，也没有对医学的进步做出大的贡献。

物理医学又称力学医学，盛行于欧洲南部，主要受到笛卡尔和伽利略的影响，代表人物有散克托留斯·散克托留斯和乔治·巴格利维。

化学医学则盛行于欧洲北部，可以说帕拉塞尔苏斯是其创立者或至少是推动者，他做了许多炼金术性质的研究。其他有名的化学医学者有扬·巴普蒂斯塔·范·海尔蒙特、弗朗西斯库斯·西尔维斯（又名弗朗茨·德·勒·博伊）。

散克托留斯和精密仪器

物理医学的首位代表人物是意大利医生散克托留斯（1561—1636年）。他是帕多瓦大学的教授，不仅是著名的临床医生（他在波兰宫廷当医生），也是天才的发明家，制作出许多临床及实验用具。据说体温计就是他发明

17世纪欧洲人疾病缠身

托马斯·西登哈姆之所以能系统性地描述许多疾病的进展，将病例做比较，并有后续描述，很大程度上是因为17世纪的欧洲疾病肆虐，他每天都要医治许多患同一种病的病人。1665年，黑死病仅在伦敦就夺去了10万人的生命；两年后，肺结核又造成3000人死亡，霍乱造成2000人死亡，麻疹造成1300人死亡。这还不包括年纪轻轻就去世的人，其实当时所谓的“老”也不是真的老，因为预期寿命只有42到45岁。

欧洲其他国家的情况也不容乐观。在意大利，1629年至1631年陆续爆发的黑死病导致伦巴第地区（米兰等地）和威尼托地区有大约28万人死亡。在西班牙的塞维利亚，1649年的黑死病爆发消灭了46%的人口。除了上文提到的1665年伦敦黑死病，1679年维也纳也遭到黑死病侵袭。

法国也未能逃过这种状况，冬天的严寒让许多体弱的肺病患者一命呜呼，夏天的炎热又让儿童多发肠炎。斑疹伤寒、麻疹、天花、水痘、痢疾等传染病和时不时爆发的黑死病夺去了很大一部分人的生命。

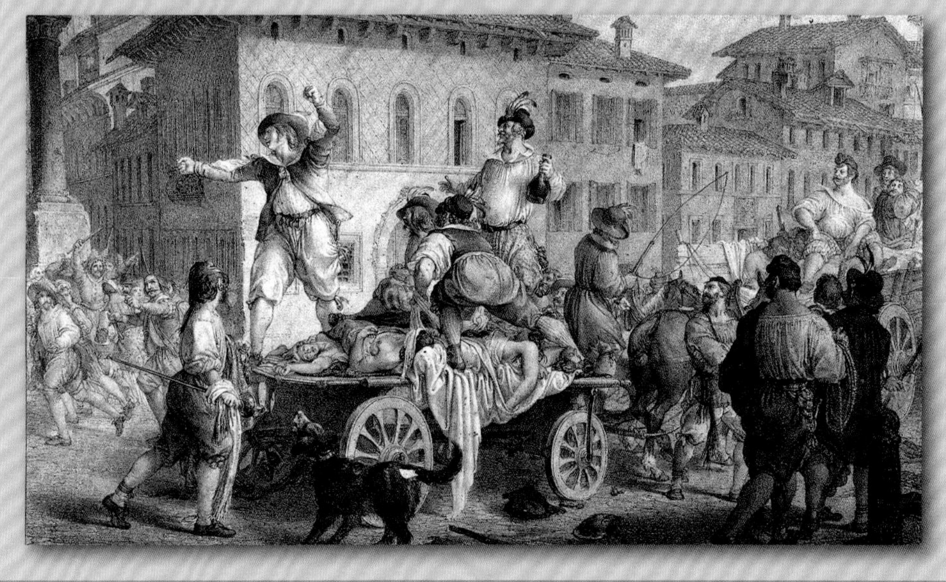

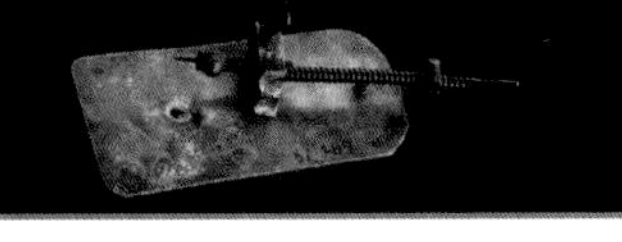

的，以伽利略发明的温度计为基础，两人长期通信。

他的其他有趣发明还包括脉搏计，要知道当时的时钟既没有分针也没有秒针，以前把脉都只看强弱，并不计数，由此可以理解脉搏计的重要。散克托留斯的脉搏计是一个摆，将摆长调整到摆动频率和脉搏完全对应，以摆长来代表心率。

他还发明了好几种担架、不下床便可洗澡的装置（第一个水床）以及一种秤，可称为“代谢秤”，能记录饮食和锻炼造成的体重变化。他在著作《静态医学》中宣布了这一发明，并利用它证明了盖伦的理论：呼吸不仅通过肺也通过皮肤进行。他还测出了这种“无感呼吸”的量。

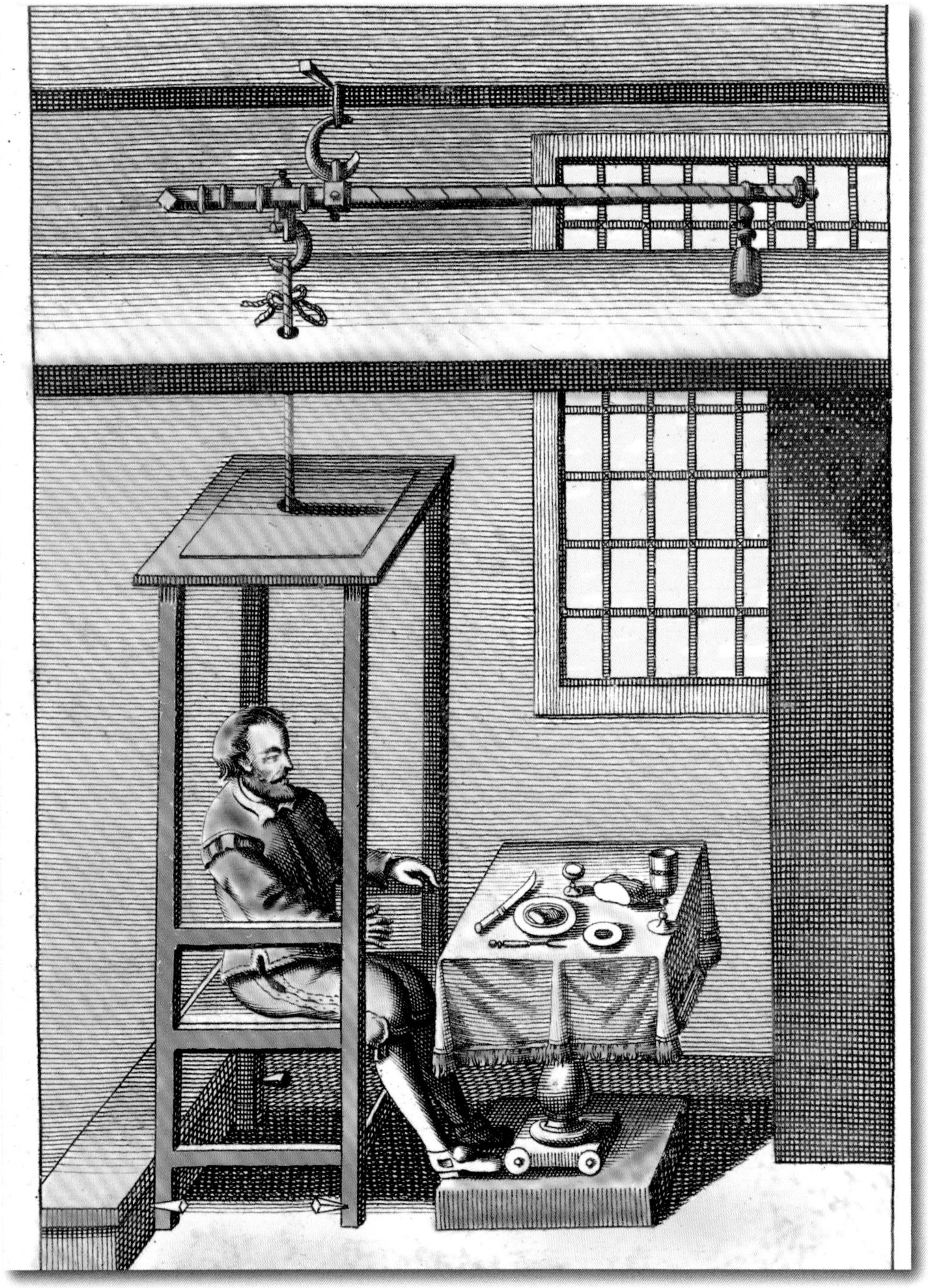

巴格利维和极端物理医学

比散克托留斯年轻得多的乔治·巴格利维（1668—1707年）可能是物理医学最著名的代表。他出生在达尔马提亚拉古萨的一个贫穷家庭，他家移居到阿普利亚的莱切时，他和弟弟被一位富有的医生收养，此医生姓巴格利维，于是他也将原姓阿尔美诺改为巴格利维。在那不勒斯完成学业之后，他遍游意大利，在帕多瓦、威尼斯、佛罗伦萨、博洛尼亚等地的医院里工作，后来又去了荷兰和英国。他曾给教皇意诺

◀版画，表现了散克托留斯和他著名的实验之一：测量饮食造成的体重变化。

增爵十二世、克莱孟十一世的御医马尔切洛·马尔皮吉当助手，还曾在罗马大学教授外科和解剖，后来又当了那里的理论医学教授。他加入了皇家学会、法国科学院以及文学界的阿卡迪亚学院。

巴格利维是极端的物理医学者，从力学的角度去考虑一切生理现象，将身体比作一个工具箱，牙齿就是剪刀，胃就是罐子，肠子就是管道，胸腔就是风箱。这些看似疯狂的类比并没有削弱巴格利维作为显微研究者的成就：他发现了平滑肌纤维、横纹肌纤维、包裹大脑的膜；也没有伤害他作为临床医生的声望。他将医学理论和医学实践清晰地区别开来：尽管在理论上和解释现象时应以物理医学为准，但在治疗病人时仍应依靠观察、经验和希波克拉底式疗法。

生理学家及炼金术士范·海尔蒙特

扬·巴普蒂斯塔·范·海尔蒙特（1577—1644年）出生于布鲁塞尔的一个贵族家庭，被认为是化学医学的首个代表。他在鲁汶求学，于1599年获得医学学位，不过他钻研了许多其他学科，一直以自己十分敬佩的另一位医生——帕拉塞尔苏斯为榜样。

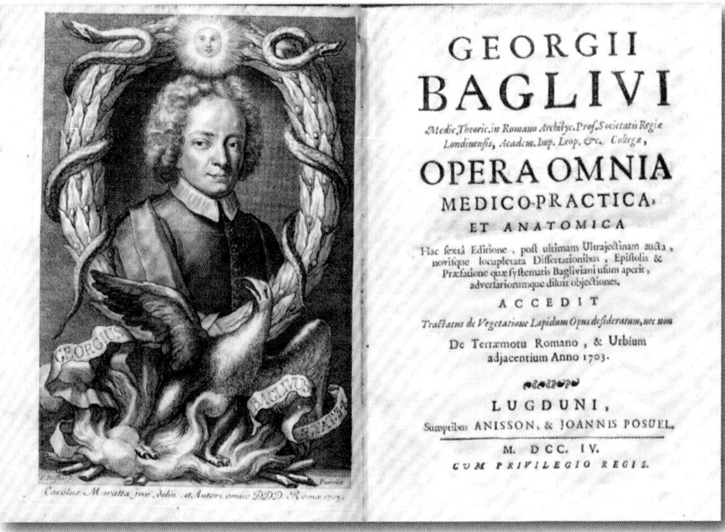

GEORGII
BAGLIVI
Medic.Theoric.in Romano Archilyc.Prof.Societatis Regiæ Londinensis, Academ.Imp.Leop. &c. Collegæ,
OPERA OMNIA
MEDICO-PRACTICA,
ET ANATOMICA
Hac sextâ Editione, post ultimam Ultrajectinam aucta, novisque locupletata Dissertationibus, Epistolis & Præfatione quæ systematis Bagliviani usum aperit, adversariorumque diluit objectiones.
ACCEDIT
Tractatus de Vegetatione Lapidum Opus desideratum, nec non
De Terræmotu Romano, & Urbium adjacentium Anno 1703.
LUGDUNI,
Sumptibus ANISSON, & JOANNIS POSUEL.
M. DCC. IV.
CUM PRIVILEGIO REGIS.

▲乔治·巴格利维是一位意大利解剖学家、科学家，物理医学的热忱支持者。他将人体形容为许多小机械的组合。

和帕拉塞尔苏斯一样，范·海尔蒙特也相信有“命元”，它需要发酵才能起作用，然后再与水组成一切躯体。根据他的理论，致病因素改变了“命元”，于是也改变了发酵过程，表现为淤积。淤积的类型不同，代谢表现也不同，引起不同的疾病。

西尔维斯和化学亲和性

弗朗茨·德·勒·博伊（1614—1672年），又名弗朗西斯库斯·西尔维斯，是一名德国医生及解剖学家，他引入了“化学亲和性”一词，用于人体内的各种电解质机制。

西尔维斯来自一个胡格诺派家庭，曾在德国、荷兰、巴黎求学，最终定居于莱顿，并在莱顿大学教授医学，后又被任命为莱顿大学的副校长。他坚信解剖的重要，大部分研究都在此领域，尤其是关于大脑。他发现了外侧沟，两个脑半球各一个，从底部往上，在下面分开颞叶和额叶，在上面分开额叶和顶叶。

尽管他是化学医学的坚定追随者，但他去除了范·海尔蒙特加入的神秘元素，比如“命元”，让化学医学更注重理性。西尔维斯依然认为机体最基本的过程是发酵，其终产物是酸和碱，维持酸碱平衡才能保持身体健康。

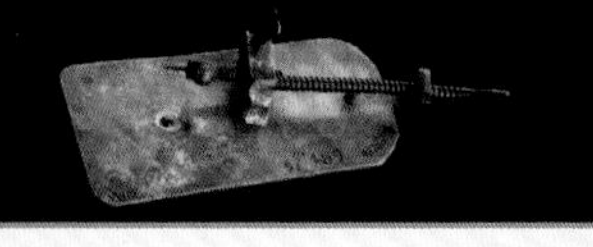

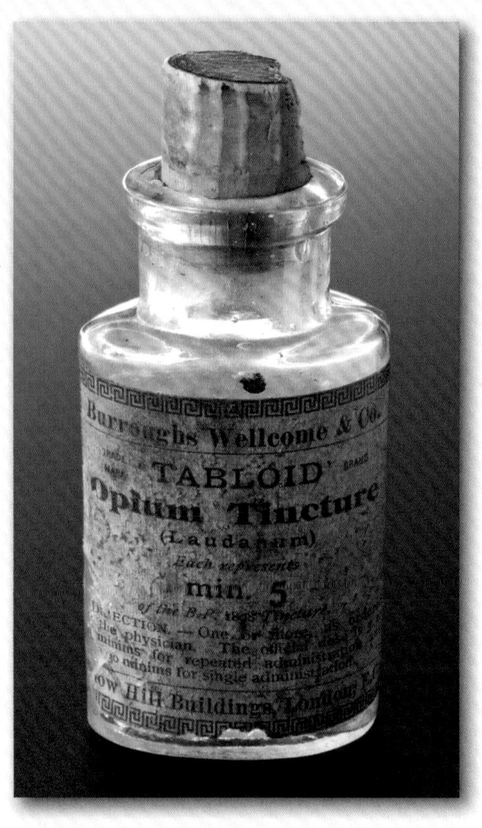

▲▼托马斯·西登哈姆实现了治疗上的显著进步，他系统地用奎宁治疗英国多发的疟疾，也配制出了西登哈姆鸦片酊。

疾病和病人

病理学是医学重要的方面之一，可以将其定义为研究症状、病因及疾病对机体影响的科学。在盖伦医学和传统医学中，病理学和医学的其他分支一样有猜测属性。尽管文艺复兴时病理学已开始放弃猜测而采用新兴的科学方法，但仍然有很长的路要走。

解剖学和生理学取得的进步尚未体现于临床，临床观察虽逐渐开始成为新病理学的基础，但观察得是主动的、系统的。17世纪下半期，托马斯·西登哈姆（1624—1689年）带来了最终的转变。

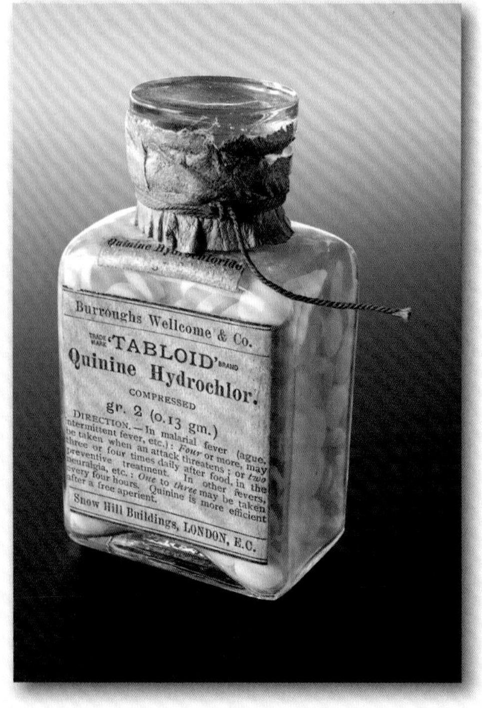

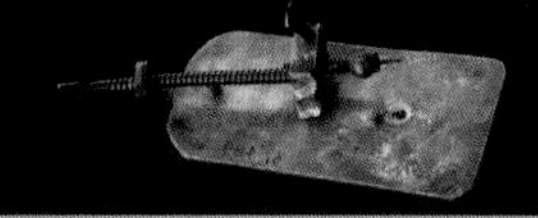

同时，作为这一转变的结果，给病人看病的方式也变了，不再只是询问有没有中什么邪、放血、催泻等疗法。

“上帝给予人类用来祛除病痛的良药中，没有比鸦片更普适、更管用的。如果我们把鸦片之外的所有药品都扔进大海，那对鱼来说是巨大的不幸，对人类来说是巨大的益处。”

——托马斯·西登哈姆，1680年

“英国的希波克拉底”

托马斯·西登哈姆经常被称为“英国的希波克拉底”，以体现他对临床的改变是多么重要。他创造了疾病的本体概念。

西登哈姆出生于英格兰的多塞特郡，其父亲是一个地主。他在牛津学医，但花了很长时间才取得学位，因为他参加了1642年到1649年查理一世和克伦威尔之间的英国内战，他加入了后者的军队。国王最终被推翻后，西登哈姆定居伦敦，开始在那里行医，但他知道自己的教育很不足，于是去到蒙彼利埃深造。37岁那年他回到伦敦，从此专心行医。

他做的不是大学者的工作，而是讲究实际的医生的工作，注重通过对症状的临床观察来彻底认识疾病，从疾病出现一直到它消失。他将所有的经验汇集于著作《医学观察》(1676年)，按他自己的说法，这本书旨在尽可能忠实地描述疾病。

◀托马斯·西登哈姆被认为是17世纪英国医学最重要的代表人物。他发现了西登哈姆氏小儿舞蹈症，在疗法方面也取得了重要的进步。

他以三项基本原则为指导：第一是病例要分类，就像动植物分类那样，为此要仔细观察病患，确定每种疾病的典型表现，即所有病患都有的表现；第二是要摒弃任何可能会影响观察的偏见，仅记录客观情况；第三是要区分疾病导致的症状和年龄、环境、所受治疗等个体情况产生的症状。

遵循这些原则，他详细描述了痛风（他自己就患有痛风）、天花、痢疾、麻疹、猩红热、梅毒、小儿舞蹈症（又称西登哈姆氏舞蹈症）。

西登哈姆65岁时在伦敦去世，其墓志铭很好地说明了他是谁——“永恒的高尚医生”。

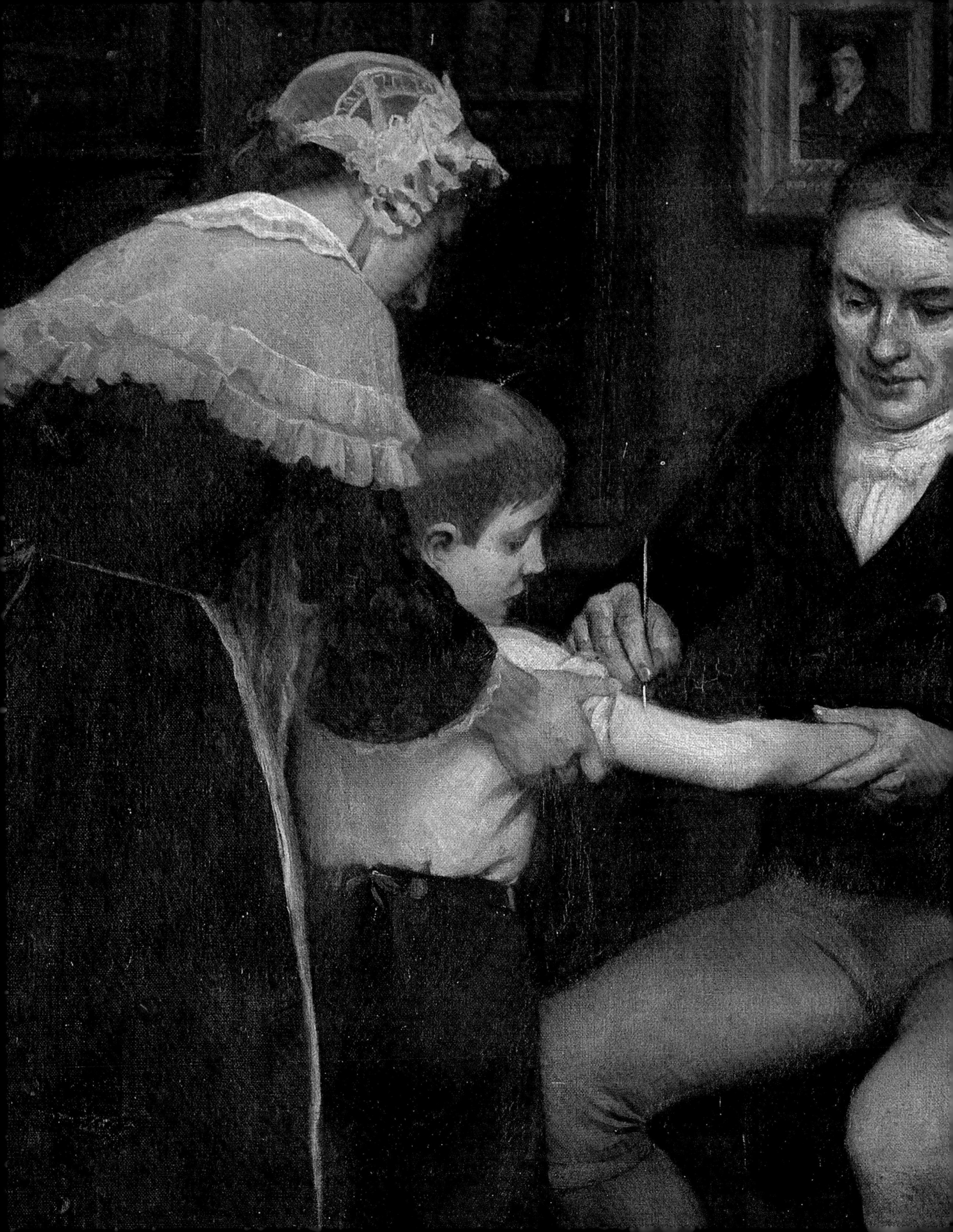

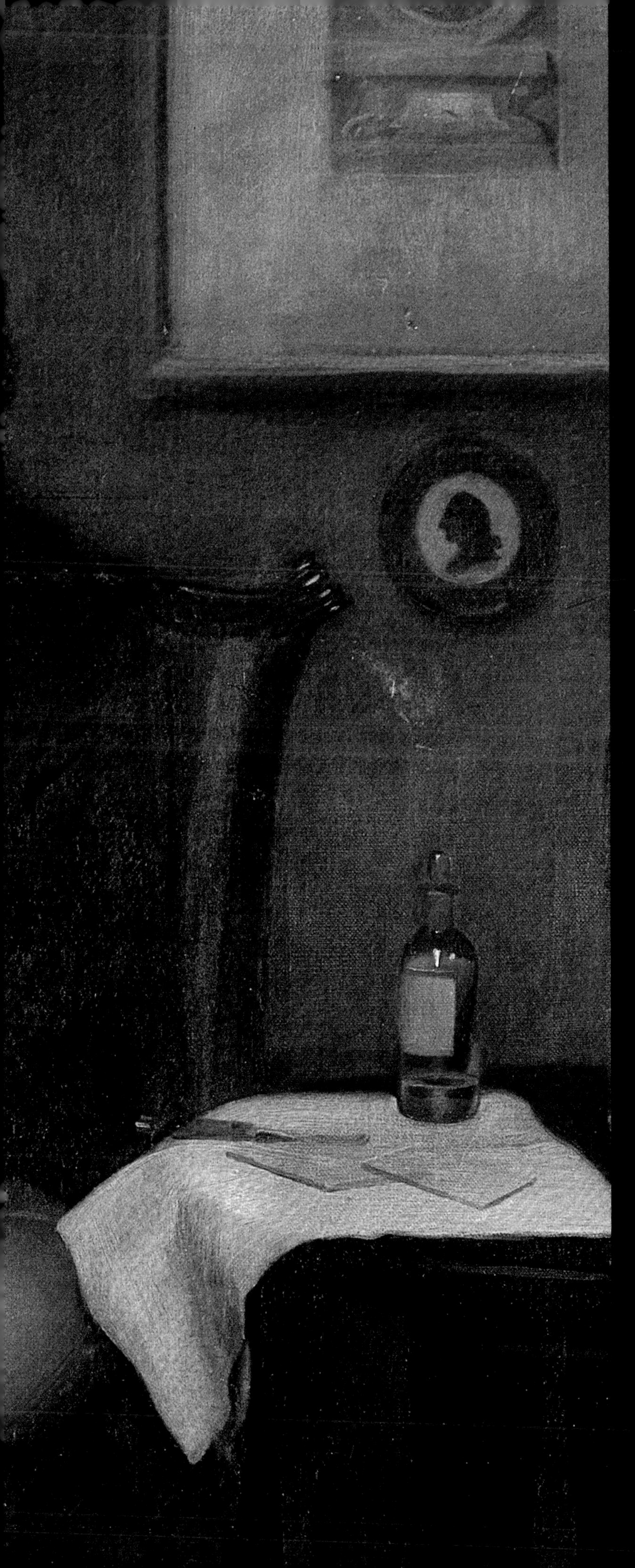

10

启蒙时代的医学

◀1796年，詹纳医生给一个孩子接种首支疫苗。
欧内斯特·博德作品。

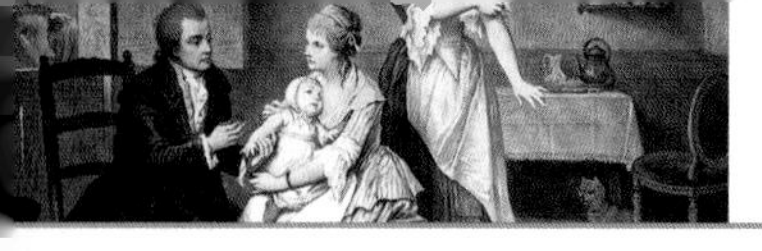

启蒙时代

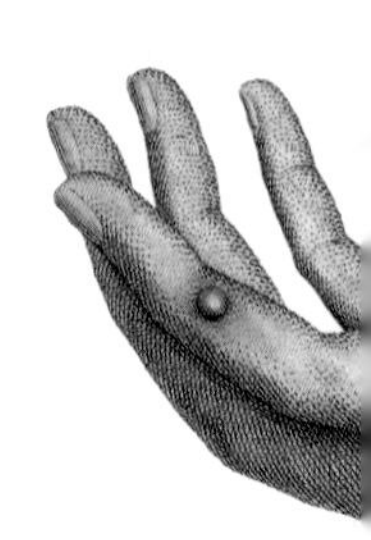

18世纪，一场人文主义的运动——启蒙运动在欧洲展开。通过理性去了解和掌握自然成了人类的根本任务，科学取得了重要的进步，但不是在理论上而是在实践上。在医学方面，最大的成就出现于18世纪下半期。

在科学上和在许多学科中一样，以世纪交替来做分隔往往都是人为的，巴洛克时期末的医学和启蒙时代初的医学便是如此。

活力论和格奥尔格·斯塔尔

如上文所说，重要的改变产生于18世纪下半期。在此之前，解释病因依然依靠上世纪出现的两个潮流：物理医学和化学医学。此外还出现了第三种：活力论，也是对那两大潮流的反思。

活力论有泛灵论的特征，认为有一种“灵”或者说生命力，既不属于物理也不属于化学，在医生治疗病人时起着治愈的作用。有趣的是，活力论重要的支持者之一正是德国著名化学家、医生格奥尔格·斯塔尔（1659—1734年），他是哈雷大学的医学系主任，也是普鲁士国王腓特烈·威廉一世的御医。

JOH. JOACHIMI BECCHERI, D.
SPIRENSIS GERMANI
Sacr. Cæs. Majest. Consil. & Med. Elect. Bav.
PHYSICA
SUBTERRANEA
PROFUNDAM SUBTERRANEORUM GENESIN,
E PRINCIPIIS HUCUSQUE IGNOTIS,
OSTENDENS,
OPUS SINE PARI,
PRIMUM HACTENUS ET PRINCEPS,
EDITIO NOVISSIMA.
PRÆFATIONE UTILI PRÆMISSA, INDICE LOCUPLETISSIMO ADORNATO, SENSUUMQUE ET RERUM DISTINCTIONIBUS,
LIBRO TERSIUS ET CURATIUS EDENDO,
OPERAM NAVAVIT
ET
SPECIMEN BECCHERIANUM,
FUNDAMENTORUM DOCUMENTORUM,
EXPERIMENTORUM,
SUBJUNXIT
GEORG. ERNESTUS STAHL, D.
PROF. PUBL. ORDIN. HALL.
LIPSIÆ,
EX OFFICINA WEIDMANNIANA,
ANNO MDCC XXXIIX.

▲尽管18世纪被认为是“理性的世纪”，但仍有神秘主义思想在继续，比如约翰·约阿希姆·贝歇尔在其著作《地下物理》（1669年）中提出的。

社会医学

医学在18世纪重要的成就之一是公共卫生的进步。“社会医学”的概念在世纪末逐渐被重视，疾病的预防是重中之重。希波克拉底医学认为气候是首要致病因素，这种观点让位于另一种看法：不良卫生条件才是首要因素。鉴于此，城市的给排水系统得到改善，医院和监狱的卫生条件也得到了提高。

法国似乎是率先走出这一步的国家。1656年，法国国王路易十四下令取消充满各种惨状的中世纪麻风病院，着力建设医院系统。当然，这些最初的医院并没有必要的条件，但也是18世纪、

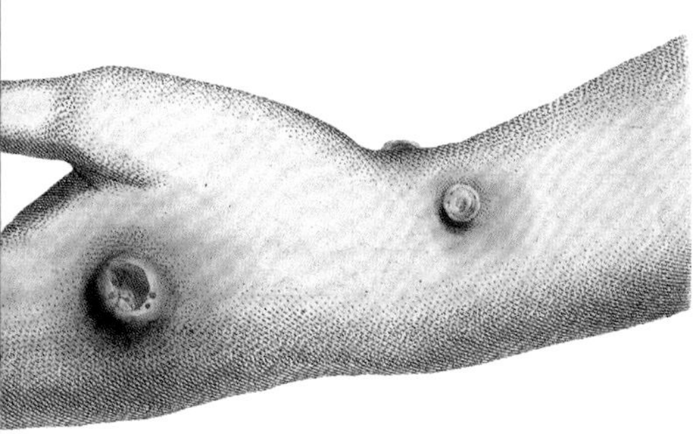

▲▶18世纪重大的进步之一是发明疫苗，尤其是天花疫苗。1796年，爱德华·詹纳（右）以感染牛痘的挤奶工手上的脓疱做样本来试验，给一个8岁的孩子接种，让他患上程度非常轻微的病。

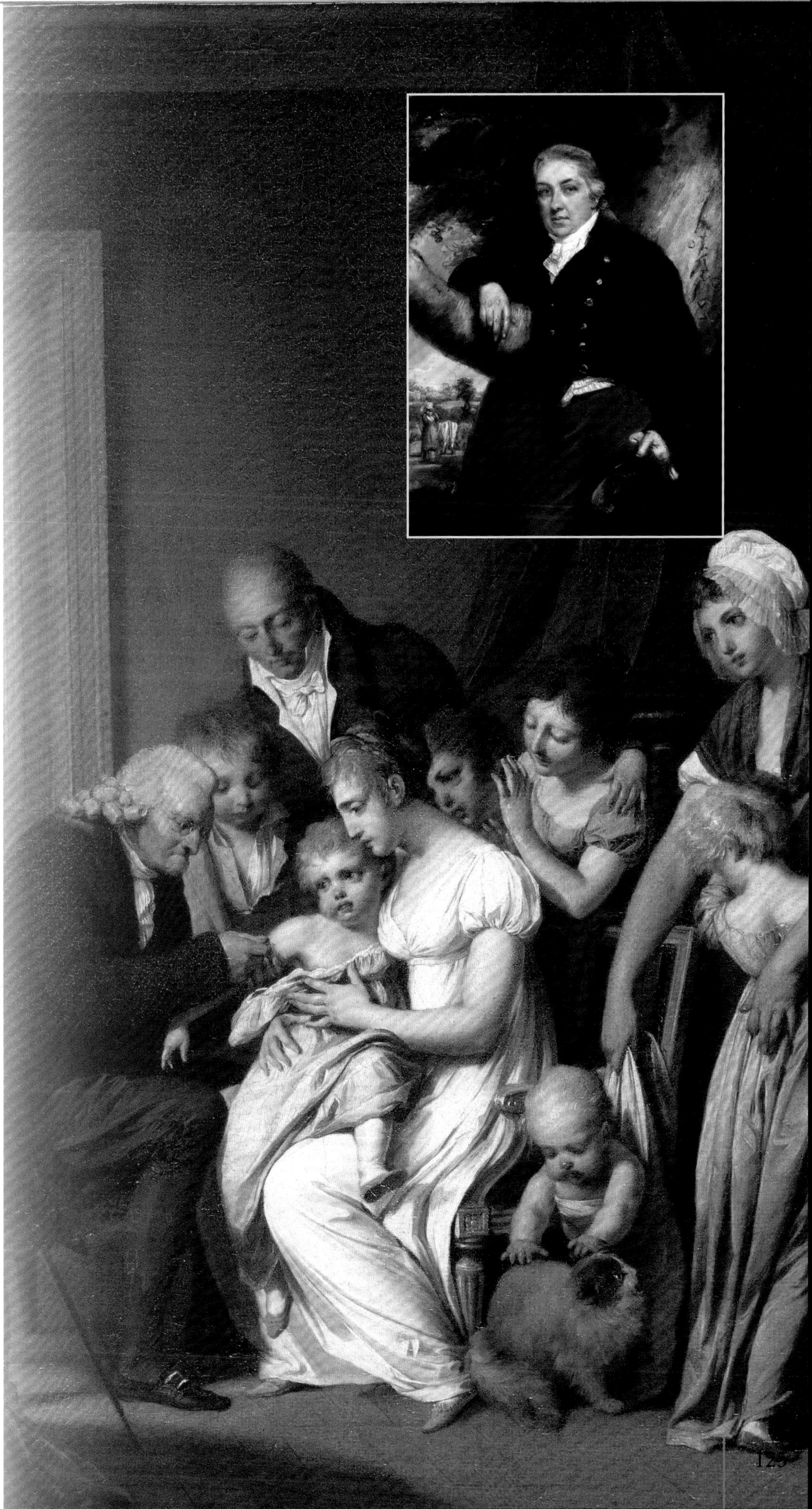

19世纪明显改善的第一步。

奥地利在公共卫生的发展中也起到了重要的作用。传播公共卫生新概念的主要先驱之一正是奥地利医生约翰·彼得·弗兰克（1745—1821年），他著有九卷本《全面医疗政策体系》，这是关于公共卫生的第一本著作。在此书中，弗兰克提出了自己的公共卫生理论，认为要消除社会中各种悲惨状况，因为这是许多疾病的原因。在这方面，执政者应担负起改善人们生活条件的责任。

预防医学的重大进步：疫苗

随着社会医学、公共卫生等概念的出现，预防传染病也成为一种必要。其有力的武器之一便

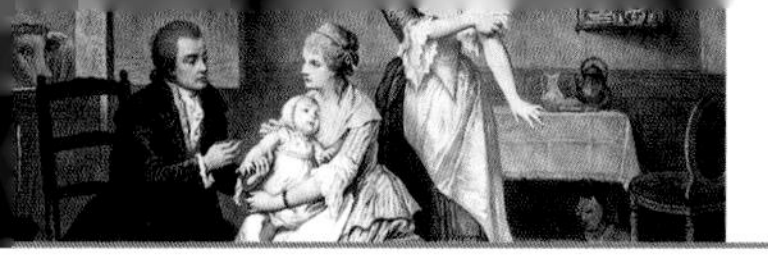

是疫苗，也就是接种减毒或灭活的致病原，引起人体的防御机制。第一种疫苗是针对天花的。

印度医学和中国医学似乎在几百年前就已经有预防天花的措施，方法是让健康的孩子吸入天花结痂磨成的干粉。土耳其和小亚细亚也使用类似的方法，用针蘸取良性天花脓疱的物质，然后刮擦健康者的皮肤。

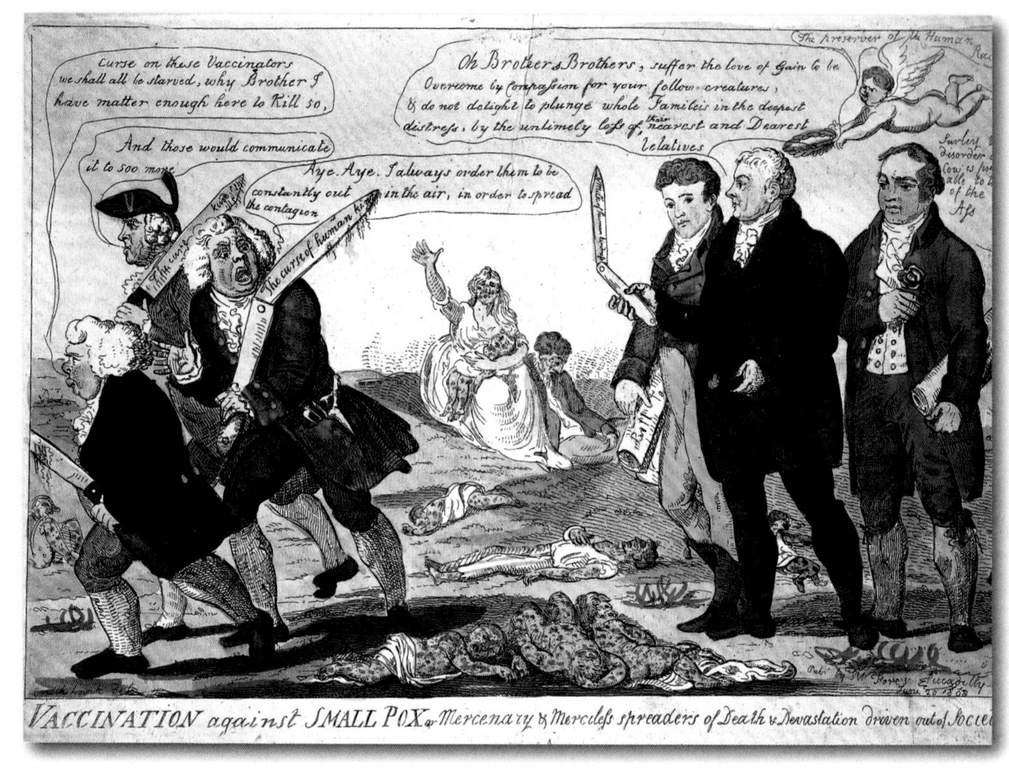

▲许多讽刺疫苗接种的漫画之一。

两位在君士坦丁堡和士麦那工作的古希腊医生通过给伦敦皇家学会的书信在18世纪初将这些做法传到了欧洲，但真正让其为人所知的是英国驻君士坦丁堡大使的夫人玛丽·蒙塔古。她住在君士坦丁堡时就让自己6岁的儿子接受了人痘接种，1719年回到伦敦时又向贵族朋友们宣扬其好处，尽管他们并不十分相信。结果两年后伦敦爆发天花，玛丽夫人说服其医生给3岁的女儿进行人痘接种。王室御医汉斯·斯隆听闻这一消息，便来询问怎么做，并请求在六个死刑犯身上试验。得到允许后，他于1721年进行了试验，取得了非常好的效果，死刑犯都活了下来，只出了一些小脓疱。然后他又在五个孤儿身上做了试验，结果还是一样成功。报纸报道了这一消息，于是许多之前不相信的贵族都要求给自己的孩子接种，就连后来的英国国王乔治二世（那时还是威尔士亲王）及其夫人卡罗琳都让自己的两个女儿接受了人痘接种。

▼玛丽·蒙塔古夫人的肖像，她回到英国时从土耳其带回了人痘接种预防天花的方法。

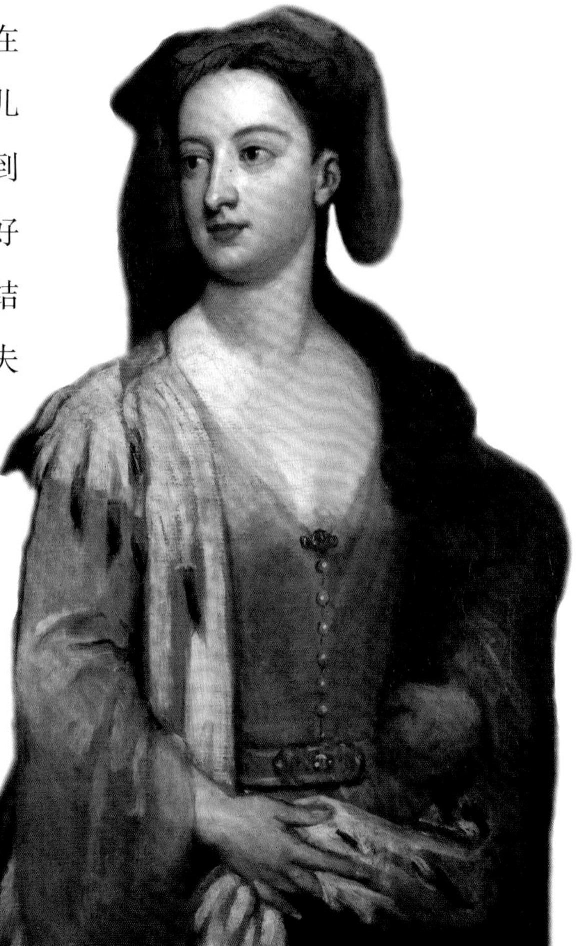

尽管人痘接种如此成功，但要到18世纪末，准确地说是

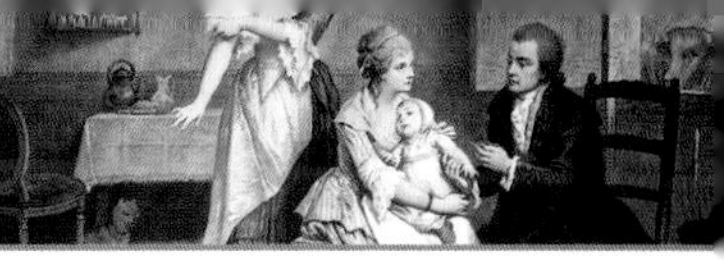

1798年，英国医生爱德华·詹纳（1749—1823年）才制作出第一支天花疫苗。詹纳是一名乡村医生，他发现如果牛患有牛痘（牛身上的良性疾病），那给这些牛挤奶的女工手上就会出现类似天花的脓疱，但她们并不会得天花。在外科名医约翰·亨特的鼓励下，他研究了这一现象，为了检验结果还给一个健康的男孩詹姆斯·菲普斯接种了挤奶工的脓疱液。男孩自然发展出和挤奶工一样的病，也就是一种非常轻微的天花。几周之后，他又给孩子接种了天花患者的脓疱液，孩子没有发病。

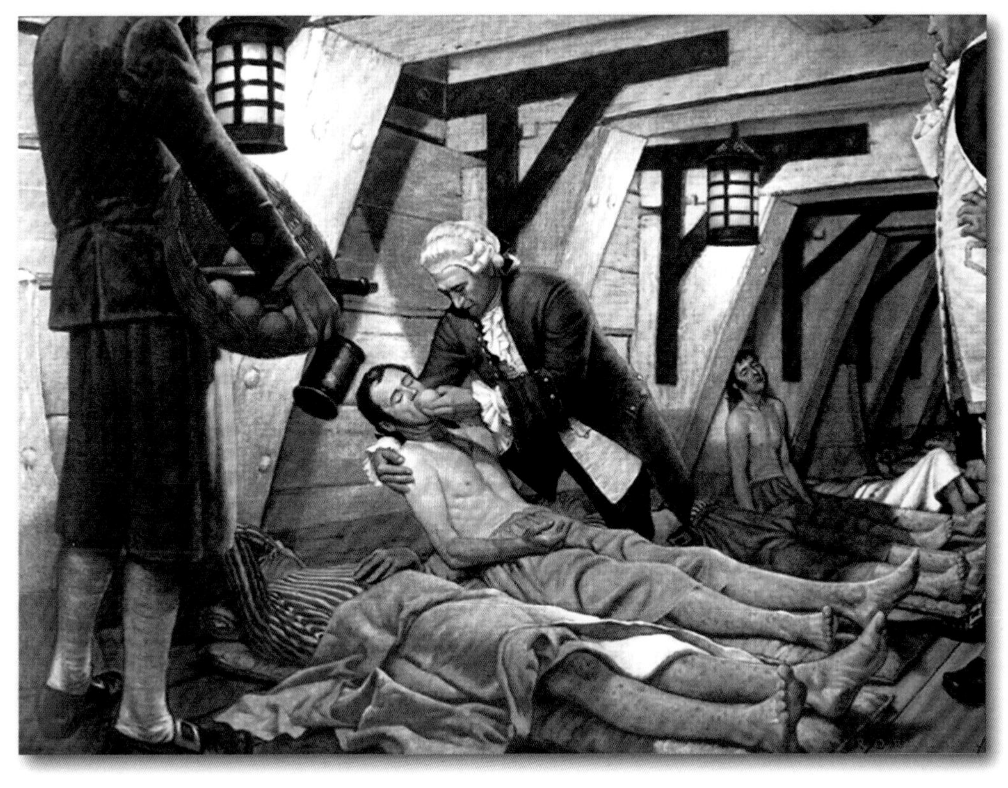

▲1747年5月，林德在索尔兹伯里号上有机会观察了许多坏血病患者。他给他们服用不同的东西，发现用柑橘汁治疗的病人恢复得很快。

> 由于疫苗接种的推广，1980年世界卫生组织正式宣布消灭了在历史上曾夺去几百万人生命的天花。

受到良好结果的激励，詹纳又在其他人身上重复了这一做法，并将其命名为“种牛痘”。村里的人都认为他疯了，不愿接种，觉得这样做会让他们长出牛的器官。但詹纳发表了自己的研究，这种方法的效果也在全欧洲获得承认。1805年，拿破仑下令给所有的士兵接种。1803年，西班牙王室组织了皇家疫苗慈善特派团，由医生弗朗西斯科·哈维尔·德·巴尔米斯带领，多年到过世界许多地方，包括美洲、菲律宾、中国等地。

同样走在预防之路上的林德

在预防疾病的斗争中，另一些人也做出了很重要的贡献，苏格兰人詹姆斯·林德（1716—1794年）便是其中之一。他在英国皇家海军当医生一直当到1748年，两年前他随军航行通常要走10到11个星期，发现海员深受坏血病困扰，一次航行出发时有350名船员，回来时却只有80人，这数字令人触目惊心。

为了找到治疗方法，林德将船员分成几组，每组给予不同的饮食：醋、坚果、海水、柑橘。

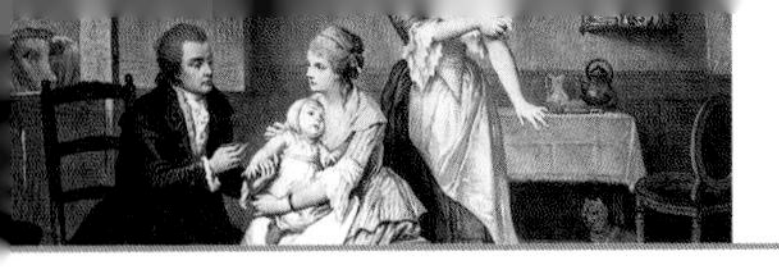

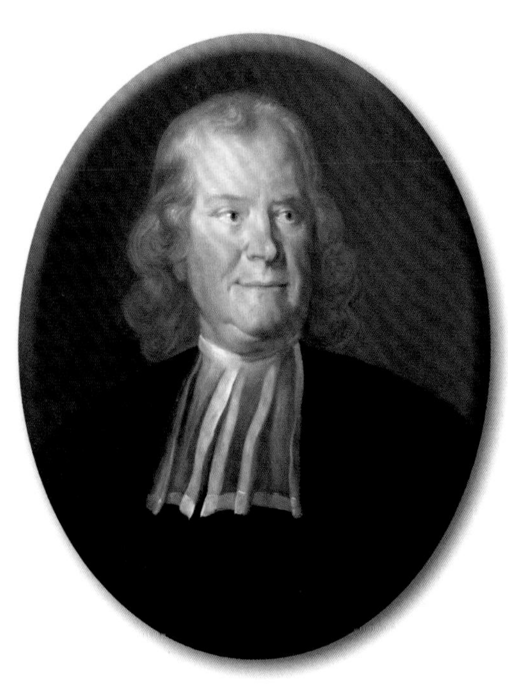

▲赫尔曼·布尔哈夫对医学的贡献汇集于两部并不太长的著作:《医学原理》和《诊断及治疗精要》。在对疾病的描述中，他开创了沿用至今的病史记录法。

很快他就发现食用橙子和柠檬的船员能迅速从坏血病中恢复，于是推测包含水果和新鲜蔬菜的饮食能解决问题，尽管那时还不认识它们富含的维生素C。他将这一消息告诉了库克船长，请求他在航行世界各大洋时为水手们准备这样的食物。

林德的建议，不管是针对船员的饮食，还是针对个人和船只的卫生，许多年都没有被英国皇家海军采纳，直到19世纪初才开始产生效果。

赫尔曼·布尔哈夫推崇西登哈姆

17世纪的临床以托马斯·西登哈姆为代表，而18世纪在临床方面最重要的人物是荷兰人赫尔曼·布尔哈夫（1668—1738年）。他是一名医生、植物学家，也是莱顿大学的教授。他被载入科学史并不是因为他不多的发现，而是因为他对科学观的影响。他尝试将古典方法和新理论结合起来。另外他也是一位出色的临床医生和老师。他的著作《医学原理》（1708年）和《诊断及治疗精要》（1709年）传遍欧洲，广受欢迎。也是他将西登哈姆的新理念介绍给世界，西登哈姆认为对待病人的方式很重要，有助于找到正确的疗法。布尔哈夫甚至据此在病人床边教授自己的课，他获得了很高的声望，被誉为“全欧之师”。

他最得意的弟子是杰拉德·范·斯威顿（1700—1772年）。范·斯威顿是天主教徒，因此不能继承老师在莱顿大学的教职。他不得不移居维也纳，在那里成为玛丽亚·特蕾西娅女皇的御医。奥地利采用新的卫生体系也是因为他。他还改变了大学医学教育，依照莱顿大学模式，注重实验和临床观察，最终使得著名的维也纳医学院诞生。

冯·奥恩布鲁格和叩诊法

杰拉德·范·斯威顿有名的弟子之一是利奥波德·冯·奥恩布鲁格（1722—1809年），以叩诊法

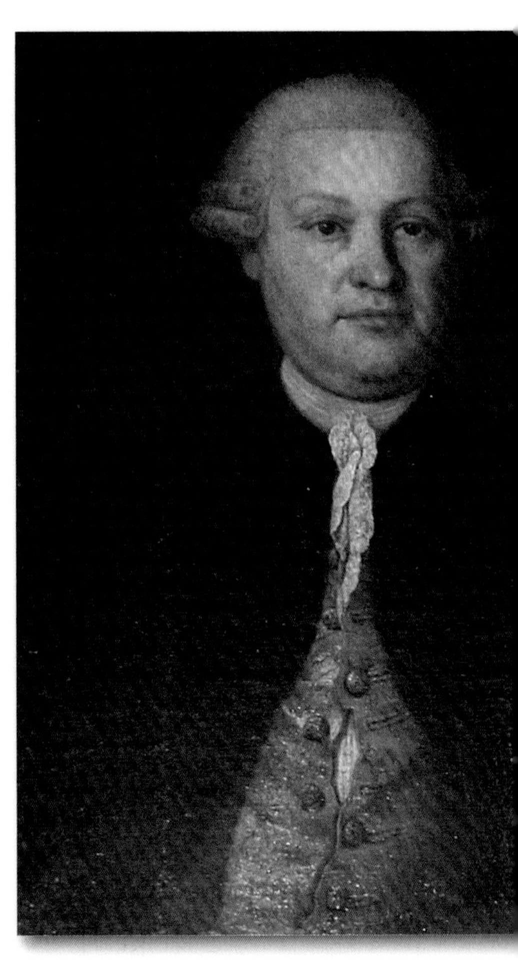

▶利奥波德·冯·奥恩布鲁格和妻子在一起的肖像，他展示着一本著作。

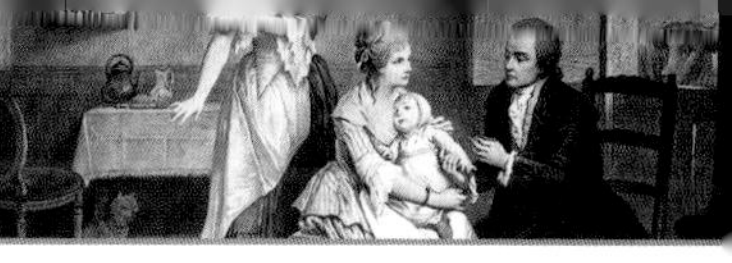

判断腹水（腹膜内积液）而闻名，尽管他并不是叩诊法的发明者，因为今天我们知道他的老师已经在用叩诊法了。奥恩布鲁格是制桶匠的儿子，他从父亲那里学会了通过敲击判断桶里的水位，并认为这也能运用到医学上。1760年，他在著作《叩击胸腔以发现胸腔内隐藏疾病的新发明》中阐述了这一方法。他在其中描述了叩击正常胸腔时听到的声音和肺部或心包有积液时的声音。

真的有吸血鬼吗?

医学史上有许多逸闻趣事，其中之一与杰拉德·范·斯威顿有关。1755年，身为玛丽亚·特蕾西娅御医的他受命调查帝国东部是否真的有吸血鬼，因为有越来越吓人的传闻说吸血鬼攻击人类。范·斯威顿查明这一切都是迷信，并给出了科学证据以支持自己的观点。调查的结果是玛丽亚·特蕾西娅女皇禁止了某些常见的做法，比如侮辱“可疑”坟墓、悬挂尸体、焚烧尸体、砍去尸体的头部。在某些时候，也仅在某些时候，科学比一串大蒜更让人信服。

▶吸血鬼的传说起源于嗜血的弗拉德三世，又称“惨白弗拉德”。他是1456至1462年罗马尼亚瓦拉几亚的大公。

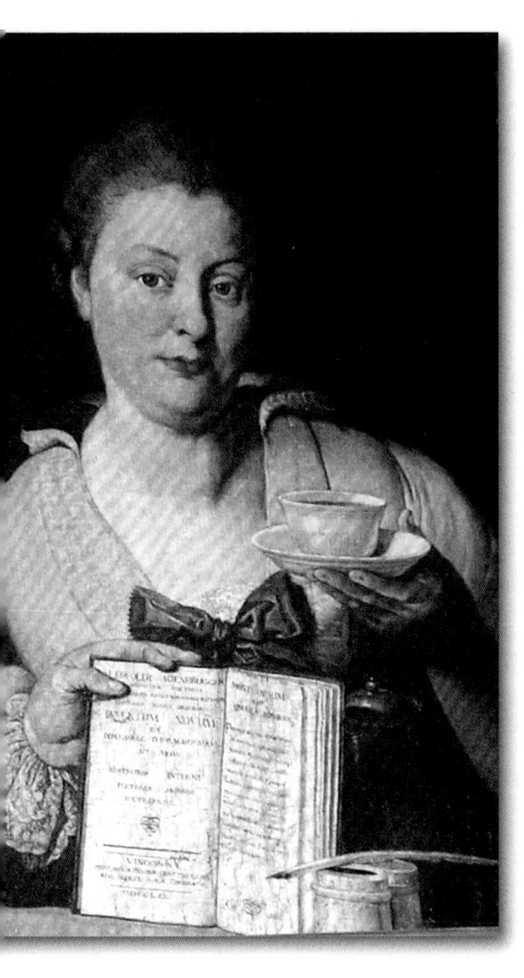

尽管此书首版两年后又再版，但他的同僚对叩击法不太感兴趣，这种技法也就逐渐被淡忘了，直到18世纪末法国心脏科医生、拿破仑的御医让-尼古拉·科维萨尔（1755—1821年）又重新提起，认为很重要，并出版了冯·奥恩布鲁格著作的法译本。从那时起，也许是因为科维萨尔的声望，叩击法在法国成为一种常规诊断方法。

外科和内科并肩而行

18世纪，外科终于迈出了成为大学学科的最后一步，与内科并肩而行。上文已经说过西班牙和意大利在这方面较先进，因为文艺复兴时期它们的某些大学就已经开设了外科，而到了18世纪，这一趋势扩展到了整个欧洲。改变始于法国，1731年路易十五在巴黎设立了皇家外科学院，由让-路易·珀蒂领导。仅仅十年后，

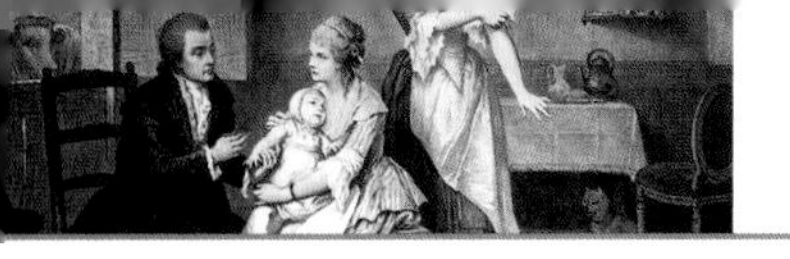

此学院的教学就达到了和内科学院同样的高度，成为外科医生也要经过深入的学习，于是外科医生就获得了和内科医生一样的社会认可和尊重。

其他国家也模仿了法国模式。在英国，伦敦皇家外科医师学会在18世纪末获得了和法国皇家医学科学院同样的声望。西班牙也一样，除了早已开设大学专业，还在加的斯成立了皇家外科学院，为海军培养外科医生，不久马德里和巴塞罗那也成立了类似的机构。这些改变的结果就是外科和内科最终融合在一起，尽管这要到下世纪才会发生。

内外科在培养上对等并不是启蒙时代带来的唯一进步，外科手术形式的变化也同样重要。在此之前手术在很大程度上都是碰运气。解剖学的发现确实有帮助，但直到18世纪外科才真正有了基础坚实的技术。这一转变对现代外科学来说是至关重要的，而当时的外科医生使之成为可能，他们按照手术需要发展了解剖知识。这种解剖学将手术的所有步骤体系化，被称为外科解剖学或局部解剖学。

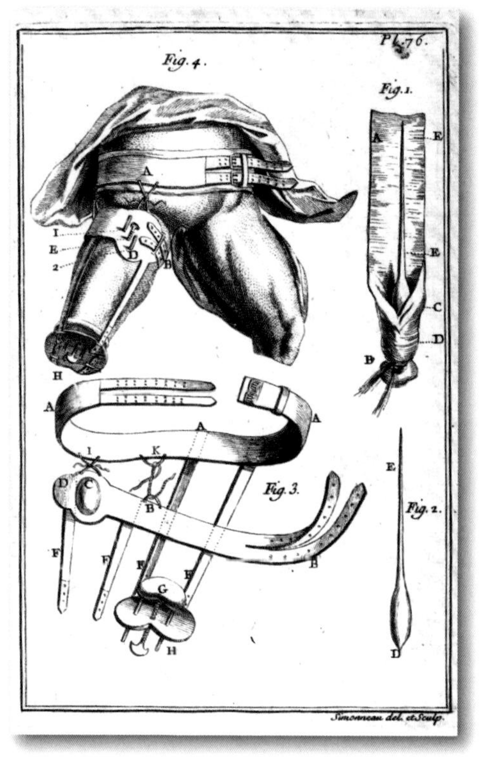

▼▲让-路易·珀蒂1774年所著《论外科疾病及适合的手术》中的插图。

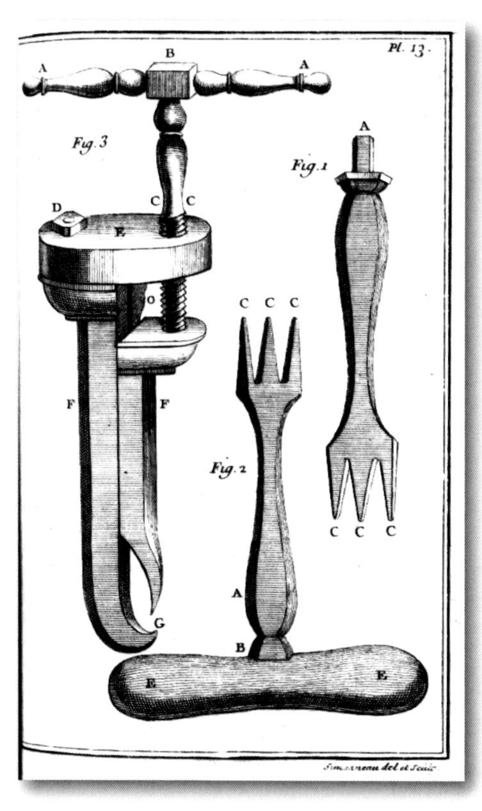

外科解剖学的领军人物

外科解剖学的进步得益于一些著名的外科医生，如上文提到的让-路易·珀蒂，还有法国的皮埃尔-约瑟夫·德索、英国的珀西瓦·波特、西班牙的安东尼奥·金伯纳特、意大利的安东尼奥·斯卡帕等。

> 1775年，波特发现烟囱清洁工之中睾丸癌发病率高与接触煤烟有关。这不仅第一次描述了环境致癌物，也是对职业病的早期提及之一。

让-路易·珀蒂（1674—1750年）是路易十五在巴黎设立的皇家外科学院的第一任院长，也是率先转变解剖学重点的医生之一。他作为外科医生的能力很快让他声名鹊起，他的经验反映在一部关于外科手术的著作中，

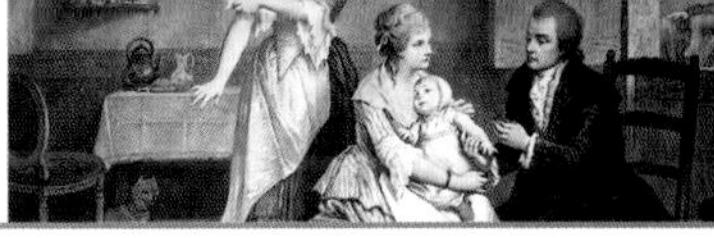

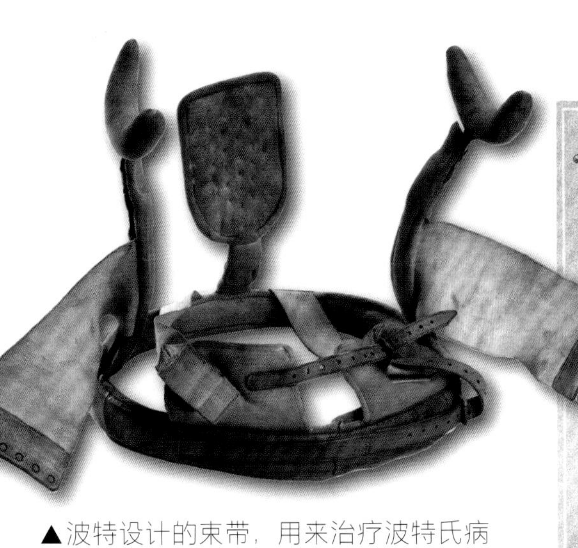

▲波特设计的束带，用来治疗波特氏病导致的脊柱侧弯。

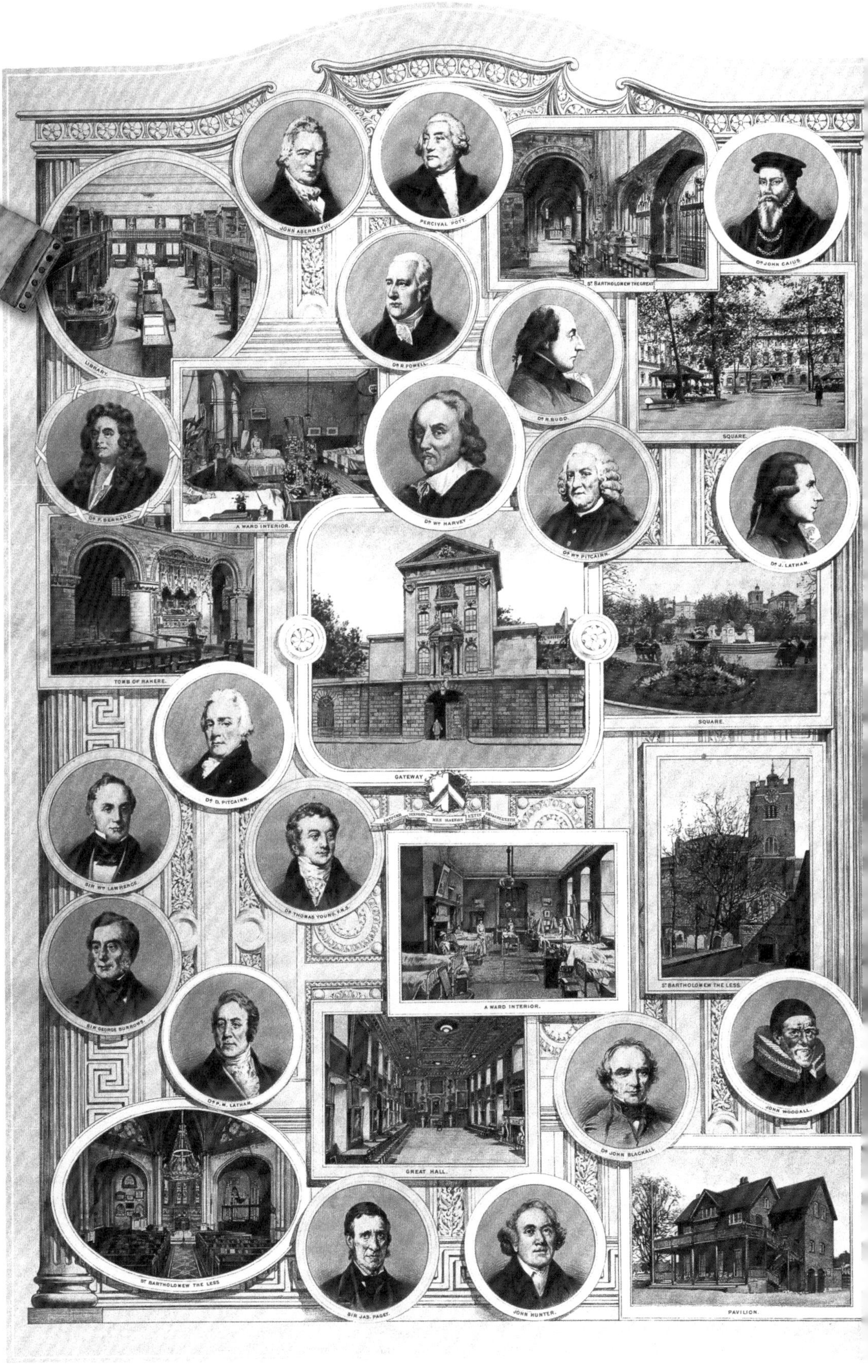

▶表现伦敦圣巴多罗买医院医生队伍及实景的版画，最上方是珀西瓦·波特。

这本书他写了十二年，在他死后由弗朗索瓦·多米尼克·莱斯内补充并出版。

皮埃尔-约瑟夫·德索（1744—1795年）原本是理发师外科出身，但后来师从当时的外科名医，直到自己也成为18世纪末法国颇有声望的外科医生之一。他在外科领域有很多创新，作为外科解剖学的老师也备受尊敬。

珀西瓦·波特（1714—1788年）在外科领域最重要的成就是在骨科方向，他被认为是这一专科的创始人，这一科主要治疗畸

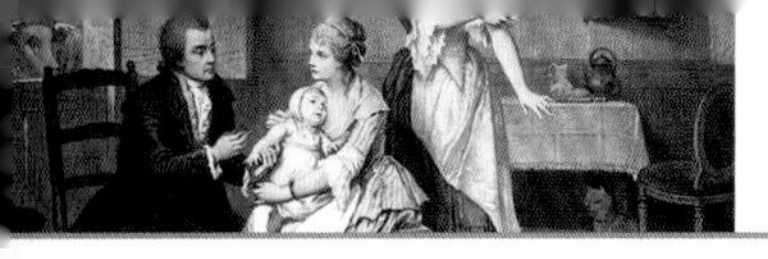

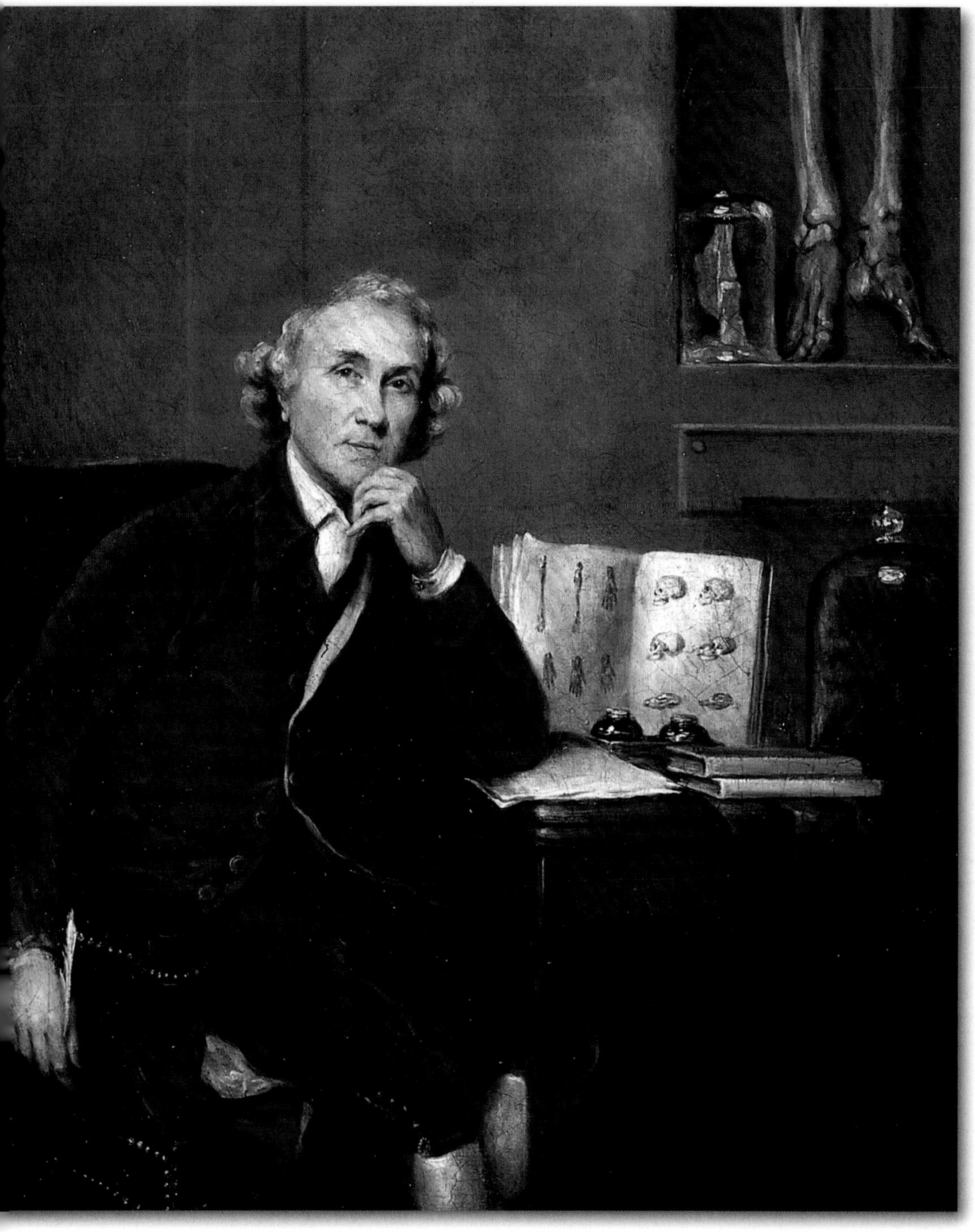

◀约翰·亨特是18世纪著名的外科医生之一，也是那个时代突出的比较解剖学学者之一。在将外科转变为科学的斗争中，他是一座堡垒。

形和肌肉骨骼的外伤。他还描述了结核病造成的椎骨病变（波特氏病），也是第一个将长期接触有害环境与癌症联系起来的人。

安东尼奥·金伯纳特（1734—1816年）作为外科医生的成就是全面研究了腹股沟区域的解剖，并找到了治疗股疝的手术方法。这在西班牙之外也广为接受，他解释解剖结构及手术方法的著作被翻译成了英语、德语、法语。他还研究了角膜溃疡，建议以眼药水治疗，这在后来会取代传统的手术治疗。

最后，意大利著名的外科解剖学代表人物之一安东尼奥·斯卡帕（1752—1832年）。他是莫德纳大学的解剖及外科教授、帕维亚大学的解剖学教授、伦敦皇家学会成员、瑞典皇家科学院成员。他对腹股沟区域、大腿、脑部神经的研究扩展了对这些部位解剖结构的认知，以用于手术。

约翰·亨特和他的同时代人一样是一位注重实践的外科医生，但同时也是一位科学家。他对经验主义的热情很好地体现于他给詹纳的一封信，他在其中写道：“为什么要思考？为什么不实验一下？”

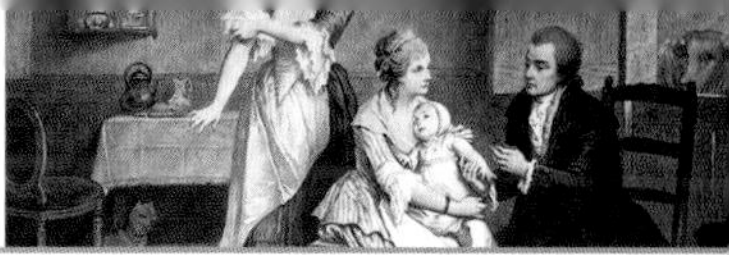

约翰·亨特和外科病理学

解剖学从随意发展到以手术为导向，病理学也经历了类似的过程。18世纪的外科医生们发展了新的外科病理学，但也没有放弃西登哈姆以临床观察和致病原描述为重点的前提。有一位外科医生在外科病理学方面做得更多，以生物实验和研究为基础，他就是约翰·亨特（1728—1793年）。

亨特出生于苏格兰，是十个兄弟姐妹中最小的一个，十个孩子中七个都夭折了，再加上约翰出生时他的父亲已经年迈，母亲又对他过度溺爱，逃学也不管，导致他最后被学校开除。20岁又没受过多少教育的他似乎只能去入伍当兵，但在此之前他决定试试另一条路：给自己的哥哥威廉·亨特当助手。威廉毕业于牛津，是

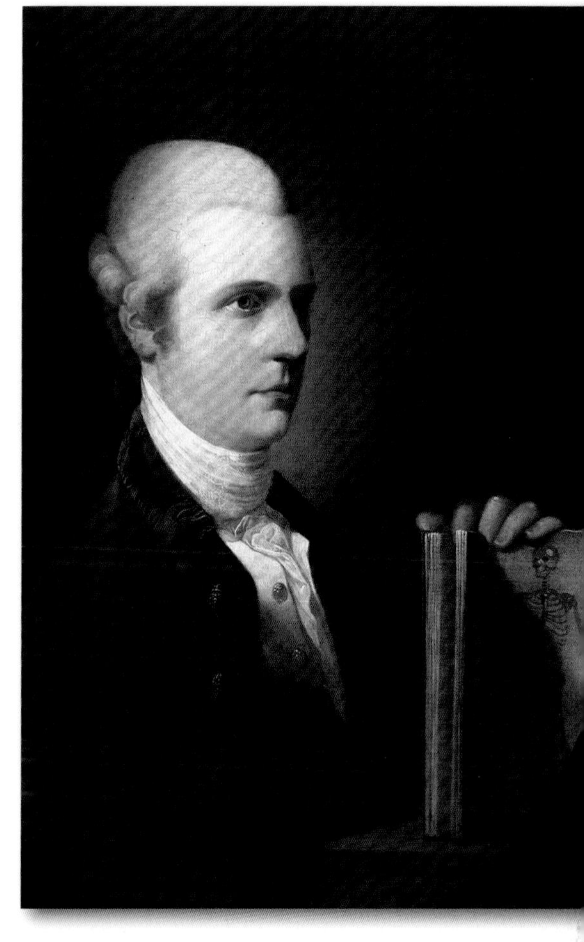

▼▲约翰·亨特的哥哥威廉在伦敦的圣乔治医院学习解剖，并成为产科医生。下图是其著作之一的插图。

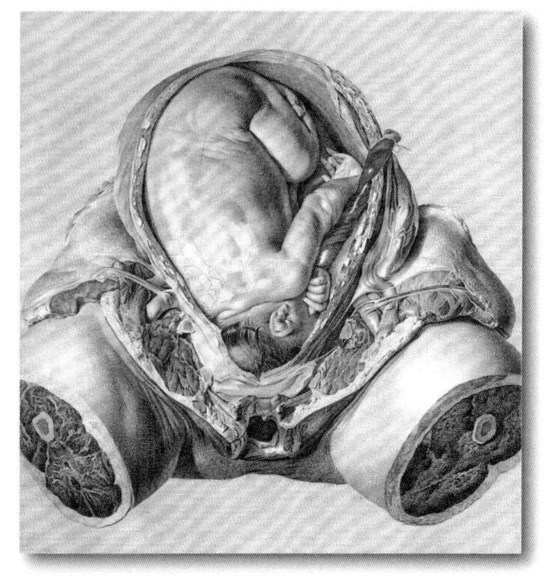

人人都会犯错

亨特作为彻底的经验主义者，认为实验的结果不容置疑，应被奉为圭臬。这种思想让他犯了一个错误，而且这个错误在医学史上持续了半个世纪。那时人们已经知道某些性病会导致皮肤溃疡，一般有两种：梅毒的硬下疳和淋病的软下疳，问题是两种是不是由同一种疾病导致的，换句话说，梅毒和淋病是不是同一种病。约翰·亨特对此很有兴趣，决定研究清楚。他给自己接种了淋病患者的脓液，结果他出现了梅毒的病变表现，由此得出两者其实是同一种病。但他错了，他不知道的是实验中的病人不仅患有淋病，也患有梅毒。如果他没有盲目相信单一实验的结果，其实能够发现。

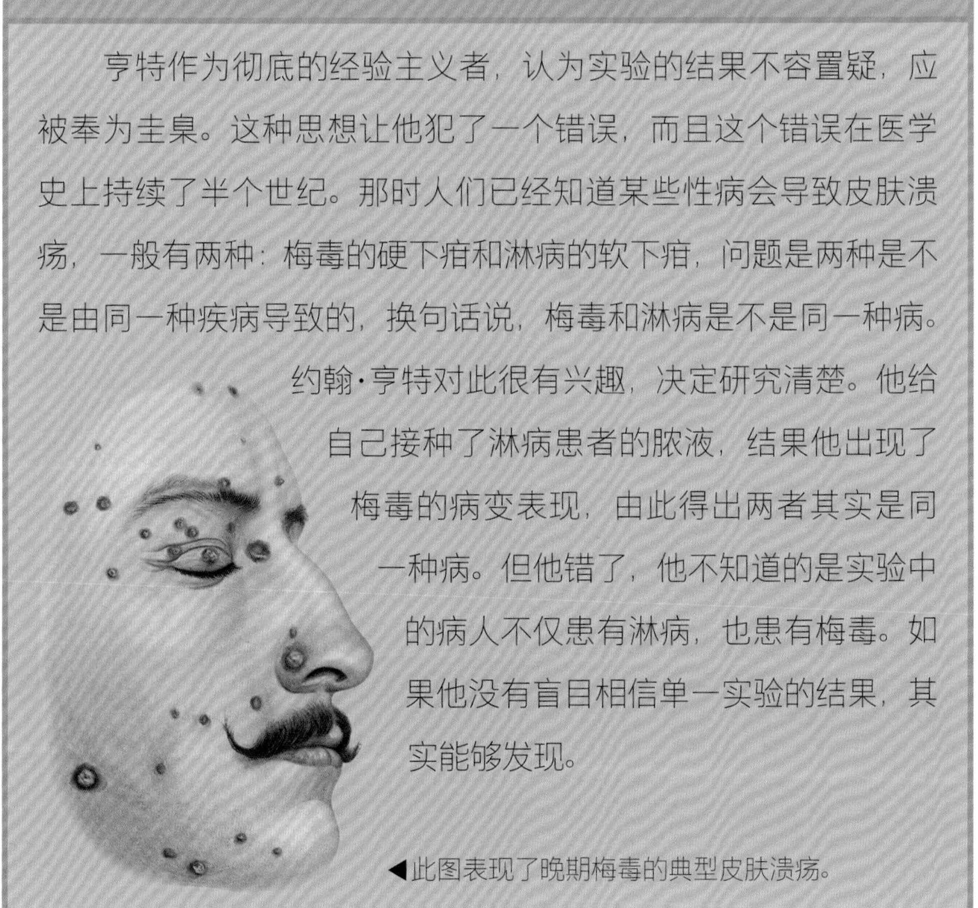

◀此图表现了晚期梅毒的典型皮肤溃疡。

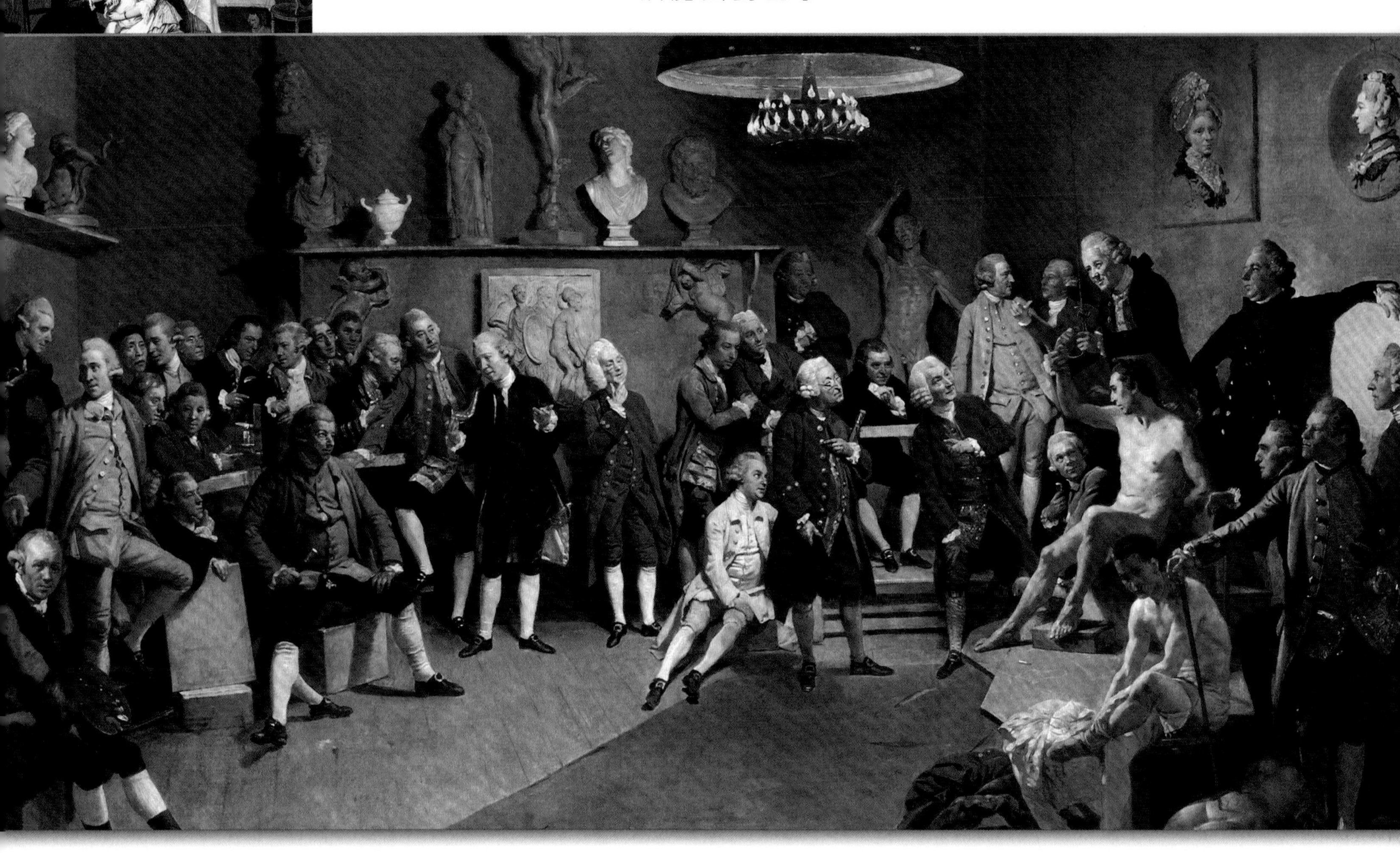

一位出名的外科医生和解剖学家，在伦敦的学校里教解剖学。

亨特这条路显然是选对了，他非常用心，很短时间内就从助手变成学生，在多家医院学习，师从珀西瓦·波特。看到他进步巨大又兴趣十足，威廉将他送去牛津进修，但亨特却失望而归：他只想学解剖，而学校要教他拉丁文和古希腊文。

那些年英国在与法国和西班牙打仗，亨特作为外科医生入伍，先加入陆军后又加入海军。这段时期他积累了许多经验，后来启发他写出了最重要的著作《论血液、发炎和火器所致伤口》，此书于1794年在他死后出版。

▲约翰·亨特在他的解剖课上。他不避讳和伦敦的下层人士打交道，以获得研究和实验所需的样本。这启发了罗伯特·路易斯·史蒂文森写出《化身博士》。

1763年，战争结束，以精准外科技术而闻名的亨特定居伦敦郊区，潜心研究解剖、做实验。另外他还收集奇异动物和人体标本，并为此创建了一个博物馆，也就是今天的亨特博物馆。他加入了皇家学会，并被任命为伦敦圣乔治医院的外科医生、乔治三世的御用外科医生以及军队的外科总监。他弟子众多，包括爱德华·詹纳，都围绕在他身边向这位专家学习。

这一时期他非常勤奋：一大早就进行解剖研究，12点开始给来找他的富豪看病，做完检查后吃午饭，下午开讲座。他一直这样疯狂工作，直到一次心绞痛夺去了他的生命。

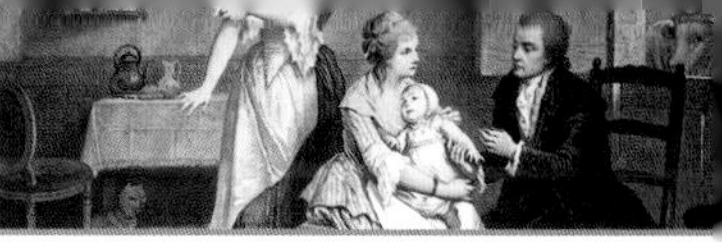

亨特的成就

篇幅所限，这里无法完全列举约翰·亨特作为解剖学家、外科医生、外科病理学家所取得的全部成就。他第一个认为发炎是机体的防御反应而不是疾病，也第一个实现了人工授精，用热针筒取精液再注入女性的阴道中。他对组织结疤、骨折愈合、动脉结扎、骨骼及牙齿的发育都做了重要的研究，为现在的创伤学和口腔医学打下了基础。另外，他认为实验无比重要，他的研究都以实验为基础。

莫尔加尼和病理解剖学

自从人体解剖在16世纪成为常规医学操作，疾病导致的器官病变就常常被提到。日内瓦医生泰奥菲勒·博内（1615—1688年）的著作《墓地》和意大利人

> 莫尔加尼如此出名，以至于奥地利军队入侵博洛尼亚时都收到命令进城时不得伤害他。

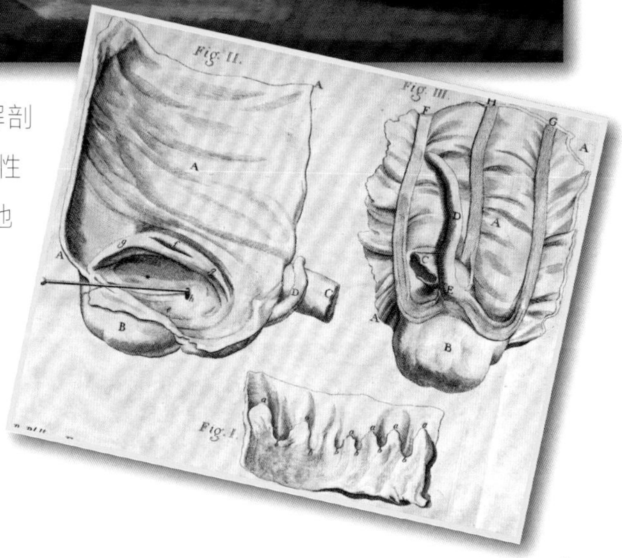

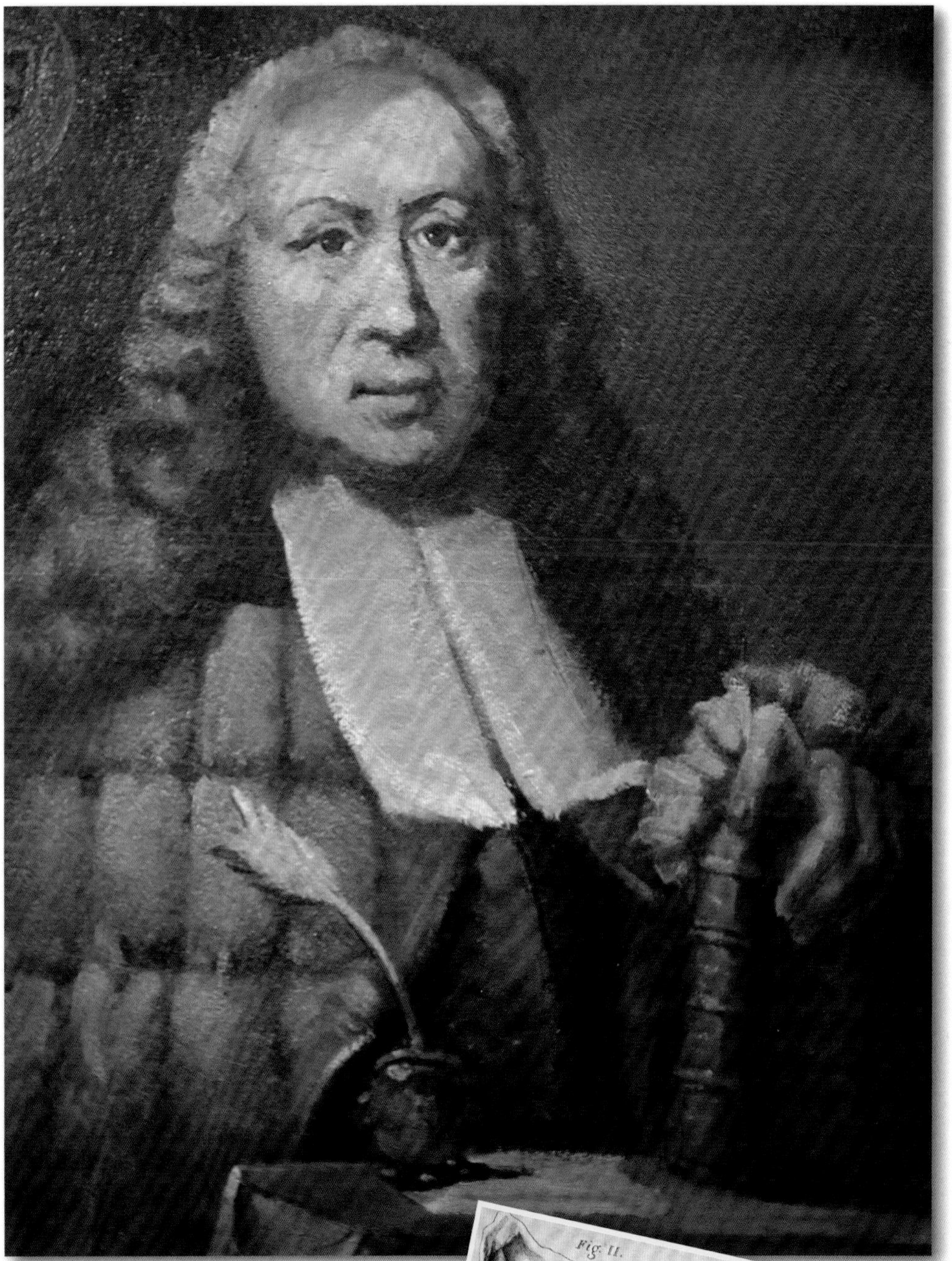

▲▶乔瓦尼·巴蒂什·莫尔加尼以解剖语言描述了一系列疾病，包括先天性胸骨后膈疝（又称莫尔加尼疝）。他描述了脑梅毒性胶质瘤、肝结核瘤，还指出在偏瘫中，病变位于偏瘫对侧的脑半球。

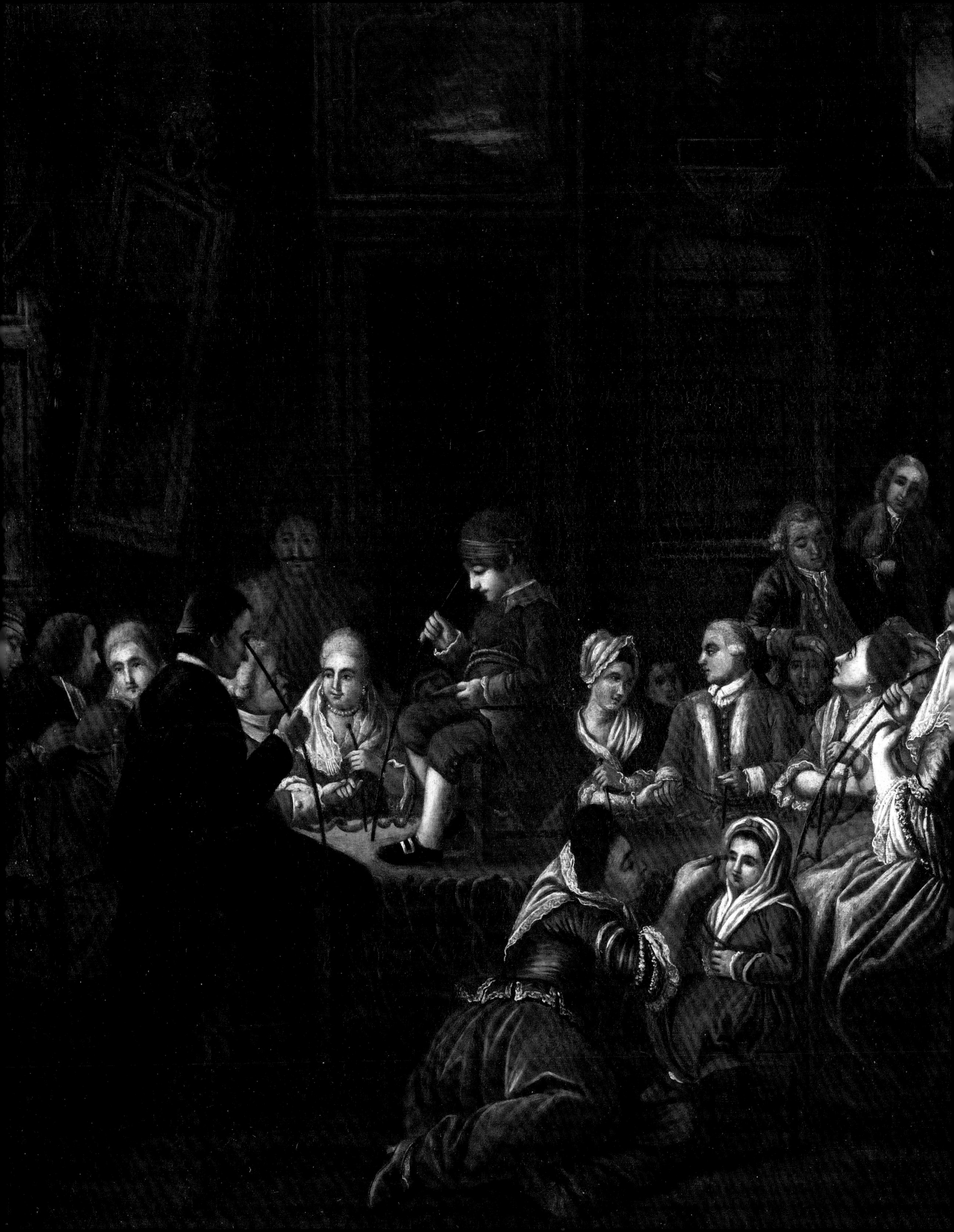

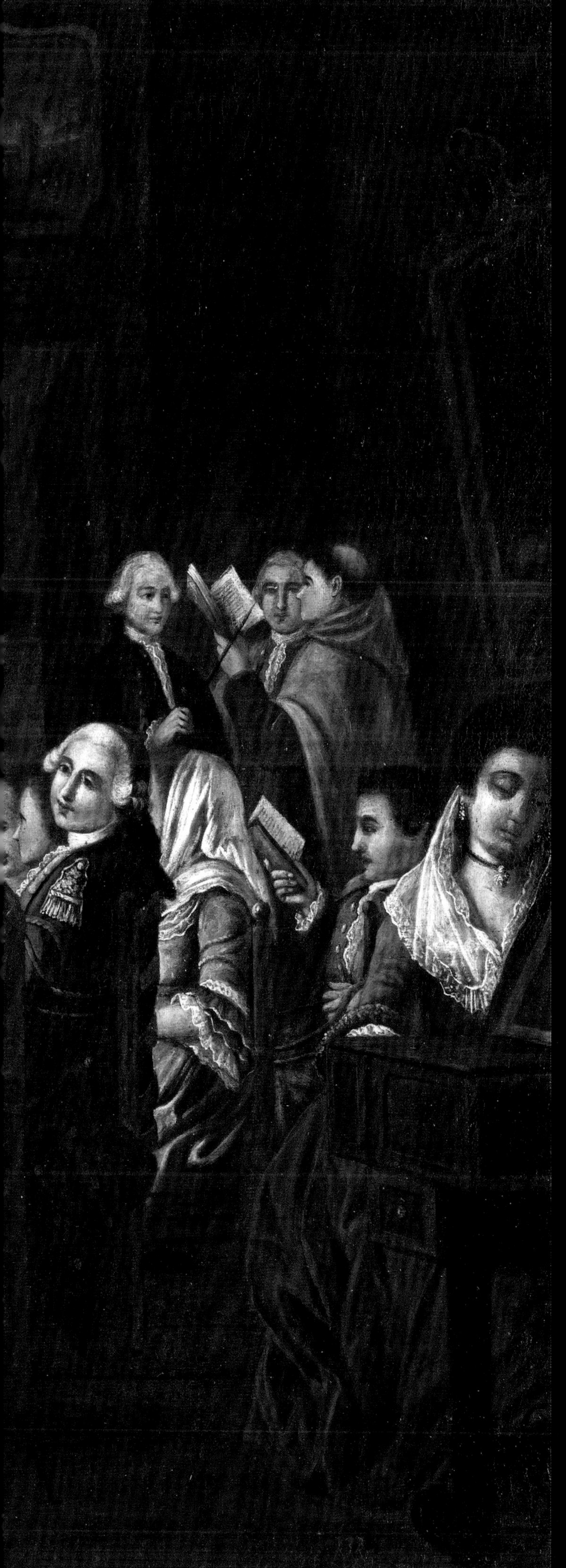

神奇的疗法

在启蒙时代医学知识有了重要的进步，这显著改善了城市的卫生状况，但治疗方法却没有一起进步。放血、拔罐、饮食等旧有的方法依然在继续，还有些方法不仅无效，有时甚至会对健康造成危害。香烟就是如此，被认为能治疗感冒、头疼、伤寒、霍乱。还有更惊人的，它被说得神乎其神，甚至有人说可让刚刚溺毙之人从直肠吸入香烟，这样能温暖五脏六腑，重启呼吸。1811年，尼古丁被发现有毒性，这些疗法也就被放弃了。

另一种被认为有治疗效果、能强健身心的疗法是冷水浴，要将头没入水中或用毛巾盖住面部。德国医生约翰·西格蒙德·哈恩（1696—1773年）是水疗坚定的支持者之一。

电被发现之后激起了人们极大的兴趣，也影响到了医学，于是最早的电疗出现了。其先锋之一是克里斯蒂安·戈特利布·克拉岑斯坦（1723—1795年），他展示了用电疗可恢复病人小指的功能。

最后，不能不提很有争议的德国医生弗朗茨·安东·梅斯梅尔（1734—1815年）发明的磁疗。他说有一种看不见的物质，能穿过人体，并在人体中自由流动，将人体激活。疾病就是淤结妨碍了这种流动而产生的。要“解开”淤结，他先是用磁铁，后来又说有些人，比如他自己，自带磁场，用手碰一下就能手到病除。尽管医学界，包括本杰明·富兰克林，都严厉批评这些伪科学理论，但梅斯梅尔依然长期是法国上层社会中很有影响力的人物，贵人们络绎不绝地前来参加他的磁疗。最终，法国国王路易十六于1784年成立了一个科学委员会，专门调查此事，结论不利于梅斯梅尔，他只得离开巴黎。

◀法国人接受梅斯梅尔的磁疗，佚名，约1778年。

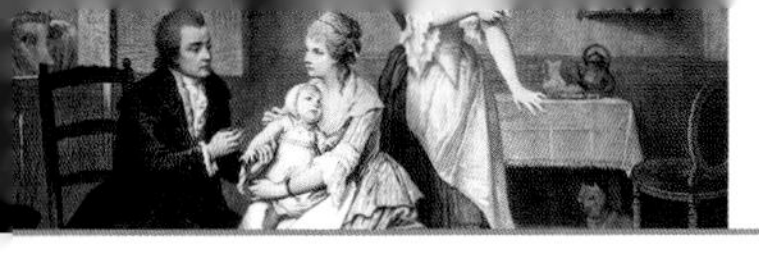

安东尼奥·玛丽亚·瓦尔萨尔瓦的研究都反映了对此课题的兴趣，不过大多数阐述是针对不同器官的孤立观察。

第一个系统地将严谨的尸检研究整理出版的是乔瓦尼·巴蒂什·莫尔加尼（1682—1771年）。他的著作《解剖研究之下的病因及病灶》并不局限于描述病变，还详细阐述了导致病变的病情，以此将病变和症状联系起来。病例解剖学的研究方法就此诞生，这促进了医学的发展，几乎和两百年前维萨里推动医学发展一样重要。

奉献给研究的一生

1682年，莫尔加尼出生在意大利的弗利，从小就显示出写诗做文章的天赋，对典籍、考古和医学史都非常有兴趣。他于16岁进入博洛尼亚大学，19岁获得医学学位，之后的十年既当医生又写出了三部解剖学著作，为他赢得了很高的声望，也引起了威尼斯政府的注意。政府请他去帕多瓦大学教授理论医学，他担任理论医学教授三年后又担任了解剖学教授，这是维萨里曾担任的职位。莫尔加尼在帕多瓦大学工作了56年，几乎一直到生命的尽头。

莫尔加尼善于观察，孜孜不倦，严谨认真，几乎将一辈子都献给了研究。意大利及欧洲其他国家的同僚都很欣赏他，他和威尼斯当局高层的关系也很好。他最重要的著作《解剖研究之下的病因及病灶》出版于1761年他79岁时，是多年辛勤工作的结晶。此书分70章，以给同行的书信为形式，按疾病分类，记载了700多次尸体解剖中观察到的病变。

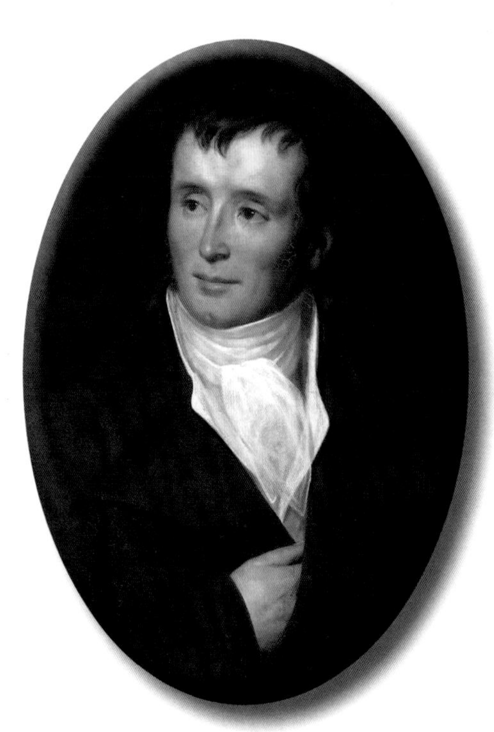

▲马利·弗朗索瓦·格扎维埃·毕厦描述并分类了21种不同的组织，指出它们是各个器官的基本结构。

尽管在莫尔加尼那个时代医生们还未能看到此著作的深远意义，但它对19世纪的现代医学产生了决定性的影响，可以说莫尔加尼以此书为病理解剖学打下了科学基础，确立了临床观察和解剖病变之间的关系。

临床解剖学方法的创始者毕厦

虽然莫尔加尼已经论述了临床观察和解剖病变之间的关系，但是他的研究仅针对孤立的器官，并将病变归属于症状。法国人马利·弗朗索瓦·格扎维埃·毕厦（1771—1802年）在法国大革命之后的岁月中才更进一步，真正形成了临床解剖学方法，将病变作为临床的基础，也就是说认为具体的病变是疾病的基础。有了这一重大贡献，医学才实现了真正的科学严谨。

格扎维埃·毕厦生于法国北部的图瓦雷特，年仅31岁就因肺结核在巴黎去世。他虽然英年早逝，却对医学和组织学的进步做

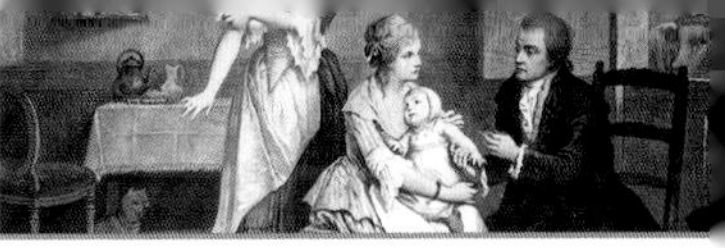

出了非常重要的贡献。他一开始在里昂学医，师从安托万·珀蒂，后因法国大革命在里昂掀起暴乱而移居巴黎，师从外科名医皮埃尔-约瑟夫·德索继续学习。德索惊叹于这个年轻人的聪慧和能力，让他住在自己家里，成为他的庇护者。

老师在世时，毕厦主要当外科医生，1795年老师去世后，他部分放弃了外科行医转而从事外科解剖学和外科生理学的研究和教学，另外也钻研组织学，他被认为是这一学科的创始人。1800年，他被任命为著名的主宫医院的医生，从此开始疯狂地工作：解剖、尸检、做实验、教授理论课、开研讨会。据说毕厦一个冬天就独自带教了80个学生，解剖了600具尸体。正是在那时他的结核病开始迅速发展，身体每况愈下。1802年7月，他在医院上班时从楼梯上摔了下来，健康更是雪上加霜。此意外发生之后两周他就去世了。

▲19世纪初的尸检基本工具。尸检的目的是看医生在病人活着时的诊断是否正确，也帮助医生更深入地了解疾病的症状和表现。

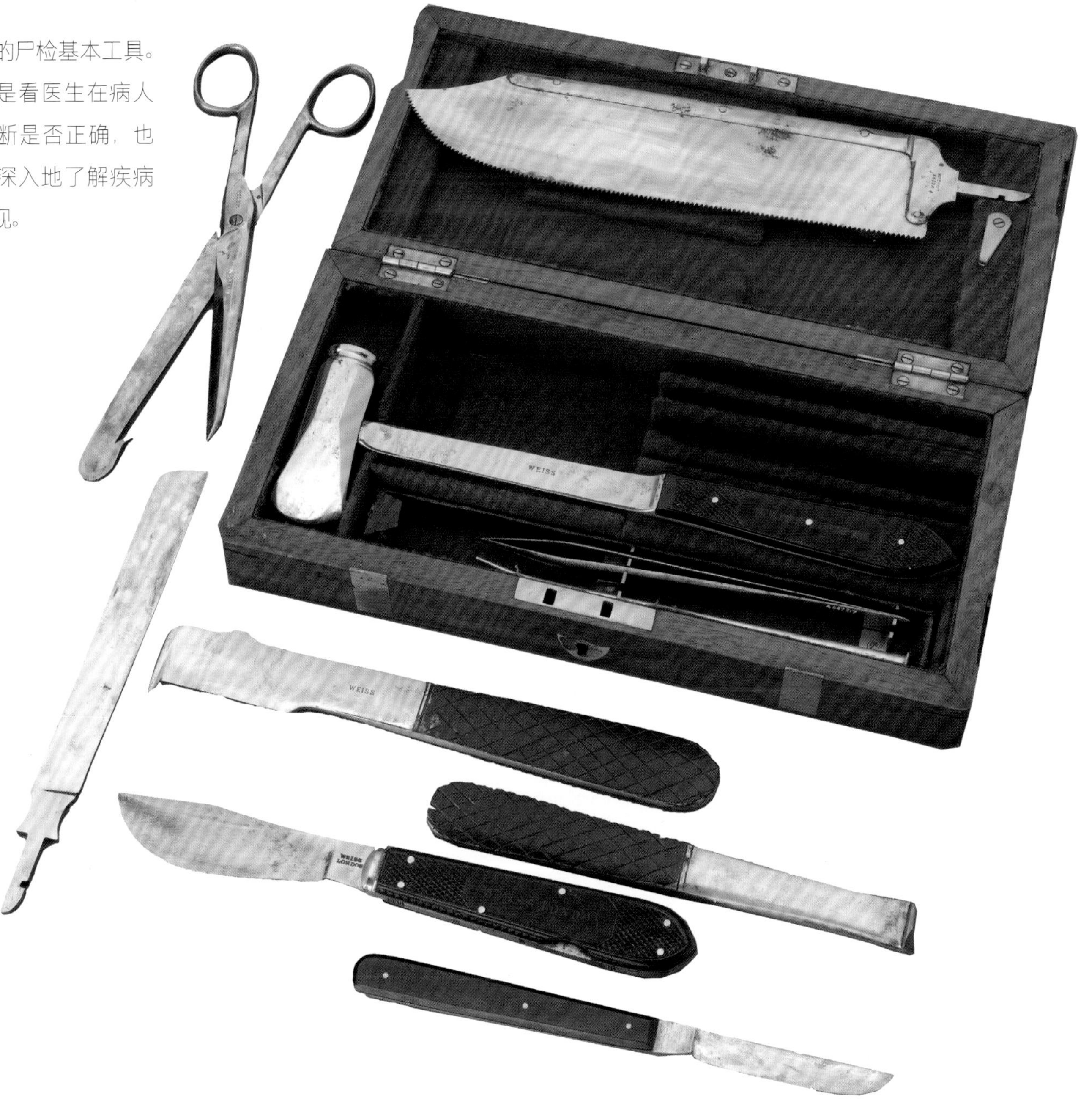

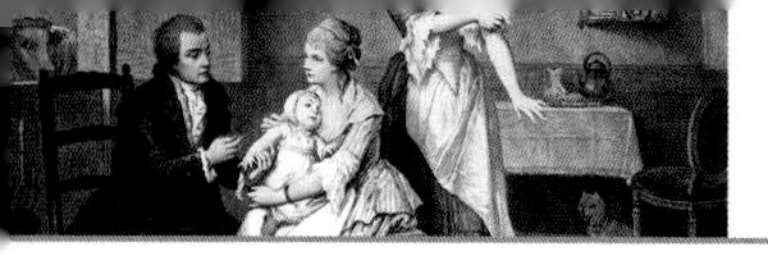

上文已经说过，毕厦创造了临床解剖学方法，另外他还对组织进行了研究，识别、描述、分类出21种不同的组织。他认为组织是机体的基本结构，器官由不同的组织构成，同一器官中的组织可以独立地发病，也就是说他将疾病定位于组织，而不是像莫尔加尼那样定位于器官。

说到毕厦必须得提一下，这位“组织学之父”在研究中从不使用显微镜，因为他认同的哲学流派以感官作为观察的基础。毕厦说显微镜不可靠，因为“看向黑暗中时，每个人都依自己所想见”。他通过水、盐、酸、碱等各种化学物质的反应来做研究，也使用干燥、萃取等方法。

其他重要人士

其他医生、解剖学家、生理学家的发现虽然不如上述几位那样影响巨大，但也在18世纪的医学史上留下了一笔。卡斯帕尔·弗里德里希·沃尔弗就是其中之一，他因为对植物及动物的研究而被认为是胚胎学的创始人之一。另外还有莫尔加尼的老师、博洛尼亚大学的教授安东尼奥·玛丽亚·瓦尔萨尔瓦（1666—1723年），以及莫尔加尼的弟子安东尼奥·斯卡帕。亚历山大·门罗家族三代从医，在爱丁堡大学教授解剖，前后超过一百年。

柏林大学也有地位很高的梅克尔祖孙三代，尤其是第三代的约翰·弗里德里希·梅克尔（1781—1833年），他因比较解剖学研究而出名。另外德国还有解剖学家、植物学家约翰·戈特弗里德·津恩（1727—1759年）以及发现了人眼视网膜黄斑的塞缪尔·托马斯·冯·索默林（1755—1830年），后者还涉足大脑、神经系统、感觉器官、胚胎及其畸形等多个领域。

在法国，医生、解剖学家菲力克斯·维克-达吉尔（1748—1794年）因比较解剖学研究而突出。

威廉·威灵（1741—1799年）则是启蒙时代在临床上的重要人物，他极善于观察，是著名的医生及植物学家，因采用毛地黄治疗心脏病而被铭记。

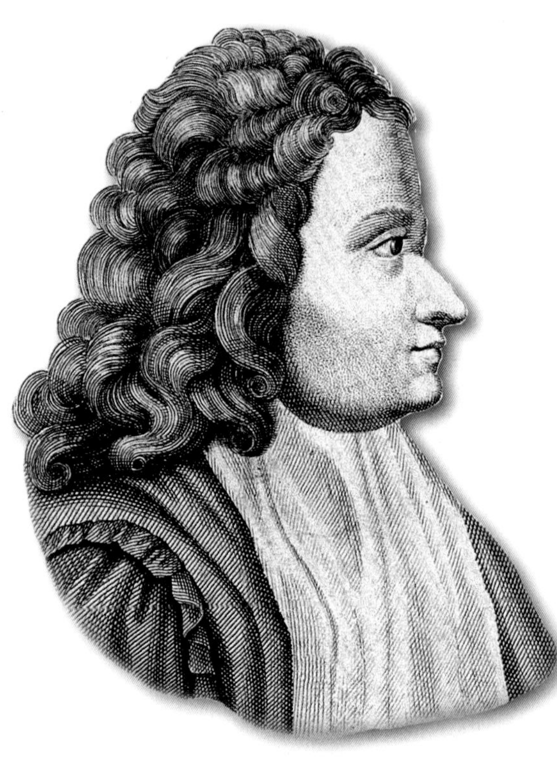

▼▲安东尼奥·瓦尔萨尔瓦对耳朵的解剖结构做了重要研究。他在著作《论人的耳朵》（1704年）中将耳分为外耳、中耳、内耳。

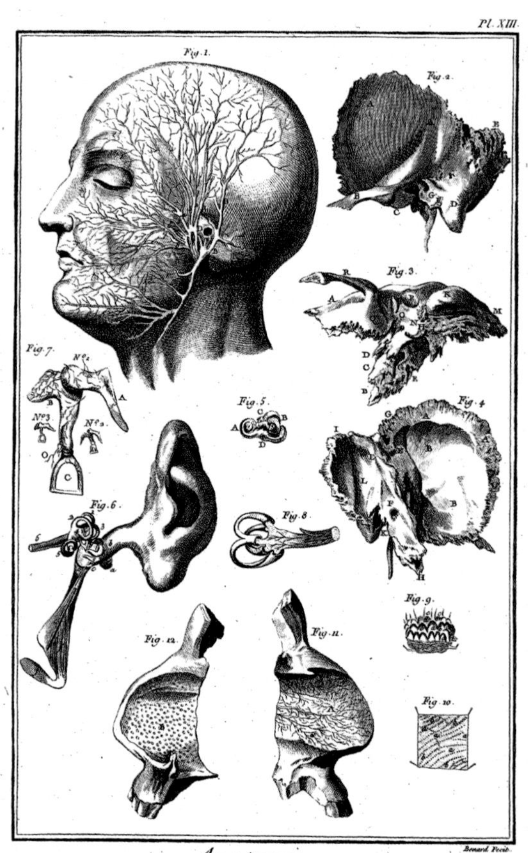

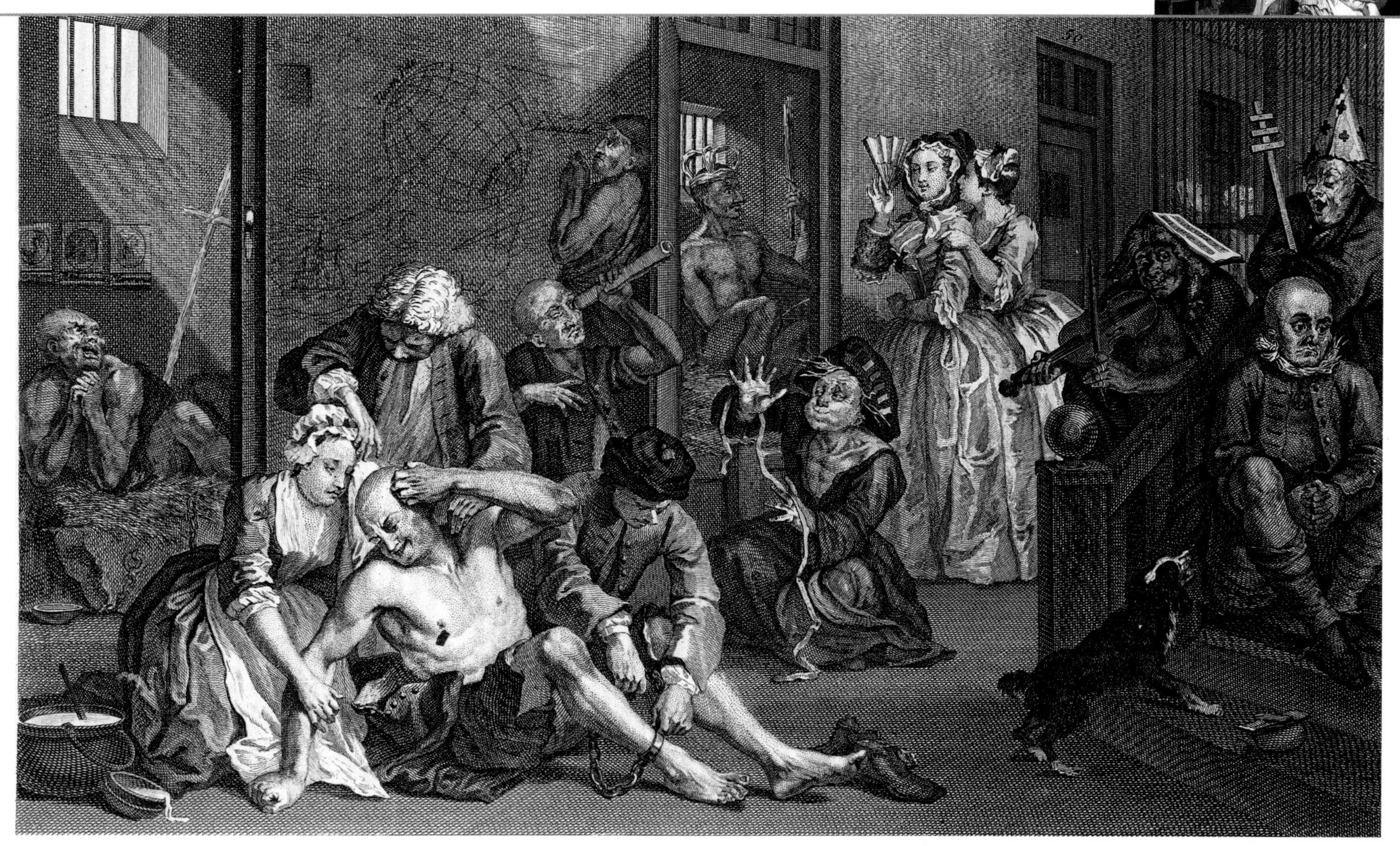

精神病学的进步

那时尽管还不能说有真正的精神病学，但在病人的治疗和对精神疾病的理解方面都有了很大的进步，之前精神病人的处境很悲惨，精神病被认为是恶魔附身造成的，而此时精神病已被当作真正的疾病来对待。

▲威廉·贺加斯的这幅版画以之前约翰·索恩的一幅油画为灵感，反映了精神病人在伦敦伯利恒医院的生存状况。背景中的两个贵妇像看热闹一般看着半裸身体、脚戴镣铐的病人。

法国医生菲利普·皮内尔（1745—1826年）是非常关注精神病的人之一，他的整个医生生涯都贡献给了精神病的研究和治疗。通过严谨的观察和对症状的系统分析，他第一次给精神病做了分类，成果发表于其著作《思维疾病的分类与描述》（1798年）中。几年后，在另一本著作《精神异常的医学哲学论述》中，他将精神病分为四类：单纯抑郁，仅有部分妄想；狂躁，有普遍妄想，伴有躁动；愚钝，有普遍的智力减退；痴呆，智力全面衰退。

不过皮内尔没有仅仅停留在理论层面，他还致力于改善病人在精神病院中的生活条件。他先在比塞特尔精神病院担任医生，后又在沙普提厄医院担任主任。他的第一项举措就是取消锁链，不再将病人一直固定在墙上，也不再进行放血等传统但无效的治疗，尽管在今天看来他采取的某些疗法也很极端。

机体的化学

说到18世纪促进医学进步的研究，不可忘记一项重大发现：氧气及呼吸相关化学反应，这不

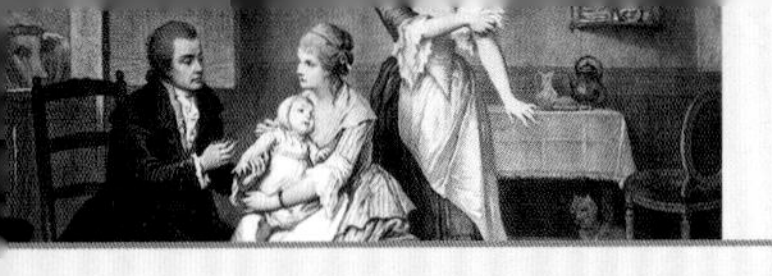

仅在化学上有重大意义，从生理学及医学角度来说也极为重要。

许多研究者都对此领域有重要贡献，但决定性的进步来自安托万-洛朗·德·拉瓦锡（1743—1794年），他是一位大科学家，也是现代化学的创始人，著作等身。他生于巴黎，在贵族学校上学，先学习自然科学和植物学，后又学习法律和天文。25岁时他就加入了法国科学院，在同样是科学家的夫人玛丽-安·皮埃尔特·保尔兹的帮助下，他用当时最好的设备组建了一个实验室，完成了许多研究。

那时已经知道氢气、氮气、二氧化碳的存在，也知道空气中还有一种成分，1774年普利斯特里将其描述为“脱燃素气体”。1775年至1777年，拉瓦锡研究了这种“脱燃素气体”，描述了获得它的方法以及它的性质，给它起了个新名字：氧气。

随着氧气及氧化的发现，拉瓦锡通过一系列实验得出结论：呼吸其实是一种氧化过程，吸入氧气而呼出一定比例的二氧化碳，他称二氧化碳与氧气之比为呼吸商。1777年，他在著作《关于动物呼吸的实验》中发表了这一理论。次年，他和拉普拉斯合作，证明了呼吸消耗的氧气及放出的热量与碳燃烧时一样，由此为量热法打下基础。

此后拉瓦锡继续研究呼吸及其在新陈代谢中的意义，直到法国大革命胜利，法国科学院于1793年被取缔。1794年，拉瓦锡被革命党人以捏造的罪名逮捕，尽管许多要人试图救他，但法庭说出那句著名的话：“共和国既不需要科学家也不需要化学家，正义行动不可阻挡。”而后还是判处他死刑，把他送上了断头台。他被行刑后的第二天，数学家拉格朗日说：“砍下他的脑袋只用了一瞬间，但要再有这样的头脑恐怕一百年都不够。”

其他发现

18世纪还有其他一系列对医学发展做出贡献的发现。其中一些要归功于帕维亚大学的教

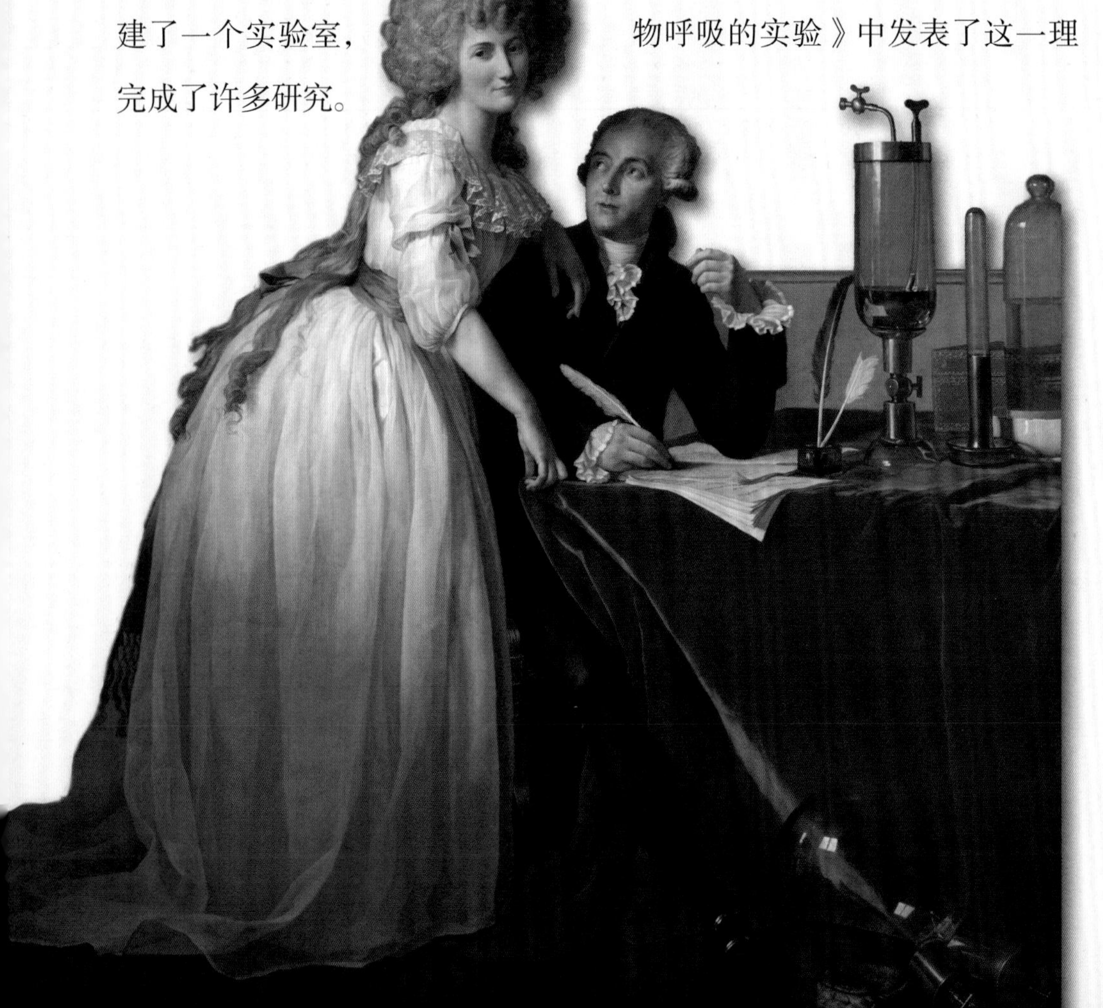

◀《安托万-洛朗·德·拉瓦锡和夫人玛丽-安·皮埃尔特·保尔兹在实验室中》，雅克-路易·大卫（1788年）绘。美国纽约大都会艺术博物馆。

授、生物学家拉扎罗·斯帕兰札尼（1729—1799年），他主要研究了自然发生理论和呼吸、消化等人体功能。那时，自然发生理论已经被认为对于大型有机体不成立，但对于微小有机体还是成立的，斯帕兰札尼证明就算对微小有机体也不成立，不过最终的证据还是得一百年后才会由法国人路易·巴斯德带来。

尽管自然发生理论依然持续，但斯帕兰札尼认为多次重复的实验已经证明了自己的观点，于是放弃了这一课题，转而从事其他研究。他研究起自然及人工受孕，在雌性的狗和青蛙身上实现了人工受孕。他还研究了两栖动物和爬行动物的身体部分再生过程，将呼吸描述为组织中普遍存在的现象，发现了胃酸，确定了其性质。另外他还发现了白细胞，与英国人威廉·休森各自独立发现。

布尔哈夫的弟子阿尔布雷希特·冯·哈勒（1708—1777年）的贡献也很重要。他是医生、解剖学家、博物学家、植物学家、诗人。他对肌纤维应激性和收缩性等生理特性的研究、对神经纤维感受性及冲动传导的研究都被认为十分重要。他的这些研究以及解剖学、胚胎学领域的研究发表在多部著作中，如八卷本的《人体生理基础》和内外科及解剖的医学大百科《医学文库》，后者汇集了他经过31年的研究得出的所有结论。

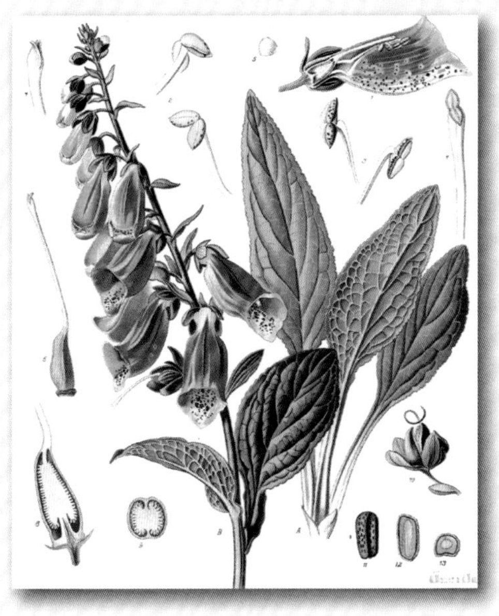

▲毛地黄，又名洋地黄，被威廉·威灵用于治疗心律不齐。

斯帕兰札尼实验

随着列文虎克的显微观察，自然发生理论是否成立又开始被讨论。实验一个接一个地出现，有些支持这一理论，有些不支持。约翰·尼达姆（1713—1781年）是相信这一理论的人之一。为了证明，他将肉汤放入几个容器中，用软木塞塞紧后加热，以消除一切生命体，之后再打开容器时在里面发现了微生物。以严谨细致著称的斯帕兰札尼认为此实验未在合适条件下进行，加热时间不够长，软木塞也不够紧。因此，他在1768年按尼达姆的设计重新做了一系列实验，他将肉汤倒进容器里，将其中一些密封，再将所有容器加热30到45分钟，结果在密封的容器里没有发现微生物，证明“自然发生”不成立。

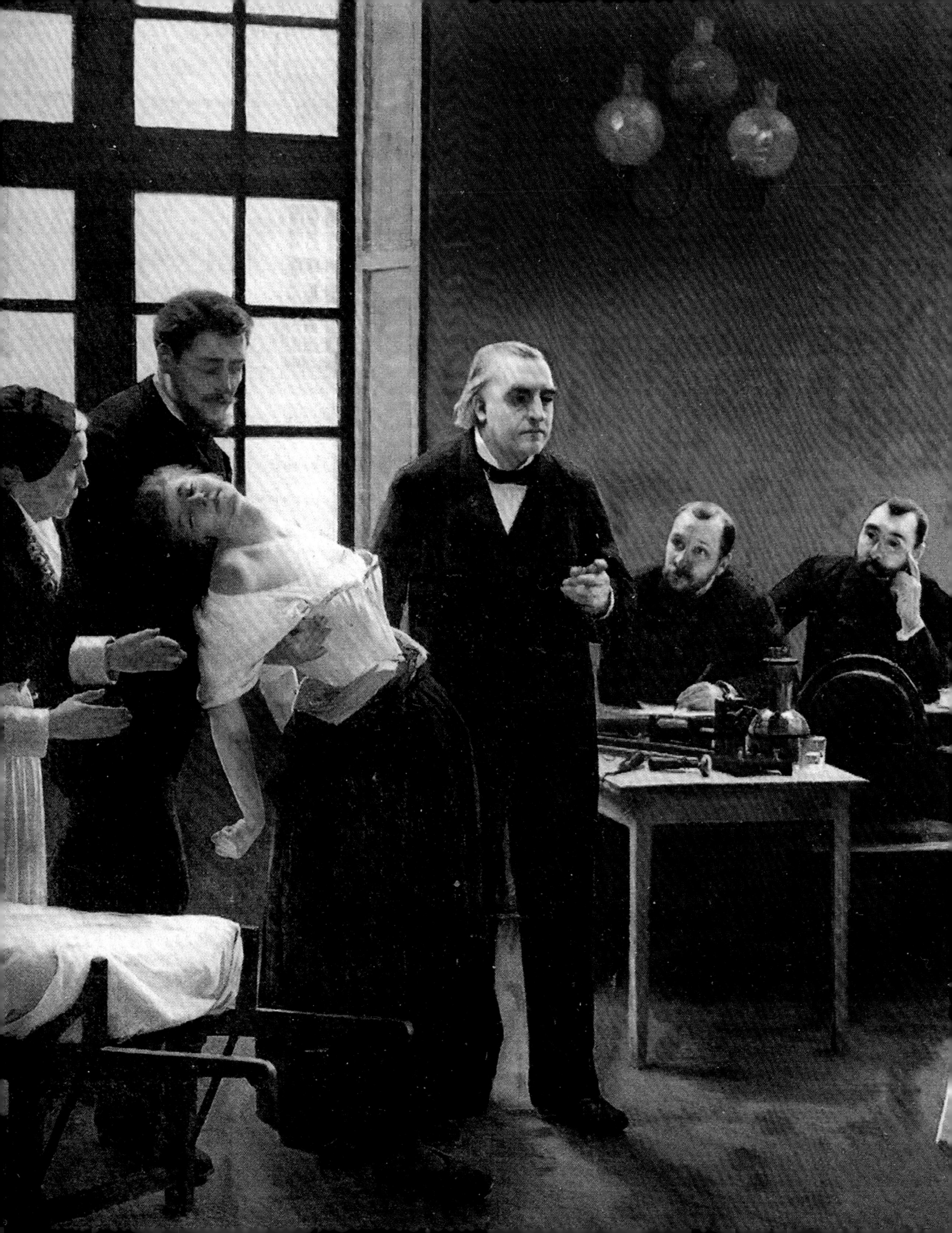

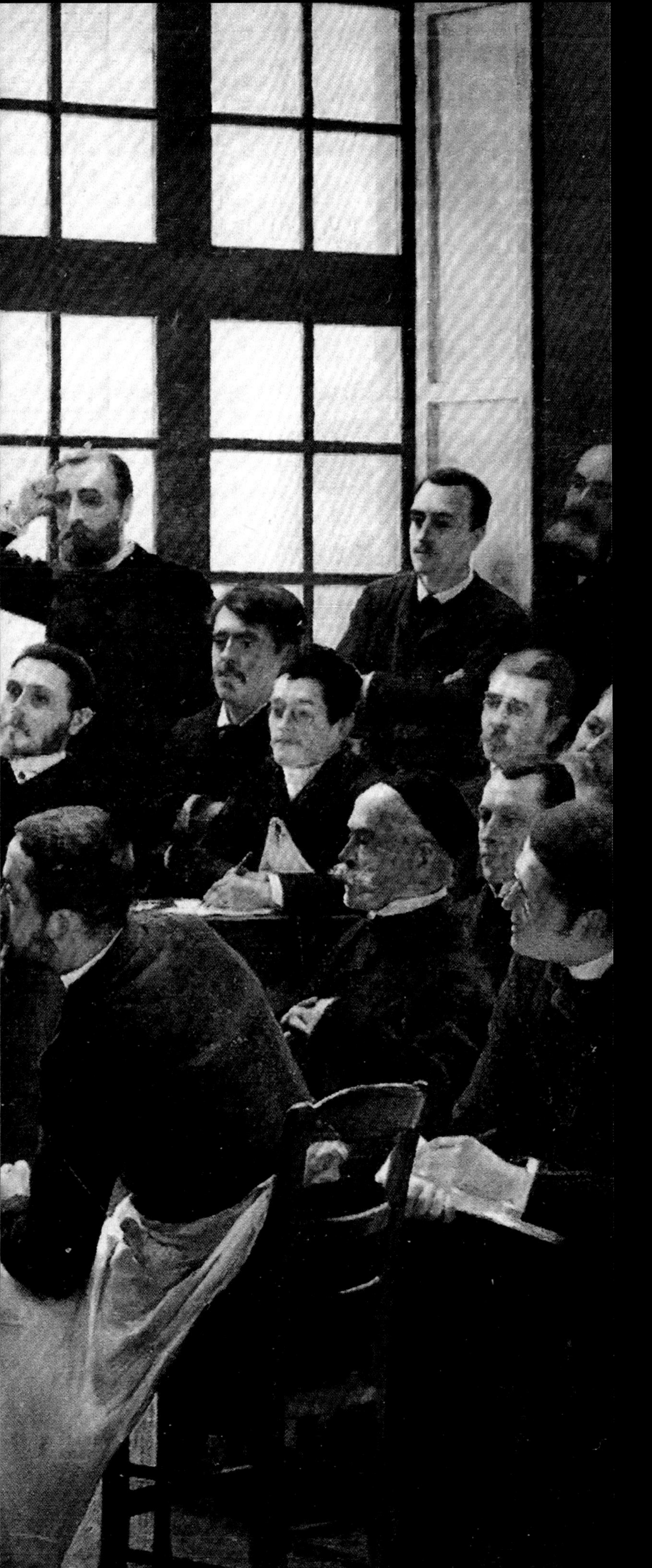

11

19世纪：科学的医学

◀沙普提厄医院的临床课（1887年），安德烈·布鲁耶。我们在画中可以看到现代神经内科的创始人之一：让-马丹·沙尔科（1825—1893年），他正在上每周二的临床课，周围是他的学生们。此画现藏于巴黎第五大学。

走向新型医学

医学走过了之前千百年的漫长旅程，到了19世纪科学观念终于被确立为医学知识和医学实践的基础。

在19世纪最初的几十年里，“巴黎学派”依然是欧洲医学的中心。那个时代的医学图景中，最重要的名字包括外科名医纪尧姆·迪普伊特伦（1777—1834年）、引入了“数值法”（以统计作为医学研究及疗效分析的基础）的皮埃尔-夏尔-亚历山大·路易（1787—1872年）、病理解剖学家让·克吕维耶（1791—1873年）、将临床诊断的理论与实际联系起来的阿尔芒·特鲁索（1801—1867年）。

追求改变

不过，巴黎渐渐失去了医学上的霸主地位，因为当时医学的两大支柱——临床和解剖已没有多少新东西。要继续进步就要取得更大的基础科学成果，这需要一种新型的医生，既有的大学模式也要改变，而这一全面的变革发生在19世纪初的德国。

其主要推动者是威廉·冯·洪堡男爵，他是比较生理学的创始人，还提出了新型大学的设想：以研究和教学为基础，在教学中融入新发现。第一所应用此理念的大学是柏林大学（译者注：现柏林洪堡大学），之后许多欧洲及美国大学也相继跟上。

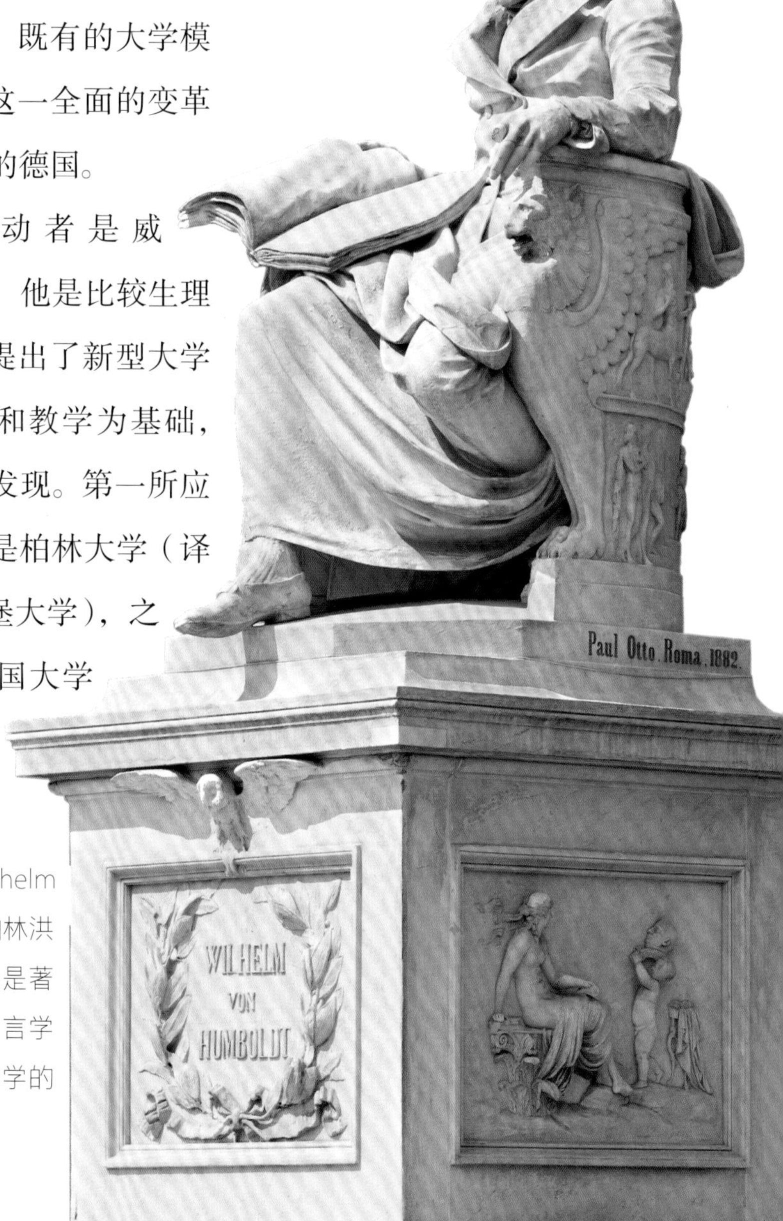

▶威廉·冯·洪堡（Wilhelm von Humboldt），柏林洪堡大学的创始者，也是著名的教育改革者、语言学者及外交官。对古典学的产生也起了重要作用。

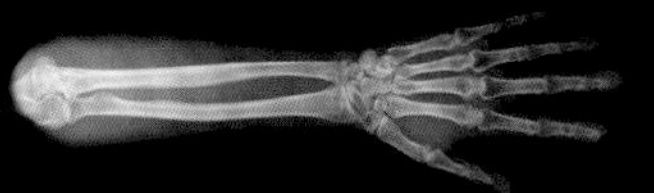

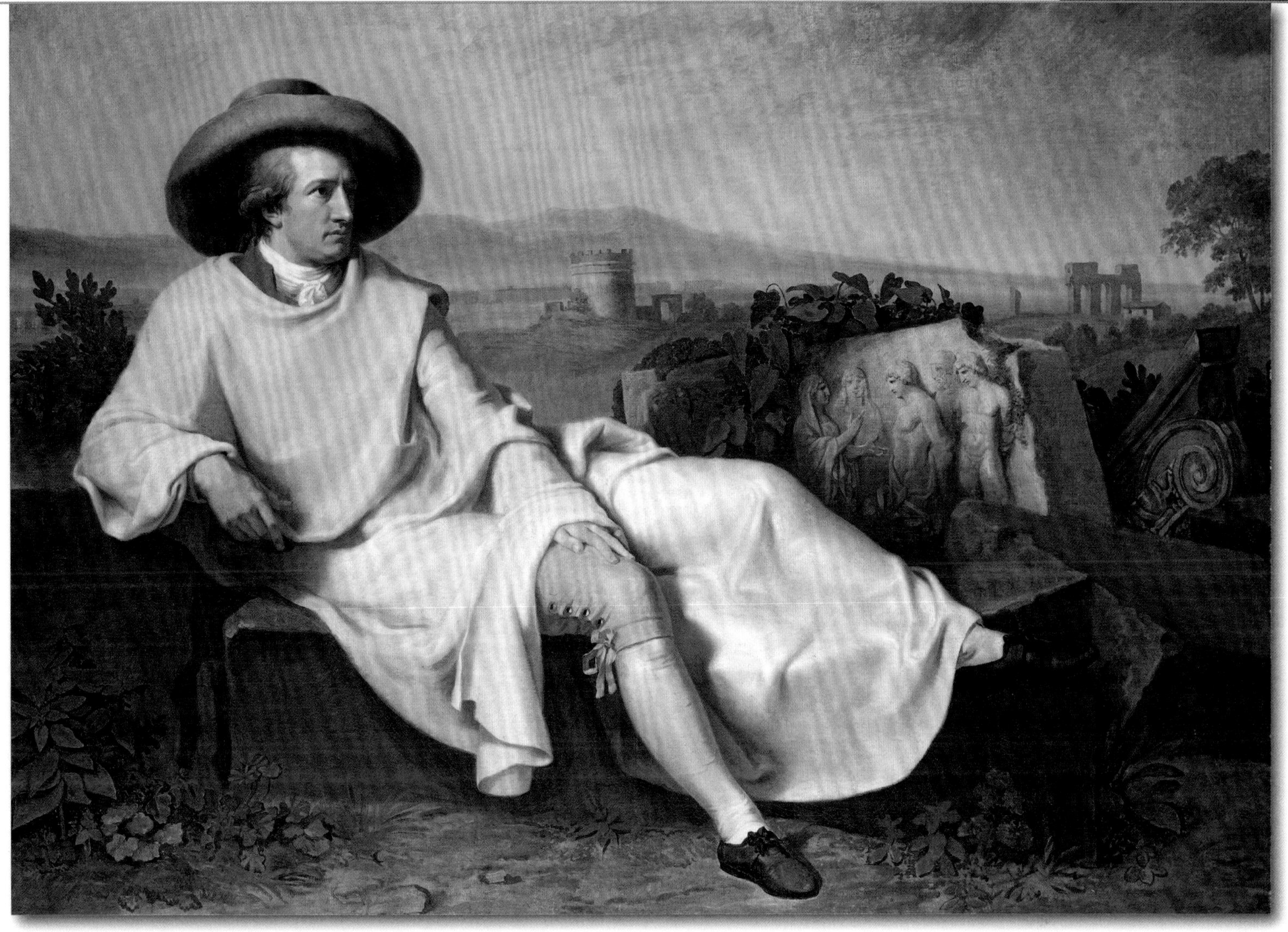

▲《歌德在罗马乡间》，布面画，德国画家约翰·海因里希·威廉·蒂施贝因，1787年。

这场改革的影响如此之大，19世纪医学研究及教学的许多重要人物都产生于德国，而且当时某些重大的科学、医学理论及发现也诞生于德国。

自然哲学

在欧洲，当时高涨的浪漫主义思潮几乎只在德国通过所谓“自然哲学”（Naturphilosophie）反映于科学发展中。“自然哲学”是19世纪德国唯心主义的浪漫流派，主要由弗里德里希·谢林推动，对生物科学有很大影响。

在“自然哲学”看来，生物学重大的课题之一就是寻找隐藏的力量及形态关系，建立其与自然事物的对应。在这些思想的影响下出现了多种理论和学科，比如歌德的唯心形态学及其关于植物变形、动植物种类的理论。洛伦兹·奥肯提出的颅骨由椎骨变

▼唯心主义主要代表之一弗里德里希·谢林。

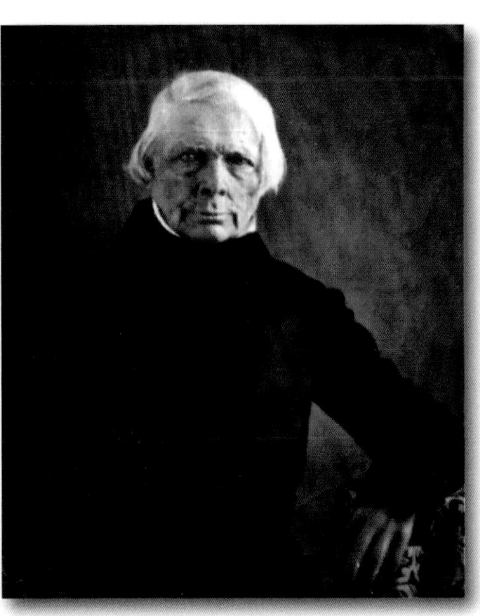

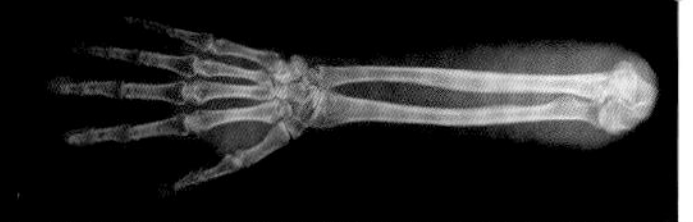

> “我用来理解世界的器官是眼睛。”
>
> ——约翰·沃尔夫冈·冯·歌德（1749—1832年）

形而来的理论也受到这种哲学的影响，但从未被后来的研究佐证。

尽管“自然哲学”的许多理论并未被证明，但它对形式统一的追求为比较解剖学的发展做出了重要贡献。

比较解剖学

18世纪，法国医生、解剖学家菲力克斯·维克-达吉尔的重要研究已经让现代形式的比较解剖学有所发展，但要到19世纪初这一学科才能最终确立，因为有了乔治·居维叶（1769—1832年）、艾蒂安·若弗鲁瓦·圣伊莱尔（1772—1844年）、理查德·欧文（1804—1892年）这三位重要代表的贡献。

▼不同物种的胚胎及其发育。

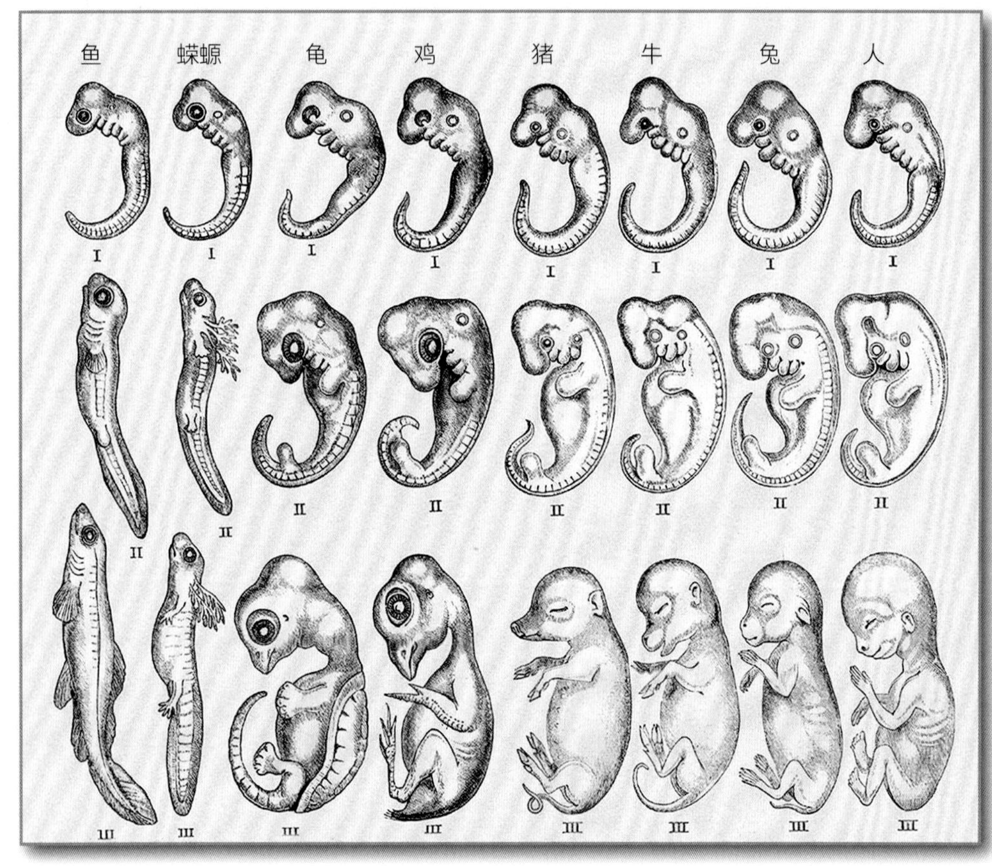

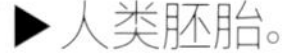

▶人类胚胎。

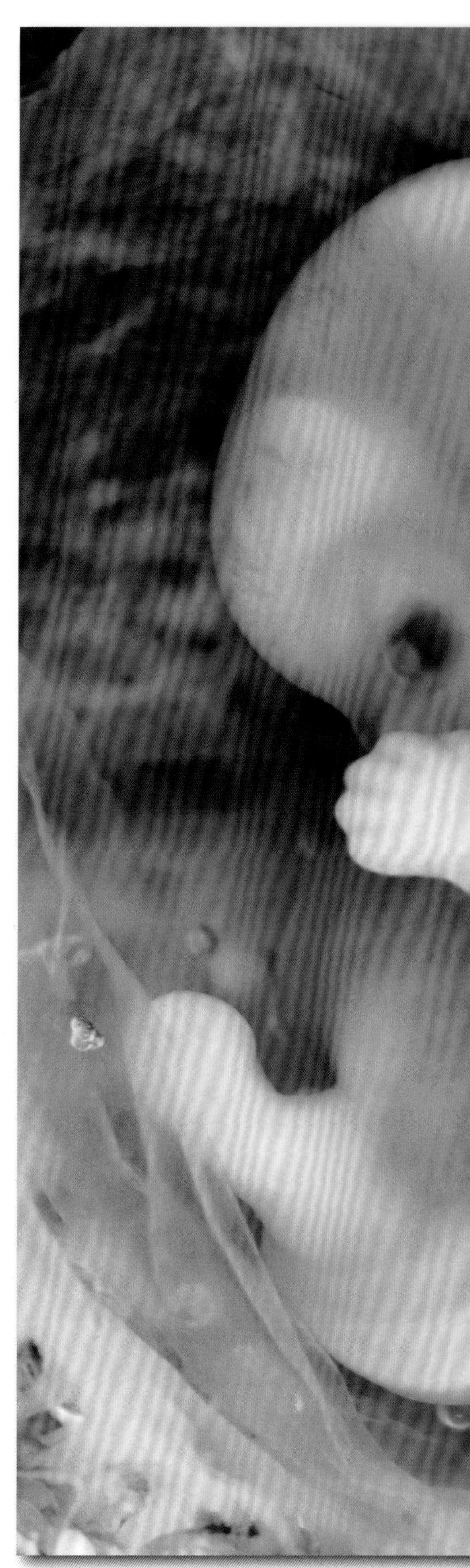

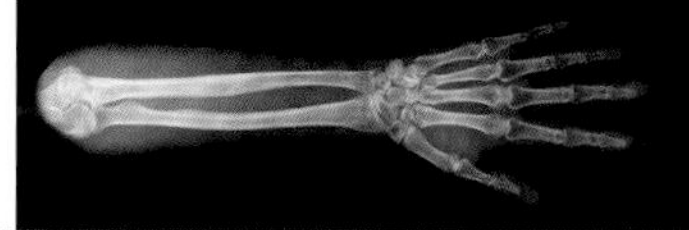

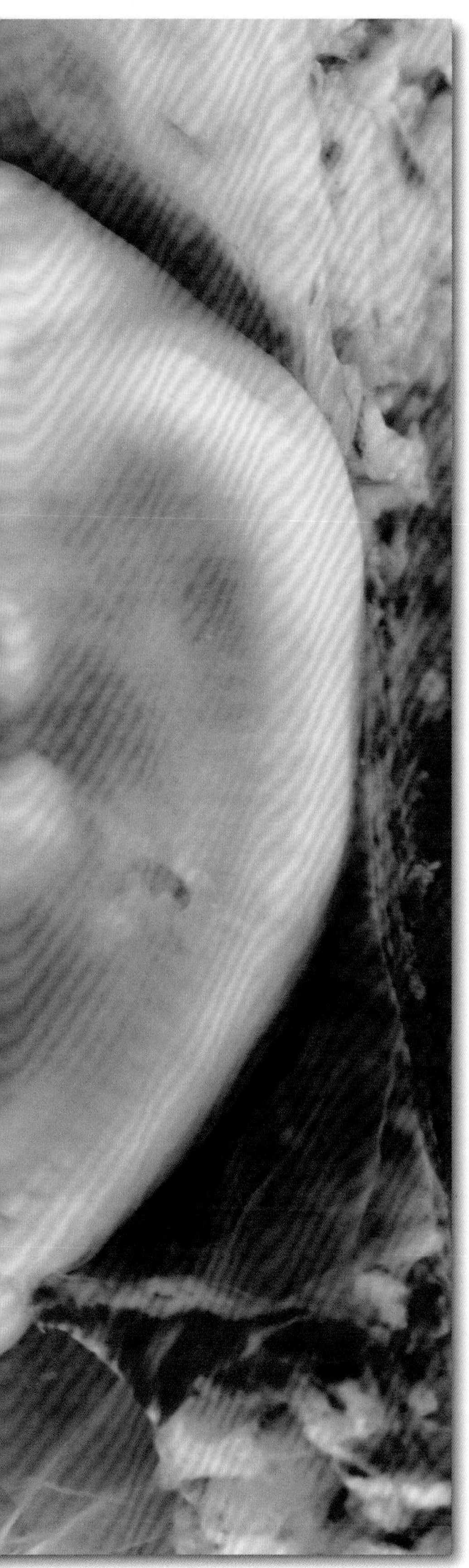

“今天，比较解剖学已经到了如此完美的地步，以至于只要一块骨头通常就能确定动物的纲，有时甚至能确定动物的属，尤其是这骨头属于头部或肢端的话。”

——乔治·居维叶

居维叶男爵大力推动比较解剖学和古生物学，他是第一个从形态或结构相关性角度来给动物分类的科学家，他将动物分为四类：辐射对称动物、软体动物、有铰动物、脊椎动物。通过这种相关性方法，他还重建了多具动物骨骼化石，并在古生物学观察的基础上提出了灾变论：此理论主张地球的地质历史由一系列大灾难构成，在这些灾难中一些物种灭绝而另一些产生。

艾蒂安·若弗鲁瓦·圣伊莱尔是“自然哲学”的坚定支持者，他的思想与歌德相似，认为动物界存在某种统一，他以此发展出自己的类比理论和关联原则。

比较解剖学在19世纪上半期的另一位重要代表是英国人理查德·欧文爵士。他研究形态学和古生物学，描述了始祖鸟等已经灭绝的动物，此外在比较解剖学方面从器官同源和类比出发做研究。所谓器官同源是指某些器官虽然形态不同但有相同的源头，比如鸟类的翅膀和鲸鱼的胸鳍、四足动物的前蹄同源；所谓器官类比是指某些器官的功能相似，比如昆虫的翅膀和蝙蝠的翅膀。欧文的同源论和类比论到今天依然成立。

与比较解剖学紧密相关的是胚胎学，它对比较解剖学的发展做出了很大的贡献，因为其观察和研究阐明了胚胎结构和成年有机体结构之间的形态关系。如果没有胚胎学，这些形态关系就不会被发现。

胚胎学

19世纪初，科学家们越来越想了解动物和人类如何从最初的胚胎逐步发育成形。关于胚胎学的文章和研究层出不穷，尤其是在德国。

这第一阶段最重要的代表人物有马丁·海因里希·拉斯克（1793—1860年）、克里斯蒂安·潘德（1794—1865年）、卡尔·恩斯特·冯·贝尔（1792—1876年）。最后这一位被认为是现代胚胎学的创始人，他受到“自然哲学”和居维叶的很大影响。1827年，他描述了哺乳动物从受精卵开始的发育过程、脊索（所有脊索动物共有的胚胎结构）、胚层（外胚层、中胚层、内胚层）。1828年，他出版了自己最重要的著作《论动物的发育过程》，在其中阐述了发育的后成说，即胚胎从均质的卵子或受精卵发育而来，不存在预设结构，结构区别在发育过程中才渐渐产生。

在成果颇丰的开端之后，胚胎学在威廉·希斯（1831—1904年）、威廉·鲁（1850—1924年）、杜里舒（1867—1944年）等人的手中继续进步，其中威廉·希斯开创了实验胚胎学。

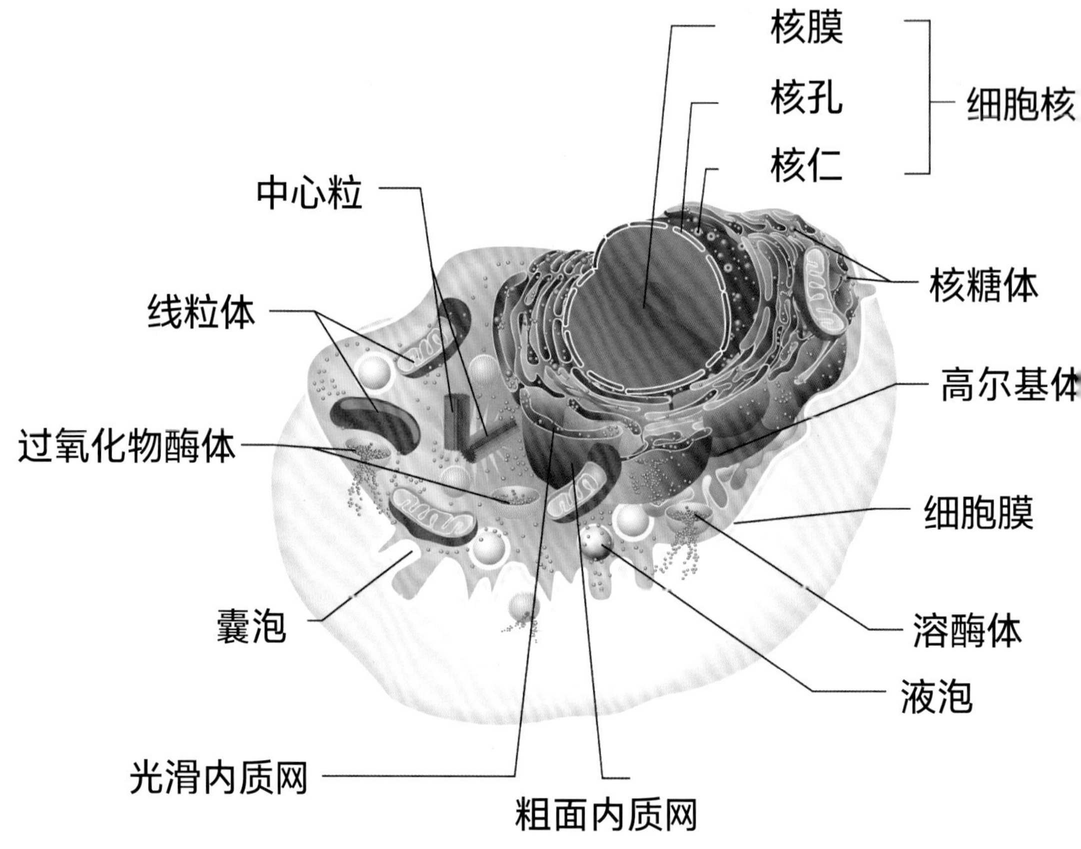

▲根据现有研究画出的动物细胞构造图。在19世纪，这些结构大部分尚未为人所知。

一场革命：细胞学说

细胞学说革命了许多科学领域，成为现代医学的基础支柱之一，我们以这个理论来开始对19世纪医学的回顾。此理论的基本预设是细胞是所有生物的基本单位，而且所有的细胞都来自其他细胞。许多研究者共同努力发展出这一理论，他们在整个19世纪在不同的欧洲国家做着自己的工作。不过细胞学说成形几乎要等到19世纪下半期，那时具有消色差镜片的复式显微镜普及开来，这种镜片解决了不同色光折射率不同而导致的画面模糊问题。从此以后，关于细胞的显微研究多了起来，其成果革新了植物学、解剖学等多个科学领域。

罗伯特·胡克在17世纪就已经观察到了软木的多面体小格构造，并将其命名为“细胞”。18世纪的显微镜学家也看到了许

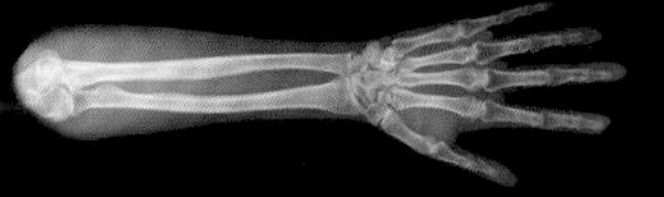

▶发现细胞核的罗伯特·布朗。椭圆形中是泰奥多尔·施万，他被认为是细胞学说的创始人之一。

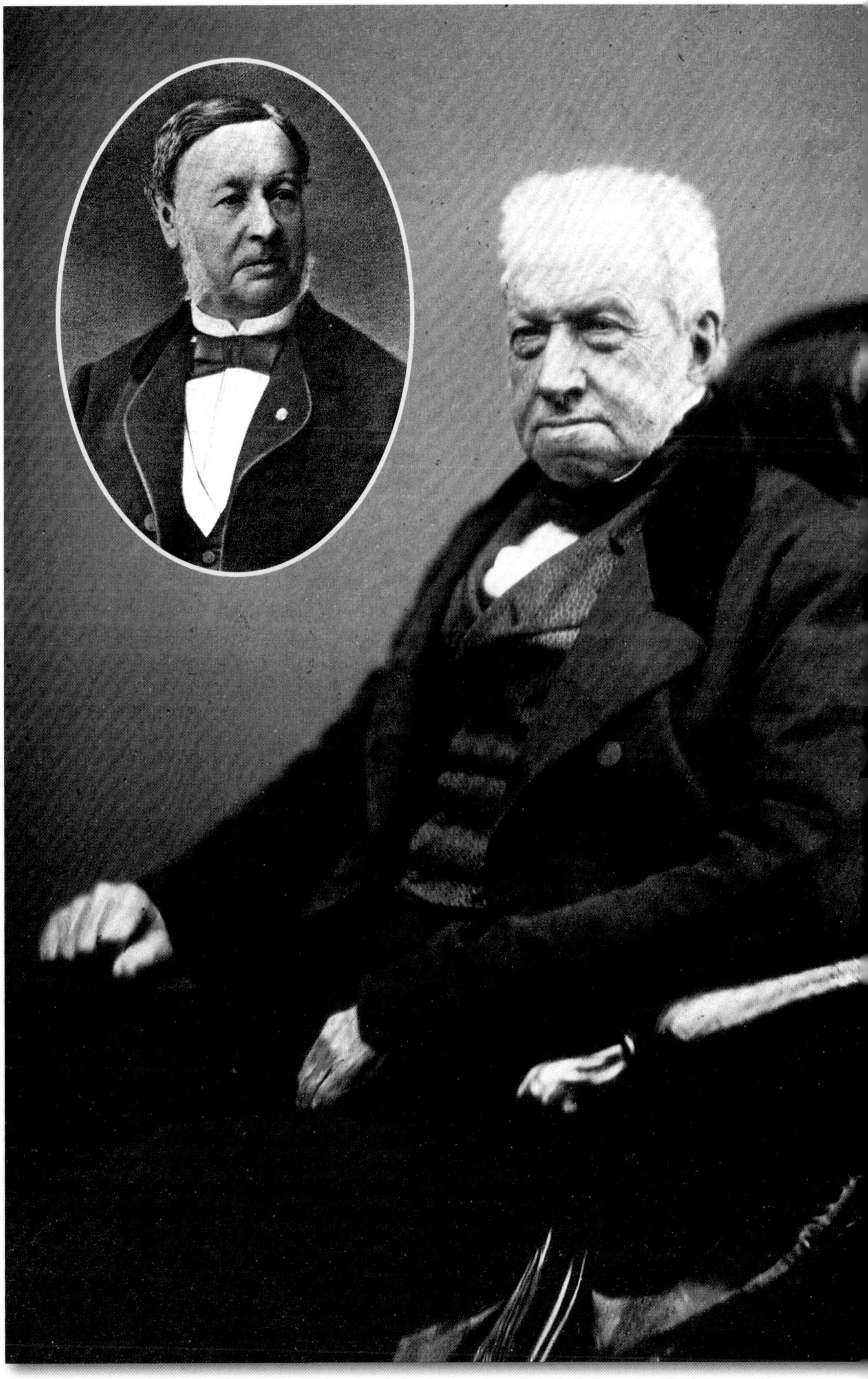

多植物细胞和一些动物细胞，但还不知道它们其实是生物的基本单位。德国人洛伦兹·奥肯在1805年意识到这一点，而泰奥多尔·施万提出清晰而系统的细胞学说还要再往后三十多年。

在那之前，关于细胞的研究一直在进行，尽管都是描述性的。1831年，苏格兰医生、植物学家罗伯特·布朗（1773—1857年）描述

施万留给我们的

尽管施万这个名字已经和细胞学说的形成紧紧联系在一起，但他对科学的贡献不止于此。他分离出了胃蛋白酶，证明了其在消化过程中的作用，发现酵母是发酵的主因，最早研究肌肉收缩，发现食管上部为横纹肌，发现周围神经系统中组成神经膜的施万细胞，还有许多其他成果也要归功于他。

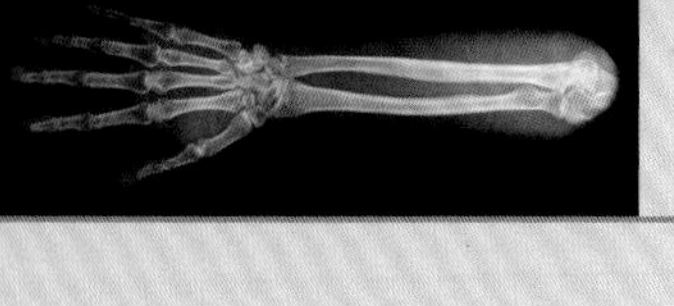

了细胞核；1835年，伯尔尼大学的教授、生理学家加布里埃尔·瓦伦丁（1810—1883年）描述了核仁；1839年，捷克医生扬·埃万杰利斯塔·普尔基涅（1787—1869年）引入了“原生质”一词来指细胞核和细胞壁之间的物质。

施莱登和施万

正如前文所述，这些成果都是描述性的。向真正的细胞学说迈出第一步的是德国植物学家马蒂亚斯·雅各布·施莱登（1804—1881年），1838年他就已经在著作《植物发生论》中提出植物由细胞组成，细胞是植物界的结构单位。

一年后，在1839年，他的同胞兼好友、医生及动物学家泰奥多尔·施万（1810—1882年）将这一理论推广到动物界，在著作《动植物结构及生长类似性的显微研究》中总结了此课题到那时为止的所有观察及研究，并得出结论：细胞是所有生物的基本结构单位。

这两位科学家不仅给出了细胞的概念，还阐述了细胞在生物体中的产生过程，即所谓“细胞发生”，但施万错误地认为细胞通过细胞核周围类似结晶的过程产生。

此后，细胞学说继续完善，先是罗伯特·雷马克（1815—1865年）于1852年发现了细胞分裂，后又有菲尔绍，下文会详述。

◀雅各布·亨勒，肾亨氏袢的发现者。

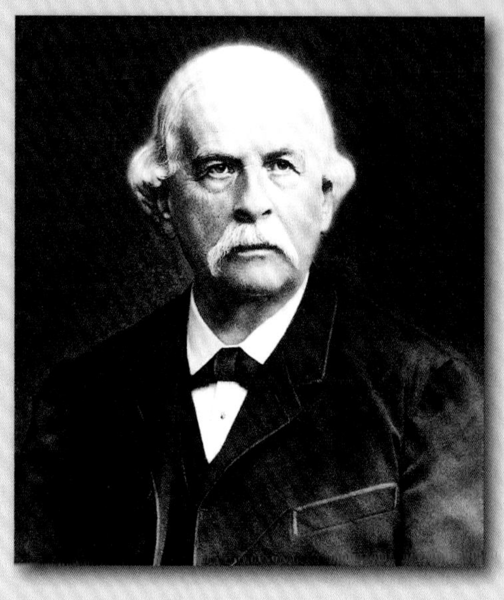

▲雅各布·亨勒的弟子阿尔贝特·冯·克利克，瑞士解剖学家、胚胎学家、生理学家、动物学家、植物学家。

细胞学说和组织学

细胞学说对组织学也产生了很大影响，这一时期的组织学主要由雅各布·亨勒（1809—1885年）和阿尔贝特·冯·克利克（1817—1905年）推动。

雅各布·亨勒是约翰内斯·彼得·缪勒的弟子，也是施万的同窗，被认为是显微解剖学的创始人。他在此领域做出了重要的研究和发现，比如发现肾亨氏袢、肝细胞、动脉血管壁的平滑肌纤维、脑垂体、角膜结构等。他还确认了上皮组织是一层覆盖人体表面及内里的细胞。1841年，他出版了

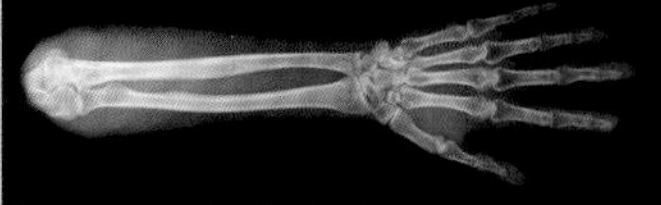

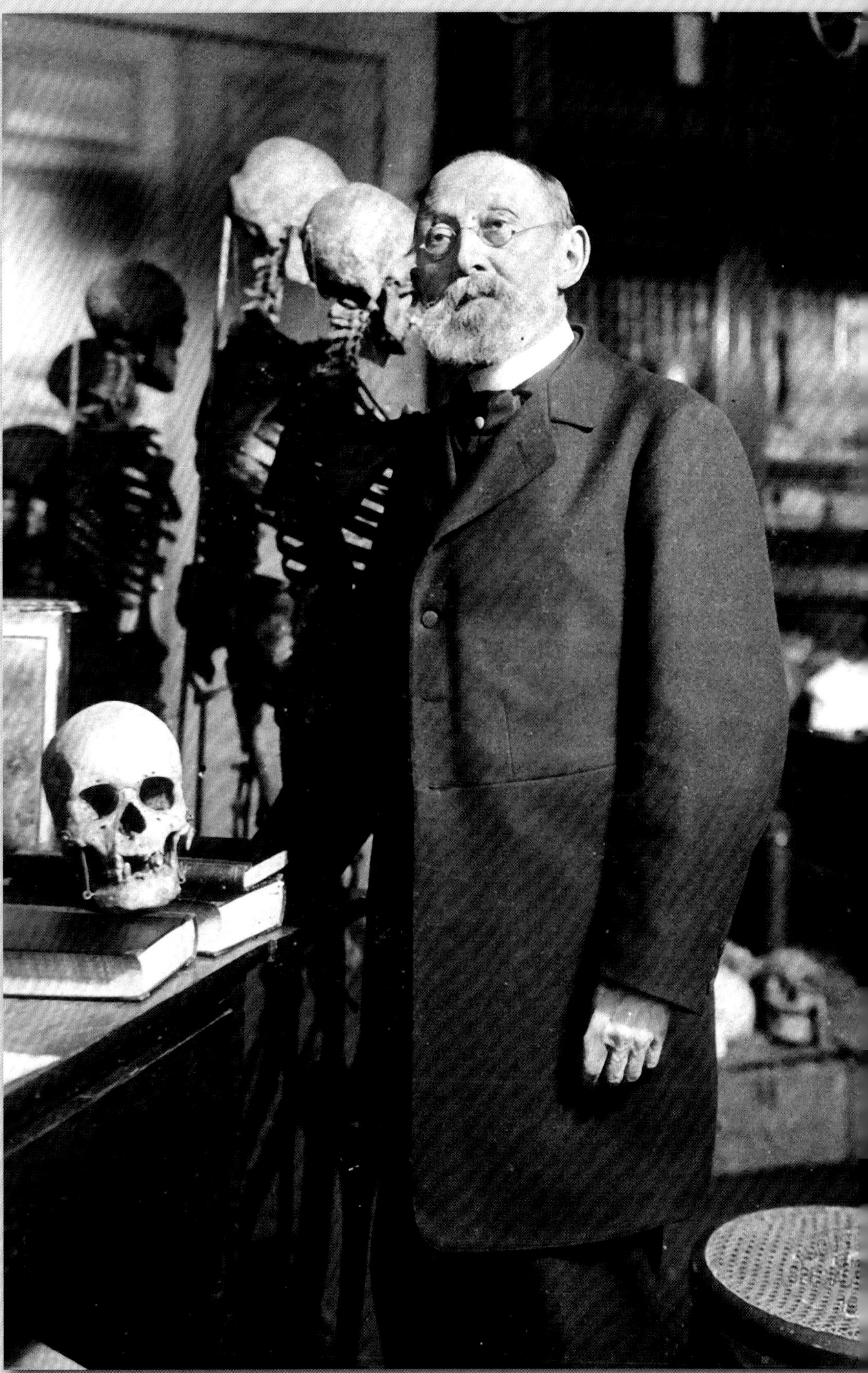

▶鲁道夫·路德维希·卡尔·菲尔绍，德国医生、政治家，被认为是“现代病理学之父”。

第一本组织学著作，以细胞学说为基础描述了机体的组织。

亨勒还研究过疾病及传染，是后来所谓“细菌学”的先驱，影响了之后的某些科学家，比如他在柏林的学生罗伯特·科赫。1840年，亨勒出版了著作《病理学研究》，提出感染应由活体导致，而这些活体要成为致病的原因就应见于所有病例，能从患病组织中分离，且分离后能产生相应疾病。识别、分离、致病这三个原则被称为“科赫—亨勒法则”，成为日后传染病研究的指导。

19世纪组织学的另一位重要人物是阿尔贝特·冯·克利克，他也是亨勒的学生，其重大成就之一是证明精子是一种细胞，正是这种细胞让卵子受孕。他还认为卵子和

> “一切细胞都来自其他细胞。”
> —— 鲁道夫·菲尔绍
> （1821—1902年）

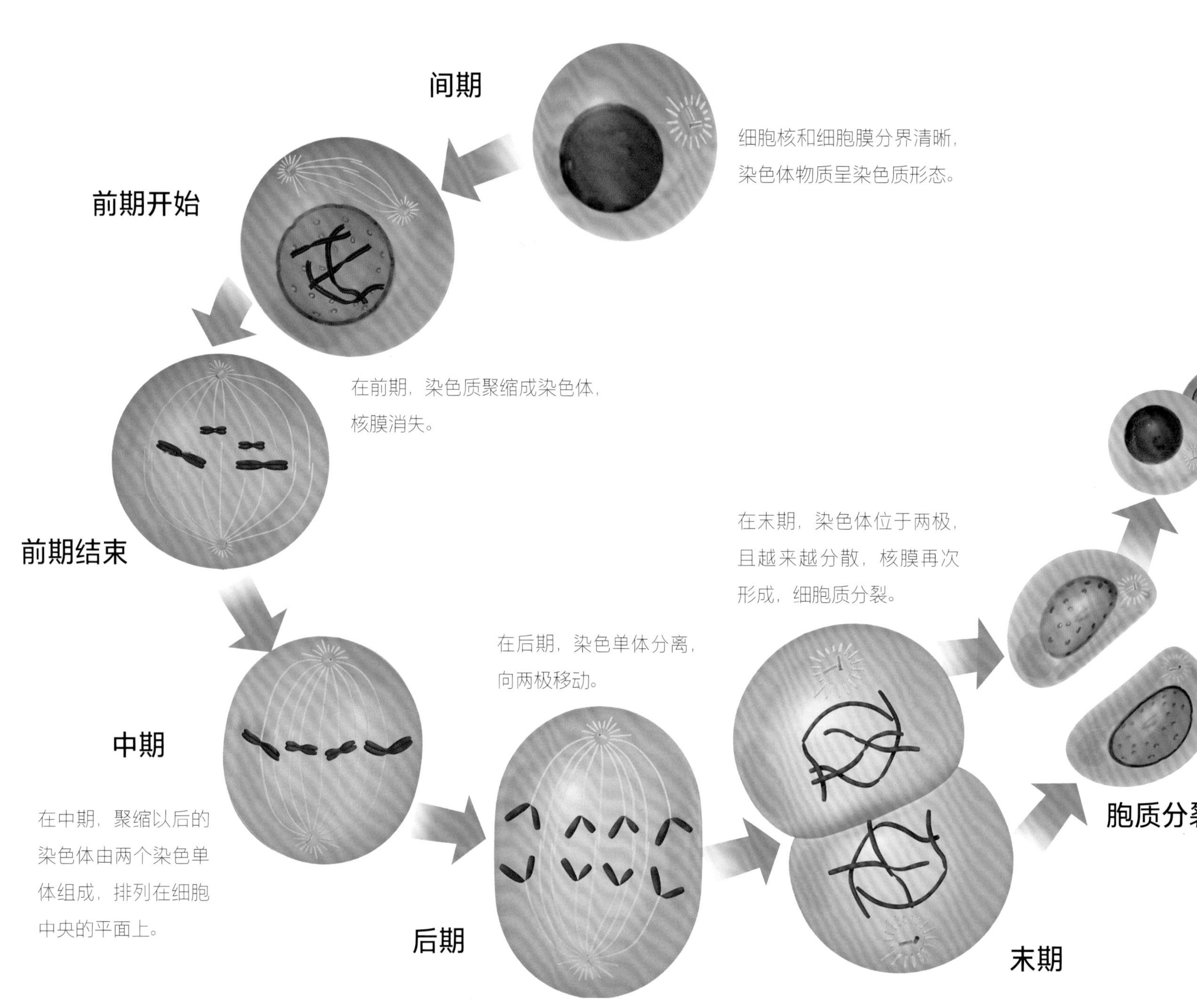

▲细胞分裂的各个阶段，满足了所有细胞都来自已有细胞的理念。

精子的细胞核传递遗传特性，以此为日后遗传学的发展打下了基础。

菲尔绍和细胞病理学

许多科学家都讨论了施万提出的“细胞发生”说，其中特别要提到的是鲁道夫·菲尔绍。他在研究病态组织时证明每一个细胞都来自另一个细胞，“正如植物都来自另一株植物，动物都来自另一个动物”。

和这个发现同样重要的还有他提出的观点：细胞不仅是生物体在生理学意义上的基本单位，也是在病理学意义上的基本单位。

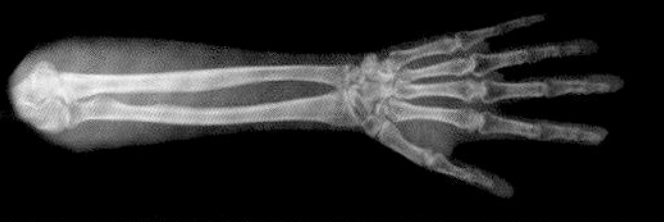

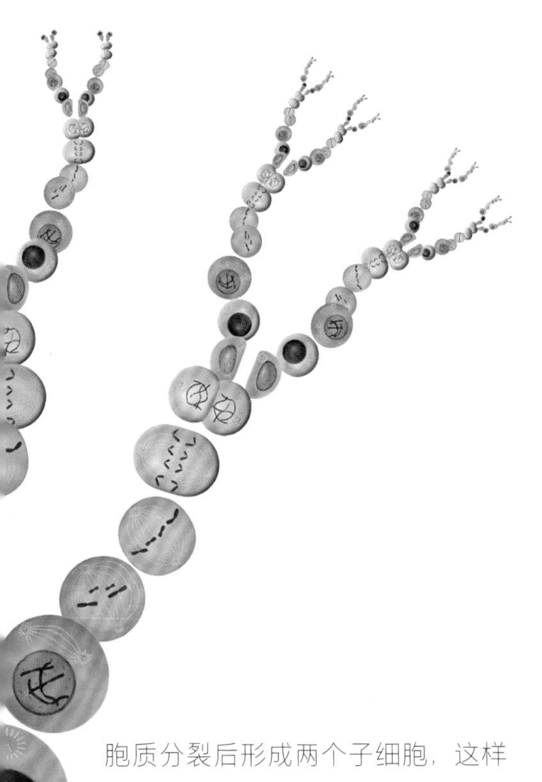

胞质分裂后形成两个子细胞，这样就满足了菲尔绍的预设：“一切细胞都来自已有的细胞。”

在此理念的基础上，他形成了自己的细胞病理学理论，这是医学史上重要的基础之一，因为它从另一个角度解释了疾病。

他于著作《细胞病理学》中发表了这一理论，提出了三个基本理念。第一也最重要的是细胞是常态的生物学基础，但也是病态的生物学基础，指出“疾病不过是不正常情况下的生命”。他以此彻底推动了形态病理学的发展。要记得，莫尔加尼在1761年将疾病定位于器官，而毕厦于1801年将疾病定位于组织。书里提出的第二个理念是一切细胞都来自另一个细胞，以此明确区分出生物体和无生命体。第三个基本理念是机体是细胞按一定顺序排列而成的，也就是说，不是机体总管各部（柏拉图概念），而是各部组成总体（亚里士多德概念）。

菲尔绍也对病理解剖学做出了重要贡献，比如找出了白细胞增多和白血病之间、血栓和栓塞之间的关系，区分了肥大和增生，描述了淀粉样物质，发现了髓磷脂和保护并滋养神经元的神经胶质等。

19世纪初的生理学

19世纪上半期的生理学研究由“法国派”和“德国派”主导，两派经常因为方法标准不同而起争执。法国派的领军人物是弗朗索瓦·马让迪，而德国派则由约翰内斯·缪勒主导。

弗朗索瓦·马让迪（1783—1855年）认为实验是唯一有效的生理学研究方法，能观察到的东西才值得被考虑，因此他认为活体解剖对于收集材料是必不可少的。另外他还支持使用物理、化学方法，因为他认为物理、化学能解释一切生理现象。他对吞咽和肠道吸收等消化过程、神经系统的营养及生理学都做了重要的研究，还和让·普瓦泽伊一起建立了血液动力学的法则。马让迪还建立了今天所谓的“贝—马定律”：脊神经前根对应运动神经，而脊神经后根对应感觉神经。为了得出这一结论，他用狗做活体解剖，做了两个系列的实验：第

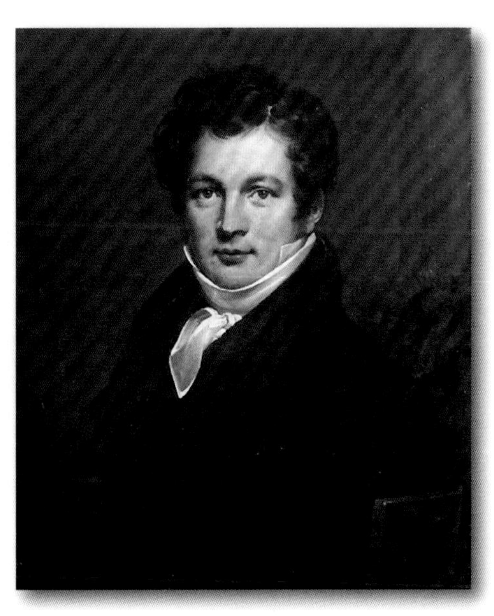

▶弗朗索瓦·马让迪是19世纪20到50年代法国最重要的生理学家，他以实验方法证明了脊神经感觉神经根和运动神经根不同。

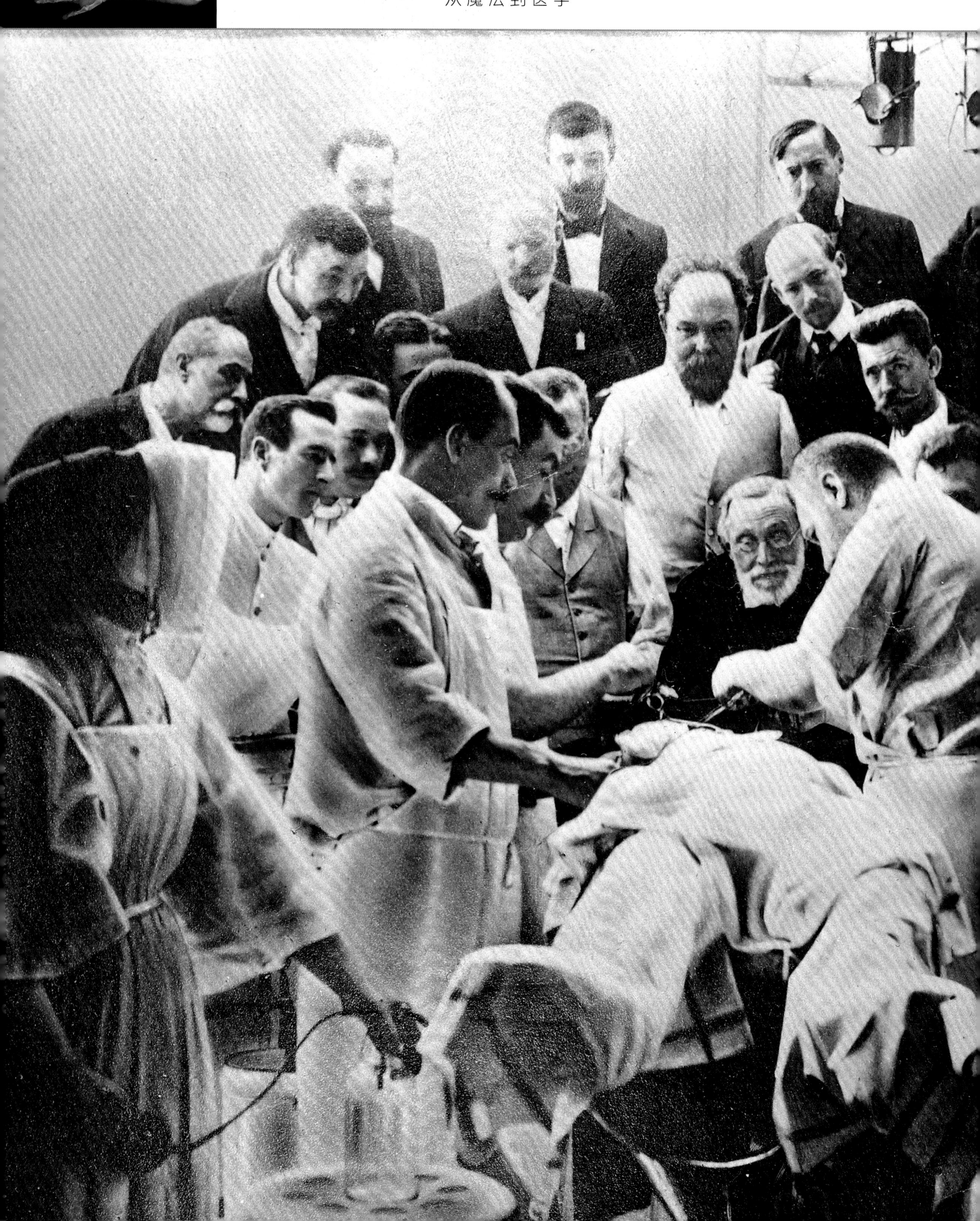

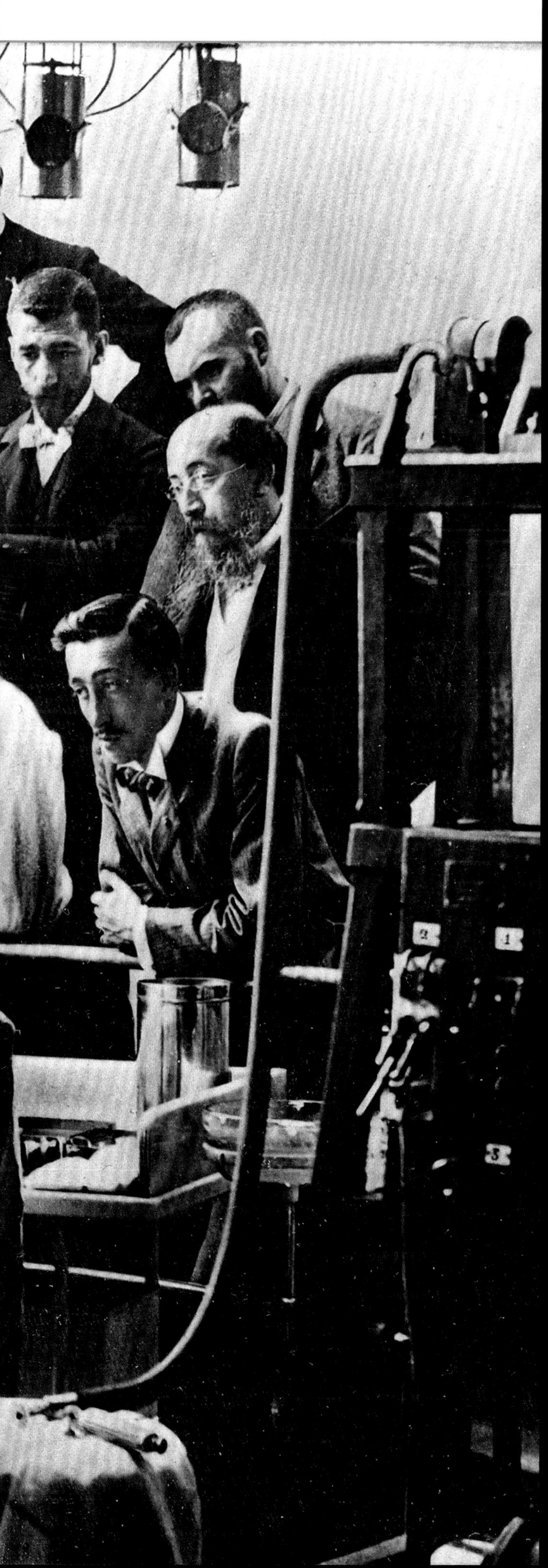

“医学教皇”菲尔绍

有时科学家及其研究并不会得到当时社会的足够重视，但菲尔绍不一样，他是受人尊敬的名医，也被同时代的人视为权威，甚至被人称为“医学教皇”。

他继承施莱登和施万的理念，发展出自己的疾病论，认为一切生物体皆由细胞组成。这是一场真正的革命，为今日的病理学打下了基础。在发表著作之前三年，他就已经提出：“不管我们转多少圈，最终还是会回到细胞上来。施万的不朽贡献不仅在于他的细胞学说……也在于他对各组织生长的描述，在于他证明了这种生长（以及一切生理活动）最终都可归结于细胞。如果病理学不过是有障碍的生理学，患病的生命也不过是受到各种内外影响的健康生命，那病理学最终也可以归结于细胞。”

菲尔绍思维敏捷，除了科学研究还热衷于社会及政治活动。他持自由进步的思想，于1848年参与了反对俾斯麦和普鲁士政府的革命，结果丢掉了柏林夏里特医院的副手职位。不过次年，也就是1849年，他被任命为维尔茨堡大学的病理学教授，在此任教的七年里做了许多科研工作。此后他搬去柏林，成为柏林大学的病理学教授以及第一所独立的病理学研究院的院长，一直到去世。

他是多国科学院的成员，曾三次获得诺贝尔奖提名，尽管从未得奖。

虽然他有许多成就，但他也持有一些错误、有争议的看法，比如他很反对新兴的细菌学，不接受细菌能致病的理念。他还极力反对达尔文的进化论，说证据不足，不值得推敲。总之，“医学教皇”也不是永远正确。

◀鲁道夫·菲尔绍在巴黎的一家诊所里观摩颅脑手术（柏林历史图片库）。

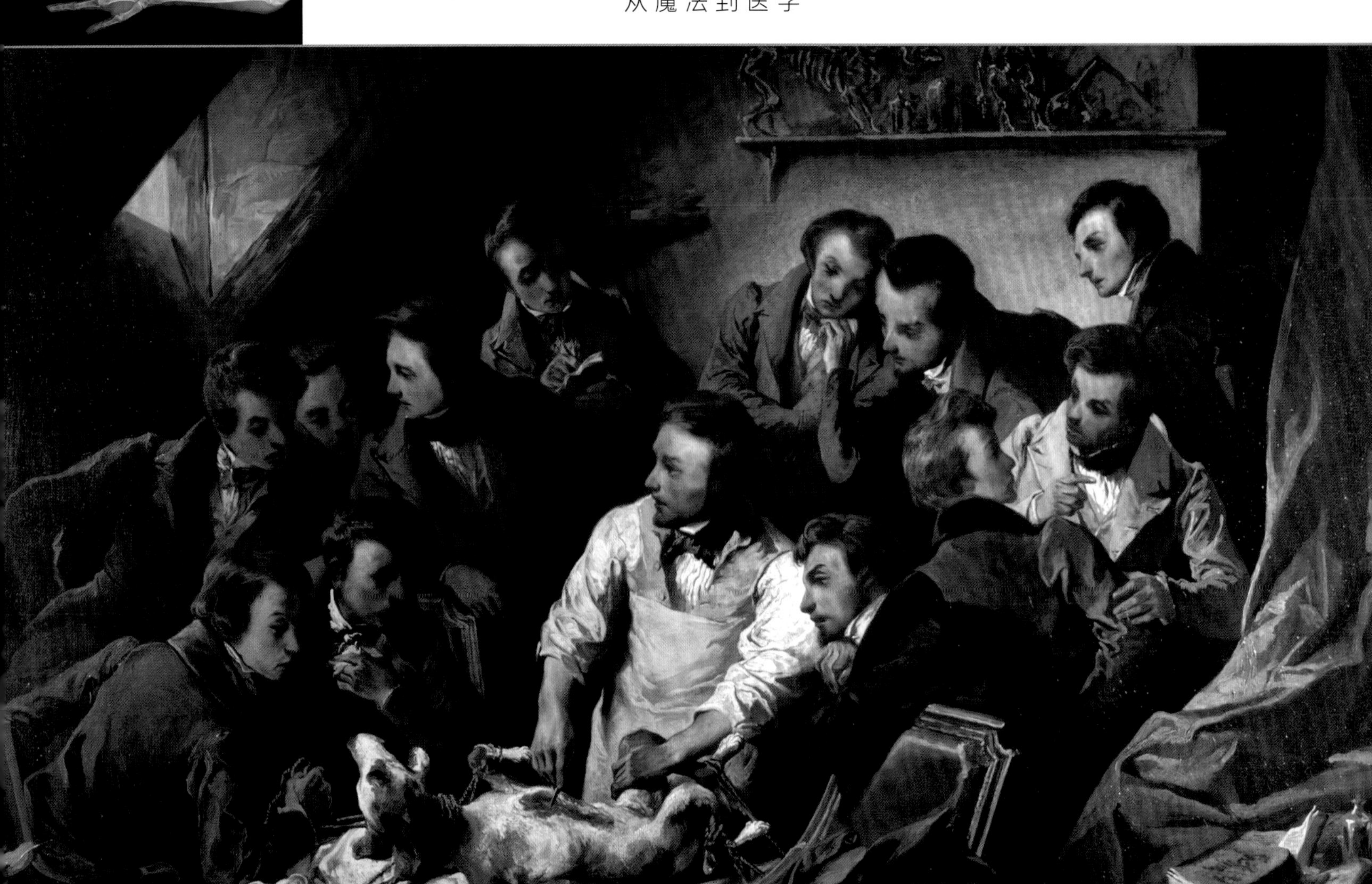

一个是切断神经后根，结果肢端依然能动但失去了感觉；第二个是切断神经前根，结果导致瘫痪，但肢端依然有感觉。

苏格兰生理学家、外科医生查尔斯·贝尔爵士（1774—1842年）也认为神经的运动功能与感觉功能分离，但未能证明，因为他非常排斥拿活的动物做实验。

▲弗朗索瓦·马让迪在一群学生面前做活体解剖。德国的约翰内斯·缪勒谴责这种做法。

尽管如此，他作为共同发现者，名字依然出现在定律的名称中。

德国派反对马让迪的生理学研究方法，其主要代表约翰内斯·缪勒（1801—1858年）谴责活体解剖及一切类型的动物实验，认为生理学研究应基于对机体现象的客观观察。以此为准则，他研究了腺体的功能及分泌物、血液及淋巴、发声机制及声带的作用，也在感官研究（颜色对比理论、耳毛细胞的作用）和神经系统研究方面做出了重要贡献。他的大量生理学研究汇集于著作《人体生理学手册》（1833—

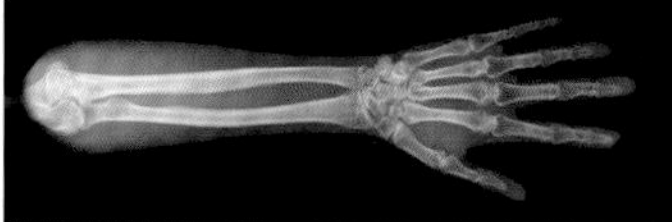

▶克洛德·贝尔纳被认为是实验医学的创始人，在他对医学的贡献中，最突出的是对“贝—霍二氏综合征”的研究，这是一种由头交感神经病变引起的疾病。

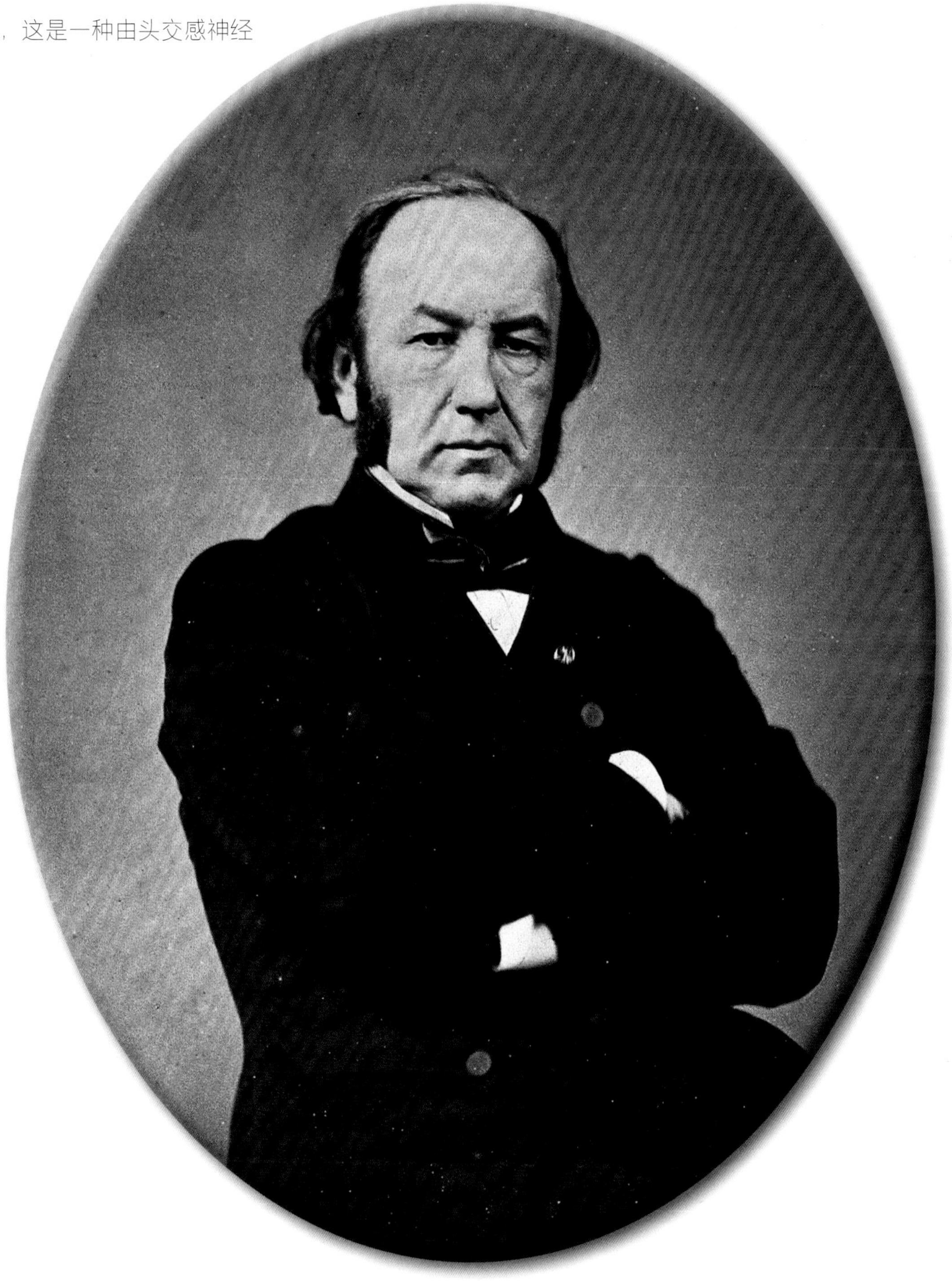

1834年），此书被翻译成多种语言，在全欧洲都有很大影响。

在他生命的最后阶段，大约在1840至1858年，缪勒放弃了对生理学的研究，投身于研究低等脊椎动物（鱼）和无脊椎动物（蠕虫、棘皮动物、软体动物）之间的比较解剖学。

伟大的克洛德·贝尔纳

关于生理学研究应使用何种方法的争论在19世纪下半期得到了完全解决，法国医生、生物学家克洛德·贝尔纳（1813—1878年）创造了大家都能接受的方法。

贝尔纳被认为是最好的生理学家，也是史上杰出的理论科学家之一。他打下了实验推理的基础，也就是说先观察现象，从这些现象推出一个理论，再用实验去证实或

克洛德·贝尔纳的青少年时代十分艰苦，生活很拮据。他直到21岁才得以开始医学学习，而在经历了漫长又不幸的婚姻后，他的妻子在1869年离开了他。另外，他还长期患有肾病，最终因此去世。

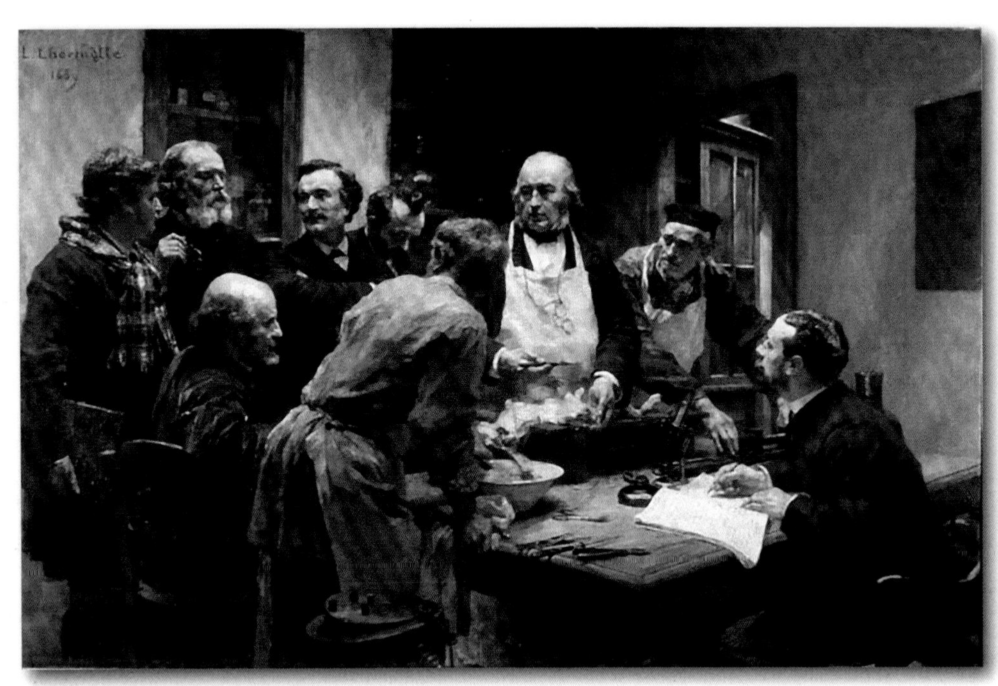

▲上图为莱昂·奥古斯丁·勒米特1889年所绘，表现了正在讲课的克洛德·贝尔纳。

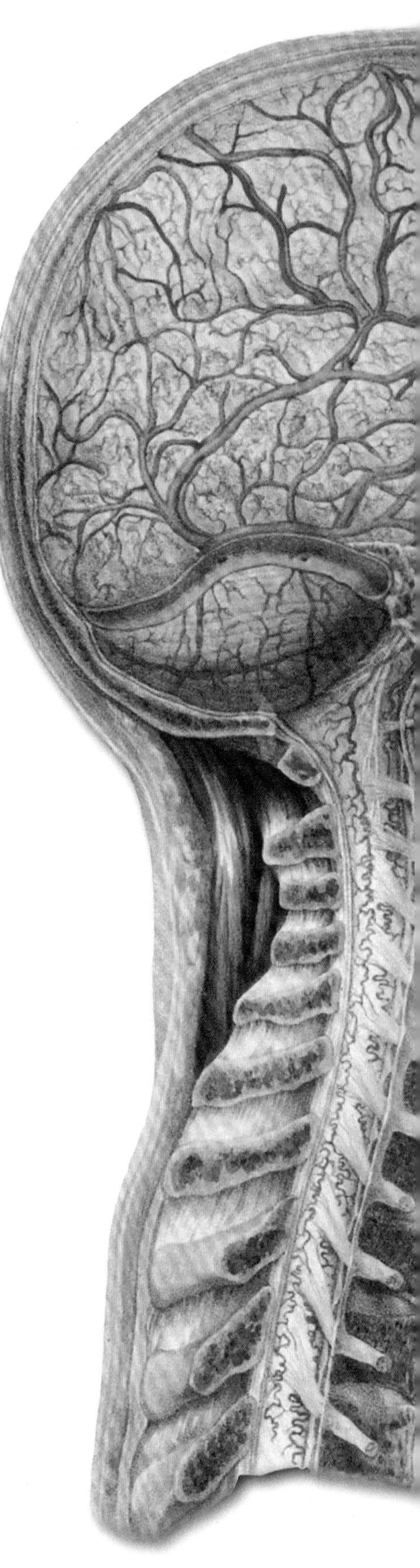

证伪。他特别强调实验要考虑所有可能对研究有影响的情况，不管是一个个考察还是一次全部考察，以了解其影响，获得正确的结果。他将这些实验医学的方法论基础及生理学的基本原则（如“内环境”的概念）都收入了1865年出版的著作《实验医学入门》。

贝尔纳对生理学最重要的贡献包括：发现胰液在脂肪消化、肝糖生成中的作用，分离出糖原，证明其存在于肌肉中并且是肌肉活动的基础。

贝尔纳完成了两项与肝糖生成有关的重要研究：一是神经系统对肝糖生成的影响，这让他发现了交感神经系统能令血管收缩；二是“内分泌”，他定义了这一与肝脏、甲状腺、肾上腺有关的概念，他在这方面的发现对内分泌学的诞生有决定性意义。

从解剖学出发的临床研究

毕厦创立从解剖学出发的临床方法后，疾病诊断有了新形式，不仅以症状为基础，还要看病人在解剖上的病理表现。勒内·雷奈克发明的听诊器在这方面有很大帮助，这种器械已经成为医生这个职业极具代表性的标志之一。

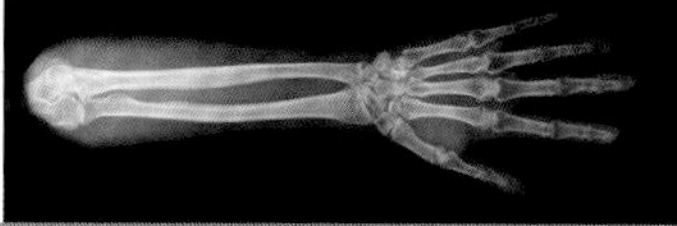

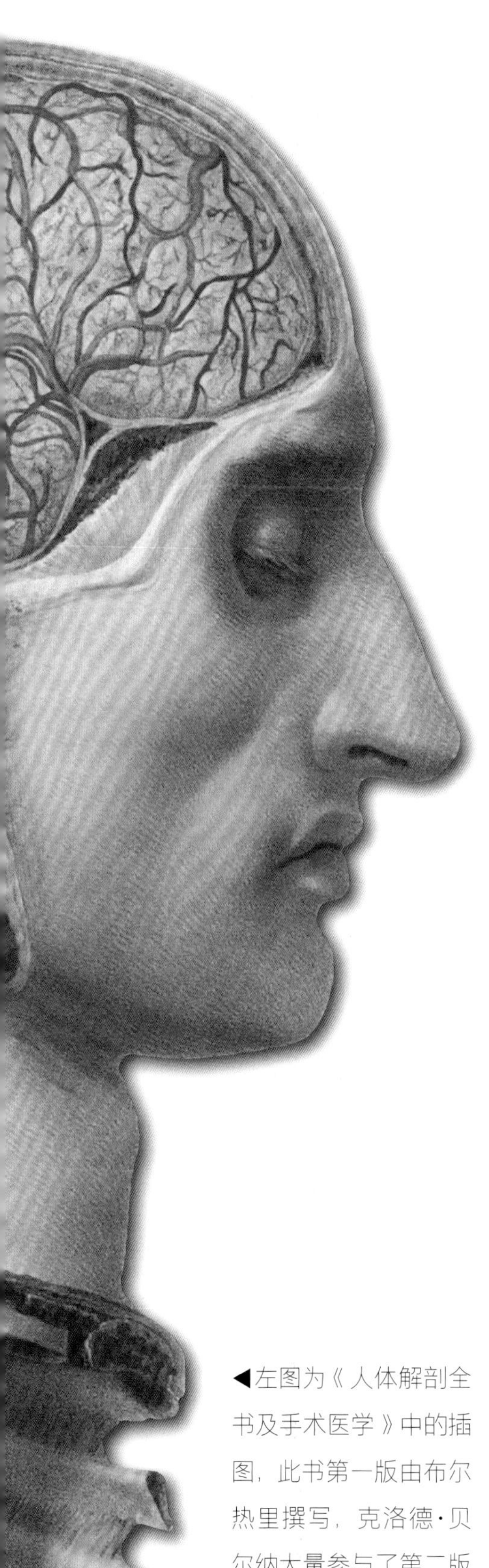

◀左图为《人体解剖全书及手术医学》中的插图，此书第一版由布尔热里撰写，克洛德·贝尔纳大量参与了第二版的编写。

19世纪上半期，从解剖学出发的临床方法在欧洲主要有两派：法国派和英国派。两派都仅限于研究轻易可观察到的信号，比如心音、尿中有不正常的物质、生理改变等。

19世纪下半期开始，解剖学临床方法飞速发展，因为有了新的方法和器具可以观察到人体内部，看到外表看不出的病变。其中最重要的是内窥镜和X光，后者发现时已快到下个世纪。

勒内·雷奈克

19世纪上半期，法国最重要的解剖临床方法代表人物是勒内·雷奈克（1781—1826年）。他博学多才，智力超群，观察敏锐，不仅发明了听诊器，还对医学做出了其他重要贡献，包括详细描述了许多呼吸系统病变，比如支气管扩张、肺气肿、肺水肿、肺梗死、大叶性肺炎、肺坏疽、气胸、胸膜炎、肺结核及结核病对脑膜等其他器官的影响。他还界定了一些心肺疾病的病理表现，配合症状作为诊断依据。

1819年，他出版了《论心肺听音》，这部著作成为医学经典，为现代呼吸医学打下了基础。雷奈克在其中描述了他用听诊器听到的许多声音，并为之命名。今天常说的“捻发音”“啰音”就是他起的。

▼两位医生在试验德国物理学家威廉·伦琴于1895年发现的X光。

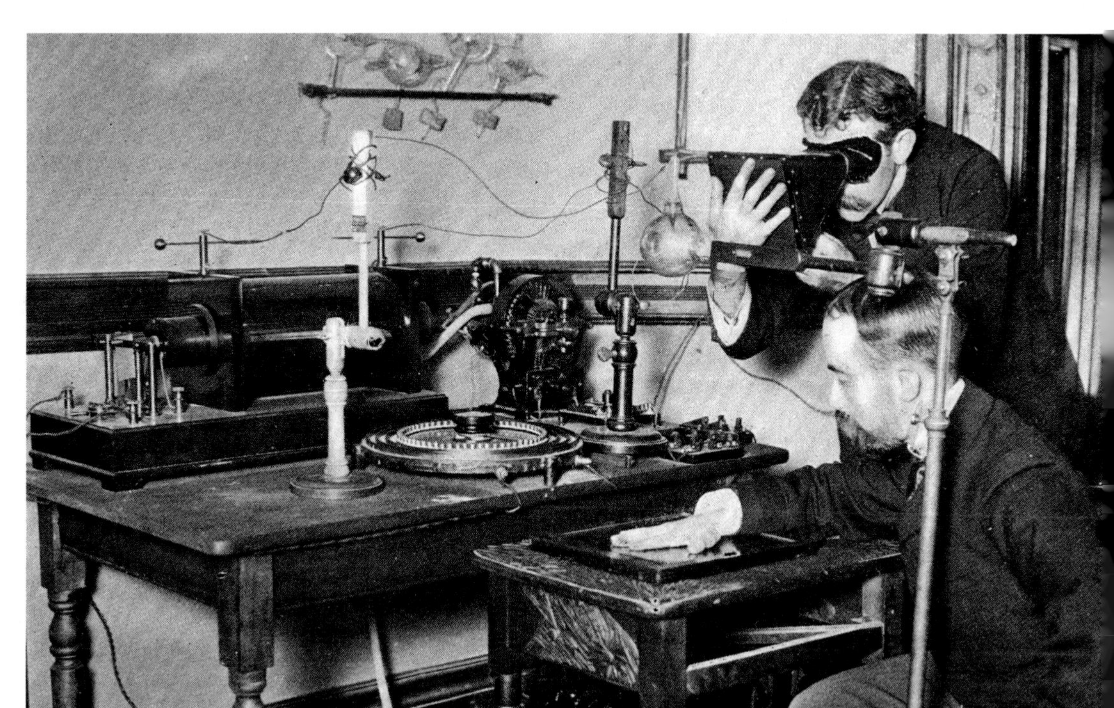

七年后，在1826年，也就是他去世的那一年，其著作推出了第二版。他在其中讲述了二十年前让他传染上结核病的那次事故：检查结核病椎骨时割破了左手食指。他在书中叙述了伤口如何发展、采用的治疗、后来的症状以及随着病程进展出现的器官病变。

雷奈克会感染这种病也不奇怪，因为他和其他医生不一样，他不畏惧给死于此病的病人做尸检。他坚信结核病不传染，其传播只是因为城市中生活条件恶劣。他还认为结核病无药可医，是不治之症。这些综合起来，再加上病很重时才确诊，导致这位伟大的医生年仅45岁就去世了。

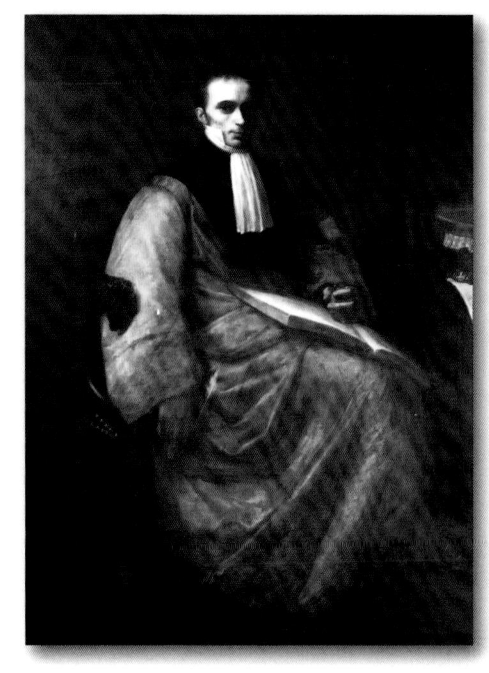

关于雷奈克如何发明了听诊器的传说，流传最广的版本是他为了保全一位女士的名声，用卷起来的报纸听她的胸音，这才有了听诊器的创意。

▲雷奈克的肖像。

▼他设计的早期几种听诊器之一的示意图。

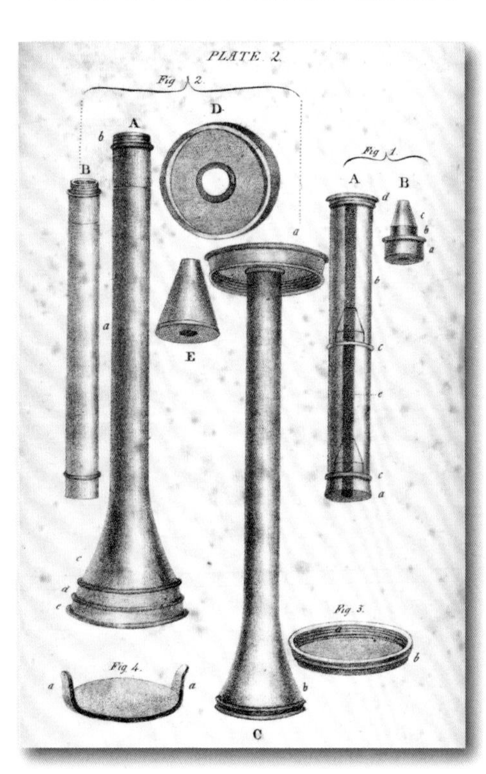

英国的解剖临床方法

19世纪初的英国解剖临床方法以伦敦盖伊医院的三位医生为代表，他们是托马斯·爱迪生（1793—1860年），他发现了恶性贫血（维生素B12吸收障碍）、肾上腺机能不全（又称爱迪生氏病）；托马斯·霍奇金（1798—1866年），预防医学的先锋，主要研究淋巴瘤，其中一种被称为“霍奇金病”；理查德·布莱特（1789—1858年），他对肾病理学有重要贡献。

此外英国还有约翰·切恩（1777—1836年）和描述了退行性疾病“帕金森氏症”的詹姆斯·帕金森（1755—1824年）。爱尔兰学派则有罗伯特·詹姆斯·格里夫（1797—1853年），他描述了以眼球凸出为特征的弥漫性毒性甲状腺肿（又称格里夫氏症）；罗伯特·亚当斯（1791—1875年）和威廉·斯托克斯（1804—1878年），此二人在临床上描述了“亚当斯-斯托克斯二氏综合征”；多米尼克·科里根（1802—1880年），他描述了主动脉瓣关闭不全引起的心律失常。

看见被隐藏的：内窥镜

尽管医学从诞生之初就尝试以各种方法“窥见”人体内部，但直到19世纪下半期内窥镜被发明出来才真正做到。1580年，德国外科医生威廉·法布里（1560—1634年）就已经设计并使用了第一种“耳镜”。同样是德国人的瓦尔登伯格似乎第一个给长管装上普通的小镜子来观察病人的食道。

但第一个真正的内窥镜要等到1804年，尽管依然很原始。菲利普·博齐尼（1773—1809年）推出了“导光管”，以蜡烛作为光源，用镜子去反射烛光。借助这原始的工具就可以观察耳朵内部、咽部、尿道、膀胱、子宫颈和直肠。不过尽管“导光管”带来了许多新的可能，当时的医生们却并不乐于使用，只把它当玩具。

但博齐尼的天才发明打开了内窥镜发展的道路。1853年，法国人安托万·让·德索莫向法国医学科学院展示了他的尿道镜，可用于检查尿道内部。接下来的几年中，德索莫又改良了这一器械，让它可用于检查人体其他部位。与博齐尼那时不同的是，德索莫的发明受到了医学界的认可，以至于不断被改进。1881年，约翰·冯·米库利奇和约瑟夫·莱特发明了第一个硬管胃镜，它已经具备了这个器械的三个基本构件：光学系统、管道、电光源。

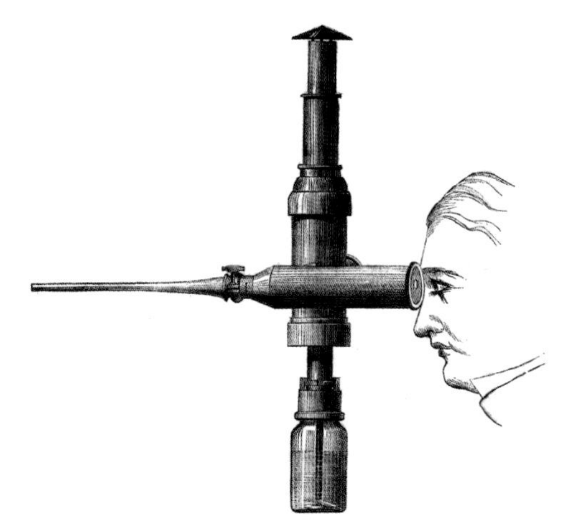

▲1853年，法国人安托万·让·德索莫发明了一种专门用来检查尿道和膀胱的器具。他将其称为“内窥镜”，这是历史上首次使用这个名称。

▶1853年的内窥镜。

▼在1868年，德国的阿道夫·库斯毛尔博士在一系列尝试之后第一次看到了活人的胃内部。接受试验的是一名吞剑杂耍者，他吞下了长47厘米、直径13毫米的金属直管。
插图和照片都是德索莫1853年的第一个内窥镜。

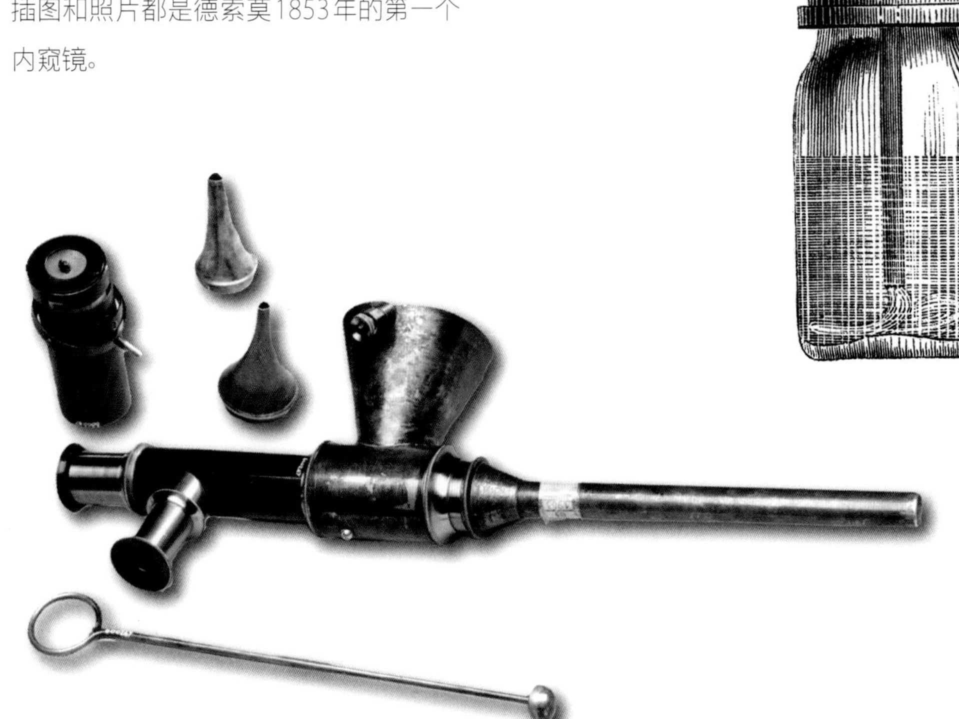

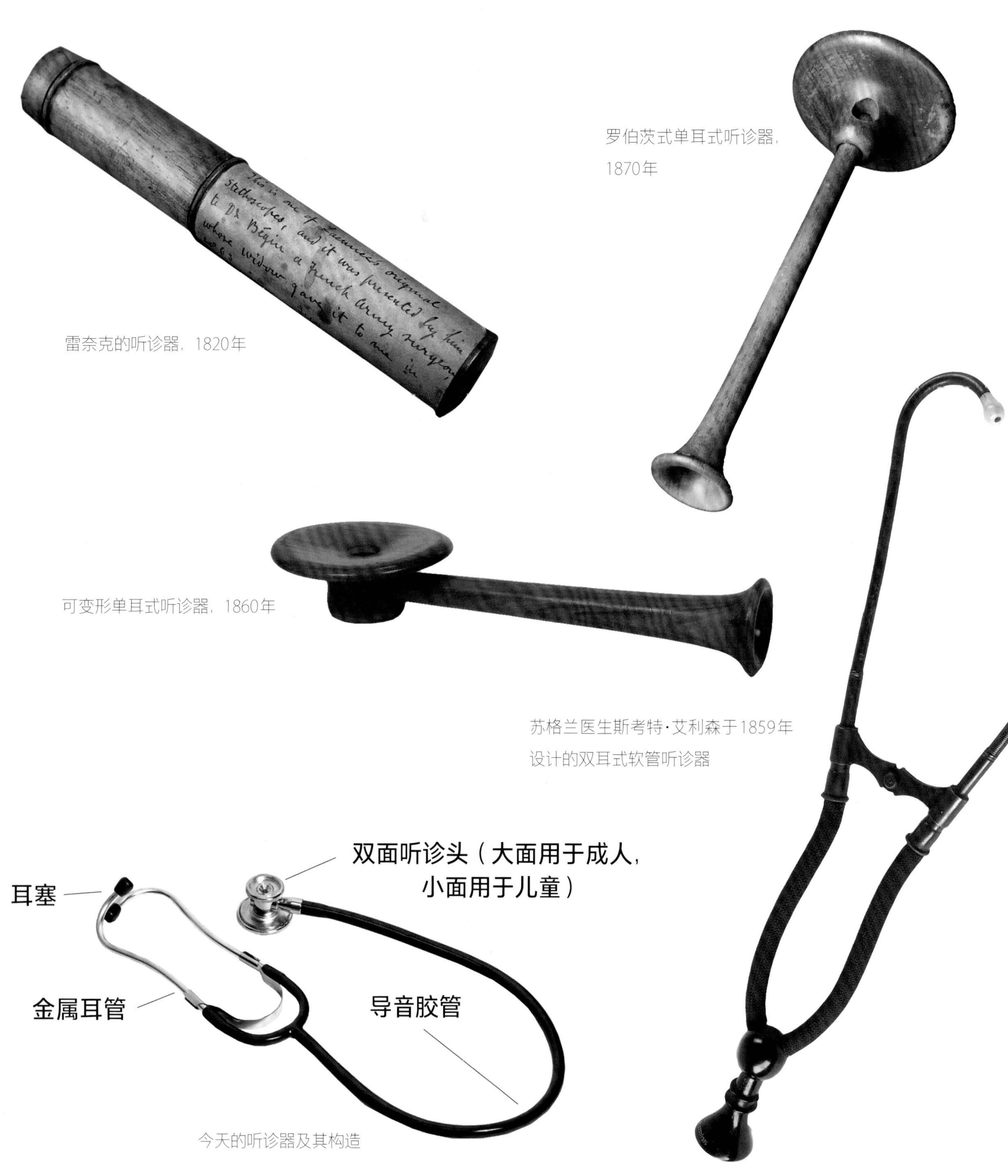

罗伯茨式单耳式听诊器，1870年

雷奈克的听诊器，1820年

可变形单耳式听诊器，1860年

苏格兰医生斯考特·艾利森于1859年设计的双耳式软管听诊器

今天的听诊器及其构造

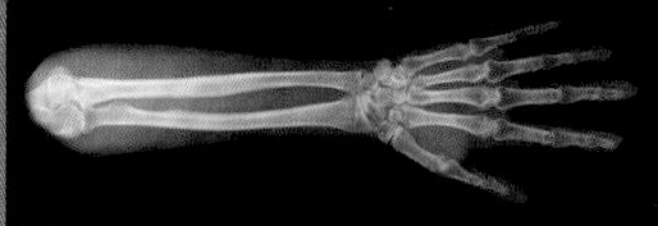

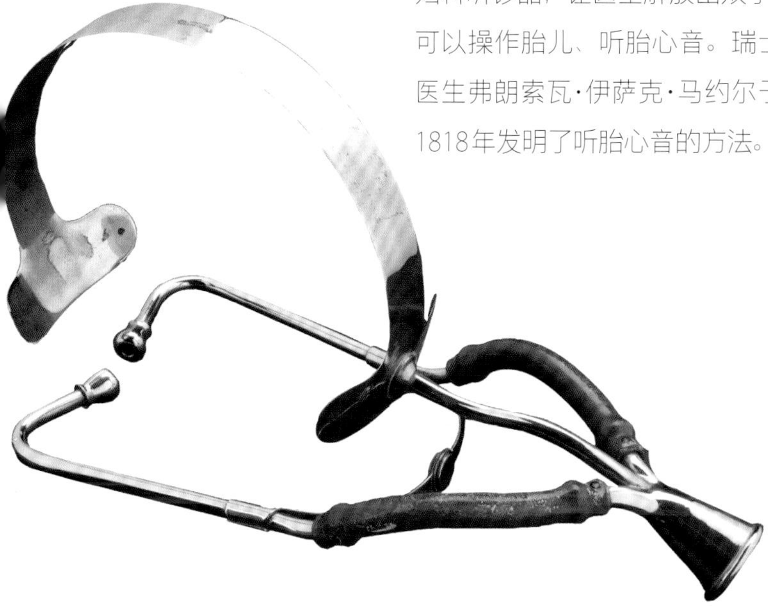

妇科听诊器，让医生解放出双手，可以操作胎儿、听胎心音。瑞士医生弗朗索瓦·伊萨克·马约尔于1818年发明了听胎心音的方法。

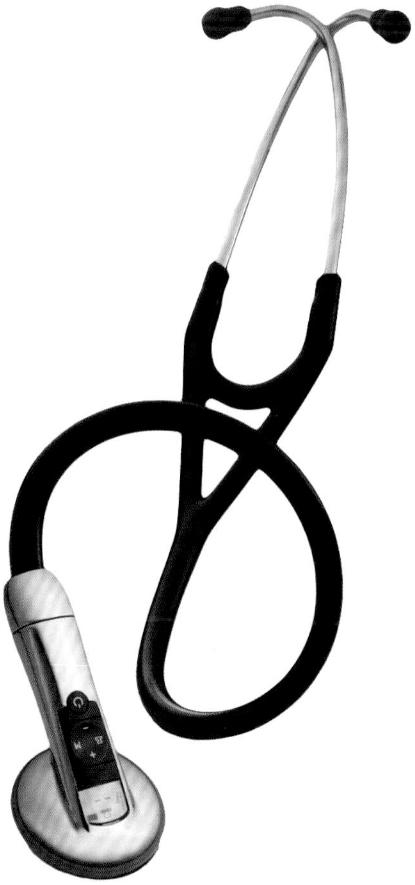

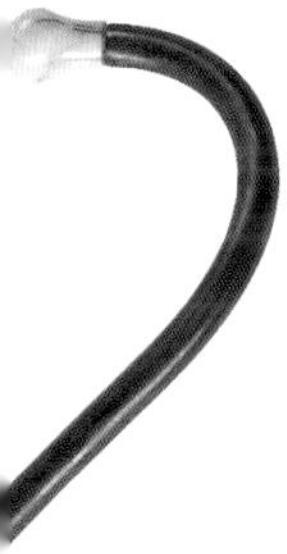

Littmann公司研制的数字听诊器，听心、肺、体内声音时音量可放大到24倍，尤其适用于肥胖病人或衣物阻碍听诊时。

雷奈克的听诊器

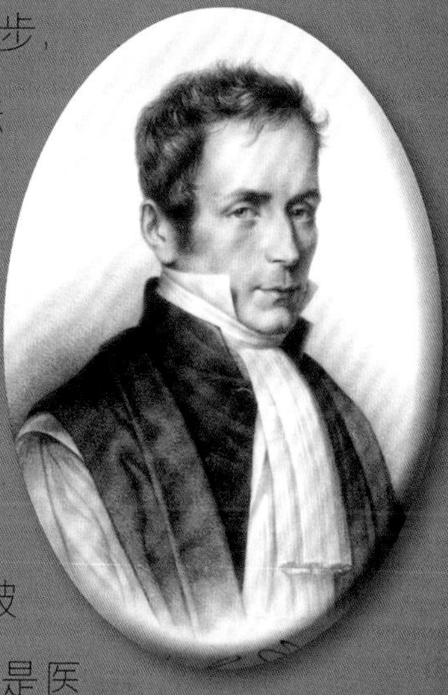

19世纪最重大的医学进步，更确切地说是诊断进步，是法国医生勒内·特欧斐列·雅辛特·雷奈克发明的听诊器。

通过听诊器可以听到体内的大量声音，有助于发现心脏衰竭、哮喘、肺炎及其他肺病感染。在听诊器被发明出来之前，习惯的做法是医生直接把耳朵贴在病人胸部听声音，如果病人肥胖就不太管用，病人是女子时也"有伤风化"。促成听诊器被发明的似乎正是这后一种情况。据说，某次雷奈克要给一位女子看病，她身形肥胖，患有心脏病。他应该用耳朵俯在病人胸口听，但又觉得不太好，灵光乍现之下想到将报纸卷起来放到胸口上去听，完美听到病人心跳的同时也没有冒犯她。偶然用报纸卷起来听居然取得十分好的效果，这启发了雷奈克制作出第一个听诊器：一支长30厘米左右的木管，形似那时使用的助听器。

这项发明颠覆了当时的医学界，医生们都很乐于使用它。第一个带软管的听诊器是戈尔丁·伯德在1840年发明的，但依然是单耳式。1851年，爱尔兰医生阿瑟·利雷发明了双耳式听诊器，一年后乔治·卡曼将其完善，形成了我们今天见到的听诊器。

◀各种听诊器

硬管内窥镜虽然对于观察内部损伤很有用，但也会给病人造成危险，因为插入时有可能造成穿孔。要等到20世纪中期才会出现更安全的软管内窥镜。

X光带来的“革命”

在当时诸多的医学技术进步中，首屈一指的非侵入性检查手段还是X光。

在19世纪末的1895年，在那个特别的平安夜，一位严谨细致却名不见经传的德国实验物理学家向世界宣布了自己的发现，这对医学的发展将有重大意义，让人可以无须用手术打开人体就看到体内“被隐藏”的东西。这位物理学家就是威廉·康拉德·伦琴（1845—1923年），他的伟大发现是一种新的电磁射线，他称之为“X射线”，因为当时他不知道到底是种什么射线。

新射线被发现于1895年11月初，那时伦琴正在研究阴极射线的荧光效应（用一种莱纳德管，管上开有一小口，可以让射线出来）。但伦琴为何要做此研究却是未知，因为他在遗嘱中要求将所有关于此研究的文件直接销毁，不得阅读。有些人提出伦琴用这种射线做了一个实验，发现“拍”到了妻子放在木盒里的戒指，这引起了他的兴趣，让他更进一步：还是同样的实验，不过用黑色的厚纸包住管子，不让射线出来。他还紧闭实验室的窗户和百叶窗，制造全黑的环境。尽管如此，射线还是穿过了纸张，照射到氰亚铂酸钡屏上产生了荧光。

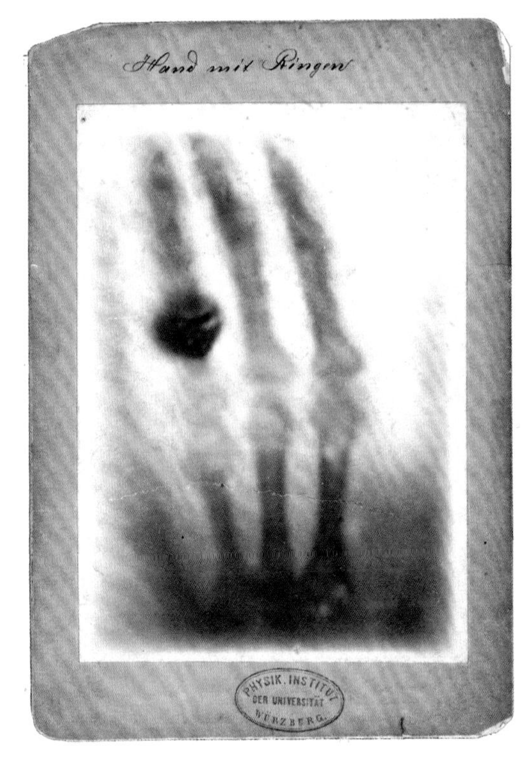

▲历史上第一张X光片，由威廉·伦琴摄于1896年，拍的是他妻子安娜·贝尔塔·路德维希的手，深色阴影是她的戒指。

▼早期的X光机之一。

为验证自己的发现，伦琴又将同样的实验重复了好几个星期，证实这种神秘的射线能够穿透纸张、木材甚至墙壁。唯一不能穿透的似乎是金属，尤其是重金属。

12月22日，伦琴决定做一次最终实验，这次事关人体。他让妻子安娜将手放在底片上，他用新射线照射15分钟，结果底片上出现了安娜手部骨骼的图像。她不禁惊呼：“我看到了自己的死亡！”X光就这样诞生了。

这一发现很快传开，引起了

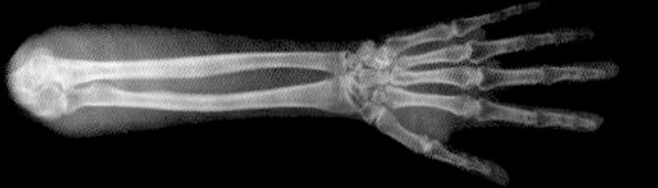

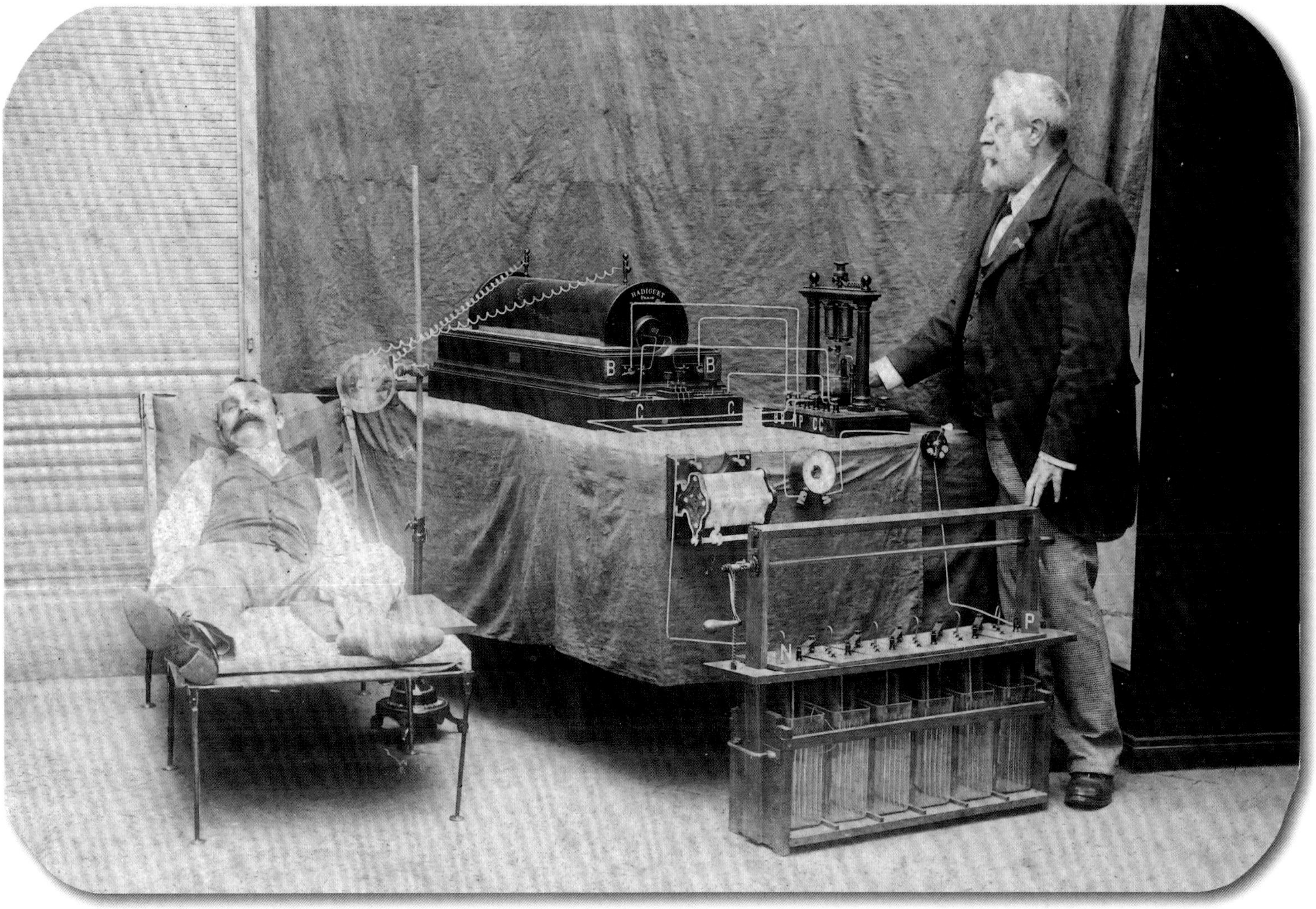

当时科学家的极大兴趣，在伦琴公布发现之后仅一年就有49本写此主题的书，专业期刊上发表了1200多篇相关文章。不久之后，一些医生开始用X光来诊断结石（包括胆结石、肾结石、膀胱结石）等疾病或是骨折。

伦琴从未想要为此发现申请专利，因为他坚信这是全人类的重要财富。他因为这个伟大发现于1901年获得诺贝尔物理学奖。

▲阿瑟·拉迪盖用X光给病人拍片。此照片在1898年前后拍摄于巴黎。

病理生理学的诞生

从时间的角度看，从解剖学出发的临床方法、新诊断手段的发展确实很重要，这些最终成为现今医学的基础之一，但也要知道它们“不完整”，因为它们考察疾病时并未考虑其在机体中引起的功能紊乱。19世纪中期，将疾病作为动态过程来对待的新观念产生了，主要流行于德国。病理生理学也就此诞生了。

这种新观念放弃了此前占主导地位的猜测法，那些猜测法受到了“自然哲学”的影响，尤其是在德国。人们寻找疾病的科学基础，于是对物理、化学、生物等其他科学能带给医学的东西又开始感兴趣起来。

为了从科学的角度去研究和

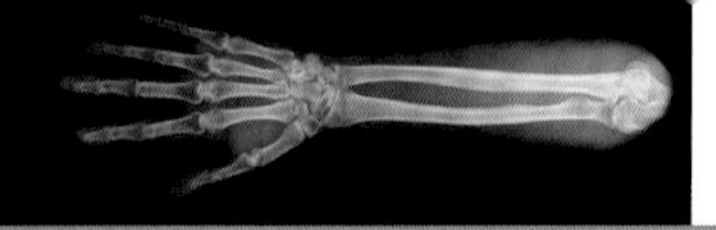

理解疾病引起的功能紊乱，病理生理学家将这些紊乱简化为可当作物理现象分析的能量过程，或是可当作化学现象分析的物质过程。尽管这种思路并不新颖，因前两个世纪中就已经被提出了，但直到19世纪中期物理和化学才都发展到足够的水平，可以实现这一思路。

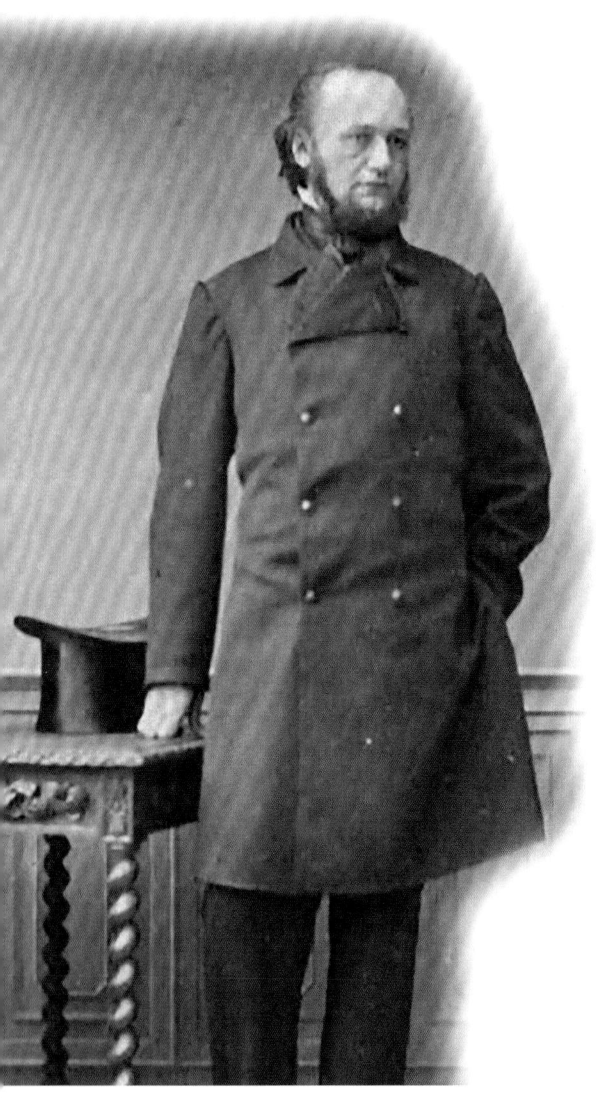

第一个被当作能量过程来研究的功能紊乱是发热，做此研究的是卡尔·莱因霍尔德·奥古斯特·文德利希（1815—1877年）。同时，另一位德国医生弗里德里希·西奥多·冯·弗里里希斯（1819—1885年）开始将功能紊乱简化为物质过程进行研究。

文德利希：发热与疾病

体温变化是疾病明显的生理表现之一。卡尔·莱因霍尔德·奥古斯特·文德利希以此作为研究目标，考虑到健康人体温相对稳定而生病的人体温会变化，他试图通过实验证明这些变化有规律可循。

那时，尤斯图斯·冯·李比希已经证明动物的体热来自机体的化学过程，尤其是氧化；迈尔、焦耳和赫姆霍兹也已经建立起热力学第一定律，即能量守恒定律。文德利希以此为基础将发热和体温变化当作能量过程来研究。

◀卡尔·莱因霍尔德·奥古斯特·文德利希，拍摄于1865年。文德利希试图以实验证明生病时的体温变化基于某一种规律。

经过十八年的不懈努力，他在临床上检查了2万5千多名病人，收集了几百万份体温记录，最终发表了著作《疾病中体温的行为》(1868年)，从物理角度解释了体温，归纳了多种疾病的典型发热曲线，包括伤寒、斑疹伤寒、回归热、麻疹、天花、肺炎、猩红热、疟疾，提出发热是存在功能紊乱的客观信号。另外，他还引入了一种今天我们都很熟悉的医疗器具：体温计。

上文提到的著作和之后的二十多部作品让文德利希成为现代体温测量的主要创始人。

作为物质过程的功能失调

上文已经说过，研究功能紊乱的另一种形式是将其简化为物质过程。这正是文德利希的同时代人、德国医生弗里德里希·西奥多·冯·弗里里希斯采取的思路。

他出生于下萨克森州的奥里希，在哥廷根、基尔、弗罗茨瓦夫大学任教，大部分生涯都用于研究肝肾疾病和糖尿病。也许是因为他年轻时就研究过生理化学，

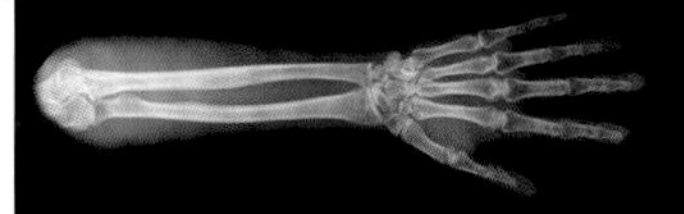

所以采用了这类方法来研究病理生理学。

在弗里里希斯对医学的诸多贡献中，重要的贡献之一是证明了黄色肝萎缩时肝细胞被摧毁会引起蛋白质代谢的逐渐改变，直至功能完全丧失，导致病人死亡。这一代谢改变有一个客观信号：尿液中出现某些氨基酸作为代谢终产物，这在健康人身上不会发生。

▼弗里德里希·西奥多·冯·弗里里希斯与文德利希是同时代的人，而且也是德国人。他在病理学方面颇有建树，著有一本关于肝病临床诊断及治疗的著作和一本关于糖尿病的著作。

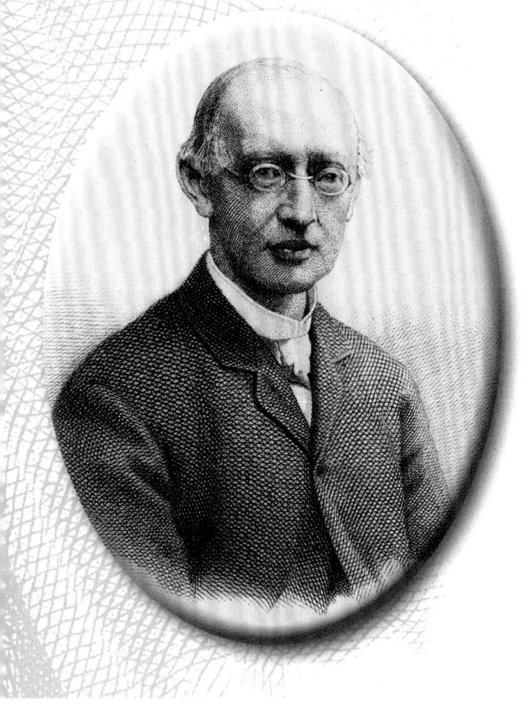

体温计

文德利希肯定不是第一个对测量体温感兴趣的人，因为在19世纪上半期就已有法国和德国的医生做过这事，比如让-巴蒂斯特·布约（1796—1881年）和弗里德里希·威廉（1816年—1895年），而早在他们之前荷兰人赫尔曼·布尔哈夫和意大利人散克托留斯（1561—1636年）也做过，后者将伽利略发明的温度计用于医用。

但将体温计变为病理学数据收集不可或缺的工具无疑还是要归功于文德利希。

体温计的前身似乎就是伽利略发明的温度计，玻璃管一端开口，另一端是一个封闭的球体，开口端插入酒精与水的混合液中，变热时液体便会升入管中。

几年后，法国医生、化学家让·雷伊（1583—1645年）发明了用水的温度计，并开始研究水银的性质，以将其用于温度计。大约在同一时期，第五任托斯卡纳大公费迪南多二世·德·美第奇（1610—1670年）发明了第一个使用酒精的气密型温度计。

水银温度计直到1714年才成形，这要感谢物理学家加布里尔·华伦海特的智慧。水银优于酒精的地方是它能测量更高的温度。按照这个温度计及相应比例，华伦海特规定水结冰的温度为32华氏度，水沸腾的温度为212华氏度，而人体的温度为96华氏度，这是从健康人口腔测得的温度。

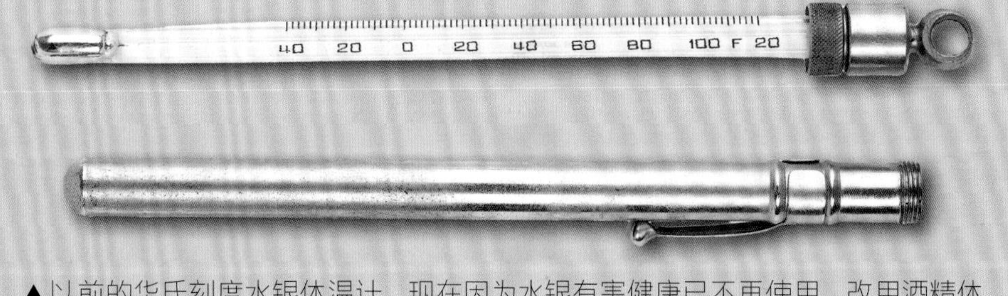

▲以前的华氏刻度水银体温计，现在因为水银有害健康已不再使用，改用酒精体温计或数字体温计。

病理生理学诊断

随着时间过去，在上文提到的功能紊乱信号之外又有了许多物理、化学信号，进一步改善了病理生理学的诊断方法。比如，开始被研究的新信号之一是血压及其变化，德国医生卡尔·冯·维罗德（1818—1884年）于1854年发明了血压计而使之成为可能。他还发明了用于监测循环系统的方法和设备。

后来，在20世纪初，又有了通过绘制图形来反映功能紊乱的设备，比如1901年由荷兰医生威廉·埃因托芬（1860—1927年）发明的心电图，他因此于1924年获得了诺贝尔生理学或医学奖。还有1929年由德国神经学家汉斯·白尔格（1873—1941年）发明的脑电图，他第一个将脑电研究用在人类身上。

就这样，临床分析的提高让人可以检查并收集机体功能状态的情况，助力了病理生理学诊断。糖尿检测便是初期的功能分析方法之一，1875年由德国医生爱德华·库尔茨（1845—1895年）发明，通过检测尿液中是否不正常地有葡萄糖来确定糖尿病人代谢糖的能力。

▼机械血压计的插图，这种器具出现于19世纪，是现今血压计的前身，1854年由德国生理学家卡尔·冯·维罗德设计。

路德维希·特劳贝和实验病理学

病理生理学将疾病视为动态过程的新思路需要实验这一基础

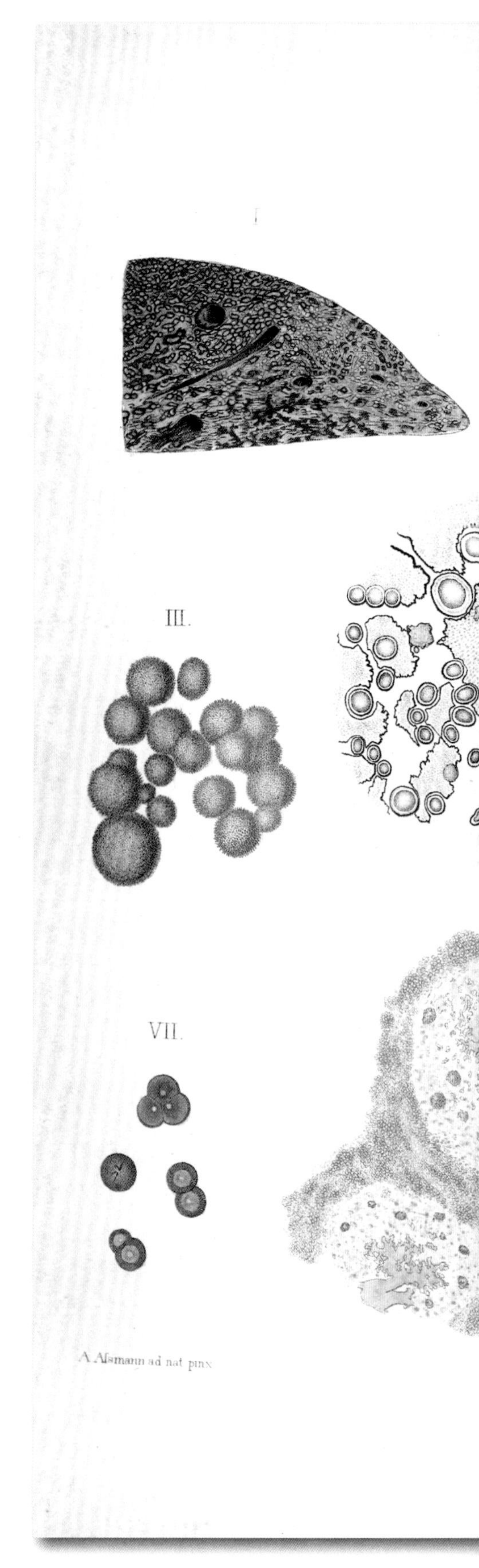

▶《病理解剖学图解：肝病图示》（1861年）中的图，弗里德里希·西奥多·冯·弗里里西斯在书中描述了肝硬化等疾病。

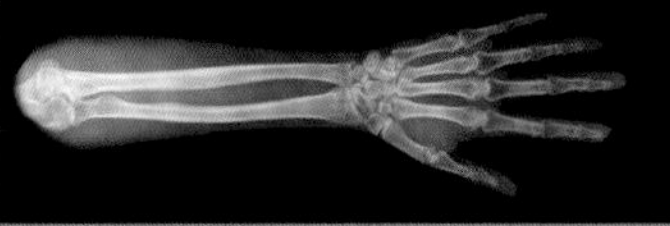

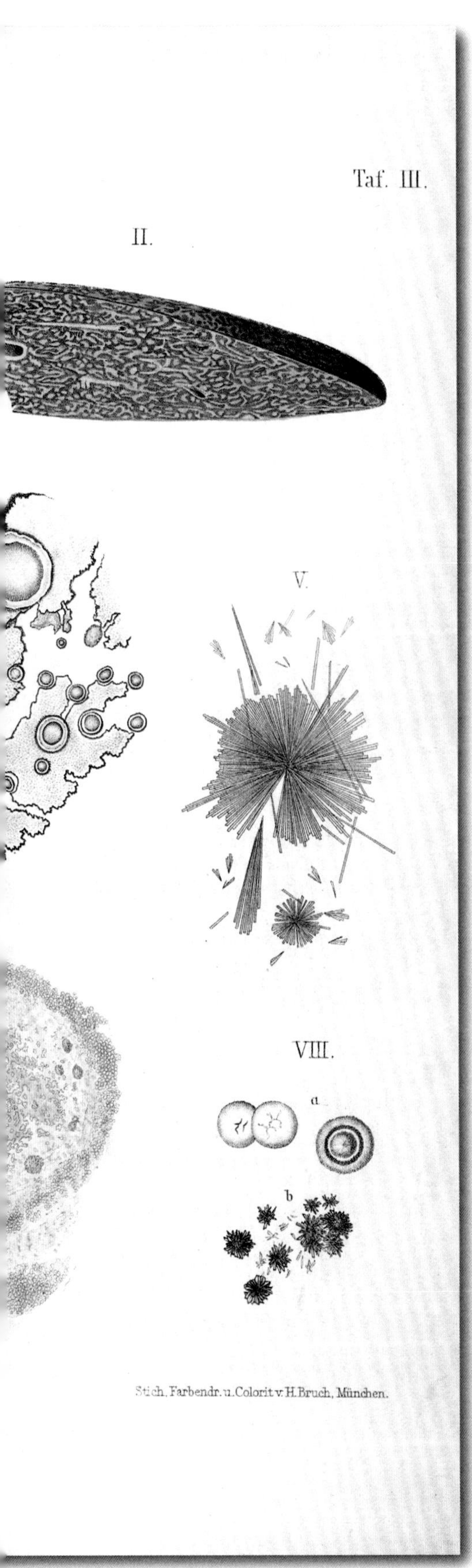

学科的支持，才能将各种疾病引起的功能紊乱研究清楚。实验先在动物身上进行，然后再将结果转移到人类身上。实验病理学就这样诞生了，其创始人是德国著名病理生理学家路德维希·特劳贝（1818—1876年）。

特劳贝出生于拉齐布日，在弗罗茨瓦夫大学和柏林大学学医，最终定居于柏林，先是在柏林郊区开了一家私人诊所，后来又在著名的夏里特医院任职。他以听诊和叩诊见长，1845年起开始教授关于这些方法的私人课程。院方似乎对此有所不满，不让他再接诊病人。

鉴于这种情况，特劳贝决定投身动物身上的病理学实验研究，因为他坚信弗朗索瓦·马让迪、克洛德·贝尔纳提出的科学想法。他早期的研究之一是关于切除迷走神经之后肺实质的改变，这让他和菲尔绍有了联系，两人建立了长久的友谊。正是通过和菲尔绍、本诺·赖因哈特（1819—1852年）的合作，特劳贝于1846年出版了此领域的经典著作《实验病理学介绍》。

他最重要的工作集中于循环系统和呼吸系统的病理学，不过他对尼古丁、毛地黄、硝酸钾、箭毒的药理学研究也很重要。

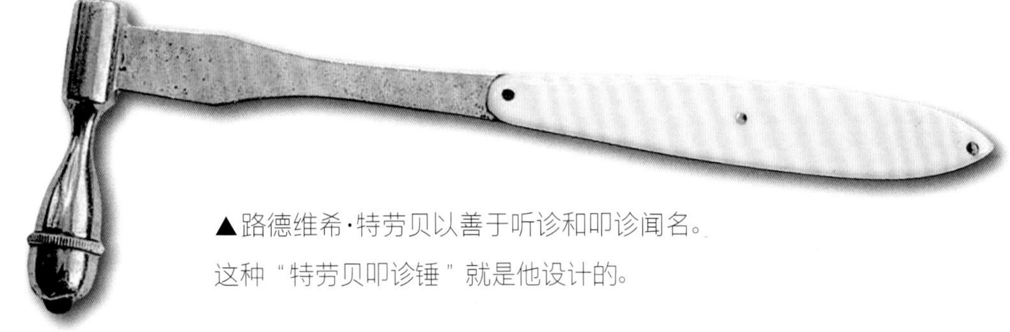

▲路德维希·特劳贝以善于听诊和叩诊闻名。这种“特劳贝叩诊锤”就是他设计的。

在修道院的花园中

遗传学是现在发展迅猛的学科之一，它起源于布尔诺一所修道院的花园，得益于神职人员、博物学家、生物学教授格雷戈尔·孟德尔（1822—1884年）。他坚持多年用豌豆做实验，建立了“孟德尔定律”，这是现代遗传学的基础和出发点。

孟德尔出生于亨奇采（那时属于奥地利，现属于捷克）的一个贫寒之家。他的姐妹之一放弃了嫁妆家里才有钱供他去学生物，不过学还没上完钱就用完了。就这样，在1843年，21岁的他决定回到布尔诺的修道院，将名字从父母起的约翰改为格雷戈尔。这个修道院以接收开明的神职人员而闻名，正是他们送孟德尔去上维也纳大学，完成他的自然科学学业。

纳普神父一向鼓励年轻神职人员搞研究，在他的支持下，孟德尔开始拿植物做实验，以获得新的装饰植株。1856至1863年，孟德尔以豌豆来做实验，他选了各种植株：种子颜色（黄色和绿色）和表面（光滑和粗糙）不同，有高有矮，有的侧开花有的顶开花。

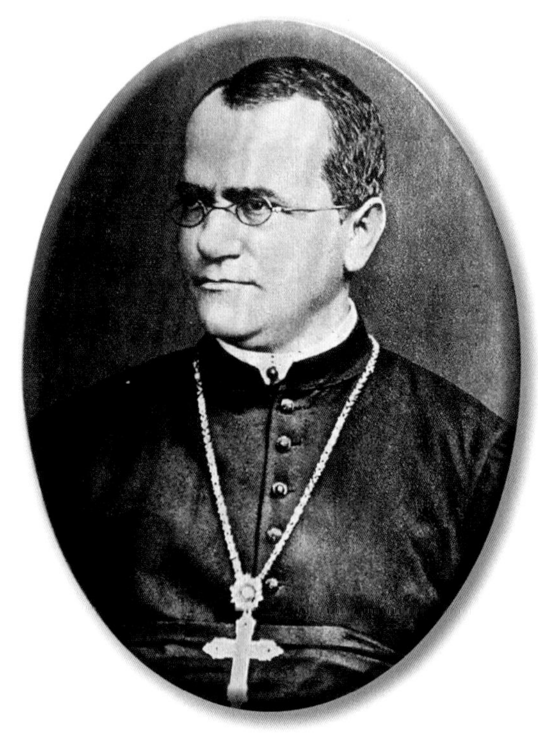

“孟德尔定律”解释了如何从父母辈及祖父母辈的特征出发去预计一个新个体的模样。他发明了这个学科的专业术语，一直沿用至今。

▲孟德尔像。

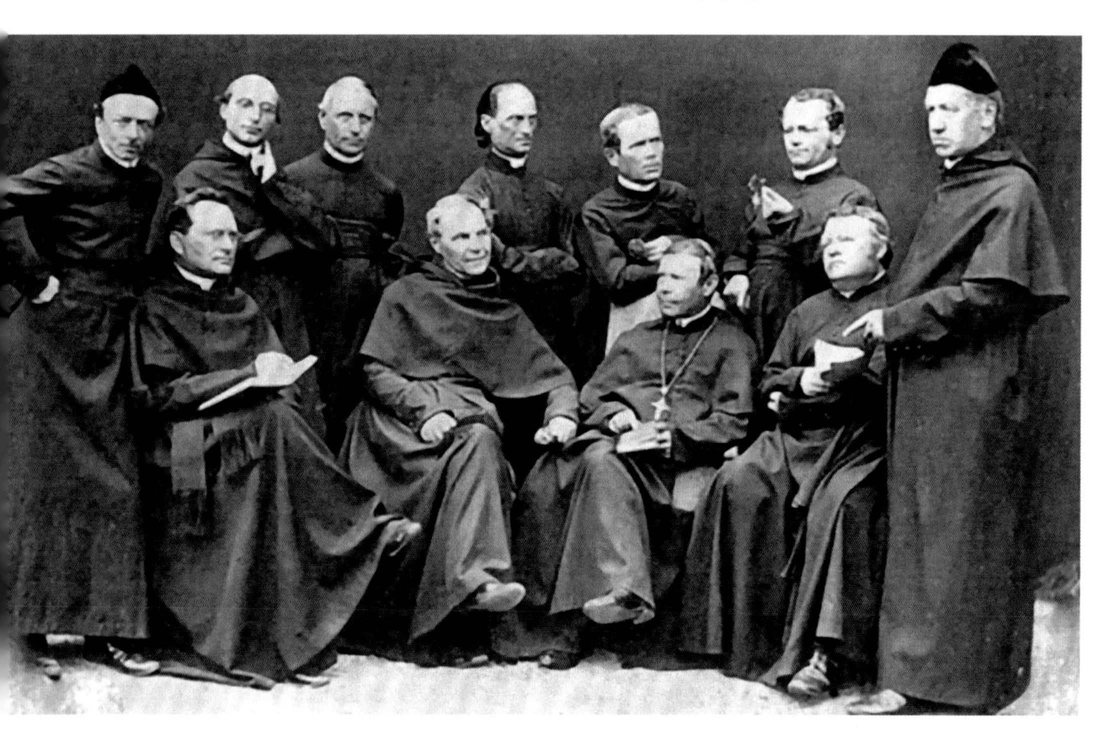

▼孟德尔和捷克布尔诺修道院的同伴们在一起。

他将选出的品种杂交，研究了后代中上述特征的传递。从得出的结果他推了“孟德尔三大定律”：基因分离定律、基因自由组合定律、基因的连锁与交换定律。

在发表结果之前，孟德尔将作品《植物杂交研究》寄给了瑞士植物学家卡尔·冯·内格里，结果被后者退回，认为没有价值。尽管如此，孟德尔还是在1865年初在两个研讨会上展示了成果，1866年又在布尔诺博物协会将其发表。两年后，也就是1868年，孟德尔被任命为修道院院长，于是结束了科研生涯。

> 孟德尔在19世纪五六十年代通过在花园中培育豌豆发现了遗传的规律，比DNA被发现早很久。

虽然时间表明他的研究对一

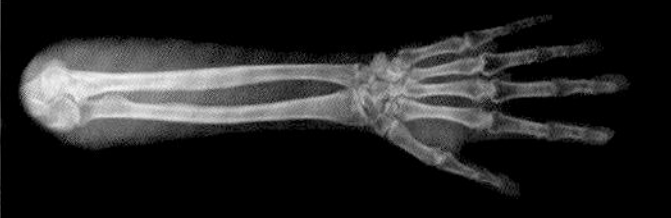

"我的科研工作给我带来了巨大的满足，我相信不用多久所有人都会承认我工作的成果。"

——格雷戈尔·孟德尔

门新学科——遗传学的发展有重大意义，但在当时他的成果并没有得到足够重视，他的著作完全被忽视了，直到他死后十六年，胡戈·德·弗里斯（1848—1935年）才让其重见天日。

到1902年孟德尔得到的结论才被用于实践，英国医生阿奇博尔德·加罗德（1857—1936年）研究了一种罕见的遗传性代谢疾病——黑尿症，并用孟德尔定律之一解释了这种疾病。之后，加罗德还将遗传规律运用于白化病、胱氨酸尿症等其他疾病，以解释其特征。1909年，他出版了著作《遗传性代谢错误》，一个新学科——生化遗传学就此展开。

▼孟德尔通过豌豆研究和实验建立了现代遗传学的基础。他考察了植株和种子的七种特征如何从一代遗传给下一代。

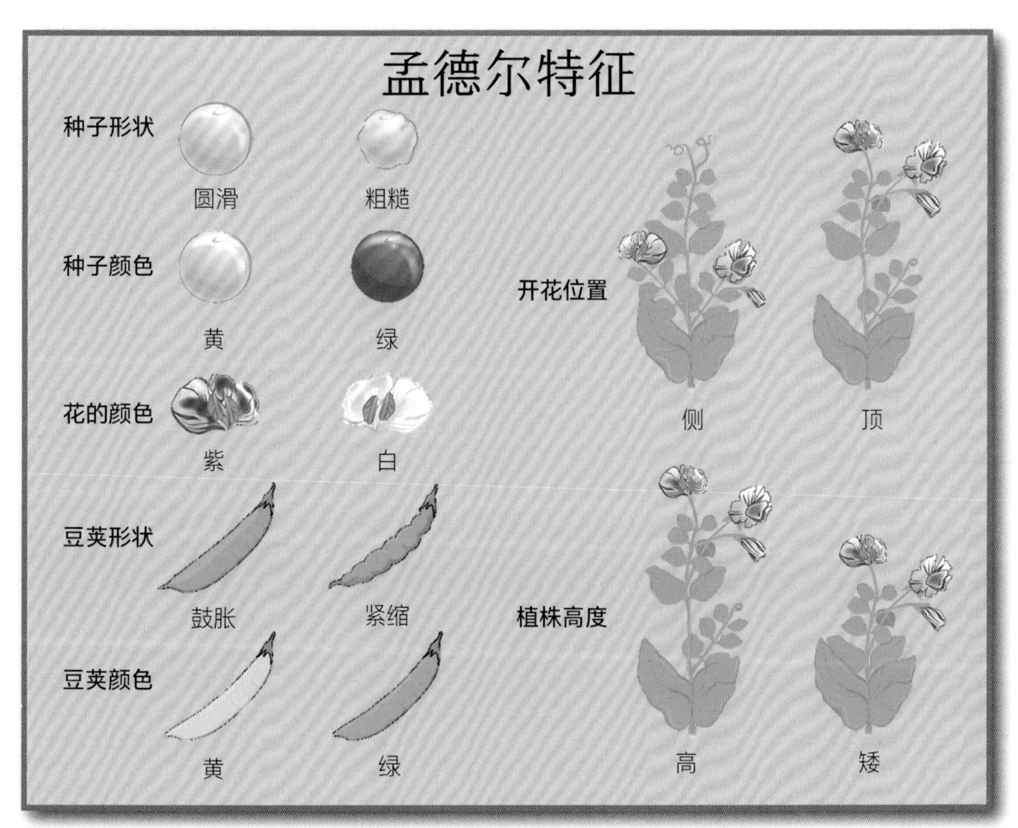

崭露头角的遗传学

19世纪下半期，一些新发明的技术和细胞学器具推动了一系列的发现，这些发现和孟德尔的成果一起成为下世纪遗传学进步的基础。

这些发现之一是染色体，1882年由华尔瑟·弗莱明（1843—1915年）发现，但"染色体"这个名称直到1888年才由威廉·瓦尔代尔（1836—1921年）第一次使用。那时已经认为遗传物质在染色体中，尽管未能证明。

1883年，爱德华·凡·贝内登（1846—1910年）在研究蛔虫时发现了减数分裂，并证明每一物种的染色体数量是恒定的。一年后，内格里提出了种质说，认为细胞核是遗传物质的载体。

在这方面的工作上，1885年德国生物学家奥古斯特·魏斯曼（1834—1914年）提出了"种质不灭"说，大意是机体由两种东西组成，一种是占多数的"体质"，另一种是"种质"，它包含着代际遗传信息，也就相当于会永生。他还提出遗传粒子是看不

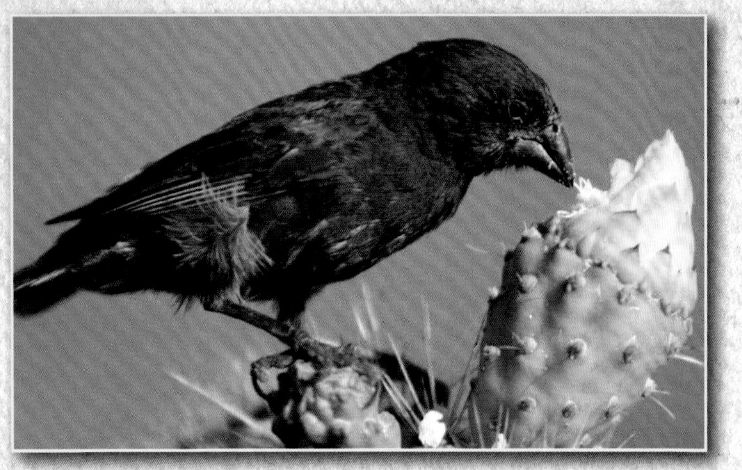

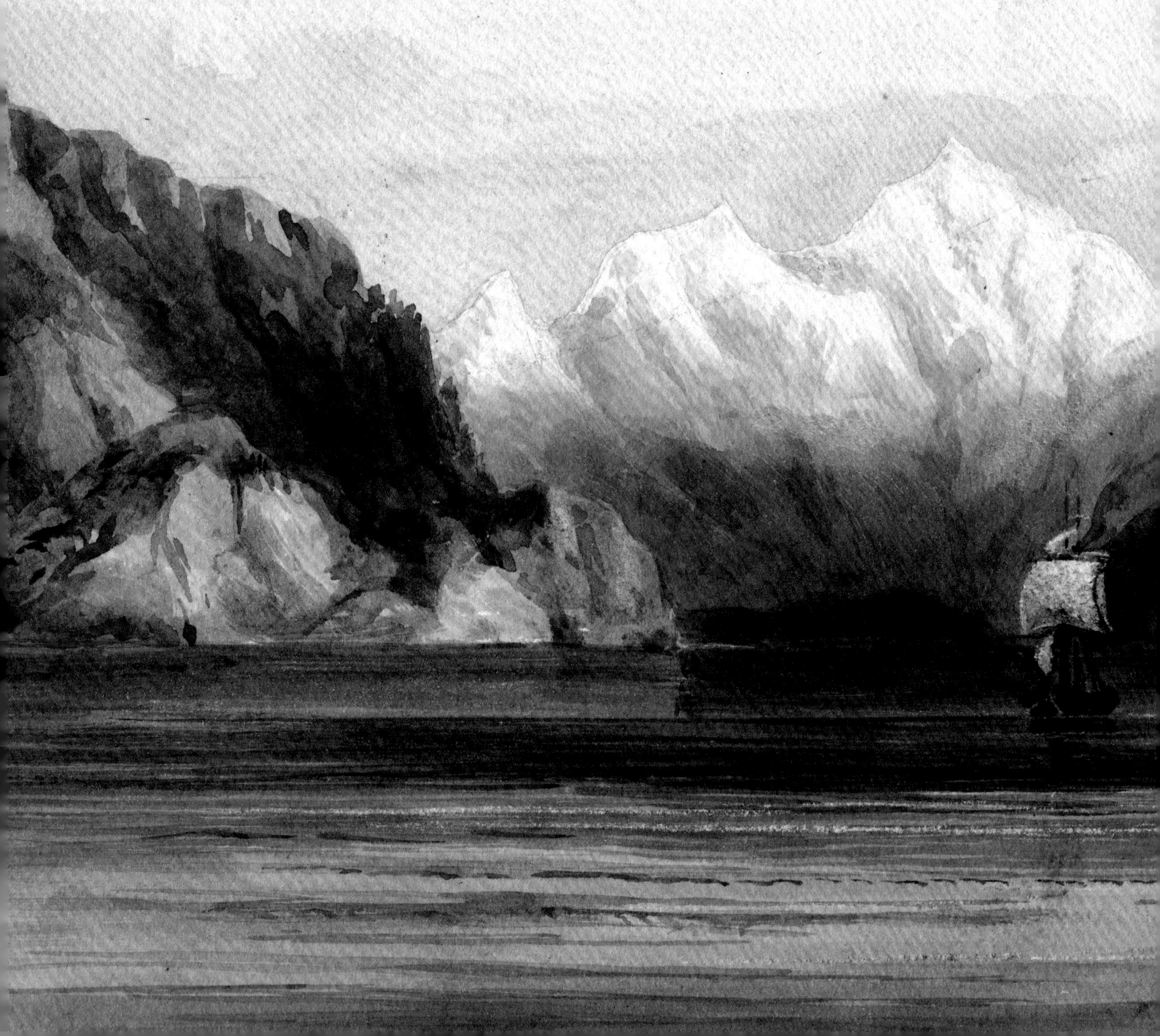

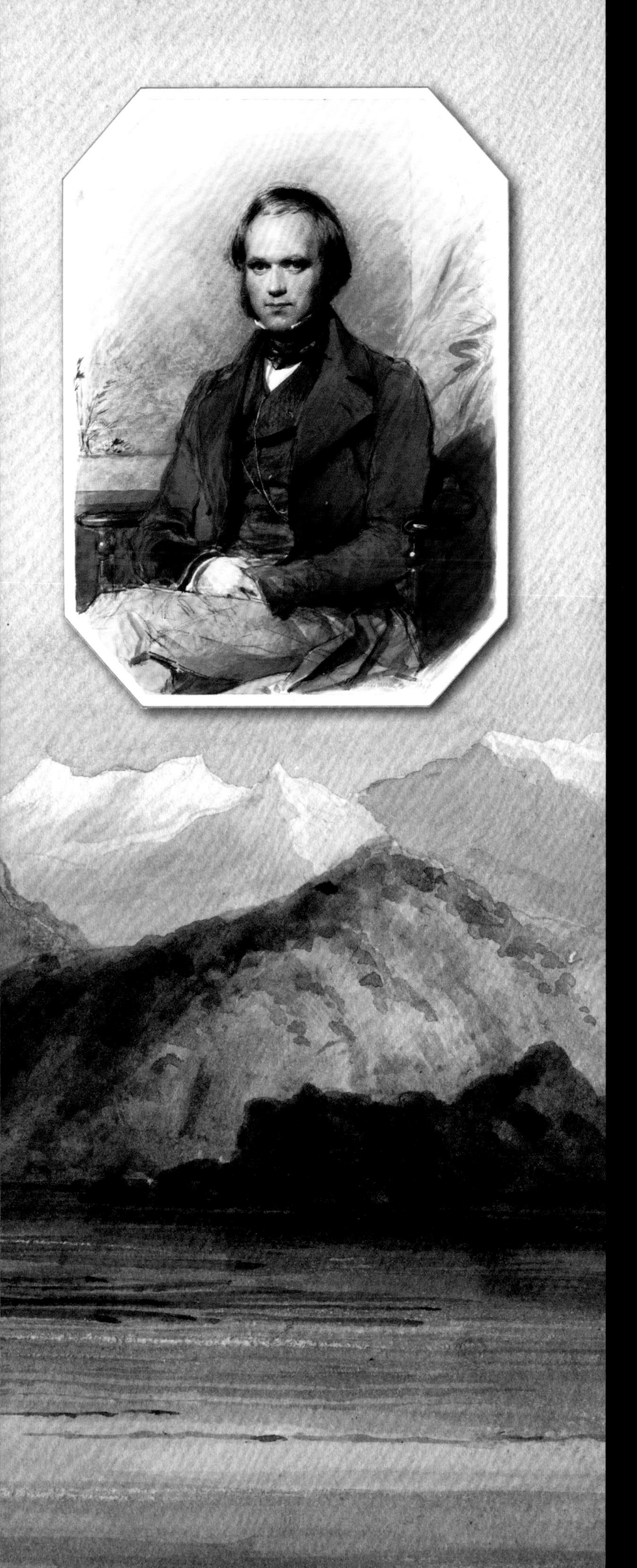

达尔文和进化论

1859年，在孟德尔出版著作之前几年，《物种起源》问世了。在这本书中，英国博物学家查尔斯·达尔文（1809—1882年）总结了自己随“小猎犬号”科考队航行五年的见闻，提出了进化论。此书引起的震动如此之大，以至于第一版开售当天就售罄，第二版在一个月后就出了，第三版也在当年年底出版。

但进化的概念并不新颖。在达尔文之前，法国博物学家让-巴蒂斯特·拉马克（1744—1829年）就已经提出过第一个关于生物进化的理论，以“用进废退”为基础。

达尔文的理论有三个基本原则。第一是物种间、物种内的特征一直在变化，这不局限于某一段时间内的某个地方，从长期看、从各代看亦是如此，缓慢但延续。达尔文认为这些变化是出于适应环境、外界影响或不明原因的自发转变。第二个原则是特征会遗传，这与拉马克的想法一致。第三个原则是“适者生存”，也就是说，在自然选择下，最不适应环境的个体会被消灭，最能适应环境的会幸存下来。总之，进化是自然选择的结果。

达尔文的进化论、他对种群中个体差别的看重以及他创造的自然选择概念推动了一场真正的科学革命，在所有的思想领域都有所反映。

◀1831年至1836年，“小猎犬号”环球航行的路线图。肖像是31岁的达尔文。水彩画表现了在火地岛航行的“小猎犬号”，乔治·瑞奇蒙绘。图中的鸟是苍头燕雀，达尔文以这种鸟作为观察的基础。

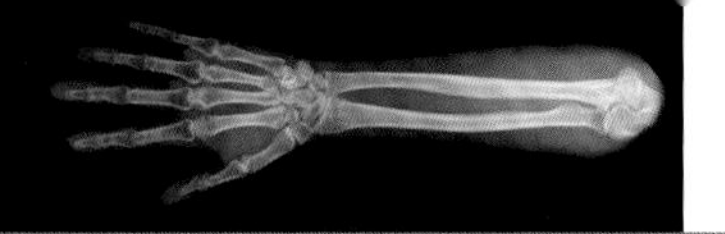

见的，会自我复制，与染色体线性相关，每个遗传粒子决定个体的一个特征。许多年后这会被证明离实际并不远。

细胞学方面的发现接连不断，1871年瑞士生物学家、医生弗雷德里希·米歇尔（1844—1895年）从白细胞的细胞核中分离出一种物质，他称之为“核质”，也就是现在所说的染色质。十几年后，几乎已快到20世纪时，美国胚胎学家埃德蒙·比彻·威尔逊（1856—1939年）提出染色质与遗传物质有关。

而已经被孟德尔推断出的遗传单位在1909年获得了“基因”的名称，是丹麦植物学家威廉·约翰森（1857—1927年）命名的。

马特奥·奥菲拉和现代毒理学

之前讲述的都是从解剖学出发的临床方法和病理生理学如何对19世纪的医学发展做出贡献，但还有第三个方面，很基础但对完成医学进步却必不可少，那就是以科学方法研究疾病的起因，即病因学。

这方面的第一个进步来自研究毒药及其引起的机体功能紊乱。西班牙医生马特奥·奥菲拉（1787—1853年）在这个领域的研究具有决定性意义，他被认为是现代毒理学的创始人。

奥菲拉出生于梅诺卡岛的马翁，1804年到瓦伦西亚学医，但那里的教育水平未达到他的期望，于是他自学了一年化学，阅读法国化学家的著作，得到了热爱化学的军人胡安·桑切斯·西斯内罗斯的帮助。就这样，他在化学方面受到了极好的教育，但他真正心仪的还是医学，于是在1805年搬到巴塞罗那继续深造。1807年，他获得了一笔奖学金，先在马德里学习，后又去了巴黎。

他在巴黎不仅学习了医学，还进一步学习了化学和矿物学。很快他就获得了相当的职业声望和回西班牙工作的邀请，但他还是选择留在巴黎。

他于1814年发表了《毒物论》，又于1817年发表了《医学化学基础》，这是他最重要的两本著作。他在其中阐述了自己发明的方法，以化学分析和实验去检测毒物并弄清其作用机制。

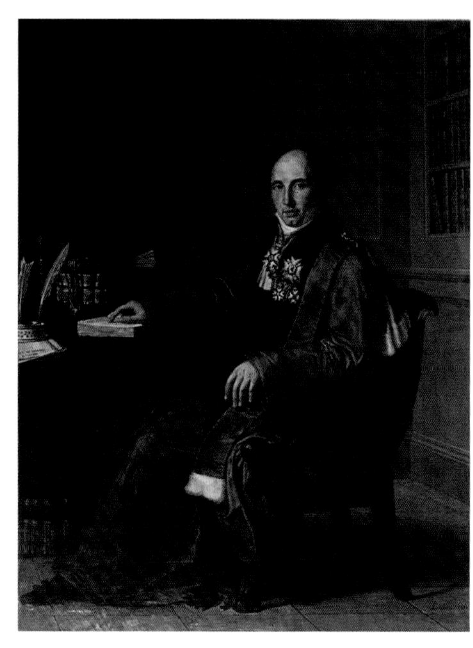

▲马特奥·奥菲拉用5000多条狗做了多项实验，他给狗服用各种药物以研究效果，也观察它们被注射解药之后的反应。

两本书都在科学界引起了巨大反响。1819年，奥菲拉被任命为巴黎医学院的教授，后又成为其校长。他还是法国临终关怀委员会、皇家公共教育委员会、巴黎市政厅、上议院以及全世界诸多科学院的成员。他创建了医生协会并任会长，还建立了病理解剖学博物馆（迪皮特朗博物馆）和比较解剖学博物馆（奥菲拉博物馆）。

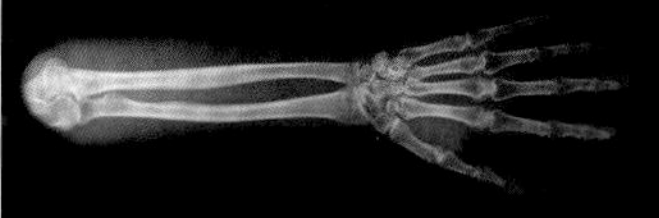

疾病的微生物理论

正如上文所说，科学解释疾病起因成为通往现代医学的第三条发展途径。在此病因学理念下，19世纪医学的基础支柱之一出现了，那就是以微生物理论去解释疾病的起因，也就是说看不见的微生物引起了疾病，也是疾病能传染的原因。这个想法并不新颖，但直到这个世纪才得以被科学地证明，主要依靠两位重要的科学家：路易·巴斯德和罗伯特·科赫。

早在公元前5世纪，古希腊历史学家修昔底德就在《伯罗奔尼撒战争史》中第一个记录了某些疾病的传染能力，尽管并没有解释原因。那时的人们一般认为疾病及传染是污秽空气、腐败气息引起的。这一理论在中世纪各场大瘟疫中得到加强，一直流传到19世纪。上文已经提到过雷奈克坚信结核病不传染，其出现只是因为城市中的生活条件恶劣。

同时，对疾病起因及传染的解释不断出现，一个比一个更接近真相。在这方面要提到的是意大利医生吉罗拉莫·弗拉卡斯托罗（1478—1553年）在16世纪就在其著作《论传染病及其治疗》中提出传染可能是通过“传染的种子”进行，这一猜测与事实非常接近，但在当时影响有限。

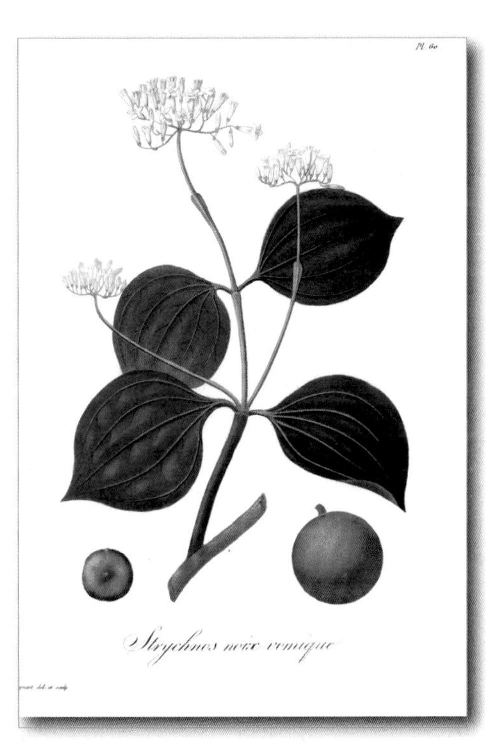

▲奥菲拉研究的马钱子碱被认为是极强的植物毒素之一。

第一个可靠地证明了疾病由某种生物体引起的是乔瓦尼·科西莫·博诺莫（1663—1696年），他研究疥疮时认为其与疥螨有关，疥螨导致了疥疮，但当时的科学界还没有准备好，他的研究也就被遗忘了。

巴希打开道路

一个世纪之后，意大利律师、博物学家阿古斯蒂诺·巴希（1773—1856年）第一次以实验证实传染病是由某种生物体引起的，这一发现为日后微生物理论的发展打下了基础。由于视力问题，巴希不得不放弃律师生涯，居住在自己在伦巴第的农庄。这一地区的蚕丝业是重要的收入来源，但因为蚕都染病死去而大受影响。巴希的科学精神让他忍不住要把所谓的“蚕瘟”查个明白，他为此努力了25年，终于在1835年证明这种病是由一种真菌引起的，为了纪念他，这种真菌被命名为“巴氏蚕白僵菌”。

这一发现让他发展出一种理论，认为人类的某些传染病也是由致病微生物引起的，尽管他没有证据来佐证。不管怎么说，他的研究非常重要，据说巴斯德将其著作保存在实验室中，与斯帕兰札尼的著作放在一起。

当然，巴希并不是当时唯一认为疾病起于生物体的人。如之前所说，雅各布·亨勒也同意这一

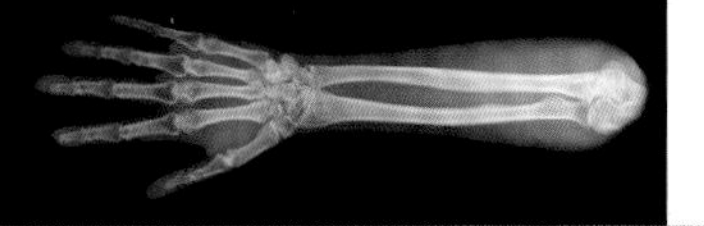

微生物病因论，他的影响对后来罗伯特·科赫的研究有决定意义。

在这篇幅有限的回顾中还应提到卡西米·达万尼（1812—1882年），他于1850年发现了引起炭疽病的芽孢杆菌，以及让-安托万·维尔明（1827—1892年），他于1869年证明结核病是一种传染病，而不是之前认为的退行性遗传疾病。

微生物理论的创造者

微生物病因论及传染论的发展主要得益于路易·巴斯德和罗伯特·科赫的贡献，他们是19世纪下半期欧洲科学图景中最重要的人物。

两人都对医学微生物学的进步做出了决定性的贡献，他们的研究涉及此领域中的许多方面。如果一定要找出两人的不同，可以说巴斯德最具超越性的进步是在疫苗方面，而科赫最重要的研究则在于识别能引起传染病的微生物。

伟大的路易·巴斯德

对19世纪的医学做出最重要贡献的人不是医生而是化学家，这可能有点出人意料。路易·巴斯德（1822—1895年）确实是学化学出身，但他的实践精神、想象力、敏锐的直觉和研究能力，再加上对科学的兴趣，让他从发酵化学过程的研究转向了微生物的世界。

巴斯德出生于勃艮第的多勒，小时候并没有显示出对科学有多大兴趣，倒是喜爱绘画，也很有天赋。他的老师们鼓励他学艺术，但参加过拿破仑战争的父亲认为画画只是爱好，不是正经的工作，鼓励儿子刻苦学习科学。于是他成为法国著名化学家及教授让-巴蒂斯特·安德烈·杜马（1800—1884年）的学生兼助手。

> 尽管有巴斯德发明的疫苗，但据世界卫生组织的计算，狂犬病每年在亚洲和非洲，还是会夺走55000条生命，主要是儿童。

1847年至1853年，巴斯德在第戎和斯特拉斯堡当化学教授。他在斯特拉斯堡结识了斯特拉斯堡大学校长的女儿玛丽·洛朗，两人于1849年结婚。

巴斯德对科学的第一个贡献

正是在斯特拉斯堡期间，在1848年前后，巴斯德做出了自己在化学方面的第一个重大发现：旋光异构。他研究了实验室合成的酒石酸和葡萄酒酿造过程中作为废物产生的酒石酸，发现一些会让光向右偏振（右旋分子），一些会让光向左偏振（左旋分子）。两种分子的化学成分完全一样，但原子排列方式不一样，导致两种镜像的分子形式，性质也不同。

这些关于非对称性的工作让巴斯德开始研究发酵，从发酵出发又解决了悬而未决的重大科学课题之一：自然发生是否成立。

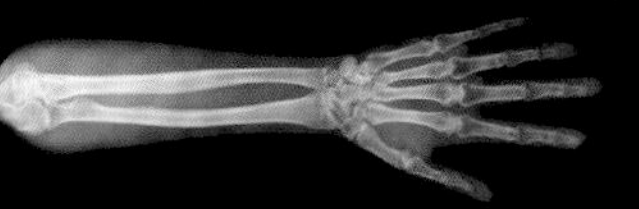

“在科研领域，机会只青睐有准备的头脑。”

——路易·巴斯德，1854年。

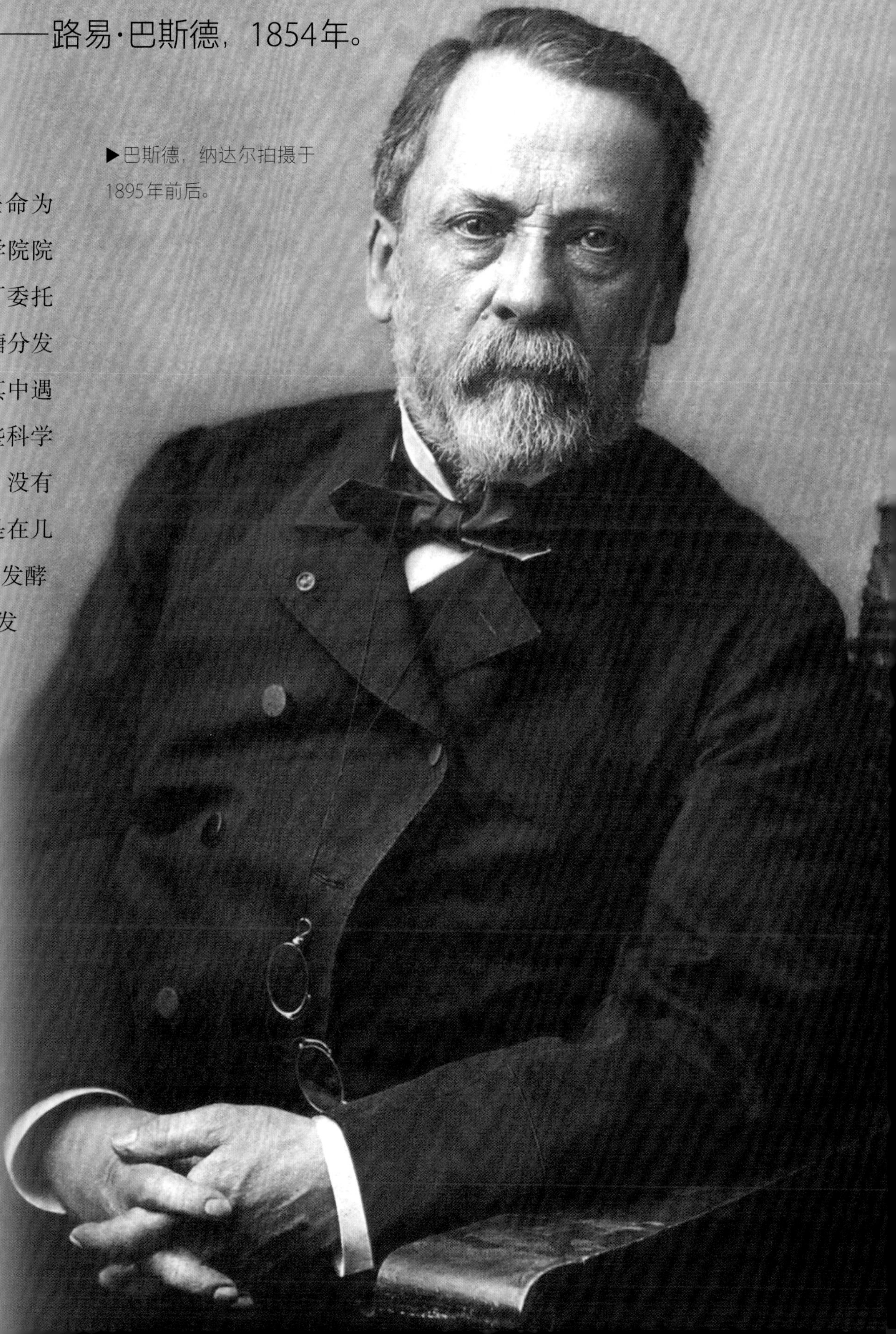

▶巴斯德，纳达尔拍摄于1895年前后。

发酵和巴氏杀菌法

1854年，巴斯德被任命为里尔大学的化学教授和理学院院长。在此期间，当地的工厂委托他深入研究如何以甜菜根糖分发酵取得酒精，因为他们在其中遇到了很多问题。当时的某些科学家认为发酵是纯化学过程，没有生物体参与，但巴斯德还是在几周之内就借助显微镜证明了发酵罐中有酵母，它们催化了发酵过程。

巴斯德继续研究葡萄酒酿造中的酒精发酵，下一步是搞清葡萄酒为何那么快就会腐坏变酸。他发现导致变质的物质是乳酸，它是另一种发酵过程——乳酸发酵的产物，这种发酵也是由酵母引起的。既然起因是一种生物体，巴斯德就建议将葡萄酒长时间高温煮沸以消灭它，

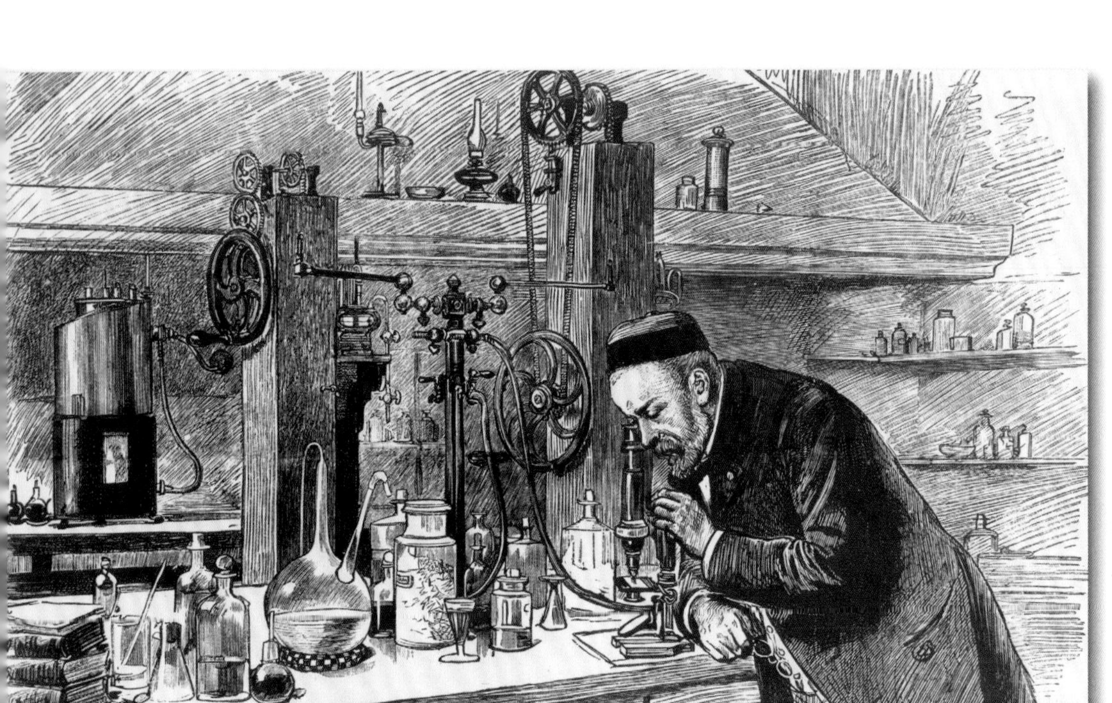

但这会破坏葡萄酒的口感。经过一系列实验后，巴斯德发现以50℃到60℃的温度短时间加热既能杀死微生物也不会影响口感。这就是“巴氏杀菌法”。可酒庄并不认可，反对将葡萄酒加热。巴斯德为了向他们证明这办法管用，叫人将两桶密封的葡萄酒装上船，一桶经过了巴氏杀菌而另一桶没有。十个月后船归来，经过巴氏杀菌的酒无变化，另一桶则已坏掉。巴氏杀菌法至今还被用于保存食物，它增加并稳固了巴斯德的声望。

自然发生不存在

1857年，巴斯德移居巴黎，担任巴黎师范学院理学主任。在此时期，他以可靠且无可辩驳的方式证明了自然发生理论完全不成立。他设计了以下实验：将煮沸过的肉汤（无微生物）装入瓶中并塞住，以阻挡空气中的污染物进入，再将一些肉汤装入他发明的鹅颈瓶中，弯曲的管口可限制空气和污染物进入；将两者都暴露于空气中，一段时间之后发现两者都没有产生生物体。没有任何生命形式自发地从肉汤中产生。

就这样，巴斯德推翻了自然发生论，证明所有生物都来自另一个生物。这一原则为日后科学地证明疾病起于微生物打下了基础。

◀▼两幅图都表现了1885年前后巴斯德在其微生物实验室中。下图为阿尔伯特·埃德尔费尔特所绘，表现了巴斯德在其乌尔姆大街的实验室中，周围是其实验器材。他手持玻璃瓶，里面装着狂犬病兔子的脊髓，他就是以此研制出了狂犬病疫苗。

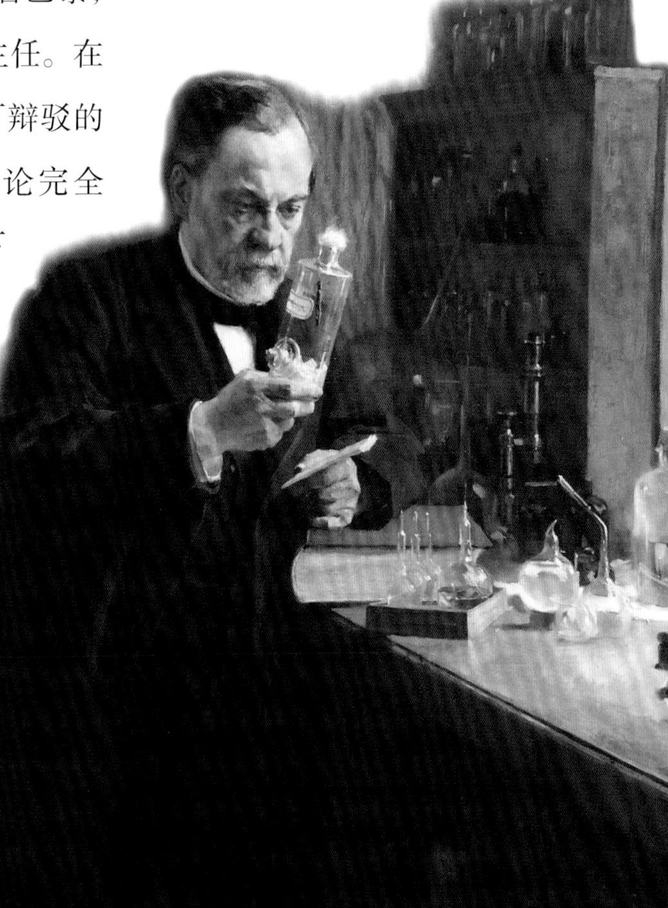

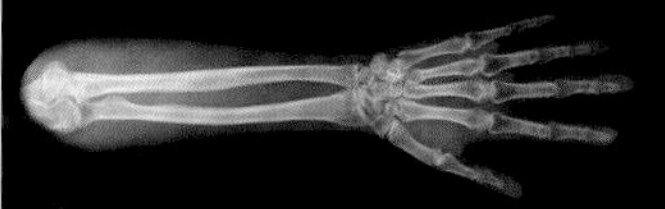

微生物导致疾病

1865年，巴斯德又被法国政府要求研究一种蚕病的原因，这种病导致蚕无法结茧，影响了产量。巴斯德表示自己对蚕一窍不通，但也让不懂成为优势，因为可以不带任何成见地去研究。

妻子玛丽帮他养实验用的蚕，巴斯德经过四年的研究，在显微镜下发现了让蚕生病的原因：家蚕微孢子虫。他研究了其生命周期，证明这种寄生虫会在蚕与蚕之间传染。解决办法是隔离并消灭被感染的蚕，找到健康的蚕并避免再出现感染。巴斯德拯救了整个国家的蚕丝工业。

他出版了一本书，详细讲述了关于蚕病的试验和发现。其他国家的蚕丝工业也以此为指导。

蚕病研究激发了巴斯德对传染病的兴趣，他又研究起其他传染病，比如可导致家畜死亡的炭疽病。对于这种病之前已有一位不知名的医生做了详尽的研究，他就是罗伯特·科赫，但巴斯德并不知道。两人得出的结论非常相似，也成为微生物病因论的科学证明和进一步发展：所有传染病都是由微生物引起的，这种微生物不是体内自发产生的，而是来自外界，并且具有人传人或者人传畜的能力。

这一理论并未被广泛接受，它引起了许多争议，一方面是因为很难想象那么小的微生物能在人群中造成那么大的损害，另一方面（并不次要）也是因为巴斯德不是医生而是化学家。

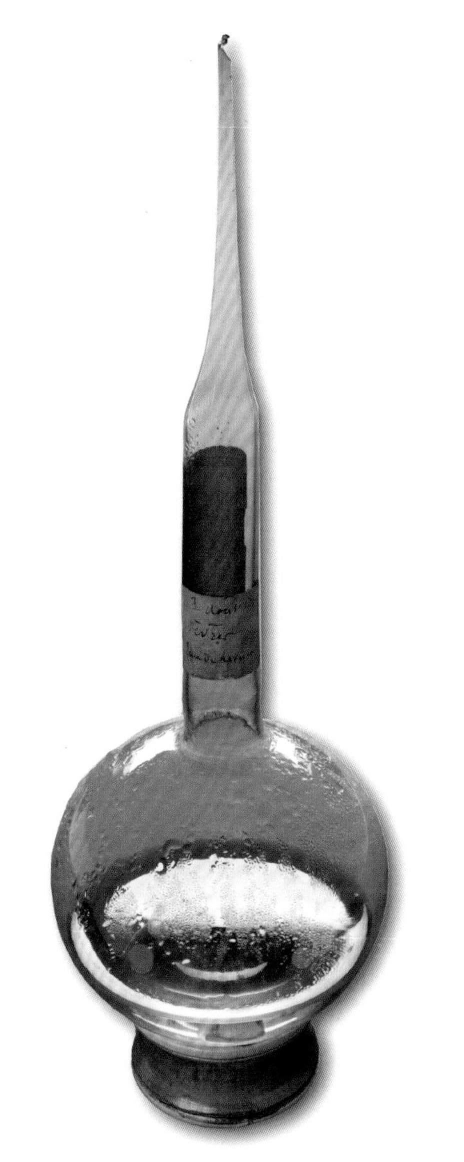

▲1864年巴斯德证明自然发生论不成立时用到的密封玻璃瓶。

疫苗的发现

巴斯德经常说：“机会只青睐有准备的头脑。”显然，他就是准备好的头脑，因为他的另一项大发现是妙手偶得。这项发现就是以疫苗去对抗传染病。

事情是这样的：1879年，巴斯德及其团队正在研究引起禽霍乱、导致鸡大量死亡的细菌如何传播。他们给禽类接种这种细菌，跟踪观察疾病如何发展。巴斯德及其助手夏尔·尚柏朗都要一个月不在实验室，巴斯德嘱咐助手在走之前给鸡接种培养的霍乱菌株，但助手忘了，两人回来时发现培养出的菌株已“老化”，也就是说活性减弱了。尽管如此，尚柏朗为弥补自己的忘记，还是给鸡接种了这一菌株，结果鸡轻微地发病，但没有死。

这件事让巴斯德想起詹纳在1798年发现牛痘能预防人类的天

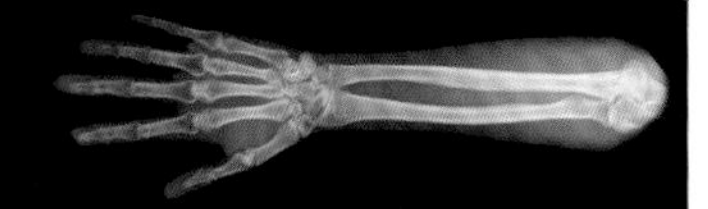

狂犬疫苗

1885年，巴斯德主要研究狂犬病。这种病可感染许多种动物，尤其是狗，人被咬伤、划伤皮肤时也可被染病动物的唾液传染。现在已经知道病原体是一种病毒，它可侵入大脑，引发炎症，导致非常痛苦又缓慢的死亡。

那时，这种致死的疾病很常见，比今天要严重得多，不仅是因为无药可医，也因为动物不像今天这样被照顾得很周到，有许多狗流浪在城市的街道上和乡下。

为了找到针对这一致死疾病的疫苗，巴斯德以感染狂犬病的兔子做实验，成功分离出病原体，尽管还无法识别到底是什么。巴斯德知道此病影响神经系统，所以在兔子死后他就将其神经组织干燥以降低病原体活性，以此制作出了实验性疫苗，最初在狗身上试验，取得了很好的效果。

一个九岁的孩子约瑟夫·迈斯特被带到巴斯德面前时，研究尚在最初的验证阶段。这个孩子被疯狗咬了，如果不治疗，那一旦发病就必死无疑。

巴斯德迟疑了很久是否要用实验性疫苗治疗这个孩子，这可能给自己带来严重的法律问题。咨询过许多同僚后，巴斯德决定治疗这个孩子，给他注射疫苗，每天一剂，持续了十天。治疗非常成功，孩子没有发病。这是狂犬疫苗第一次人体试验。巴斯德被全世界尊为英雄。在接下来的十五个月中就有超过2500名被疯狗咬了的人注射了他的疫苗。

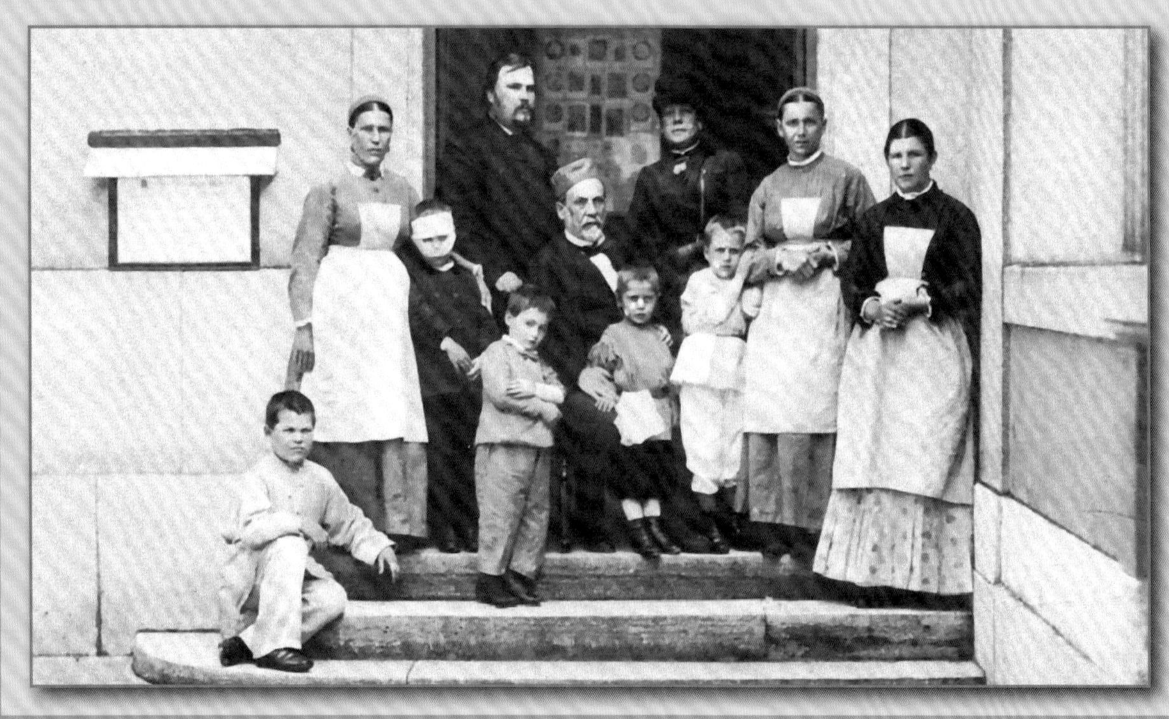

◀巴斯德和注射了狂犬疫苗的孩子们在一起。

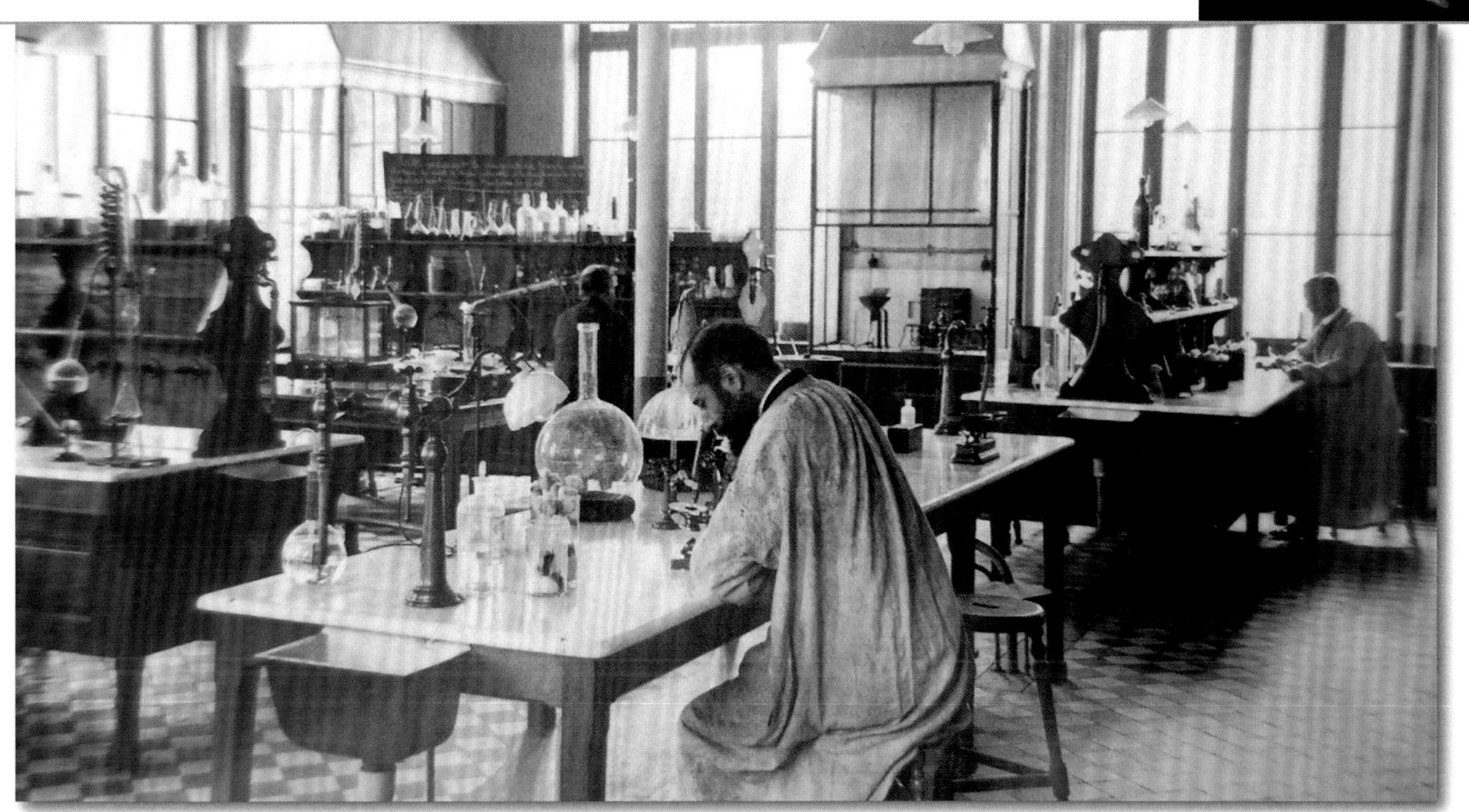

花，于是他决定也做同样的实验，给那些鸡注射致命剂量的培养菌株。鸡还是活了下来，因为已经发展出了免疫力。巴斯德实验不同于詹纳实验的地方在于巴斯德用的是灭活的病原体。

1880年，巴斯德介绍了用疫苗预防传染病的方法，但最初并没有得到科学界的认可。

他没有气馁，于次年向公众展示了疫苗的效力：他给羊群中一半的羊注射了炭疽杆菌，给另一半接种了经八天42℃到43℃灭活的菌株。结果非常有说服力，直接注射炭疽杆菌的那一半都死了，用灭活疫苗接种的那一半都活了下来。这次实验是1881年5月在普伊—勒—福尔做的，标志着疫苗正式诞生。

> 到目前为止，已有八位巴斯德研究院的科学家获得了诺贝尔生理学或医学奖。

▲建立初期的巴斯德研究院。这所研究院自建立以来做出了许多发现，便利了白喉、破伤风、肺结核、脊髓灰质炎、流感、黄热病等病毒性传染病的防控，它也第一个分离出导致艾滋病的HIV病毒。、

巴斯德及其团队继续研究这一课题，不过转向了引起人类疾病的微生物。正是在这一领域，在1885年巴斯德取得了他最著名的成功，吸引了全世界媒体的注意，那就是狂犬疫苗研制成功。

巴斯德建立了通过降低病原体活性来制备疫苗的方法，同样重要的是他也无可怀疑地证明了传染病是由微生物引起的，为免疫学研究打下了第一块基石。

巴斯德研究院

狂犬疫苗研制出来后，这一技术取得的成功如此之大，以至于巴斯德申请到了资金和国际援助，要建立了一所研究院，专门

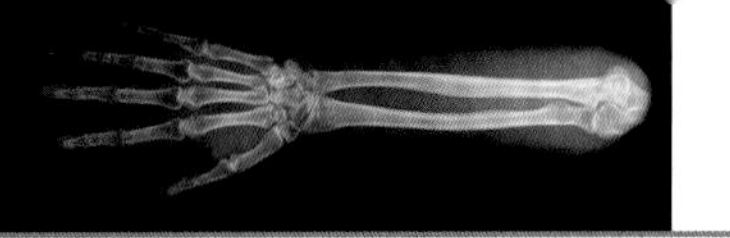

研究传染病。于是在1888年，巴斯德研究院诞生了，与之合作的有埃米尔·鲁、亚历山大·耶尔辛等著名医生及细菌学家。

职业生涯成功，个人生活却失败

巴斯德做出了非凡的科学贡献，其学术水平也得到了广泛承认，但在个人生活方面却没有那么幸福。

第一场悲剧发生于1859年，他的一个女儿患伤寒去世。六年后，在1865年，他的另一个女儿也因同样的疾病去世。最后，在1866年，又一个女儿因肿瘤去世。他结婚所生的五个子女中，只有一儿一女顺利长大成人。

悲剧还在继续，1867年，也就是第三次丧女之痛的次年，巴斯德发生脑出血，导致左侧身体偏瘫。还好头脑清醒，还能继续工作，甚至在恢复期也利用同事给他造的移动实验室搞研究。

巴斯德的健康一日不如一日，第二次脑出血后，瘫痪更加严重。他于72岁去世，全法国都礼敬他为国家英雄。

科赫，微生物理论的另一个支柱

和巴斯德一起，19世纪下半期欧洲科学图景中的另一个重要人物是罗伯特·科赫（1843—1910年）。尽管他为人所知主要是因为发现了导致结核病的结核杆菌，但他的贡献还有很多：证明疾病由微生物引起，提出现代细菌学的原则、发展其技术。

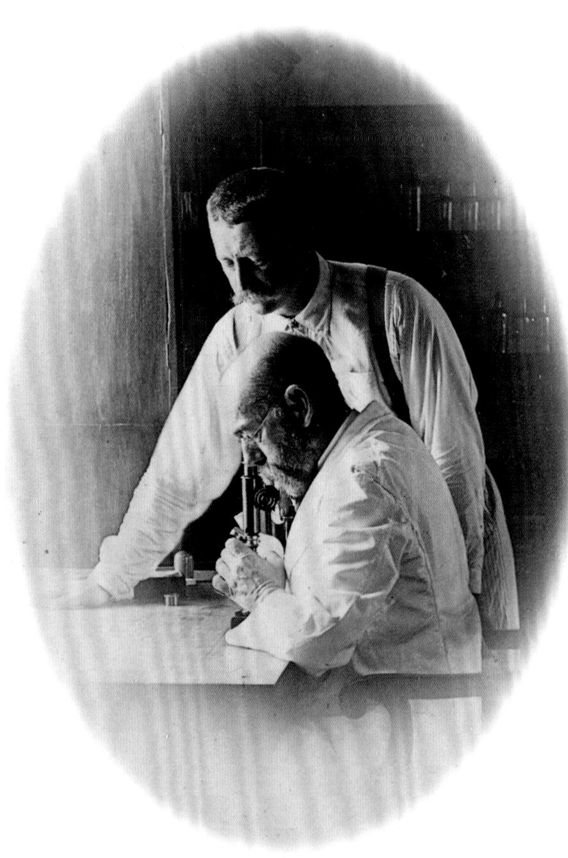

▲科赫博士（看显微镜者）和菲佛博士在实验室中研究1897年爆发于孟买的霍乱。此前，在1883年，科赫就已经和一支法国研究团队在古埃及的亚历山大港研究过霍乱，但他在印度才分离并识别出霍乱弧菌。之前意大利解剖学家菲利波·帕西尼在1854年就已经分离出了这种细菌，但他的研究被科学界忽视了。

科赫博学多才，喜欢博物、考古、摄影，头脑聪颖，记忆力过人，动手能力也很强。再加上他工作系统、严谨、耐心，这让他发展出了当今微生物学技术的一些基本方法，比如龙胆紫和品红染色法、制作明胶培养基、组织切片的显微拍摄等。他的观察如此准确，直到今天还令学者钦佩；他极为精准地建立了新兴微生物学的理论基础，确定对于某一种特定疾病只有某一种特定微生物才是病原体。

科赫出生于德国的克劳斯塔尔，是一个矿务官员的孩子。他自小就显示出对植物、昆虫、矿物的热爱，也很有数学和物理天赋。后来他在哥廷根大学学医，师从亨勒，后者的“活性感染理论”无疑影响了科赫后来的科研思路。1866年毕业后，科赫在汉堡综合医院和朗根哈根精神病院工作。

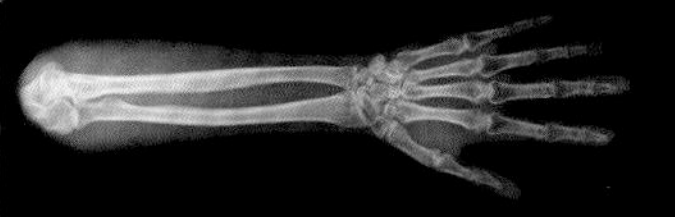

1870年，普法战争爆发，科赫在军中当志愿者；1873至1880年，他又当了沃尔施泰因的乡镇医生。在此期间他完全自学，在家里的一个房间建了小实验室，用的是妻子送他的显微镜，做出了他第一个也是最出名的成果：分离出炭疽杆菌。他还以实验证明条件不好时此细菌会转变为孢子，当条件变好时孢子又会变回细菌。这是历史的里程碑，因为是第一次证明一种疾病起于细菌。他于1876年发表了成果，受到了同僚的交口称赞。

1880年，他被任命为柏林皇家健康委员会成员、柏林大学卫生教授，他后来还成为系主任。1885年，他被任命为卫生研究院院长，1891年又被任命为柏林传染病研究院院长。正是在这段时间，在1880年至1892年，他做出了最重要的科学贡献。

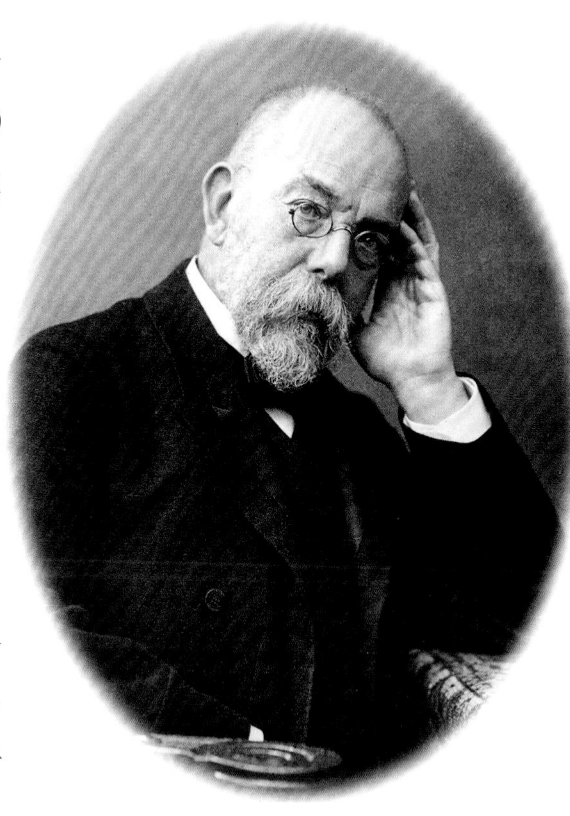

▲科赫因对结核病的研究于1905年获得诺贝尔生理学或医学奖，以前这种病每年造成数十万人死亡。

1881年，科赫发明了在固体培养基上获得纯种菌株的方法，并在当年的伦敦国际大会上展示，令巴斯德都感到吃惊。

第二年，也就是1882年，他识别出了结核杆菌，将其命名为“科赫杆菌”。在那个时代，几乎每七个死者里面就有一人是死于结核病，不管是成人还是儿童。1884年，他在著作《论结核病的起因》中发表了自己的结论，认为自己的研究有助于改善公共卫生。之后他继续研究结核病，虽然未能找到疫苗，却发明了一种检测是否感染的方法——“结核菌素试验”。另外他还给出一系列预防结核病的建议：在医院和家庭中隔离病人，给病人的排泄物消杀，强制记录所有病例，提高大众对此病的认知，尤其是对病人及其家属。

不过科赫对传染病的研究并不局限于结核病。1883年，他带领一支德国科考队去到古埃及和印度研究霍乱，找到了霍乱弧菌，弄清了它是通过被污染的水传播的。他还研究了黑死病、疟疾、东非的昏睡病、南非的牛瘟。

罗伯特·科赫主攻细菌学，其最重大的贡献是发现结核病病原体，这种病一直肆虐欧洲。他还推动了细菌染色及培养的方法，发现了霍乱、沙眼的病原体，并为诊断结核病制备了一种“结核菌素”。

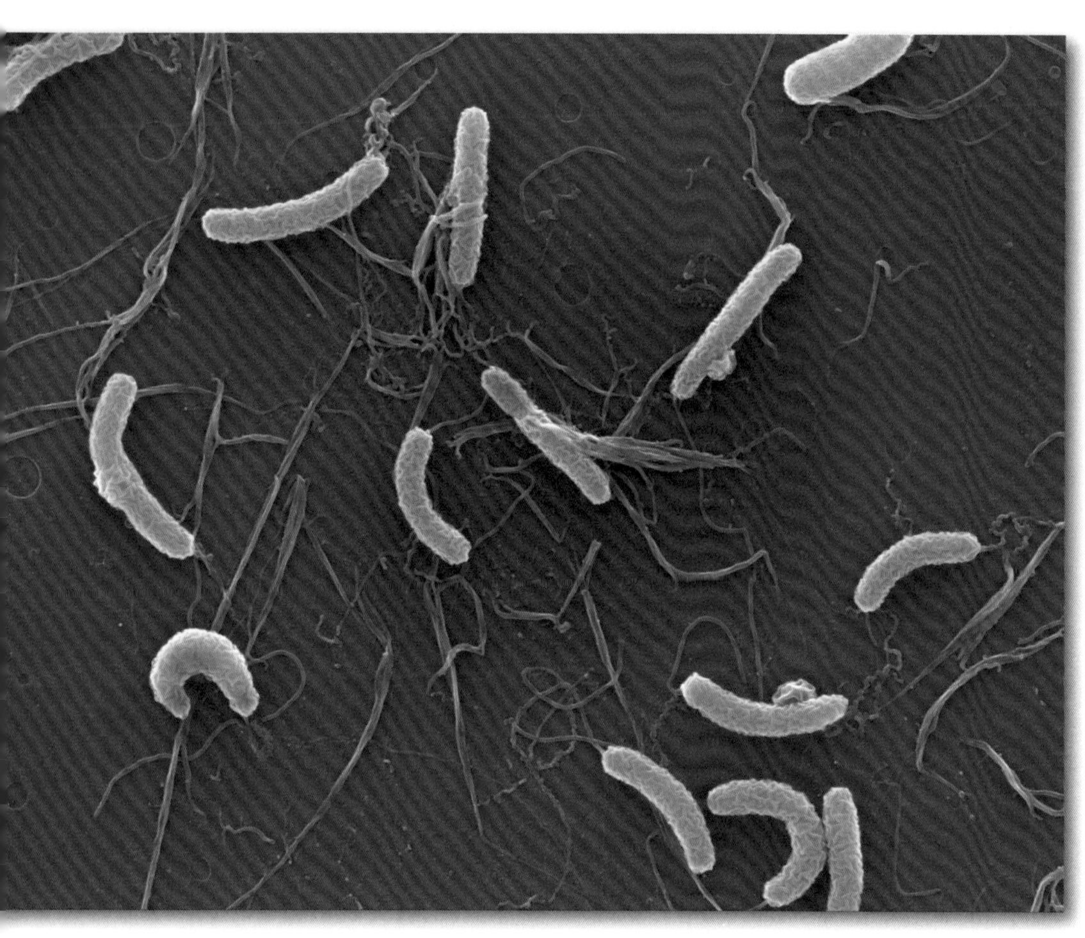

▲科赫发现了霍乱弧菌（上图），也获得了诺贝尔奖，但可能著名的“科赫法则”更加重要，这些法则建立了判断某种生物体是某种疾病病原体的条件。

和这些发现同样重要的还有他提出的“科赫法则”，他以此确立了如何证明某种疾病是传染病且起因于微生物：第一，病原体必须出现在所有的此病病例中且完全不存在于其他疾病的病例中；第二，病原体能被分离并培养；第三，接种病原体能导致同样的疾病，且能在受接种者身上再次分离出此病原体。

他还发明了多种消毒方法，主要采用水蒸气消毒，好于莱斯特在1867年发明的苯酚消毒法。

1905年，罗伯特·科赫因对结核病的研究被授予诺贝尔生理学或医学奖。

出色的弟子

巴斯德和科赫的弟子都为巩固微生物病因论做出了贡献，并让人了解了机体对疾病产生抵抗力的机制，由此迈出了建立免疫学的第一步。在这方面，值得一提的是上文已经说到过的巴斯德研究院的埃米尔·鲁和亚历山大·耶尔辛，以及科赫在柏林大学的一些著名学生，如发现了伤寒杆菌的加夫基和厄波斯、发现了白喉杆菌的勒夫勒、发现了流感嗜血杆菌的菲佛、发现了气性坏疽厌氧芽孢杆菌的韦尔奇、发现了破伤风杆菌的北里柴三郎和尼古拉尔、发现了白喉抗毒素的埃米尔·冯·贝林、研究了免疫学中毒素及抗毒素机制的保罗·埃尔利希、发现了吞噬作用的伊里亚·梅契尼可夫。

两种针锋相对的免疫理论

揭示机体面对病原体如何获得免疫力成为一个重要的研究领域，这方面的突出人物主要

> “当医生走在病人的棺材后面，有时是原因走在结果的后面。”
>
> ——罗伯特·科赫

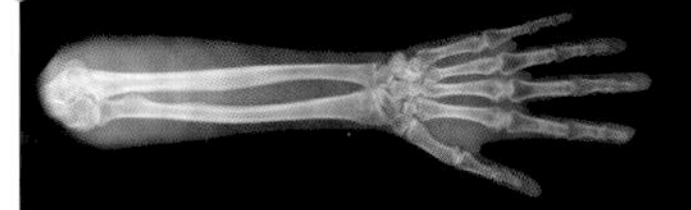

有两位：发现了吞噬作用并主张此免疫机制的伊里亚·梅契尼可夫，以及主张体液免疫论的埃米尔·冯·贝林。

伊里亚·梅契尼可夫（1845—1916年）出生于伊瓦尼夫卡，从小就对博物学和达尔文的进化论有很大的兴趣。他在哈尔科夫大学学习生物学，后又去德国和意大利深造。尽管他最早的研究以胚胎学和比较解剖学为主，但他最大的兴趣还是在于搞懂机体在细胞层面上如何运作，于是后来转向了细菌学和病理学。1884年，他提出了吞噬理论及其和机体抵抗微生物的重要关系。他的发现不被体液免疫论者接受，但菲尔绍等科学家鼓励他继续研究。梅契尼可夫后来得出结论：血清成分的作用在获得特异免疫力的过程中极为重要，但在先天性、非特异性免疫中，是巨噬细胞在起作用。

1888年，梅契尼可夫进入巴黎的巴斯德研究院，并于1895年被任命为副院长。他在此做出了其他重要研究，关于动脉硬化、霍乱、梅毒等，关于梅毒的研究是和埃米尔·鲁合作的。1908年，梅契尼可夫和保罗·埃尔利希因在免疫方面的研究共同获得了诺贝尔生理学或医学奖。

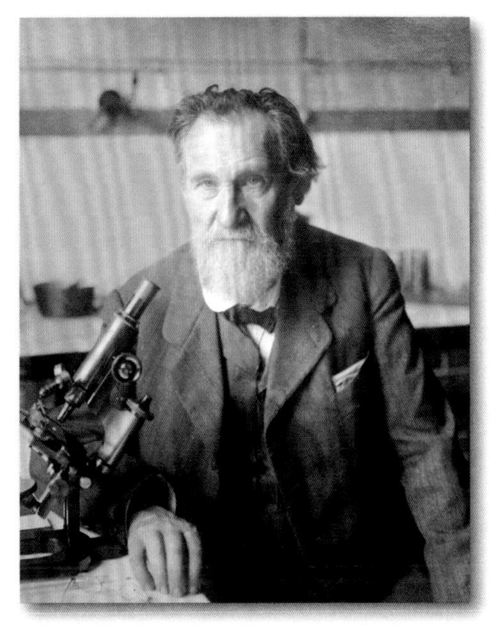

▲伊里亚·梅契尼可夫，主要研究免疫。

埃米尔·冯·贝林（1854—1917年）是另一种免疫理论——体液免疫的“领头人”。贝林出生于普鲁士，在柏林学医。他一直对传染病很有兴趣，曾跟随科赫的学生学习细菌学技术，并于1888年开始在柏林卫生研究所工作，其领导正是罗伯特·科赫本人。正是在这家研究所里，贝林和卡尔·弗兰克尔，一开始还有北里柴三郎，发现给健康动物注射不致死剂量的破伤风毒素，它们就会产生防御物质（抗毒素）来中和毒素。后来贝林又以白喉毒素重复了这一实验，得到了同样的结果。1898年，贝林和埃里希·韦尼克发现注射抗毒素中和后的白喉毒素可产生对白喉的免疫力，划下了血清被动免疫的起

> 1918年至1919年的流感大爆发被认为是历史上最严重的卫生事件，据计算，全世界有5000万至1亿人因此丧生。

▼埃米尔·冯·贝林，白喉抗毒素的发现者。

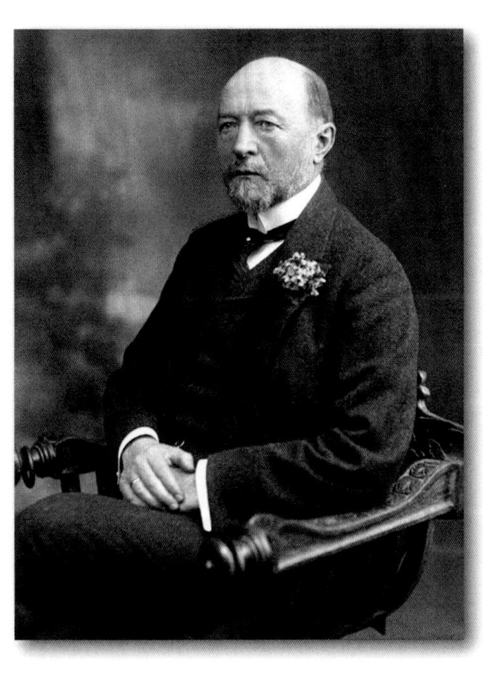

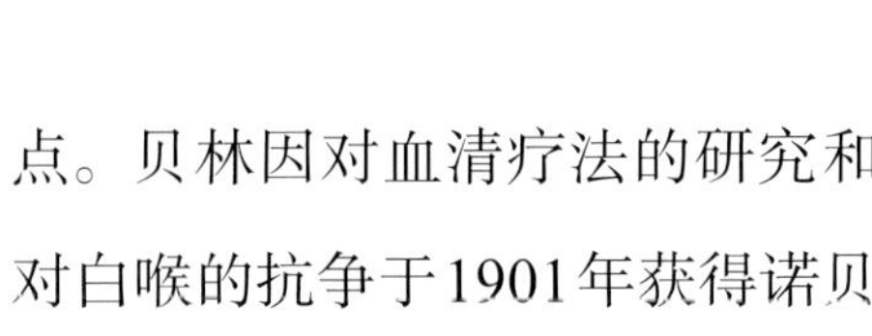

点。贝林因对血清疗法的研究和对白喉的抗争于1901年获得诺贝尔生理学或医学奖。

于是支持梅契尼可夫及其理论的一派就和支持贝林的一派发生了科学上的争议。后来证明两派说的都有道理，两种免疫机制——血清免疫和细胞免疫在机体免疫过程中相辅相成。

保罗·埃尔利希，医生兼细菌学家

之前简短回顾了巴斯德及科赫的后继者取得的重大成就，但如果不提当时另一位重要的研究者保罗·埃尔利希（1854—1915年），这个回顾就不完整。其重大贡献不仅在于免疫方面，也为现在的化学疗法打下了基础，他还找到了第一种有效的梅毒疗法。

埃尔利希出生于西里西亚，先在弗罗茨瓦夫学医，后又到斯特拉斯堡大学、弗里堡大学、莱比锡大学深造，最终于1878年取得博士学位，博士论文是关于组织染色剂的分析。那时人们就已经知道可用特定染色剂给组织染色来帮助其结构研究。

▼埃米尔·冯·贝林因免疫研究于1901年获得诺贝尔生理学或医学奖。下图为抗体在中和病毒。

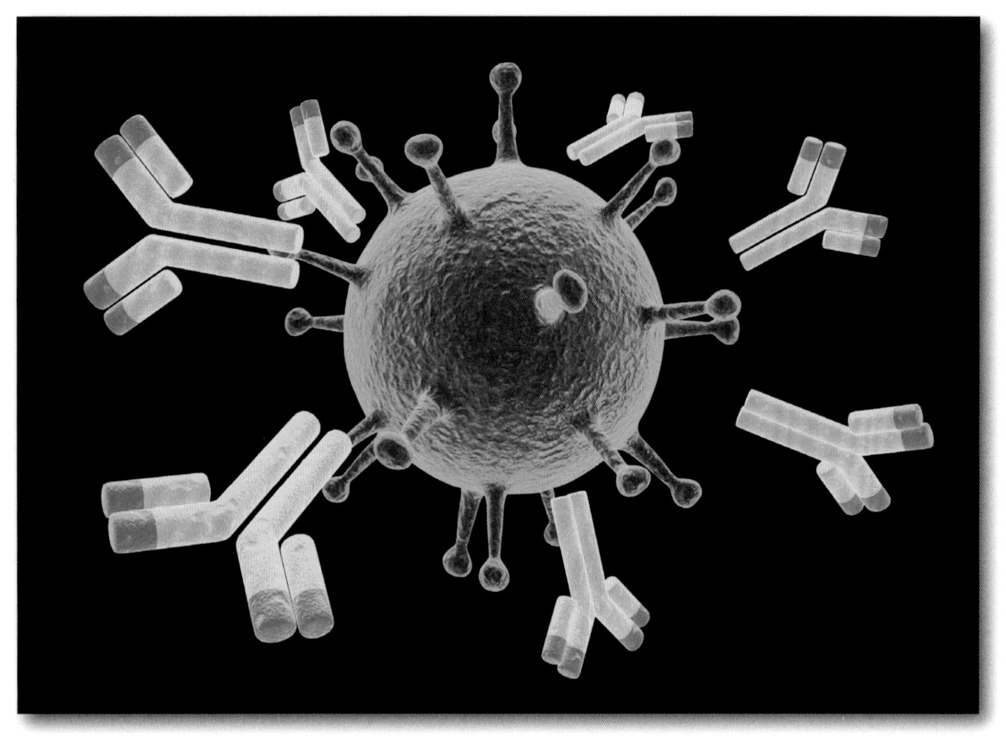

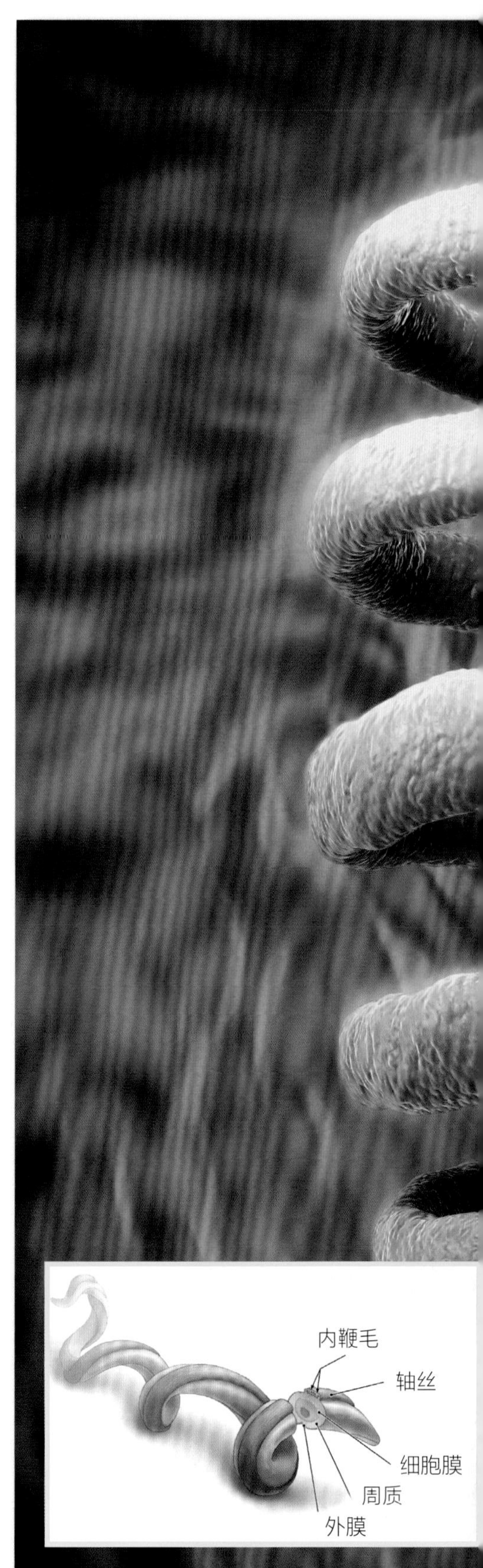

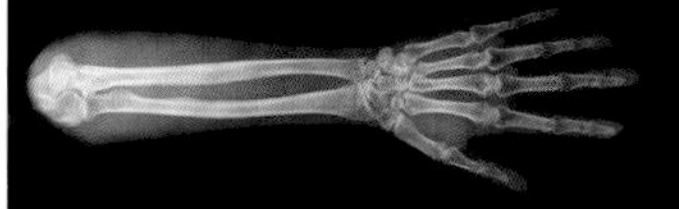

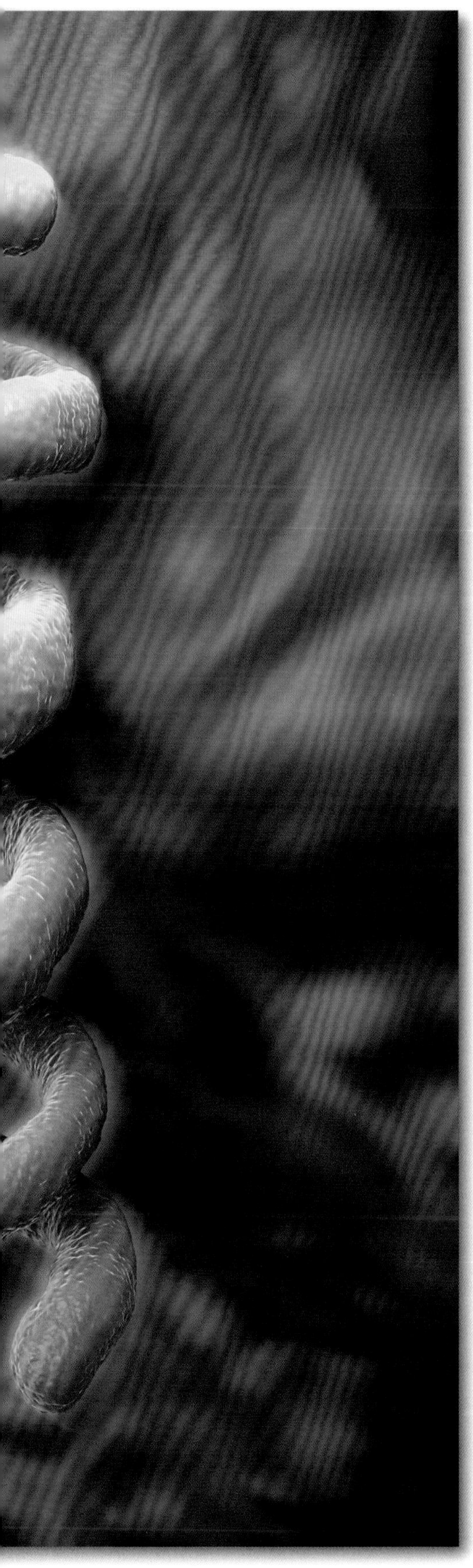

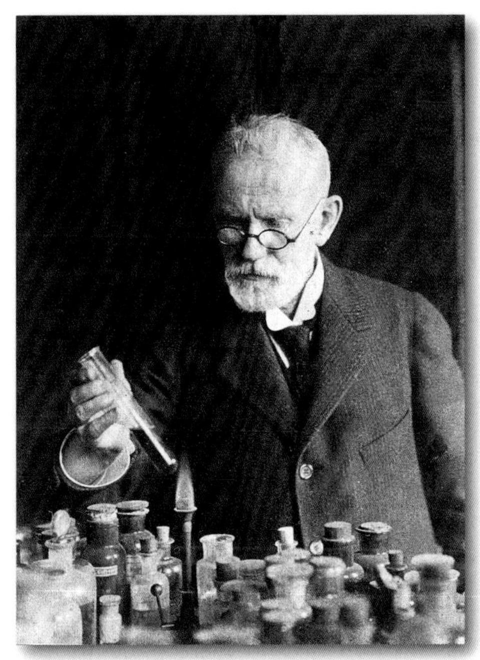

▲保罗·埃尔利希最先研究结核病和白喉，但后来主攻梅毒，研制出第一种针对梅毒的有效药物——洒尔佛散。

◀梅毒螺旋体，是一种传染性极强的细菌，梅毒的病原体。

埃尔利希完成博士论文答辩后，开始和实验临床医院创始人西奥多·弗里里希斯在其柏林诊所里一起工作，在那里一直待到1887年。在此期间，他用染色法证明血液的组成比预想的丰富得多，包含多种细胞，有些易被酸性染色剂染色，有些易被碱性染色剂染色，有些易被中性染色剂染色。这一发现让他开始研究各种血液疾病，并发明了检测方法。他还利用活体组织染色法研究了机体的某些生命功能。

1882年，他参加了一个研讨会，会上科赫介绍了结核病病原体的发现，会后埃尔利希就开始主攻细菌染色剂，其研究为日后微生物学差异染色的发展打下了基础。

1887年，他离开了柏林的诊所，在古埃及居住了两年，因为染上了结核病需要疗养。他回国后，科赫聘请他在刚成立的柏林传染病研究所当助手。在那里，埃尔利希开始了免疫学研究。在这一领域，他以实验证明了新生儿的免疫力来自母亲，途径是母乳，其持续时间很短。他还提出了“侧链理论”，以此建立了免疫反应特异性的化学基础，表示细胞的外部受体与毒素结合来产生抗毒素（抗体），以对抗疾病。

1906年，埃尔利希被任命为法兰克福格奥尔格·施派尔基金会的会长，开始了辉煌科研生涯中的另一个阶段，研究药物化学成分与其机体作用方式之间的关系。他的目的是要为每一种致病

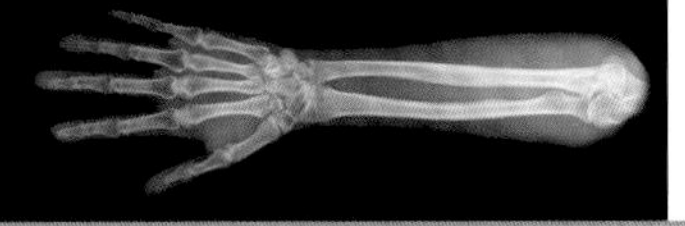

微生物找到对应的药物，能针对疾病起效而不区分是谁得病。他将这些药物称为“神奇子弹”。沿着这条道路，他于1901年制造出了一种砷化合物——洒尔佛散，这成为第一种针对梅毒的化学药物，梅毒当时在欧洲是致死率极高的疾病之一。

埃尔利希一生中获得了世界上最著名科研机构的诸多荣誉和奖励，包括1908年和梅契尼可夫共同获得的诺贝尔生理学或医学奖。

在那里，但看不见

在19世纪最后几十年和20世纪初，大部分致病细菌都被发现了，而在19世纪末又有证据表明还有其他致病体——光学显微镜看不见的病毒。巴斯德在研究狂犬病时就已经得出了这一结论，他知道病原体存在，但因为太小而无法以当时的设备观察到。

1892年，俄国生物学家德米特里·伊凡诺夫斯基（1864—1920年）第一个分离出一种病毒，尽管还无法看见。这种病毒是烟草花叶病毒，会侵害烟草的叶子。要再等几年，到1899年，另一位微生物学家——荷兰人马丁努斯·拜耶林克（1851—1931年）才会在重复了伊凡诺夫斯基的实验之后得出结论：这种看不见的病原体是一种新型的传染致病原。他观察到这种新的病原体只能在活细胞内部自我复制，将其命名为“病毒”。

微生物学新分支——病毒学的第一块基石就这样打下。这个领域的后续进步就得等到20世纪了。

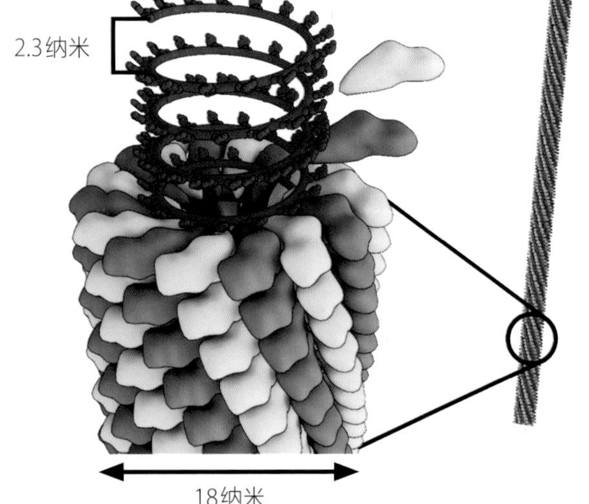

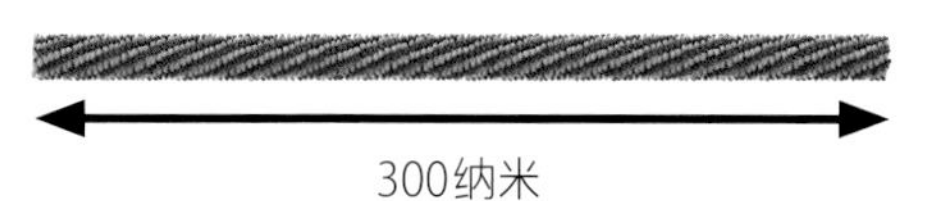

◀第一个被识别出的病毒不是人类病毒，而是侵害烟草叶使之长斑的病毒。烟草花叶病毒状似棍子，其衣壳由2130个蛋白质分子组成（见左图），内有一个单链RNA分子，长6400个碱基。

洒尔佛散引起的争议

洒尔佛散又被埃尔利希称为“606”，因为是第606号实验的产物，甫一诞生就充满争议。那时德国医院10%的收入都来自梅毒，霍伊斯特化学品公司听到大发现如闻仙乐，还没等埃尔利希及其团队在数量足够多的病人身上试验这种新药就向医生们免费分发了65000套。当某些病例出现副作用时，所有目光都转向了埃尔利希，这对他而言是非常难熬的一段时间，但他继续改善药物，四年后以更有效、更易用的“914”——新洒尔佛散取代了“606”。

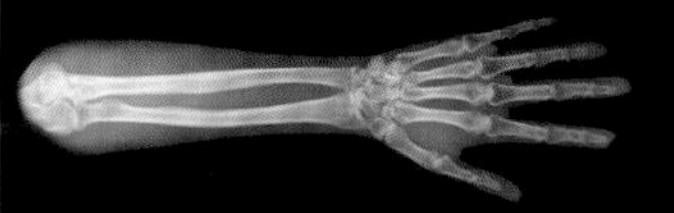

流行病学成为医学学科

流行病学研究疾病出现的频率、分布、在人群中的决定因素。当然，这不是19世纪的创新，但确实是在19世纪才开始系统化而成为现在所知的医学学科。

公元前400年，希波克拉底就已经观察到某些气候条件、某些季节、某些年龄段、人的体格和习惯都会导致更容易出现某些疾病，他在著作《希波克拉底全集》中有记述，甚至提出了“流行病”一词来指这种现象。尽管从数量的角度说他在这方面的资料和观察并不准确，但确实为记录疾病的频率打开了新的道路。千百年后盖伦和西登哈姆也沿着这条道路前进。直到19世纪才开始做系统记录，以分辨某些疾病出现的原因及影响的群体。

流行病学的开始也离不开上文提到过的雅各布·亨勒，他不仅确定了判断致病的三原则（识别、分离、致病），也尝试给疾病分类：瘴气所致（如疟疾）、瘴气所致又形成寄生虫、传染病（如梅毒、疥疮）。

伦敦医生约翰·斯诺（1813—1858年）的研究成果在这初始阶段也有决定性意义。他被称为“流行病学之父”，因为他以霍乱研究打下了这一学科的理论及方法论基础。1853至1854年，伦敦爆发霍乱，斯诺证明染病是因为饮用无意间被霍乱病人排泄物污染的水，并成功要求实施一系列公共卫生措施来限制其传播。

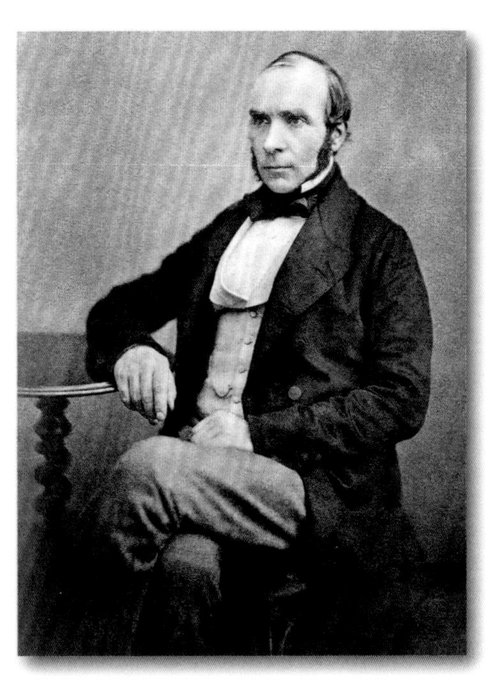

▲约翰·斯诺，拍摄于1857年，那时他44岁。

与斯诺的流行病学研究紧密相关的是另一位英国医生威廉·法尔（1807—1883年）的研究，他更偏向记录和收集疾病及致死率的统计数据。他在这方面的诸多贡献让他被认为是“统计医学”的创始人。他将收集数据的兴趣用于流行病的研究，证明疾病的流行大体上可分为开始、发展、结束几个阶段，很有规律。如果用图形来表示，给出特定时间内的病例数，将代表这段时间平均发病率的点连成线，就得到了“法尔曲线”，由此可得一个数学模型。法尔还增加了一个流行病爆发中要考虑的方面：决定疾病爆发的不仅是某种特定病原体，还有城市生活中工业化导致的社会不平等，以及环境的恶化。

后来会证明并不是所有的流行病都符合法尔描述的规律，但道路已经打开，走向了统计学发展并被运用于生物学和医学，也就是卡尔·皮尔逊（1857—1936年）创立的“生物统计学”。

传染的问题

几乎到19世纪末，人们认为流行病的传染是由于直接接触了病人、病人的衣物或体液以及他

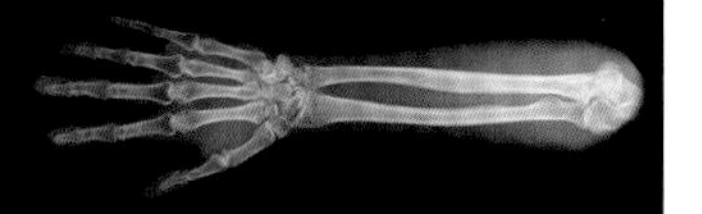

斯诺和霍乱爆发

1853年至1854年，伦敦市中心的一个小型街区爆发了严重的霍乱，据说一周之内就死了将近700人。斯诺的诊所离爆发地区很近，因此诊治了许多病人，也想研究为何这次爆发如此集中又如此猛烈。

他给街区画了一张地图，在当地主教的帮助下一家一家地访问，在地图上记下每家在一个月之内的死亡人数。这个视觉化的呈现让他得出了清晰的结果：超过70%的死者集中在“宽街”附近。几年前斯诺就已经指出霍乱的传播是因为饮用了被污染的水，那他的下一步就是在地图上标出这个区域里的水泵。他又发现大部分死者集中在“宽街”的水泵附近。他还发现此区域某作坊的工人中只有五人死去，作坊用的是干净的水泵。

结论已非常明确，斯诺请当地政府封闭“宽街”的水源，从而控制住了疫情的传播。

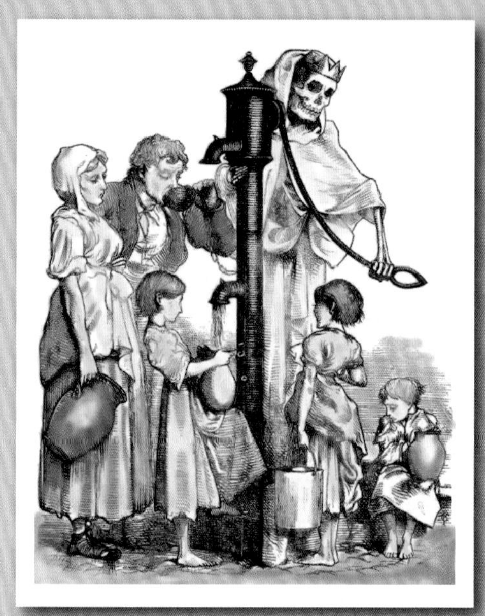

▲“宽街”水源周围霍乱致死的拟人画。

们用过的东西。但在1881年，古巴医生及科学家卡洛斯·胡安·芬莱（1833—1915年）在研究黄热病时发现这种病传播的中间媒介是一种蚊子。和许多新理论一样，芬莱的发现受到了科学界的冷漠对待和怀疑，尽管他在志愿者身上做的实验不仅证明了他的理论，还证明被这种蚊子咬过后，人体会获得免疫力。

芬莱的血清和研究被遗忘了20年，直到美国陆军医生沃尔特·里德（1851—1902年）将其理论用于研究黄热病在修建巴拿马运河的工人中造成的高死亡率。正是因为运用了芬莱的理论，这项大工程才得以完成，为了表达对他的敬意，运河上放置了一块纪念他的牌子。

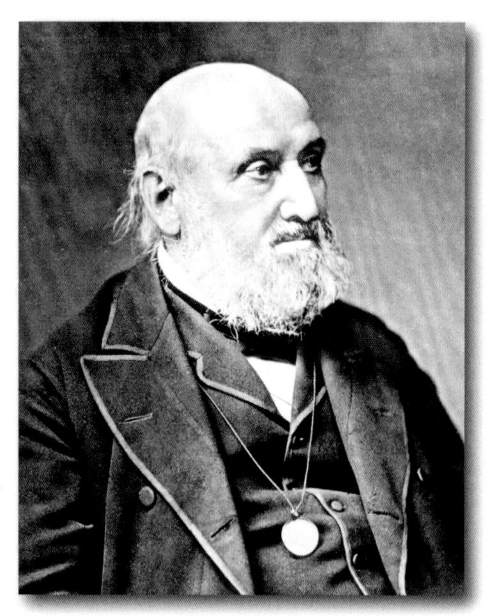

▲威廉·法尔坚定地支持“瘴气论”，认为疾病是由腐坏物质传播的，而不是病毒或细菌。

手术及其挑战

自19世纪初开始，手术就是一种严谨踏实的医学实践，以充分发展的解剖学和病理学为支持，

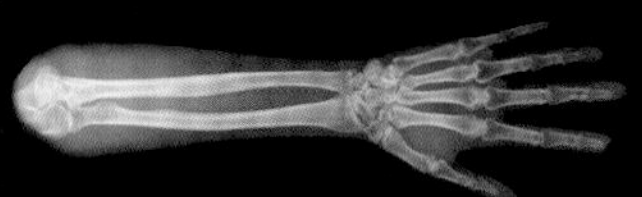

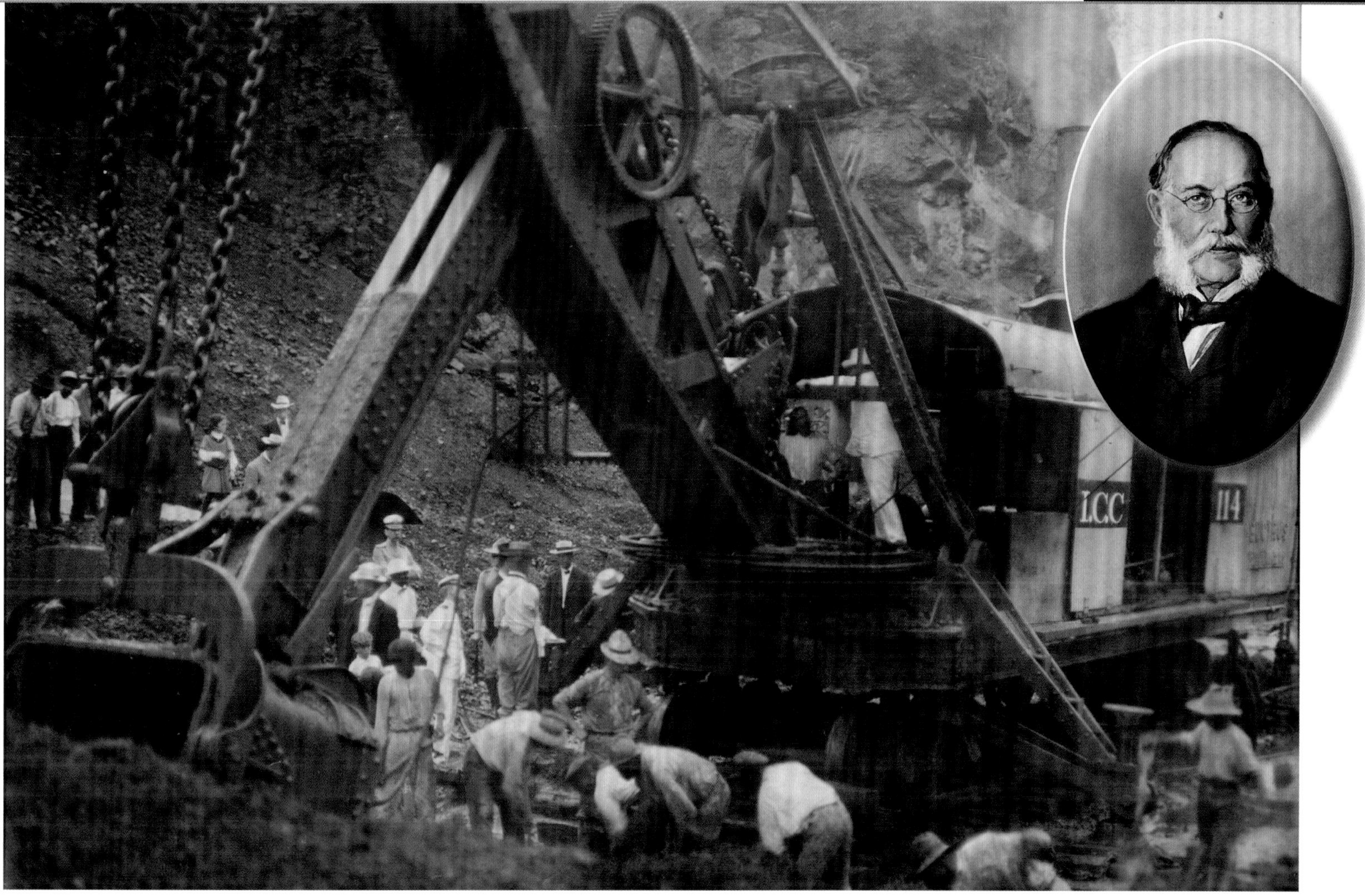

但依然有三个重要问题没有解决：疼痛、出血、感染。第一个，疼痛，会随着麻醉剂的发明而解决；第二个，术中出血，也会因采用“手术止血术”的一系列方法而解决；第三个，术后感染，则会由消毒和之后的无菌来解决。

▲芬莱发现黄热病的传播者是一种蚊子，20年后沃尔特·里德运用其理论消灭了巴拿马运河修建工人中的黄热病。

克服了这三个重大障碍，再加上微生物病因论的发展以及X光等新检查手段的出现，手术得到了决定性的巩固。

法尔曲线（1868年）是一种钟形曲线，
说明所有流行病都自然地有开始、病例数最多的巅峰、之后慢慢平息直至消失的过程。

麻醉的使用

寻找减轻手术中疼痛的办法自古以来就一直存在于医学中。19世纪使用的第一批麻醉剂是挥发物，吸入合适剂量后会让人失去意识，伴随肌肉松弛，这一过程可逆。

又称“笑气”的一氧化二氮就是其中之一，1799年英国化学家汉弗里·戴维（1778—1829年）就提出可用它来麻醉，但直到1844年康涅狄格的一位牙医霍勒斯·威尔士（1815—1848年）才在一次拔牙中使用了它，尽管并不太成功。

同样在19世纪40年代，乙醚也加入了麻醉剂的行列，它当时被认为是一种取乐用的药物，流传很广，在“乙醚聚会”上被当作消遣。美国化学专业学生威廉·爱德华·克拉克（1819—1898年）就很爱参加这种聚会，他想到乙醚也可以用来麻醉，试着在牙医拔牙时给一个年轻人使用了乙醚，那个年轻人没感觉到疼痛。

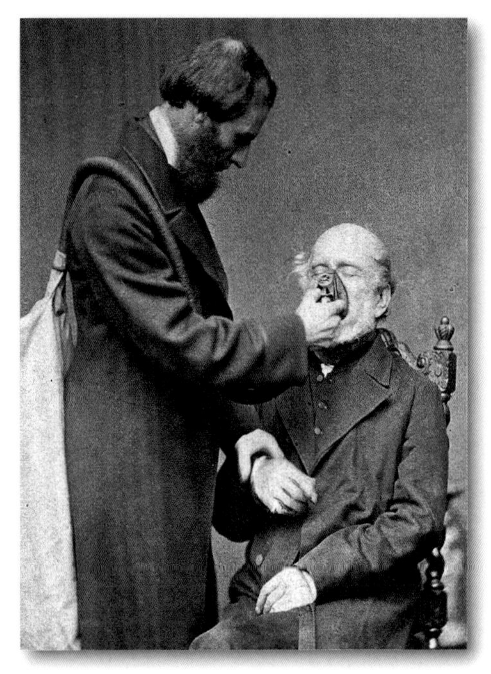

▲英国医生约瑟夫·托马斯·克洛弗发明了多种安全可调节的乙醚及氯仿给药方法，避免了许多死亡事故。

克拉克并没有继续这方面的研究，但威尔士的弟子美国牙医威廉·莫顿（1819—1868年）继续了。1846年，在化学家查尔斯·托马斯·杰克逊建议下，威廉·莫顿和波士顿著名外科医生约翰·沃伦合作，成功使用乙醚作为全麻麻醉剂切除了一个病人的颈部肿瘤。不到一年时间，这种新技术就在医学界传开，莫顿想以发明人身份申请专利，与另外两位合作者因争夺原创权而陷入无尽的诉讼纠纷，结果唯一达成的就是破产。

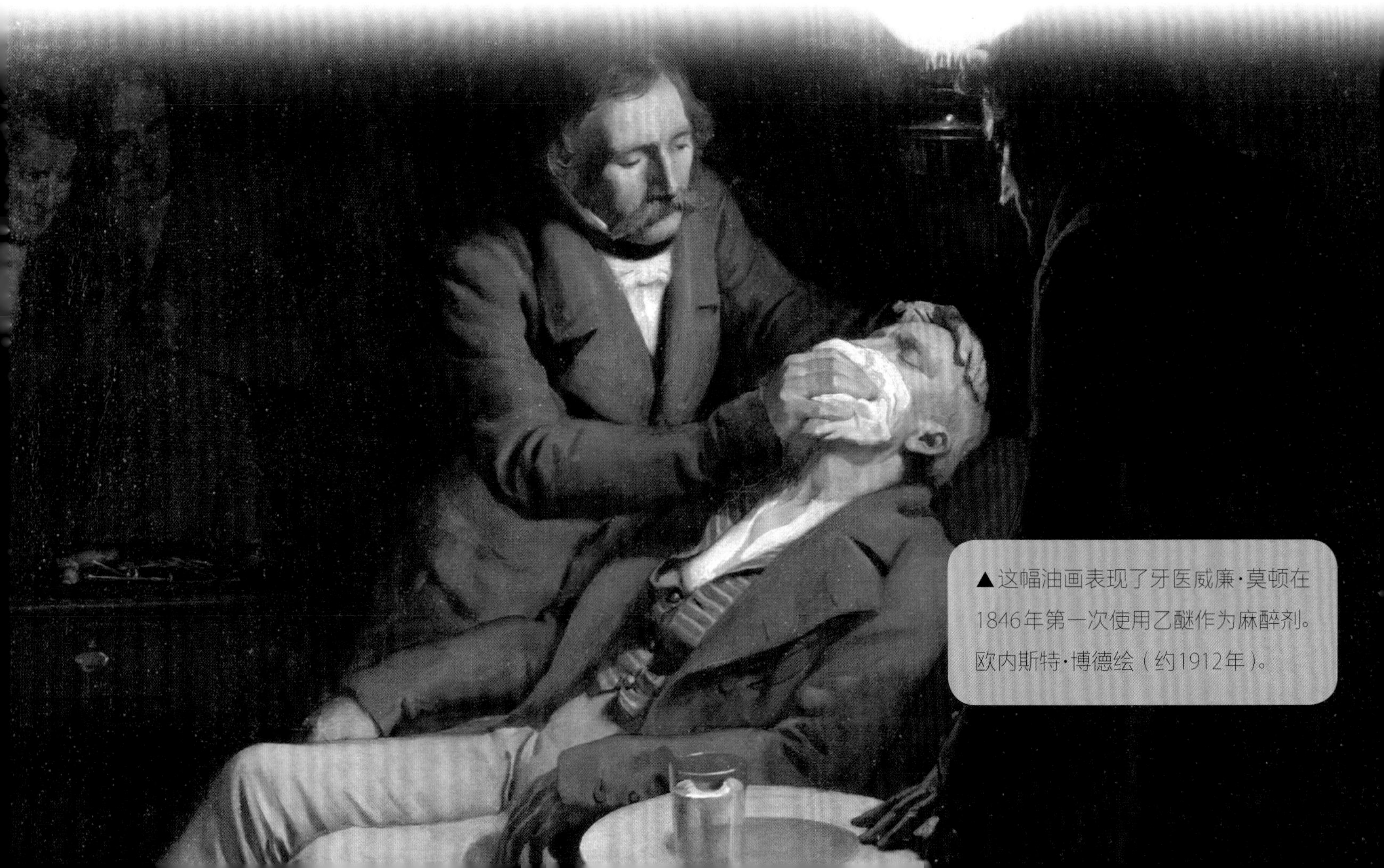

▲这幅油画表现了牙医威廉·莫顿在1846年第一次使用乙醚作为麻醉剂。欧内斯特·博德绘（约1912年）。

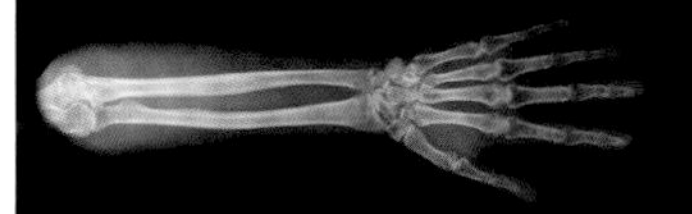

以悲剧结尾的故事

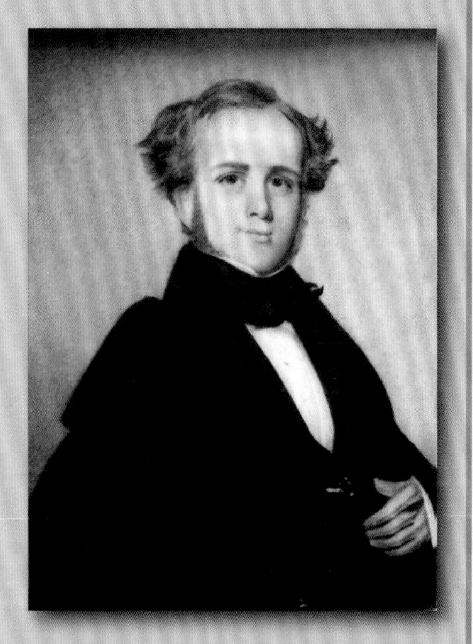

▲霍勒斯·威尔士的肖像，现藏于美国麻醉医师协会。

牙医霍勒斯·威尔士因发明了补牙代替拔牙的新方法而开始出名，但这种方法并不是无痛的，威尔士不忍心看到自己的病人受苦。1844年12月，他和妻子一起看给人闻一氧化二氮的表演，看到其中一个人猛击大腿却好像毫无感觉。他于是想到治疗中可以用这种气体来麻醉。多次实验之后，他想向著名外科医生和医学生组成的委员会展示成果，但可惜的是第一个病人的给药出了问题，威尔士给他拔牙时他惊恐地尖叫着跑了出去。在场者的嘲笑和嘘声对威尔士是一个非常严重的打击，他放弃了当牙医，陷入了深深的抑郁。尽管如此，他还是"以自身"去尝试各种麻醉剂，包括氯仿，结果氯仿成瘾。强迫性摄入这种物质给他造成了严重的身心伤害。在一次发作时，他游荡在纽约街头，向一个妓女的脸上泼硫酸，因此入狱。四天后，他清醒过来，意识到自己干了什么，用一把刮胡刀割破了股动脉，在牢房里因失血过多而死。一个年轻的医生只不过想减轻病人的痛苦，最终却是以这样的悲剧收场。

其实他们都不是真正的原创者，这一荣誉应归于另一位熟知乙醚特性的人——年轻的美国医生克劳福德·朗（1815—1878年），他从1842年开始就在手术中使用乙醚作为麻醉剂，尽管到1849年才说出自己的经验。

莫顿的技术传开之后，第一例以乙醚麻醉的手术于1846年12月在伦敦完成，做手术的是罗伯特·李斯顿（1794—1847年）。1847年1月，法国医生弗朗索瓦·马让迪向法国医学科学院展示五例成功以乙醚麻醉做手术的病例。不久之后，西班牙医生迭戈·德·阿古莫萨（1792—1865年）又展示了自己以乙醚麻醉完成的三台手术。

尽管乙醚被广泛用作麻醉剂，但很快就被证明并不能被所有病例良好耐受。爱丁堡的产科教授詹姆斯·杨·辛普森（1811—1870年）指出了这一点，并以氯仿替代了乙醚。但氯仿并没有被使用很久，因为它被证明在某些情况下可致死。

全麻麻醉剂的行列里还有其他物质或混合物加入，比如一氧化二氮，1871年约翰斯顿兄弟将这种气体压缩在钢瓶里，供麻醉时吸入。

同时，吸入之外的其他给药方式也被试验。比如，德国医生弗里德里希·特伦德伦堡（1844—1924年）在1871年第一次尝试了气管内麻醉，皮埃尔-西普里安·欧雷（1828—1889年）也于1874年用水合氯醛开始了静脉给药麻醉。

所有这些物质及给药方式都针对全麻，局部麻醉出现得更晚，要到19世纪末。第一种被使用的局部麻醉剂是可卡因，1884年卡尔·科勒在眼科手术中用到了它。次年，也就是1885年，美国神经学家詹姆斯·伦纳德·康宁（1855—1923年）开始了脊椎麻醉的实验，也就是说脊椎内给药麻醉。德国医生奥古斯特·比尔（1861—1949年）从这个实验出发，于1898年发展出在实际中的运用。

◀约瑟夫·莱斯特，他发明了手术的消毒法和无菌法，减少了术后死亡。

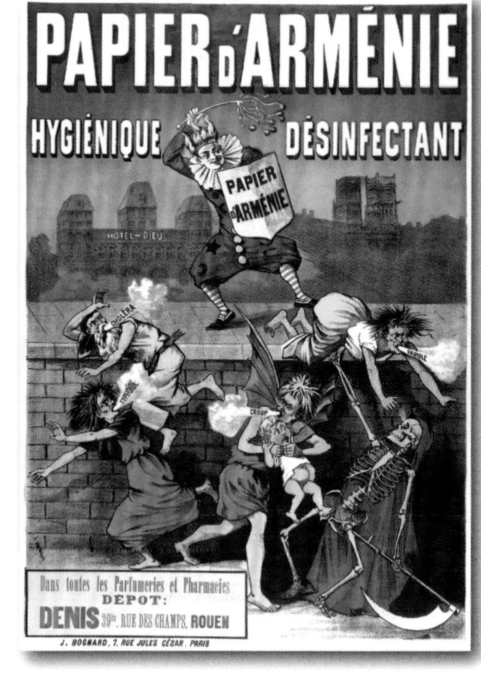

▲法国化学家奥古斯特·彭索于1885年发明了“亚美尼亚纸”，将其用作防治流行病的消毒产品。今天蒙鲁日的工厂依然在生产，但仅作为香薰使用。

战胜出血

19世纪的外科为了降低死亡率要战胜的第二个障碍是控制术中出血。这直到19世纪下半期才部分做到，那时“手术止血术”开始被广泛使用。

方法之一是用止血钳钳住血管，这种止血钳是从安布鲁瓦兹·帕雷的一种器械发展而来的，这位外科医生在16世纪以此给受伤士兵取弹片。其他方法包括按压、缝合、结扎手术区域血管，

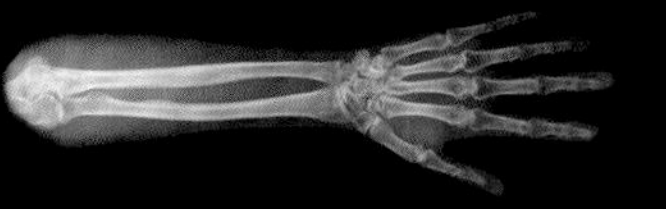

> 匈牙利人伊格纳兹·菲利普·塞麦尔维斯（1818—1865年）发现了如何避免“神秘”的产褥热，他的研究是促进消毒法被采用的决定性助推。

以及使用有助于凝血的药物。

当然，最有效的武器还是输血。这种技术在17世纪就已被知晓，但直到1901年才得到实际运用，这要感谢卡尔·兰德施泰纳（1868—1943年）划分的血型。

感染的挑战

外科面对的第三大障碍是感染，通常在术后出现。消毒部分解决了这个问题，后来出现的无菌则彻底解决了这个问题。

消毒和无菌的区别在于消毒是要消灭手术过程中的所有致病微生物，而无菌更进一步，不仅要消灭手术之前已经存在的，还要用无菌技术防止术前、术中、术后出现新的，不管致不致病。

莱斯特和消毒术的时代

英国外科医生约瑟夫·莱斯特（1827—1912年）以巴斯德的研究为基础，发展了自己的想法并系统化，开创了消毒术的时代。

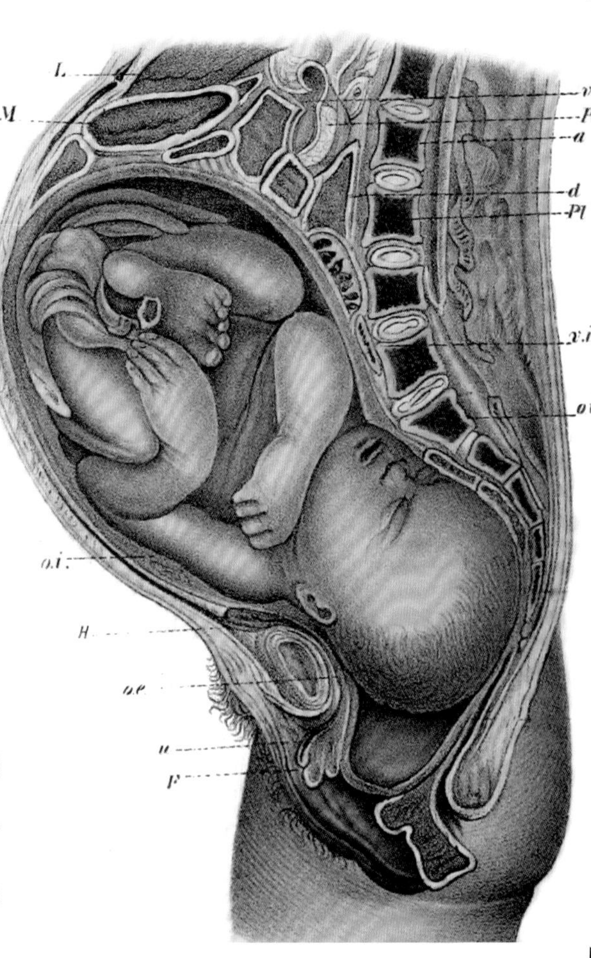

▲匈牙利医生伊格纳兹·菲利普·塞麦尔维斯在今天被认为是消毒法的创始人。1847年，他提出在助产前要用次氯酸钙溶液仔细清洗双手，这降低了产褥热的发生率，许多妇女都在产后因这种疾病丧生，消毒之后这个数字就小了很多。尽管事情显而易见，当时的医生却并不重视他的研究，他死在了一间精神病院里。

他在伦敦和爱丁堡学习外科，1860年搬到格拉斯哥，负责当地的一间外科诊所。在那里，他要面对摆在当时所有外科医生面前的一大难题：30%到50%的住院病人因严重感染、组织腐坏而去世，医院坏疽、丹毒、脓血症、脓肿尤其常见。

莱斯特知道巴斯德证明的理论：腐坏是因为活的微生物感染了可腐物质，如果不和空气接触或只接触过滤后的空气，这一过程就不会发生。他将这些概念移植到外科中，发现不和空气接触的简单骨折一般都能愈合，没什么大问题，但如果是开放性骨折或者有伤口的骨折，那就经常感染而化脓。因此，他认为解决办法是找到某种能杀灭空气中微生物的物质。试过多种物质后，他决定采用苯酚，因为很容易从煤焦油取得，而且当时已经用苯酚来消除下水道的臭味，预防家畜被某些寄生虫感染。

莱斯特的方法是先给开放的伤口敷上浸润苯酚溶液的纱布，

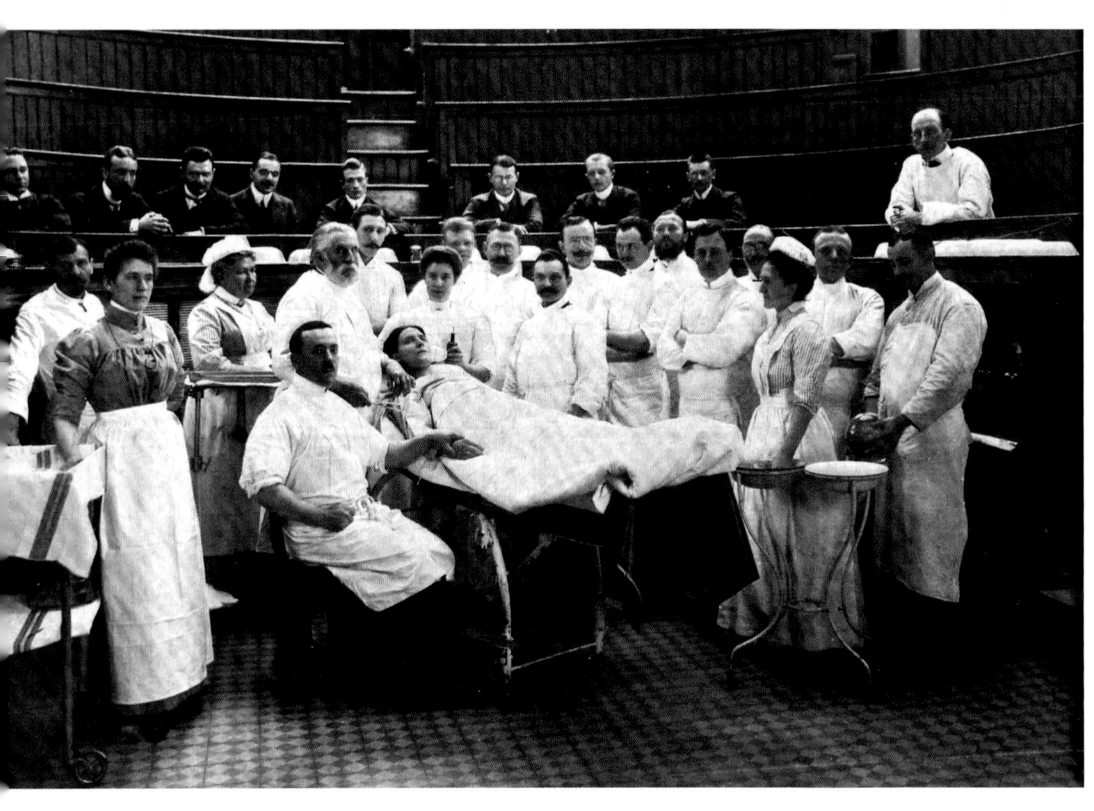

▲恩斯特·冯·伯格曼（中间偏左留大胡子者）和团队一起在柏林大学诊所做手术（1906年）。

再向手术室内喷洒苯酚溶液并处理会直接接触创口的物品，最后用苯酚药膏覆盖。效果非常出色，他成功把病人的死亡率降到了6%多一点。很快，“莱斯特法”就被欧洲科学界接受了，1871年起被许多外科医生采用。

无菌手术

导向无菌的想法是手术中的致病微生物不仅存在于空气中，也附着在接触手术创口的物品上以及医生的衣服上，因此需要在手术室中实现一个完全无菌的环境。

罗伯特·科赫就已经发现水蒸气能实现无菌，但第一个用水蒸气给医生及助手的手套、衣服、器械做无菌处理的是恩斯特·冯·伯格曼。他还将无菌处理扩展到包扎用的材料，以此为新的无菌手术打下了基石。

走向新型外科

克服疼痛、出血、感染三大难题之后，外科得以扩展治疗目标，不再只是修复损伤，还包括修正功能失调、让身体恢复原本的状态。胸外科、腹外科、神经外科的领域打开了。这种新型外科的先锋包括西奥多·比勒斯（1829—1917年）和特奥多尔·科赫尔（1841—1917年），此外还有许多参与了新型外科发展的医生。

比勒斯被认为是史上优秀的外科医生之一。他行医的技巧以及教学与研究的素质都体现在许多著作中，其《普通外科病理学及治疗外科病理学》被认为是优秀的医学读物之一。他还引入了组织学、细菌学、实验、统计的方法，帮助将外科发展成一门真正的科学。他提到了许多解剖结构和疾病，设计了多种方法，比如防止皮肤撕裂的纽扣缝合，也是胃外科的先锋。在这方面，他采用消毒和麻醉，发展出了胃切除术，这种手术又被称为“比勒斯第一型手术”和“比勒斯第二型手术”。他以同样的基础成功给食管做了手术，还施行了喉切除术。他关注所有理论及技术的细节，也有兴趣开发适合于手术

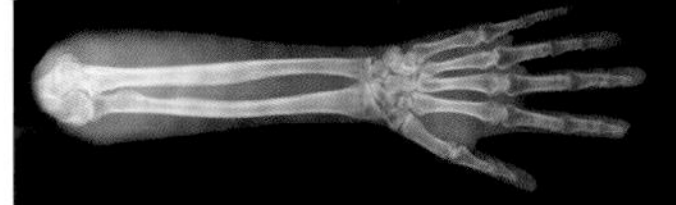

的方法，这些都是所有外科医生的指导，让他成为现代外科的推动者之一。

1872年，31岁的瑞士医生特奥多尔·科赫尔取得伯尔尼大学外科主任的职位，他的主要贡献集中在甲状腺的实验及手术研究，1878年他给一个甲状腺肿大病例实施了第一例甲状腺切除术。

他在甲状腺生理学、病理学、手术方面的研究催生了内分泌学，他也因为这些研究于1909年获得了诺贝尔生理学或医学奖。另外，科赫尔还改善了肺、胃、胆囊手术的技术，创造了疝气、胃癌手术的新技术，也发明了减少肩脱臼的方法。他还创制了带齿止血钳，并于1912年制备了一种能增强凝血能力的药物，注射后可防止及治疗内出血。

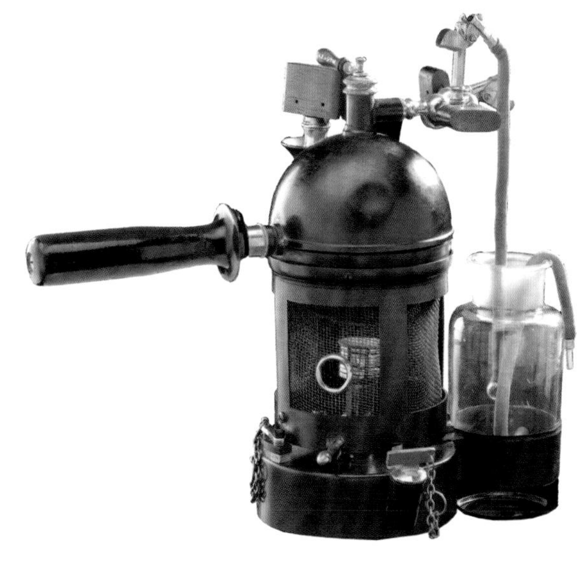

▲莱斯特设计了这种设备，用于喷洒苯酚溶液，给手术室及器材杀菌消毒。

出现很多次的名字

四种手术、一种切口、一种手术操作、一种信号、一种反射、一种止血钳都带有瑞士著名医生埃米尔·特奥多尔·科赫尔的姓。他懂得如何将自己外科医生的灵巧双手和技术创新结合起来，也将工作中的认真细致与丰富的临床知识及不知疲倦的研究精神结合起来，很难在同一个人身上找到所有这些特质。加上他出色的智力和稳定、内敛、有条不紊的性格，这让他成为19世纪末20世纪初重要的医学人物之一。

除了在甲状腺的研究及手术方面取得的成就，科赫尔还在其伯尔尼诊所中引入了新的做法，比如对手术病人的术后跟踪，那时候没有人这样做。

这种跟踪让他发现甲状腺完全切除与病人身体的整体严重恶化直接相关，不管是从生理还是心理角度看。他由此推翻了甲状腺在机体内毫无作用的普遍看法，不建议切除甲状腺，正如他经常说的：“外科医生会做手术，也知道何时不该做手术。”

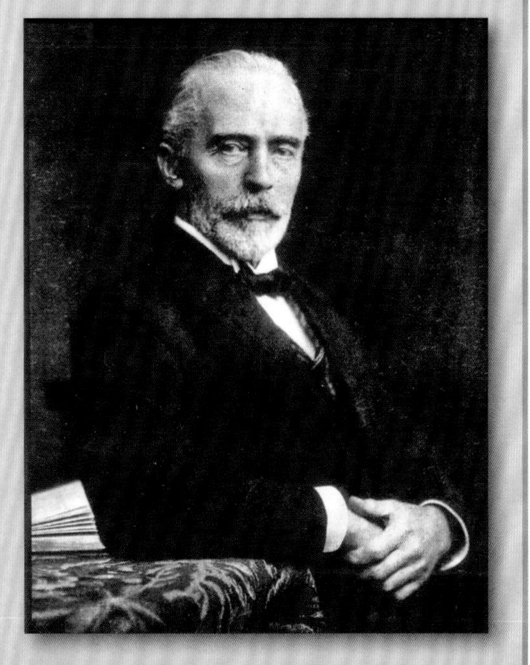

▲埃米尔·特奥多尔·科赫尔

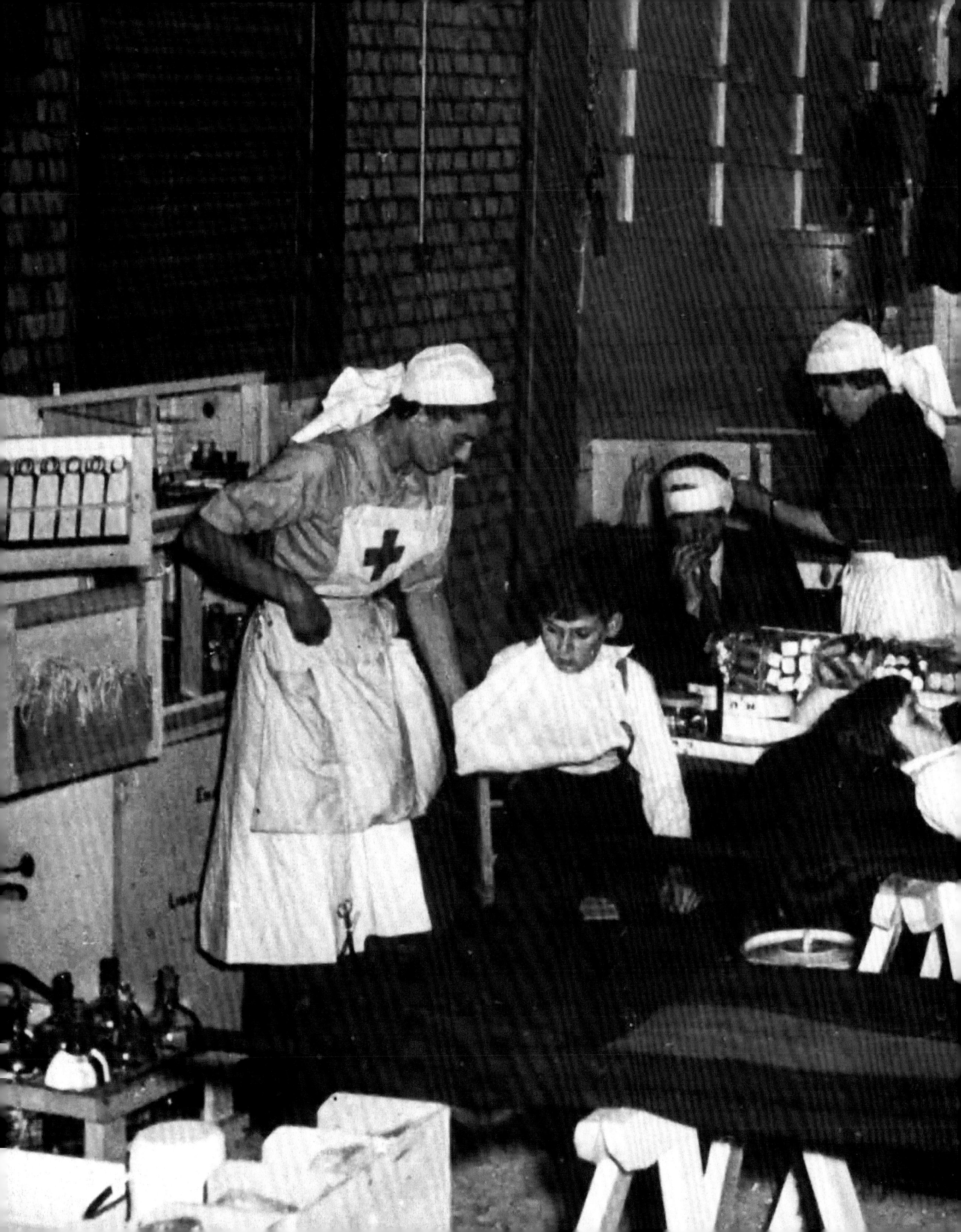

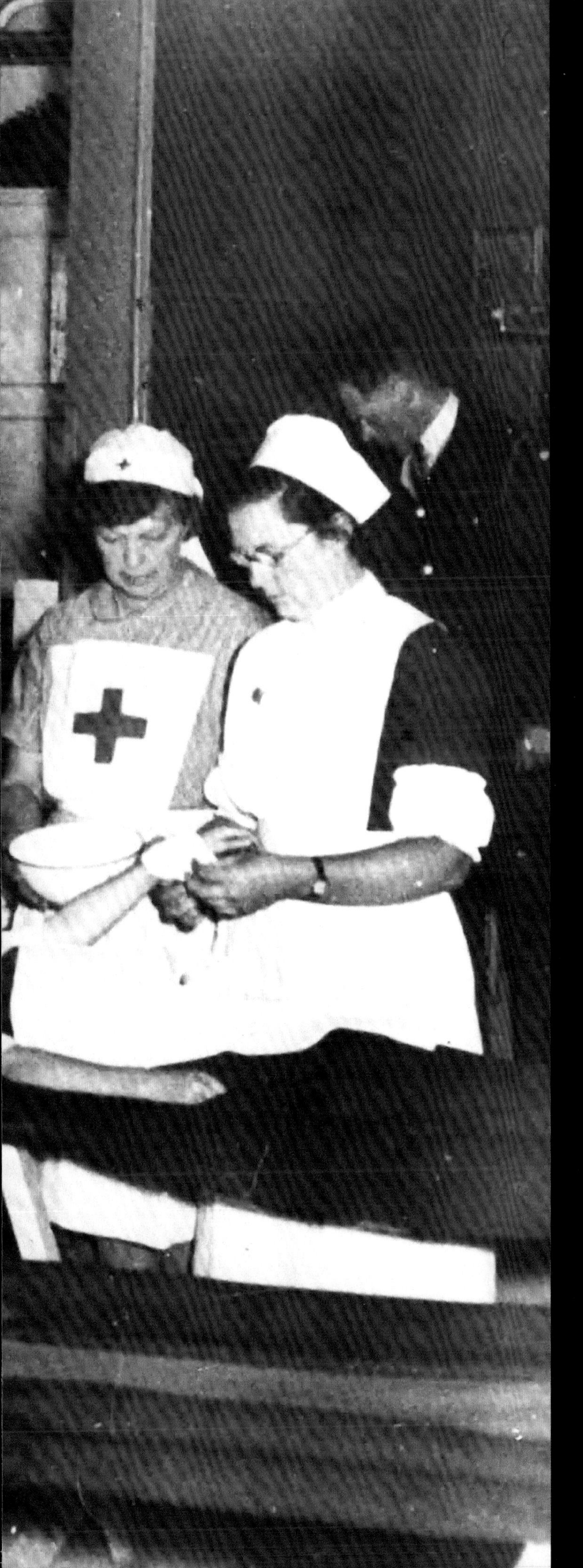

12

20世纪和21世纪：医学新疆界

◀第二次世界大战中德军轰炸伦敦时一群护士对伤员进行急救。和之前的战争一样，第一次世界大战和第二次世界大战的阴影也让医学取得了长足的进步，尤其是在抗生素方面。

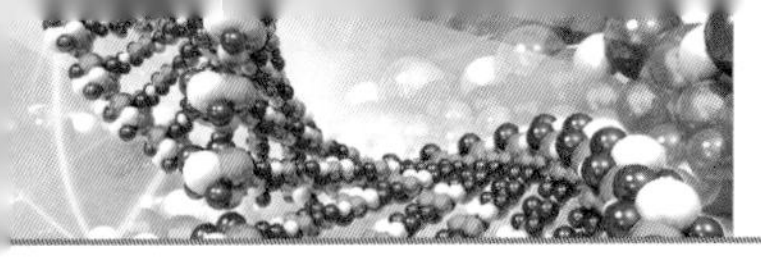

医学新疆界

20世纪和21世纪令医学的进步有了真正的变革。跨学科团队的研究取代了个人全凭运气的发现，并借助虚拟现实、干细胞、电脑辅助新药研制、纳米机器人、基因工程等全新技术来治病。

除了上述这些，新医学还有两个特点值得注意，一是与其他基础科学的交叉，二是进一步的专业化。

新的非侵入性检查手段

如上文所说，19世纪末出现了一种革命性的观察人体内部的新手段，那就是X光。此后又发展出其他放射性检查方式，可以得到更好、更细致的图像，比如对研究消化系统尤其有用的双重对比造影、血管造影、淋巴造影、断层扫描等，血管和淋巴在传统影像上显示不出来，而俗称CT的计算机断层扫描可以得到器官局部的影像，精确度非常高。

CT的发展要感谢南非物理学家、电子工程师阿兰·麦克莱德·科马克（1924—1998年）和英国电子工程师高弗雷·纽博尔德·豪斯费尔德爵士（1919—2004年）。两人先是各自研究，后来合作，造出了第一台CT机，于1972年获得了第一张大脑图像，又于1974年获得了第一张全身图像。因为实现了医学诊断方面的巨大进步，他们于1979年获得了诺贝尔生理学或医学奖。

还有原理不同于X光的其他影像手段，比如核磁共振，它利用原子核的量子力学性质。1938年物理学家伊西多·艾萨克·拉比（1898—1988年）第一次描述了核磁共振，1946年物理学家费利克斯·布洛赫（1905—1983年）和爱德华·珀塞尔（1912—1997年）完善了这一技术。此外还有

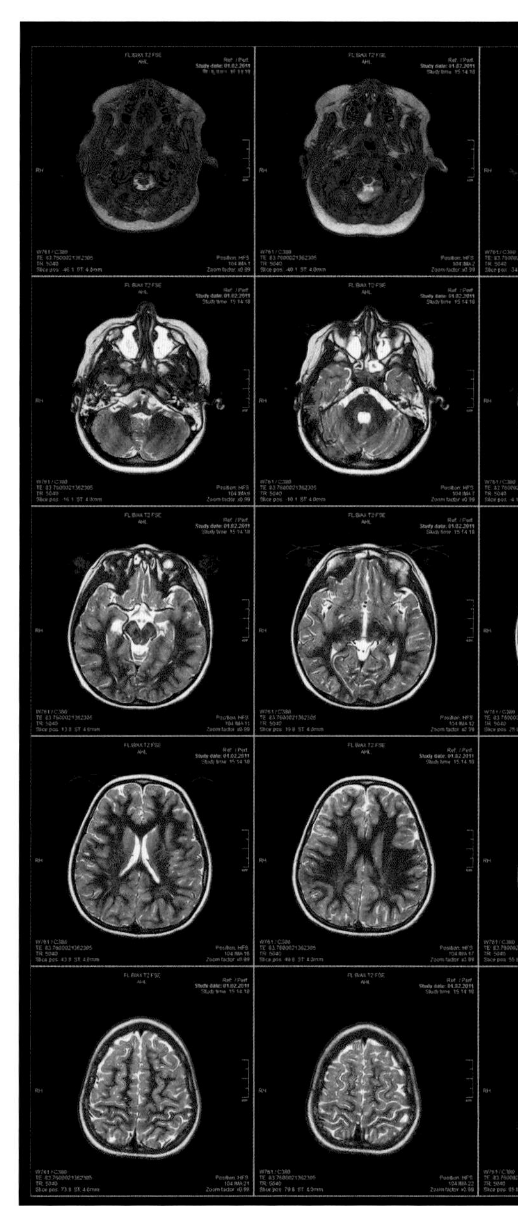

利用声波的超声检查，可用于查看腹部结构和空腔器官。物理学的其他贡献，如放射性同位素、电泳、色谱法、超速离心机、分光光度法、紫外线吸收、电子显微镜、激光治疗，也都显著地帮助了医学诊断的提高。

简短回顾非侵入性检查手段时也不能忘记内窥镜取得的进步。不管是博齐尼在1804年使用的原始内窥镜还是安托万·让·德索莫、约翰·冯·米库利奇、约瑟夫·莱特在19世纪逐渐改进的设备，都有一个很大的不便：管子粗而硬。研制对病人更安全的软细管内窥镜直到1932年才有了成果，这要感谢德国医生鲁道夫·辛德勒（1888—1968年）的研究。内窥镜进一步改善，直到变成现在的光纤内窥镜，这是胃肠病学家贝西·霍尔斯科维茨（1925—2013年）在1957年发明的。用现代的内窥镜可对人体内的所有管道内部，比如耳道、呼吸道、上下消化道、子宫颈，做完美的检查，必要时还可取样做活检。

埃因托芬和心电图

最后还要提到一种手段，它对心脏学乃至整个医学都有决定性意义。那就是威廉·埃因托芬于1903年发明的心电图，1907年他又在其他研究者所得成果的基础上将其完善。

19世纪中期，牛津的教授约翰·伯登-桑德森（1828—1905年）就已经研究过心脏的电活动。后来，奥古斯图斯·德西德留斯·沃勒（1856—1922年）第一次记录到了心电图，他用的是一种非常原始的设备，放在人的口中和脚上。苏格兰心脏医生詹姆斯·麦肯齐（1853—1925年）是首先使用这种设备研究心血管功能紊乱的医生之一，他还发明了记录图像的仪器。1908年诺贝尔物理学奖的获得者加布里埃尔·李普曼（1845—1921年）将电和毛细现象联系起来，发展出了一种毛细静电计，可以得到更准确的记录。

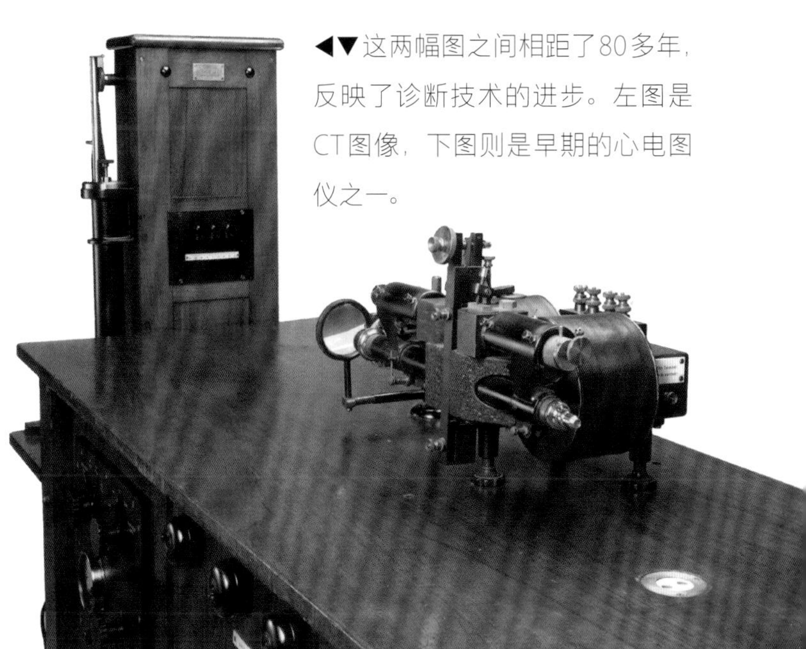

◀▼这两幅图之间相距了80多年，反映了诊断技术的进步。左图是CT图像，下图则是早期的心电图仪之一。

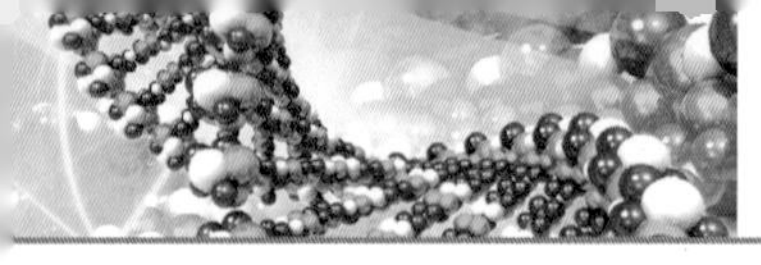

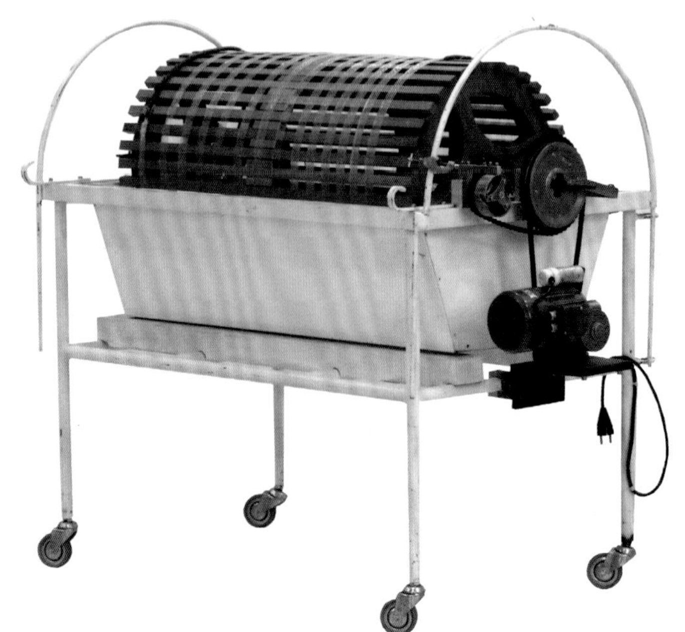

▶威廉·约翰·克福发明的第一个人工肾脏。

所有这些科学家的成果，再加上解剖学家阿瑟·基思（1866—1955年）和生理学家马丁·威廉·弗拉克（1882—1931年）发现的心跳产生机制，都成为埃因托芬的起点，让他发明出一种检流计，能更准确地记录心脏的电活动。他因心电图及其临床应用方面的研究于1924年获得诺贝尔生理学或医学奖。

1929年，美国心脏学家弗兰克·诺曼·威尔逊（1890—1952年）显著地改善了埃因托芬的心电图。

▼威廉·约翰·克福向克利夫兰诊所的人员解释其发明（1950年）。

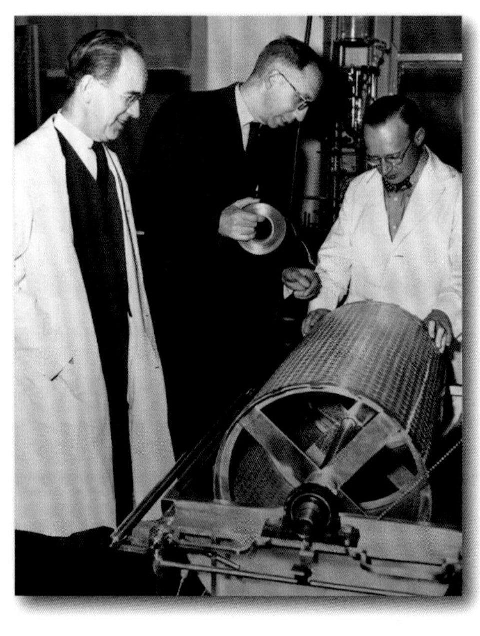

临床设备的其他成果

除了上述这些，20世纪还带来了临床设备的其他创新。1924年，德国医生格奥尔格·哈斯（1886—1971年）发明了第一台透析机，尽管还要再等二十年，荷兰人威廉·约翰·克福（1911—2009年）才会发明第一个人工肾脏。

1929年，德国神经学家汉斯·白尔格第一次将脑电图用于人，沃纳·福斯曼（1904—1979年）研制出第一个心脏导管，美国化学家、工程师菲利普·德林克

“实验室医学”

为了获得精确的诊断，使用的技术也越来越精细，这给医生这个职业带来了重要的改变，现在他们有新的设备和功能测试，临床实验室变成了医学的主要“活动领域”。

为了病人的诊断和治疗，现在可做的实验室检查和测试可能超过了一千种。生物技术用于医学也带来了无限的益处和更高的效率，不管是在诊断方面还是在治疗方面。

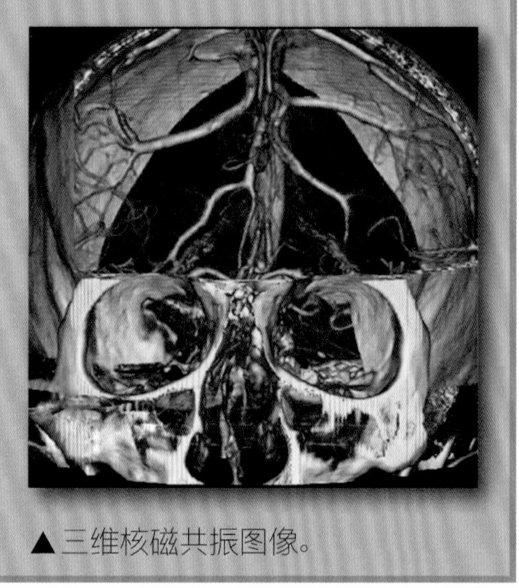

▲三维核磁共振图像。

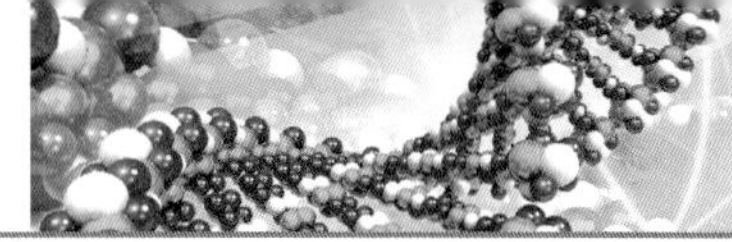

（1894—1972年）发明了“铁肺”呼吸机。

20世纪50年代出现的新设备尤其多。1952年，德雷·多德里尔发明了第一台心肺机，让心脏直视手术成为可能，约翰·希舍姆·吉本（1903—1973年）也设计出专用于儿科心脏手术的心肺机。1954年，印度科学家纳林德·卡帕尼（1926—2020年）和英国物理学家哈罗德·霍普金斯（1918—1994年）制造出了光纤，这一发明对医疗器械有重大意义。1956年，美国医生保罗·佐尔放置了第一台体外心脏起搏器，两年后瑞典心外科医生奥克·森宁又植入了第一台体内心脏起搏器。1958年，伊恩·唐纳德（1910—1987年）发明了另一种重要设备——超声仪。

电子显微镜

20世纪的另一大发明是电子显微镜，它使用电子而不是可见光来形成影像，其分辨率比光学显微镜高得多。借助电子显微镜可以深入研究组织、细胞及其构件。

恩斯特·卡尔·阿贝（1840—1905年）对显微镜分辨率的研究、赫尔曼·冯·亥姆霍兹（1821—1894年）对电磁学的研究、路易·维克多·德布罗意（1892—1987年）发现的电子波粒二象性、汉斯·布施（1884—1973年）于1924年做出的首批电子镜片都为电子显微镜的发展打下了基础。

德国物理学家恩斯特·奥古斯特·弗里德里希·鲁斯卡（1906—1988年）于1931年设计了第一台电子显微镜，两年后又在马克斯·诺尔（1897—1969年）的帮助下加以改善，实现了1200倍的放大。从最早的机型开始，电子显微镜一直在进步，到今天可分为两种：透射电镜和扫描电镜。

世纪之交

如果开始讲述20世纪医学发展中最重要的事件，应该提到一位西班牙医生，他的研究完成了细胞理论发展的重要一环。

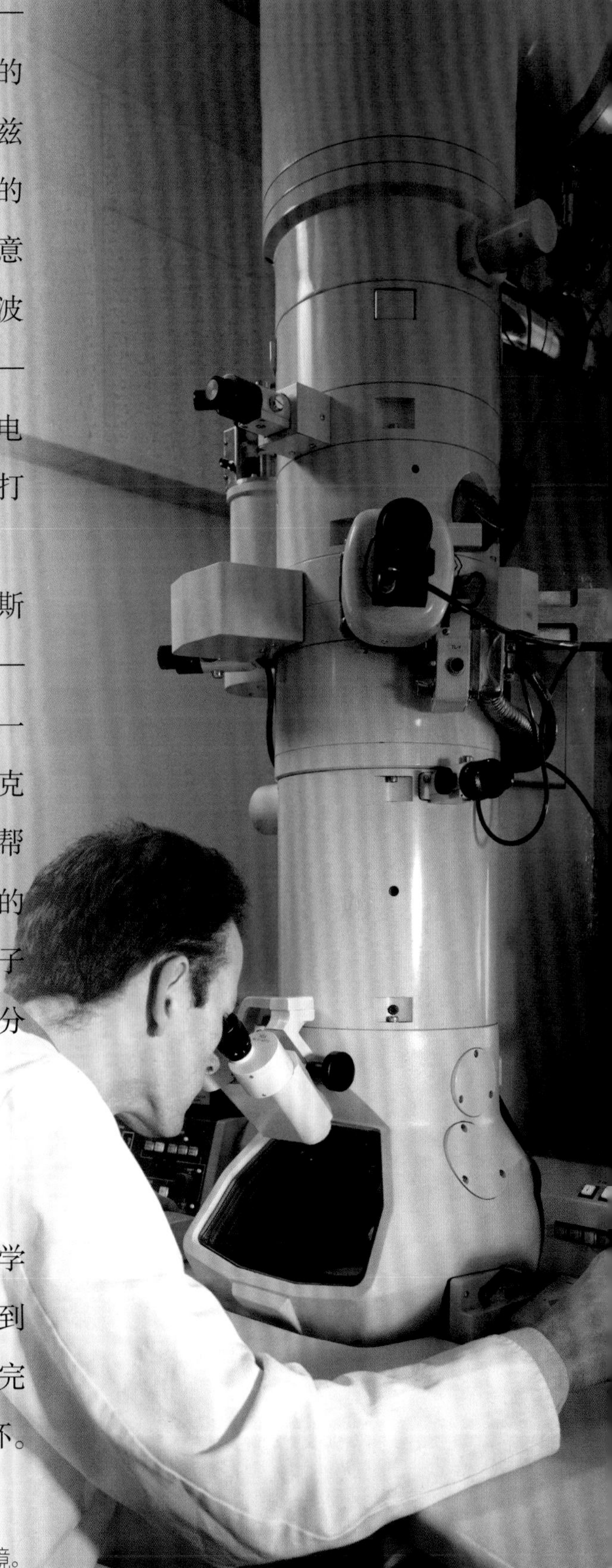

▶研究人员正在使用现代的电子显微镜。

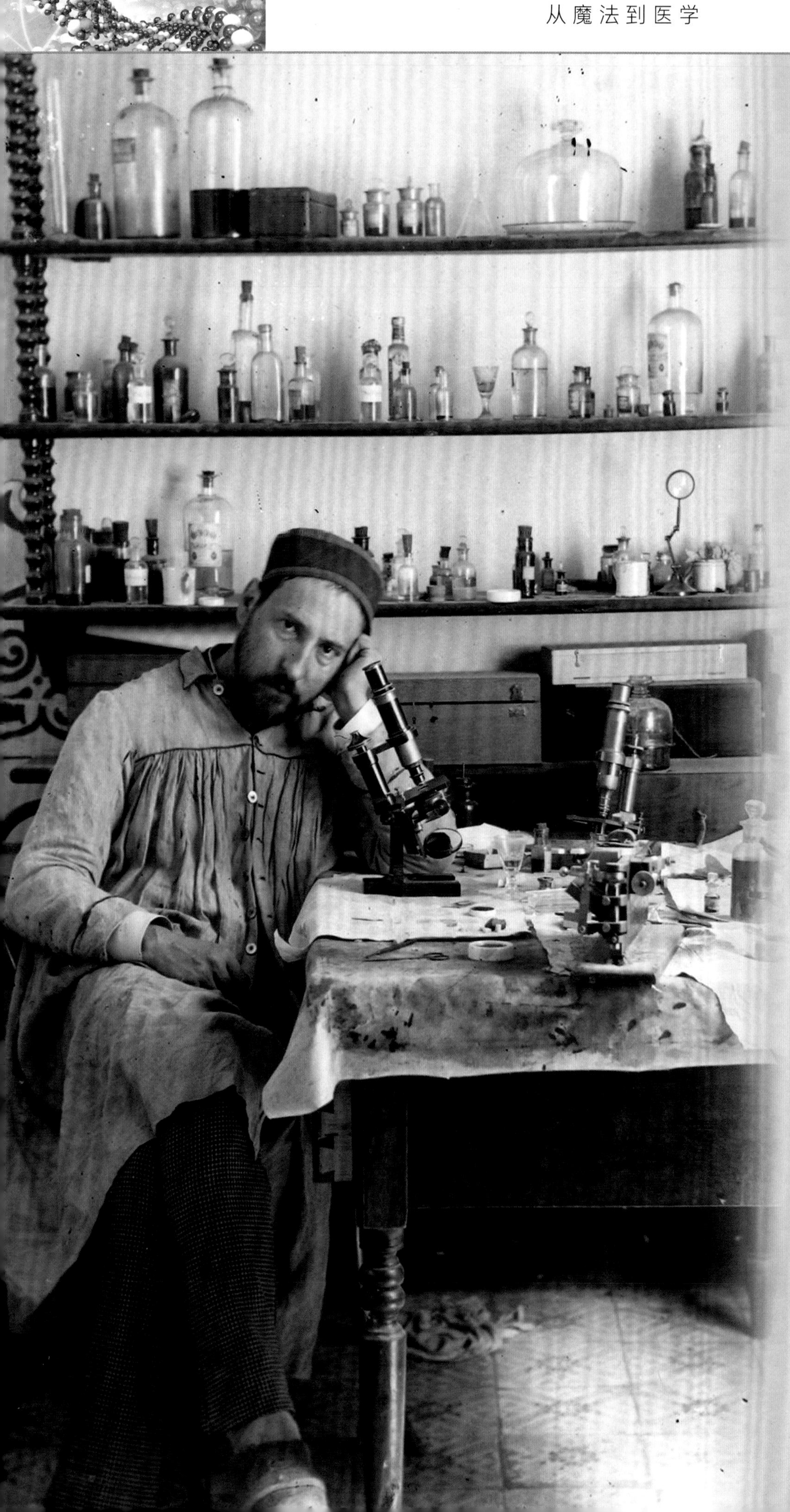

他就是圣地亚哥·拉蒙-卡哈尔（1852—1934年）

1889年，德国解剖协会在柏林召开大会，卡哈尔在会上向国际学界阐述了他的神经元理论，解释了神经细胞（神经元）的形态及生理、其相邻而不相连的关系（细胞不相连而组成组织）、传递神经冲动的突触机制。

> “如果愿意，每个人都可以是自己大脑的雕刻师。”
> ——圣地亚哥·拉蒙-卡哈尔

这个理论在当时引起了很大的争议，但随着时间过去，它被证明是20世纪重要的科学成果之一，也成为之后所有神经科学学科发展的基础，不管是生物精神病学、精神药理学还是关于精神障碍病理起因的理论。

卡哈尔因对神经系统知识的贡献于1906年与卡米洛·高尔基（1843—1926年）共同获得诺贝尔生理学或医学奖。卡哈尔在研究中用到了高尔基开发的染色技术，

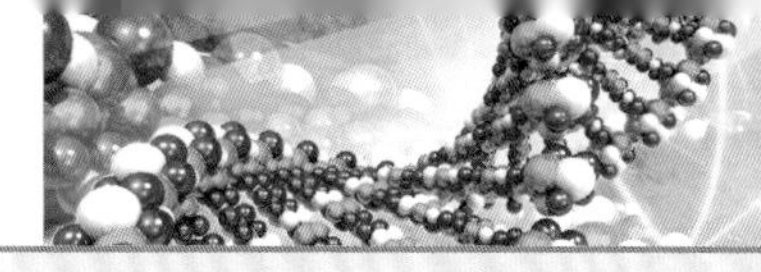

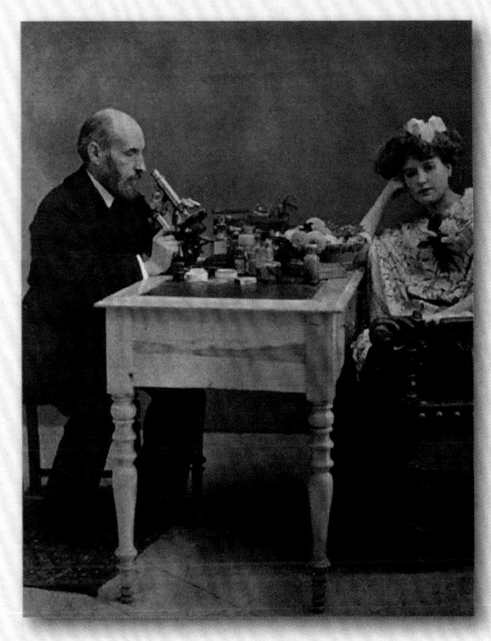

◀▲"因神经系统结构方面的研究"，卡哈尔与卡米洛·高尔基共同获得了1906年的诺贝尔生理学或医学奖。左页图为卡哈尔在其实验室中，上图为他和孙女的彩照，这种照相技术是他发明的，他非常热爱摄影。

"细胞，生物的基石，远不是巨大的奇异化学分子，也不是活体蛋白质，因此也不可能是高等化学研究的对象。细胞本身就是一个生物体，由许多小型的生命单位组成。"

——奥斯卡·赫特维希（1849—1922年），
德国胚胎学家及细胞学家

但有趣的是高尔基并不认同卡哈尔的理论，还是他的主要批评者之一，科学有时就是这样矛盾。

生物化学的时代

上文已经指出，20世纪医学的特点之一就是与其他基础科学的交叉。生物化学便是其中之一，它的进步成为酶学和免疫学向前发展的基础，也帮助了激素、维生素的发现和研究，遗传学的兴盛和病毒学的前进也离不开它。另外，它和细胞学的结合催生了细胞生物学。

下面我们会考察这些专业及其重要成果。要记得，许多时候一些发现会与另一些发现有重叠的地方，因为数量太多了。

细胞生物学

在20世纪，对细胞及其构件、功能、生命周期、环境互动机制的研究有了长足的发展，这要感谢生物化学的进步，尤其是研究手段和观察方法的进步，如超速离心机、新的染色方法以及电子显微镜。

有了以上这些，1934年线粒体第一次被成功分离出来，而在1948年，霍格布姆、施耐德、帕拉德彻底确立细胞呼吸作用、ATP形成（ATP是细胞新陈代谢的能量来源）、三羧酸循环都在线粒体中进行。1945年，乔治·帕拉德（1912—2008年）描述了内质网和核糖体。1949年，克里斯蒂安·德·迪夫（1917—2013年）及其团队用细胞离拆法发现了溶酶体。

▼动物细胞及其主要构件：细胞核、染色体、线粒体、核糖体、内质网等。

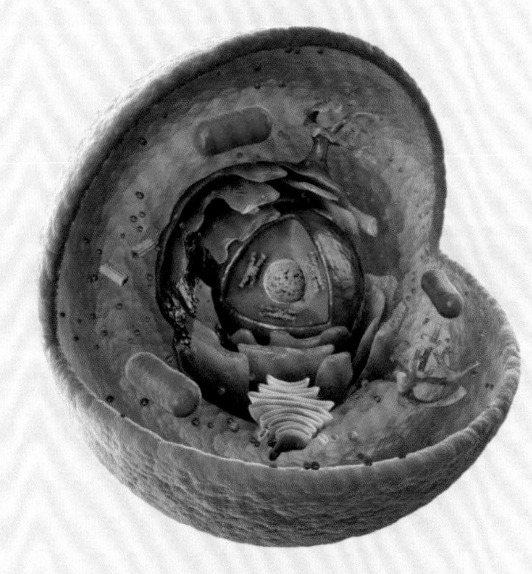

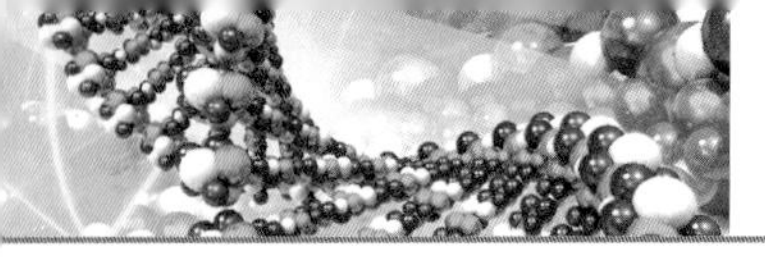

1950年以后研制的超显微镜给了细胞生物学决定性的助推。为表彰他们在细胞生物学领域的重要工作及细胞形态和功能方面的发现，1974年的诺贝尔生理学或医学奖被颁发给生物学家阿尔伯特·克劳德（1899—1983年）、克里斯蒂安·德·迪夫、乔治·帕拉德。

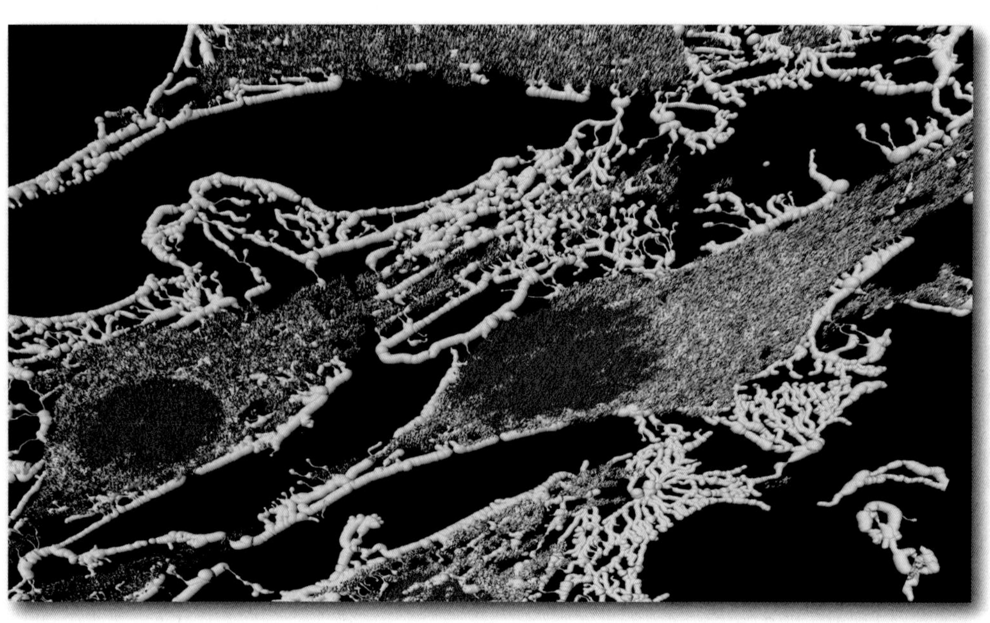

▲超显微镜让我们可以看到上图中这样的细胞细节。这里我们可以看到成纤维细胞种的微丝（蓝色）、线粒体（黄色）、细胞核（红色）。

埃米尔·费歇尔和酶学

有些科学研究不仅在自己的领域具有重大意义，还为其他科学的进步打下了基础。埃米尔·费歇尔（1852—1919年）在现代生物化学方面的许多贡献就是这样，其中许多都可运用于医学。重要的一项是证明蛋白质由氨基酸链构成，氨基酸与氨基酸之间以肽键相连，这也为他赢得了1902年的诺贝尔化学奖。德国化学家弗兰茨·霍夫迈斯特（1850—1922年）也在同年独立得到了同一结论。超速离心、色谱法等新技术的使用让蛋白质结构研究在很短的时间内迅速发展。

费歇尔的另一项重要贡献是发展了酶的作用模型，证明每种酶都与一种特定作用物相关，一把钥匙开一把锁，也就说作用物

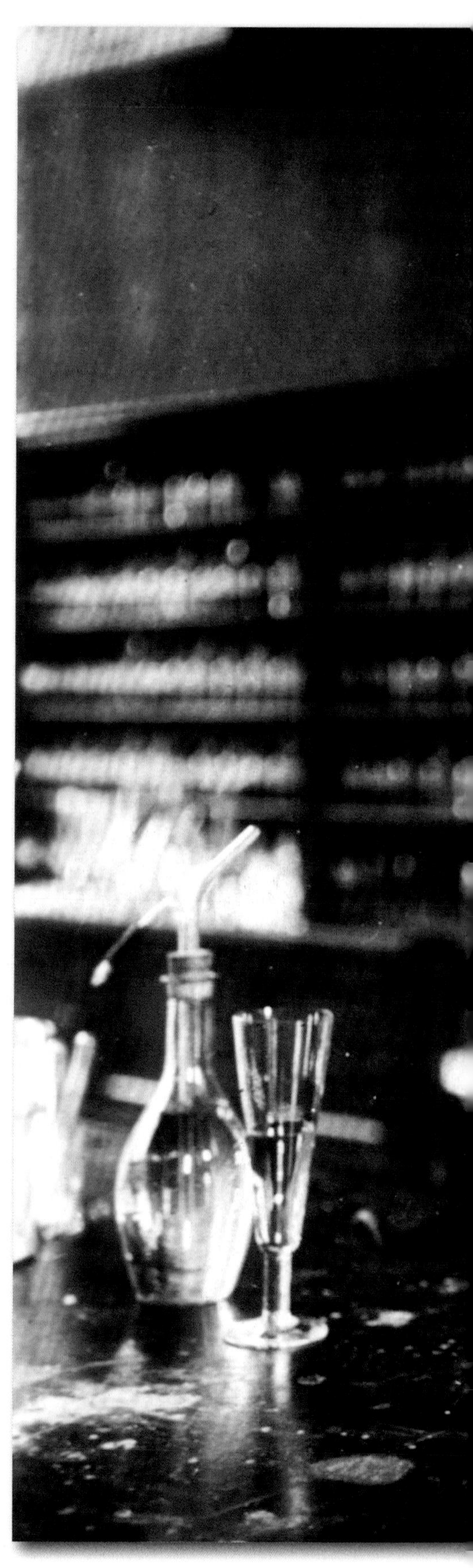

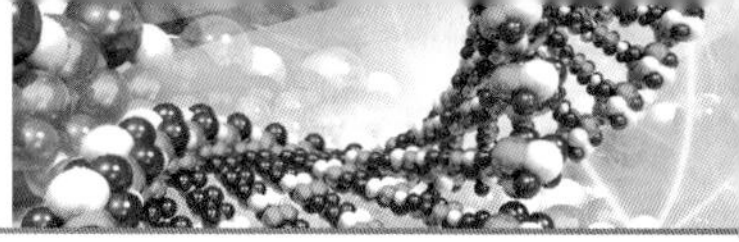

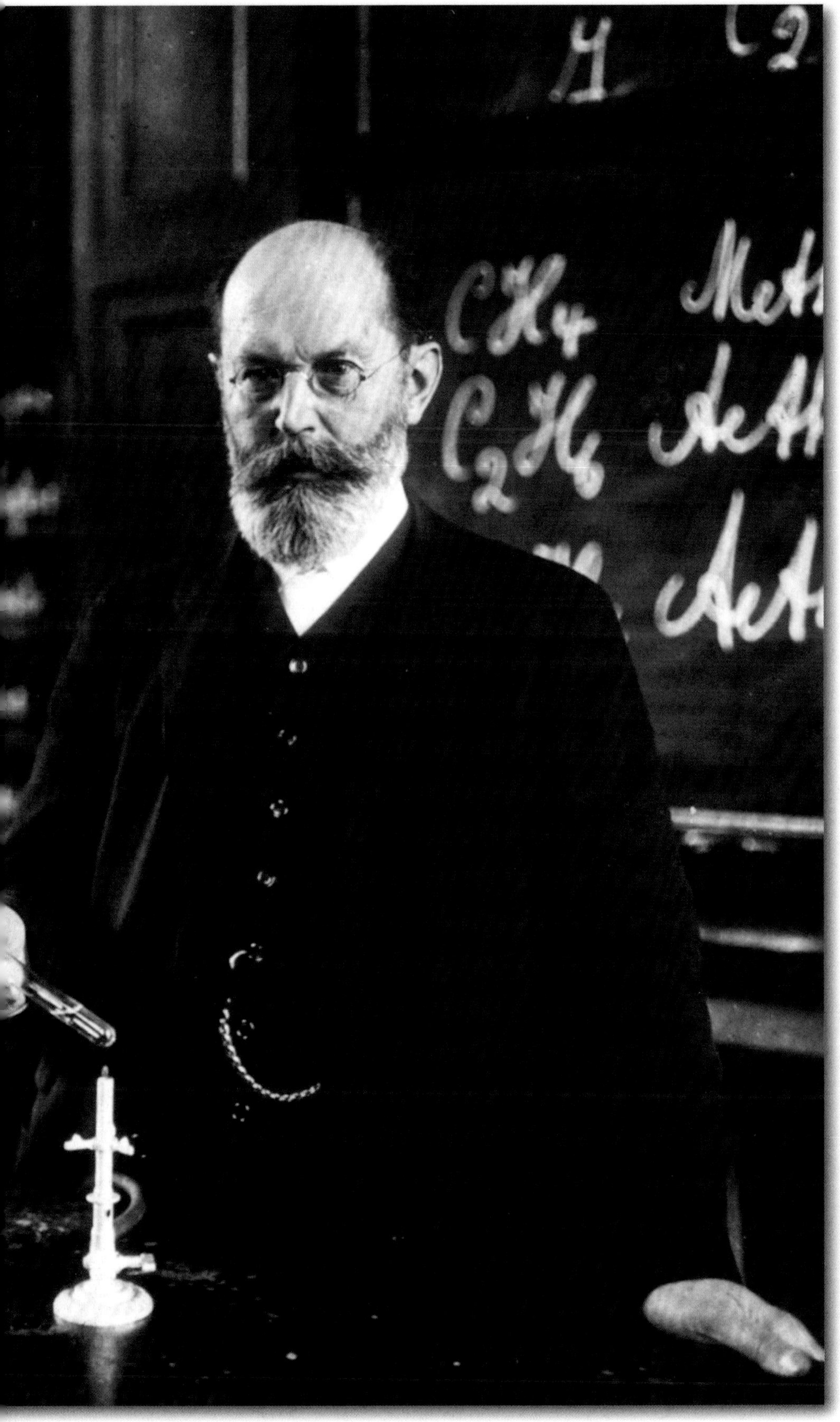

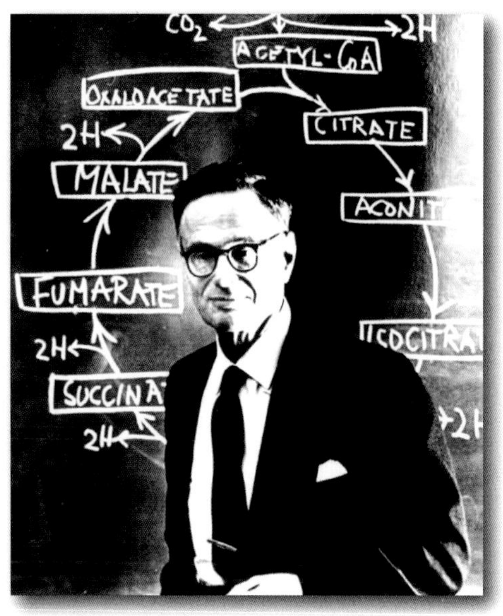

▲汉斯·阿道夫·克雷布斯，其研究主要围绕对细胞代谢的分析。

◀1912年埃米尔·费歇尔在柏林大学的实验室中。

的结构与酶的活性中心完美匹配。这一点是酶在体内发挥作用的必要条件。

另外，费歇尔还确定了葡萄糖、果糖等13种糖的分子结构，开展了关于细胞呼吸作用的新研究方向。其弟子奥托·海因里希·瓦尔堡（1883—1970年）继承这一方向，还发现了参与呼吸作用的酶蛋白。

费歇尔让现代生物化学迈出了第一步，而在整个20世纪，还有其他杰出科学家继续了这条

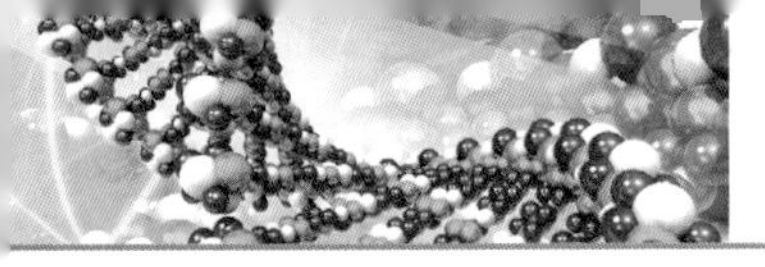

道路。詹姆斯·萨姆纳（1887—1955年）第一次以纯粹形态分离出一种酶——脲酶。生理学家阿奇博尔德·希尔（1886—1977年）和生物化学家奥托·迈尔霍夫（1884—1951年）、古斯塔夫·恩伯登（1874—1933年）研究了肌肉收缩时的能量、代谢及热力学过程。格蒂·科里（1896—1957年）及丈夫卡尔·科里（1896—1984年）、阿尔伯特·圣捷尔吉（1893—1986年）、汉斯·克雷布斯（1898—1945年）继续了这一方向的研究，最终发现了细胞能量的来源三磷酸腺苷（ATP），以及在新陈代谢中有关键作用的转运分子辅酶A。

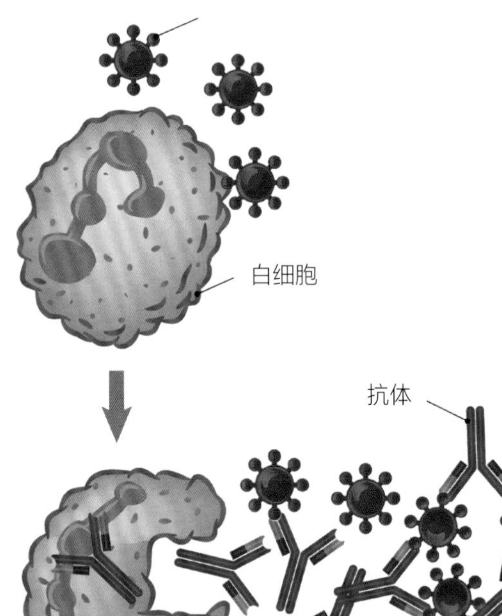

现代免疫学

可以说我们今天所知的免疫学和20世纪一同开始，在1900年迈出了第一步。医生朱尔·博尔代（1870—1961年）和细菌学家奥克塔夫·根古（1875—1957年）都是比利时人，他们定义了抗原与抗体的结合形式，即所谓的“补体结合”，免疫力就从这里产生。上文已经说过，在19世纪，巴斯德、科赫、梅契尼可夫、冯·贝林、埃尔利希等著名科学家就已经开始研究免疫现象，但他们未能找出机体从某一种疾病康复后如何对此免疫或获得抵抗力。补体结合反应，即“博尔代—根古现象”，是一种新研究的起点，这个领域就是血清诊断法。

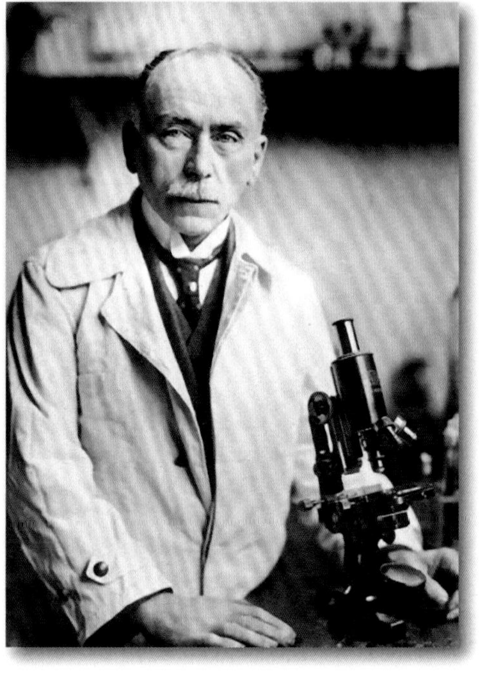

▲◀1919年，朱尔·博尔代因在免疫方面的发现获得诺贝尔生理学或医学奖。他还发现了造成百日咳的百日咳杆菌，并研制出针对这种疾病的疫苗。左图是抗原抗体结合示意图，病毒由此被中和，并被白细胞吞噬。

一年后，又有一项新发现与此具有同等的重大意义，那就是血型，这是奥地利病理学家、生物学家卡尔·兰德施泰纳发现的。他在维也纳病理研究所当助手时发现不是所有人的血液都相同，这可能就是输血有时会出现排斥的原因。他分出了三种基本血型：O，A，B，而第四种AB型是他的两个弟子阿尔弗雷多·德·卡斯泰洛、阿德里亚诺·斯图尔利在一年后发现的。1940年，兰德施泰纳又和亚历山大·所罗门·维纳（1907—1976年）一起发现了红

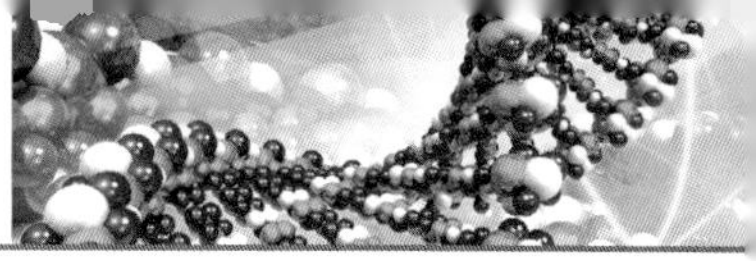

细胞上的另一种抗原，并将其命名为Rh因子。因其研究的重大意义，兰德施泰纳于1930年获得了诺贝尔生理学或医学奖。

几年后免疫领域又有了另一项重要进展：1924年詹姆斯·利尔蒙斯·高万斯及合作者发现淋巴细胞也参与免疫系统的反应。1958年，法国医生让·多塞（1916—2009年）又更进一步，发现淋巴细胞表面有一些抗原结构能区分自身和外来者。这些抗原是HLA（人类白细胞抗原）系统的一部分，也是器官移植发生排异反应的原因。

最后还需要提到一些著名的科学家，比如澳大利亚生物学家弗兰克·麦克法兰·伯内特爵士（1899—1985年）和英国科学家彼得·梅达沃（1915—1987年），他们研究了免疫系统对移植组织的耐受和不耐受机制；丹麦医生尼尔斯·卡伊·杰尼（1911—1995年），他发现了产生单克隆抗体的作用原理；美国生物学家杰拉尔德·埃德尔曼（1929—2014年）和英国生物化学家罗德尼·罗伯特·波特（1917—1985年），他们揭示了抗体的分子结构。

▼1901年，卡尔·兰德施泰纳发现了ABO血型系统，这是已知第一个血型系统，其名称来自他确定的三种血型：A（有抗原A）、B（有抗原B）、O（没有抗原）。这个系统的运用让输血更安全，不必担心免疫反应。

自体免疫性疾病和过敏

随着免疫领域的研究进一步发展，在20世纪初人们发现免疫机制不仅会保护机体不受外来病原体侵害，有时也会把自身的物质当成外来的东西加以攻击，从而导致某些病痛。1891年科赫就已经观察到了这一现象，尽管他不知道如何正确解释。这其实是

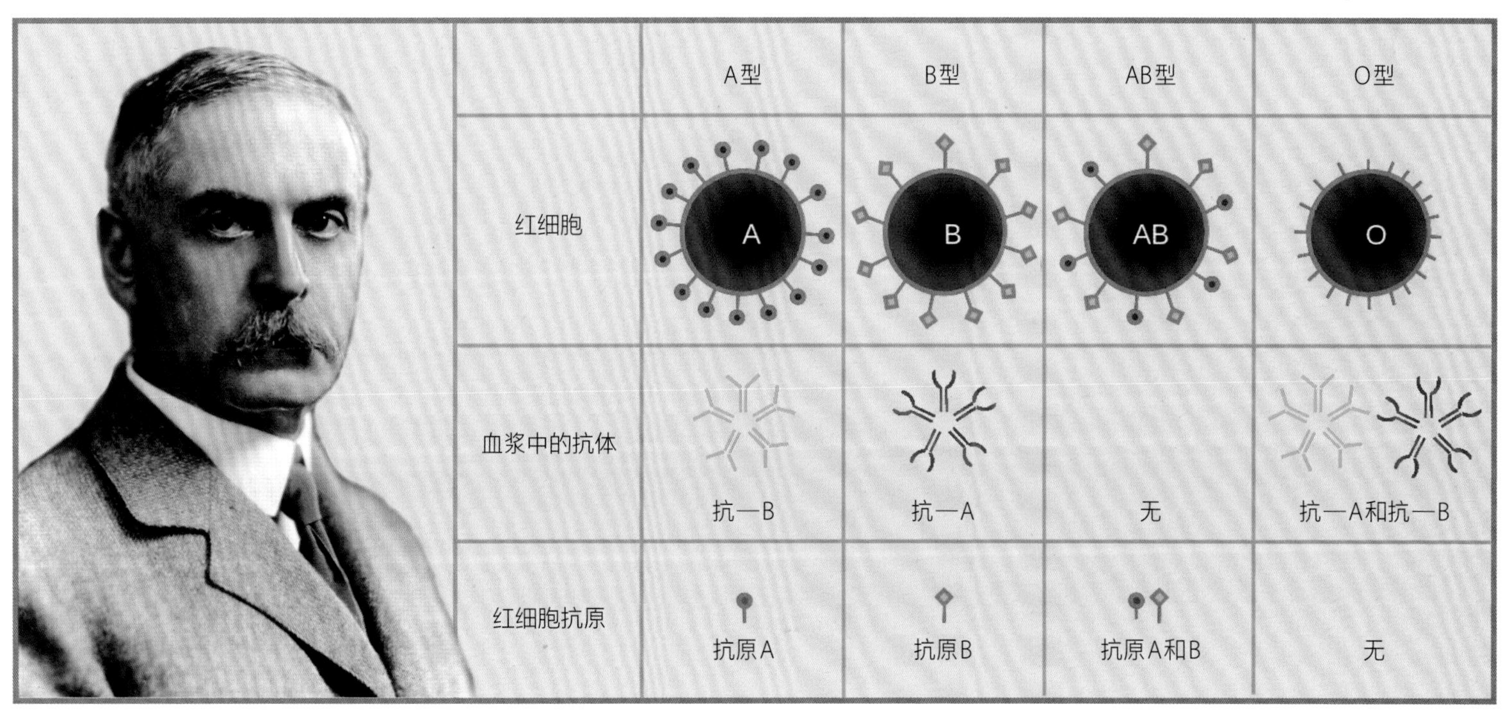

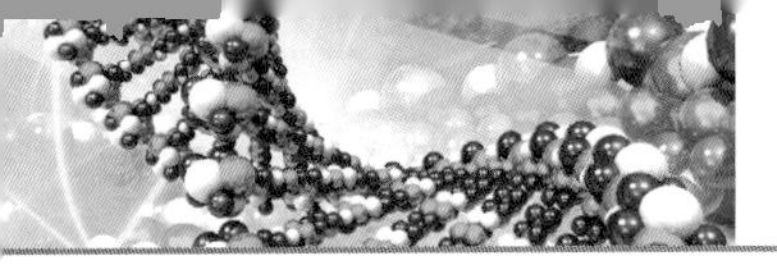

自体免疫性疾病，是人体免疫系统将自身的东西视为抗原并引发疾病的过程。

1902年，法国医生夏尔·里歇（1850—1935年）又发现了另一种重要的免疫致病机制，并将其命名为“过敏性休克”，是机体对某种物质产生的严重过敏反应。

1906年，维也纳的儿科医生克莱门斯·冯·皮奎特（1874—1929年）和贝拉·席克（1877—1967年）对免疫学做出了另一项重要贡献。他们给一组儿童接种了抗白喉马血清并研究其出现的症状。接种10至14天，孩子们出现发热、腺体发炎、脾肿大、多发性关节炎、皮疹，一周后自行消失。这些医生用“过敏”一词来指特殊类型的防御性免疫反应，由于某种物质而产生，而这种物质在大多数人身上不会引起反应。几年后，英国生理学家亨利·哈利特·戴尔爵士（1875—1968年）描述了组胺在免疫系统局部反应中的作用。

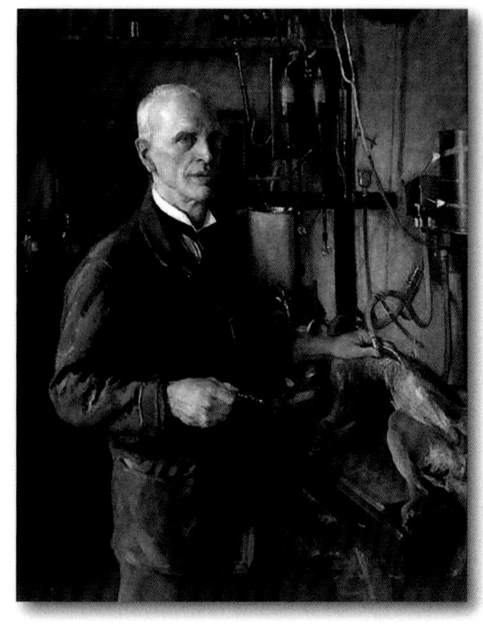

▲瓦尔特·韦斯特利·罗素于1926年作的油画，表现了斯他林在实验室中用狗做实验。这些工作让他发现了第一种激素——促胰液素，也让他提出了“斯他林心脏机制”。

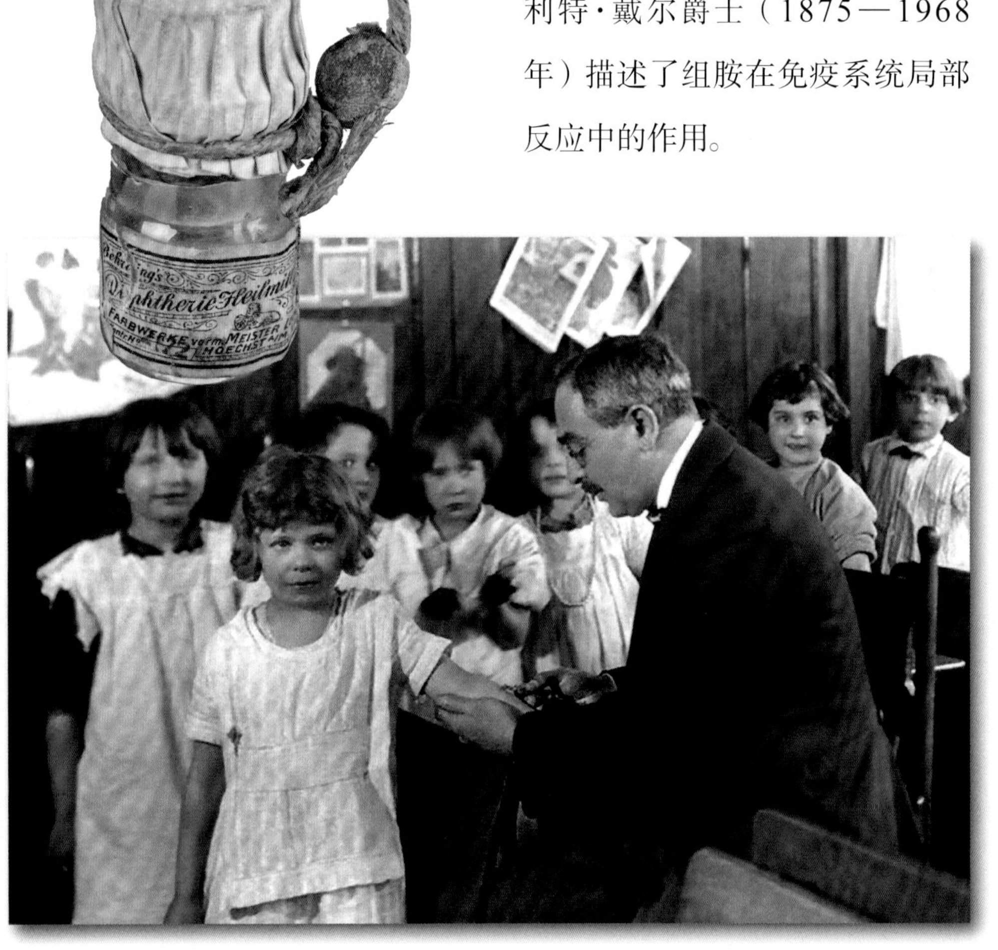

◀1925年，贝拉·席克在纽约给一群孩子接种自己研制的白喉疫苗。

内分泌学的开端

19世纪中期以后大部分内分泌腺就已为人所知，它们会参与某些病理也是已知或被推测出的事，但它们分泌的化学物质还未能被分离出来，作用机制也不明确。首个关于人体内分泌物作用机制的研究发表于1902年，作者是英国生理学家威廉·贝利斯

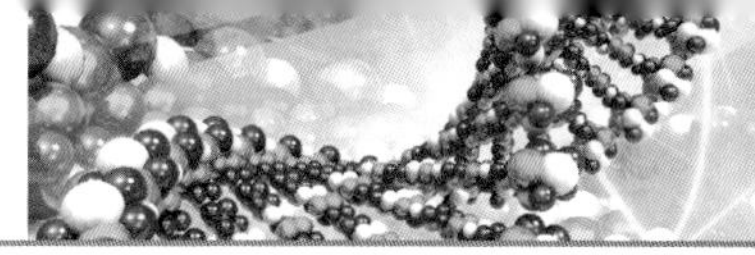

现在，白喉疫苗通常和百日咳疫苗、破伤风疫苗组合在一起形成“百白破”三联疫苗。

（1860—1924年）和恩斯特·斯他林（1866—1927年）。他们证明十二指肠在消化过程中分泌的促胰液素刺激了胰液的分泌，也就是说机体内有些物质的分泌不依靠神经的刺激，而是依靠体液的刺激。他们将促胰液素命名为“激素”，后来这一名称扩展到所有经血液运输、调节器官活动的物质，它们又被称为“化学信使”。现代内分泌学诞生了。

从这时起，重大发现一个接一个出现，都是在激素及其作用、激素分泌不足或过多引起的疾病、对这些疾病的治疗方面。1901年，日本科学家高峰让吉（1854—1922年）分离出了肾上腺素；1904年，德国化学家弗里德里希·斯托尔兹（1860—1936年）成功在实验室里合成了肾上腺素；1909年，医生威廉·麦克卡勒姆（1874—1944年）、卡尔·沃格特林（1879—1960年）证明了副甲状腺的内分泌作用及其对调节钙代谢的影响；1915年，加拿大生物化学家詹姆斯·科利普分

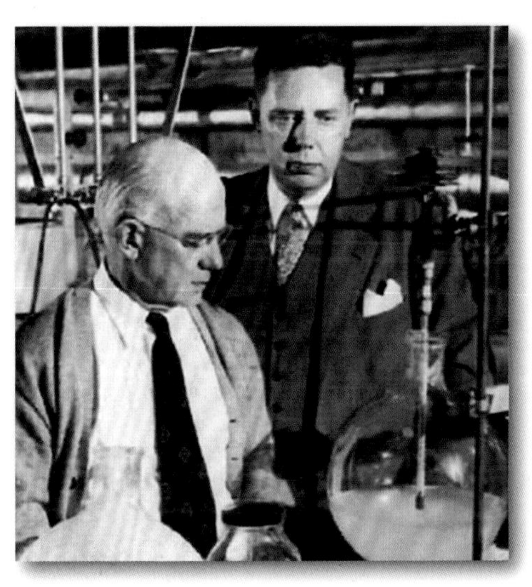

▲爱德华·肯德尔和菲利普·亨奇，因对肾上腺皮质激素的研究，他们和塔德乌什·赖希施泰因在1950年共同获得了诺贝尔生理学或医学奖。

离出了副甲状腺素；1914年，美国生物化学家爱德华·卡尔文·肯德尔分离出第一种晶体形式的激素甲状腺素；1927年，英国化学家查尔斯·哈林顿（1897—1972年）和乔治·巴格（1878—1939年）在实验室中合成了甲状腺素。

但现代医学最大的胜利之一出现在1922年，多伦多大学的研究团队分离出胰岛素，团队成员包括詹姆斯·麦克劳德（1876—1935年）、弗雷德里克·班廷（1891—1941年）、查尔斯·贝斯特（1899—1978年）以及上文提到过的詹姆斯·科利普。

1933年，伊夫林·安德森（1899—1985年）、詹姆斯·科利普、戴维·兰德伯勒·汤姆森发现了由肾上腺分泌的促肾上腺皮质激素（ACTH）及其功能。1934年，爱德华·肯德尔的团队分离出皮质类固醇，1940年他们又合成了皮质素。垂体作为内分泌系统的一部分，其功能及激素分泌也在20世纪初期的三十年一步步被发现。

胰岛素和糖尿病

胰岛素是胰腺分泌的激素，负责调节血液中葡萄糖的含量。它就像一把钥匙，让葡萄糖可以进入细胞，为细胞供能。如果机体只产生很少的胰岛素或不产生胰岛素，又或者使用得不对，葡萄糖就不会进入细胞而积聚在血液中，这就会导致一种代谢疾病——糖尿病。

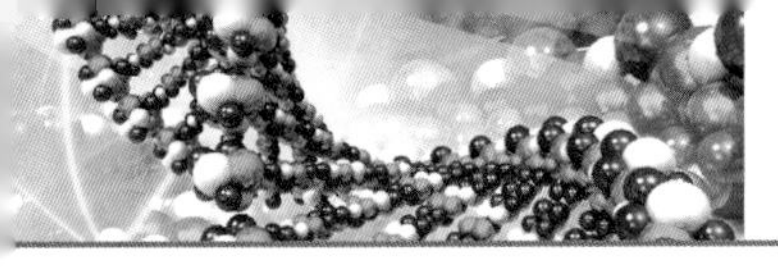

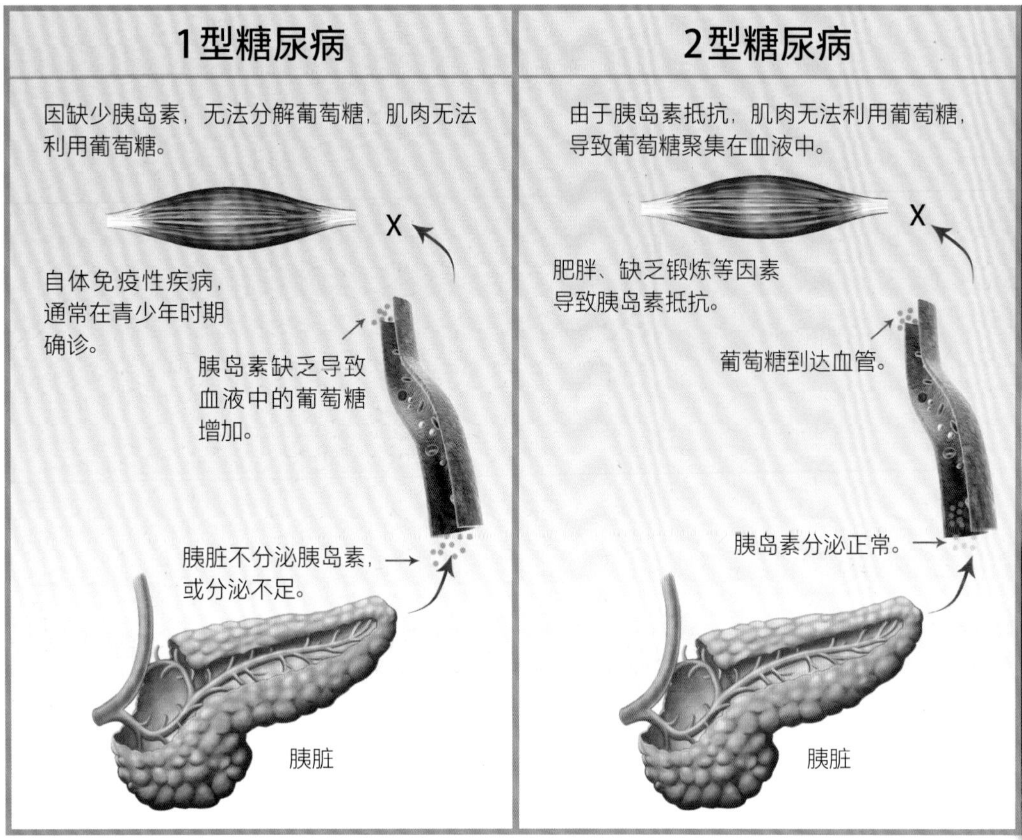

1型糖尿病

因缺少胰岛素，无法分解葡萄糖，肌肉无法利用葡萄糖。

X

自体免疫性疾病，通常在青少年时期确诊。

胰岛素缺乏导致血液中的葡萄糖增加。

胰脏不分泌胰岛素，或分泌不足。

胰脏

2型糖尿病

由于胰岛素抵抗，肌肉无法利用葡萄糖，导致葡萄糖聚集在血液中。

X

肥胖、缺乏锻炼等因素导致胰岛素抵抗。

葡萄糖到达血管。

胰岛素分泌正常。

胰脏

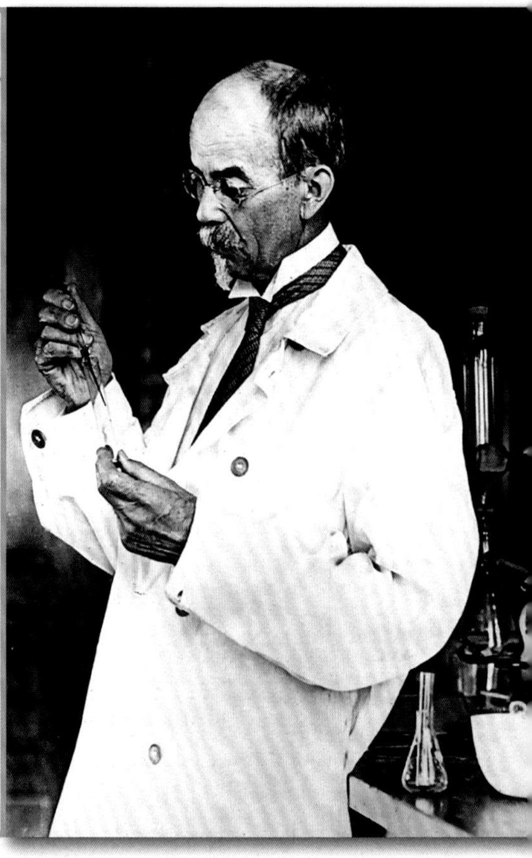

▲约翰·雅各布·亚伯在巴尔的摩约翰·霍普金斯大学的实验室中（1920年）。其研究实现了胰岛素的合成，这种激素对调节体内的葡萄糖极为重要。胰岛素不足会导致糖尿病，1型糖尿病是自体免疫性的，2型糖尿病是肥胖等原因引起的胰岛素抵抗造成的。

古典时代就已知道这种病的存在，古希腊名医阿莱泰乌斯（81—138年）正是早期描述此病的人之一，糖尿病（diabetes）这个名字也是他起的。

古典时代也知道这种病的特点之一是尿液有甜味，英国医生托马斯·威利斯再次发现了这一点，虽然他并不知道如何解释。1815年，法国化学家米歇尔·欧仁·谢弗勒尔（1786—1889年）才找到了这种甜味和葡萄糖之间的关系。1869年，保罗·兰格尔翰斯（1847—1888年）第一次描述了胰脏的内部结构。1889年，约瑟夫·冯·梅林（1849—1908年）和奥斯卡·闵可夫斯基（1858—1931年）发现了胰脏和糖尿病之间的关系。1893年，古斯塔夫·爱德华·拉盖斯（1861—1927年）提出胰岛会产生一种激素，也就是胰岛素，它与细胞消化过程有关。

许多人尝试合成这种激素，但都没有成功，直到1922年多伦多大学的团队成功合成胰岛素。1926年，生物化学家、药理学家约翰·雅各布·亚伯（1857—1938年）成功合成了晶体胰岛素。

维生素的发现

在18世纪，苏格兰医生詹姆斯·林德就已经明确表示有些疾

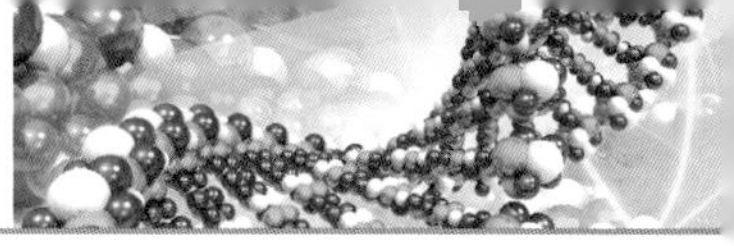

病是营养缺乏造成的，当时长期在海上的水手很容易患上坏血病，林德证明在饮食中加入新鲜水果和蔬菜，或者就加点柠檬汁便可预防。尽管林德治好了很多人，证明他的办法有效，但英国海军一直不采纳他的建议，直到他死后两年，也没有人有兴趣继续研究这类疾病。

一百年后，在1890年，才出现了针对营养缺失疾病的新文章，这次是关于禽类多发性神经炎，类似人类的干性脚气病，研究的作者是克里斯蒂安·艾克曼（1858—1930年）。这位荷兰医生、生理学家曾师从罗伯特·科赫等人，后随科考队被派往爪哇，研究东印度群岛为何高发干性脚气病。他从细菌学的角度去研究，结果一无所获，却发现这种病与鸡的多发性神经炎有相似的症状。他观察到如果以去除了稻壳的米喂鸡，鸡就容易生病，但只要在饲料中加入糙米或稻壳提取物病就会好，于是得出结论：干性脚气病与吃精米有关，可惜他搞错了方向，因为他一直坚信干性脚气病是细菌导致的，他认为稻壳中有一种抗毒素，可抵消细菌所分泌毒素的作用。

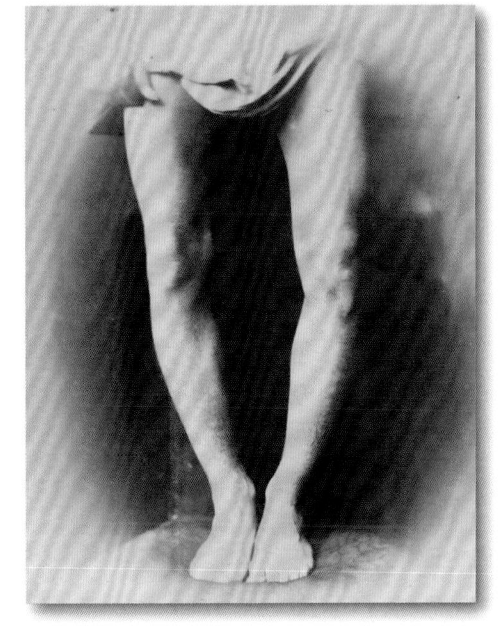

▲佝偻病（上图）由维生素D（左下图）缺乏引起，以骨骼畸形和生长障碍为特征。

艾克曼回到荷兰后，格里特·格林（1865—1944年）继续了关于干性脚气病的研究，他第一个提出这种病是由于饮食中缺少了稻壳中的某种物质，尽管他并没有完全放弃艾克曼之前提出的毒素论。

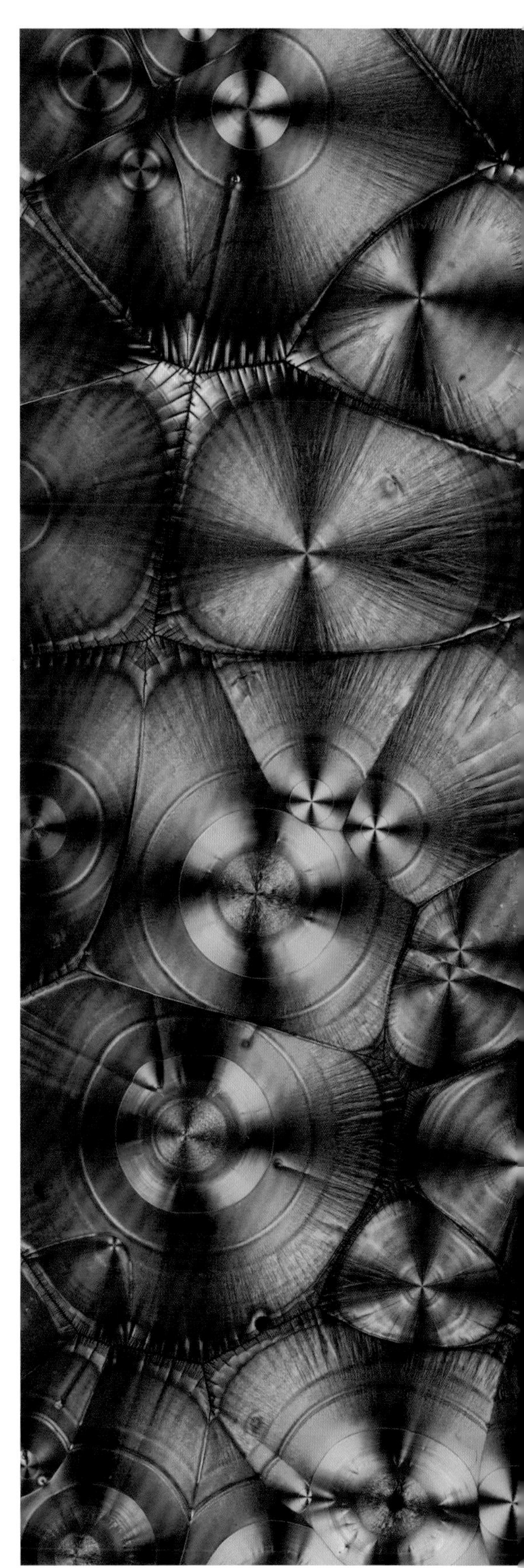

▶维生素C缺乏可导致坏血病，右图是偏振光下的维生素C晶体。

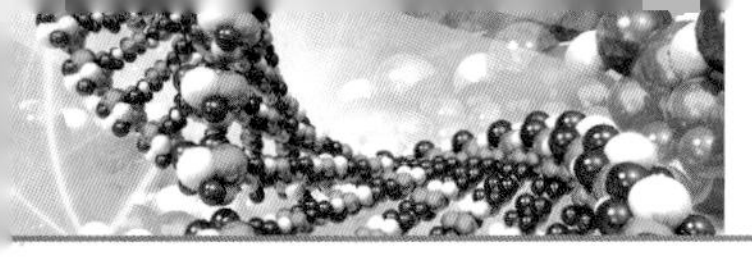

争议巨大的诺贝尔奖

1923年的诺贝尔生理学或医学奖引起了巨大的争议。弗雷德里克·班廷和詹姆斯·麦克劳德因发现胰岛素获奖，但故事的主角似乎应该是弗雷德里克·班廷和当时23岁的医学生查尔斯·贝斯特。1921年夏天，两人在导师、生理学教授詹姆斯·麦克劳德的实验室里共事时发现了胰岛素。

麦克劳德当时不在场，但也署上了自己的名字，帮助两人向美国生理学协会提交了第一份正式通报，因为该协会要求署名者中至少有一人是该组织的成员，只有麦克劳德满足要求。研究成果于1922年发表，署名包括班廷、贝斯特、麦克劳德。

这位教授在1921年12月将詹姆斯·科利普招入研究团队，因为班廷和贝斯特似乎难以提取出足够纯的胰岛素。

不幸的是，班廷和麦克劳德之间很快就出现了分歧，其不合影响了整个团队的氛围。两人在1923年获得诺贝尔奖时都心存不满，班廷觉得不该忘记贝斯特，于是和他分享了奖金，而麦克劳德也认为不该忘记科利普，也把自己的奖金分给了他。

有人可能认为这个纠结的故事到此结束了，但其实并没有。据一些研究者说，胰岛素的第一发现者不是上述任何一位，而是罗马尼亚医生、布加勒斯特医学院教授尼可莱·包勒斯克（1869—1931年），他早在1916年就开始研究胰腺提取物，并比班廷等人早八个月发现了胰岛素，但由于罗马尼亚在第一次世界大战及随后几年中陷入困境，他无法将研究发表。历史总是喜欢戏弄人。

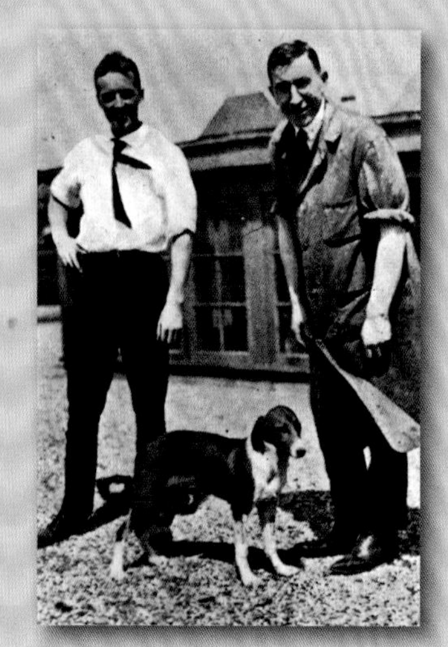

▶班廷、贝斯特和实验动物在一起。

对这种疾病的研究继续进行。1912年，经过六年的研究，英国生物化学家弗雷德里克·哥兰·霍普金斯爵士（1861—1947年）得出结论：干性脚气病是一种营养性疾病，有些“附加饮食因素”对维持健康至关重要。1913年，波兰化学家卡西米尔·冯克（1884—1967年）将这些因素命名为“维生素”（vitaminas），因为他认为其化学成分类似于胺（aminas）。尽管不久就证明它们不是胺，但维生素这个名字一直沿用了下来。

在冯克之后仅仅20年，所有维生素就都被发现并能合成，其化学结构和营养作用也明确了。

遗传学的巅峰

1900年，荷兰植物学家胡戈·德弗里斯出版了《科学院报告》，汇集了自己在遗传方面的研究结论，并重拾了孟德尔在《植物杂交研究》中提出的理论。《植物杂交研究》出版于1866年，在当时受到了严厉批评并被束之高阁，直到德弗里斯让它重见天日。

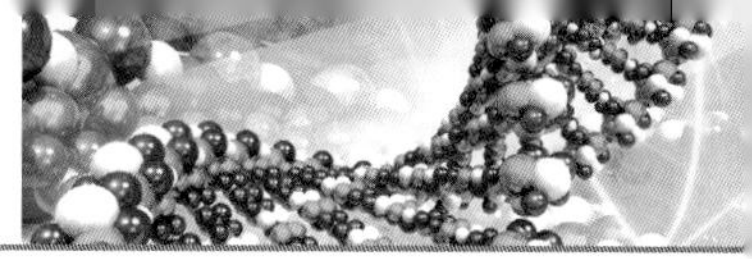

但新世纪带来了新关注，科学界对有关遗传和基因的一切都越来越有兴趣。这种趋势很快就见到了成果。1902年，美国医生沃尔特·萨顿（1877—1916年）和德国生物学家特奥多尔·博韦里（1862—1915年）各自独立地提出了染色体理论，认为孟德尔所说的遗传因素位于染色体上，而染色体在减数分裂中分离成等位基因是遗传的基础。

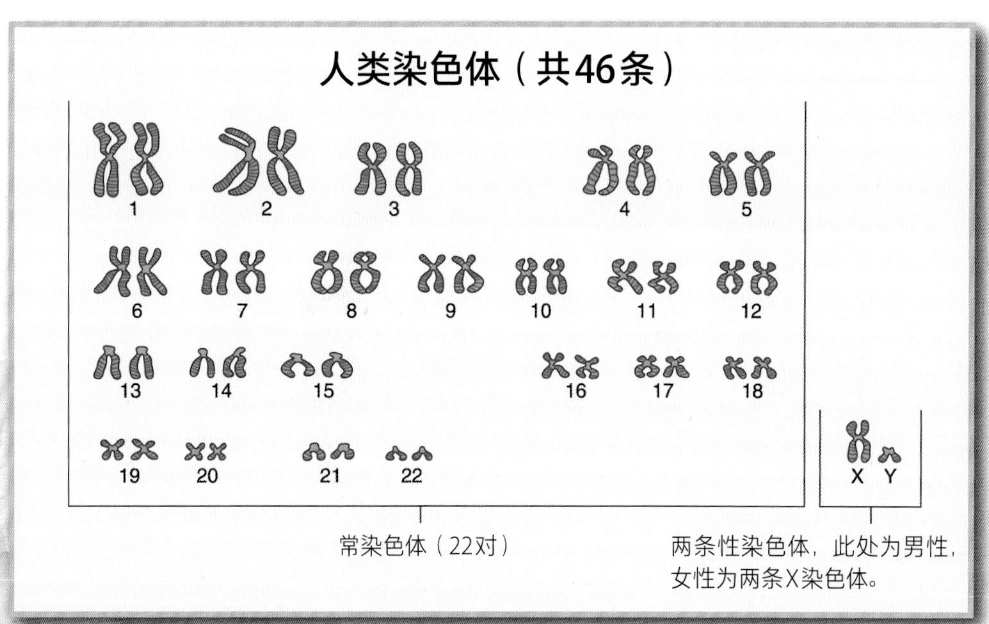

▲所有人都有22对相同的染色体，称为常染色体，还有一对依性别而不同的染色体，称为性染色体或异染色体。此处按核型成组排列。

这一理论引起了很大的争议，并未被接受，直到1910年美国生物学家托马斯·亨特·摩尔根（1866—1945年）用果蝇做了大量实验，证明了这一理论，它才被接受。这些研究发表在各种科学期刊和《孟德尔遗传的机制》（1915年）一书中，他由此得出结论：基因（威廉·约翰森在1909年创造的词）必定存在于染色体上，且总在一个具体的染色体上，在一个具体的地方（基因座）。终于，基因不再是一个抽象的东西，而落在了一个具体的地方。

摩尔根继续这一领域的研究，并于1928年出版了另一部著作《基因理论》，提出个体特征由成对的基因遗传，这些基因相互关联（“连锁”），在同一个染色体上。他还引入了“重组”和“交叉”的概念，指连锁基因之间的遗传信息交换。因其重要研究，摩尔根于1933年获得诺贝尔生理学或医学奖。

“每种动物或植物的卵子都带有一定数量的染色体，精子也携带同样数量，这样精子与卵子结合时，受精卵就会有双倍的染色体。”

——托马斯·亨特·摩尔根

同时，找出人体正常细胞中染色体数量的研究也在进行。1912年，汉斯·冯·威尼瓦尔特（1855—1913年）确定精原细胞（产生精子的特殊细胞）有47条染色体，卵原细胞（产生卵子的特殊细胞）有48条染色体。1923年，动物学家西奥菲勒斯·佩因特（1889—1969年）得出的结论是人体正常细胞应有48条染色

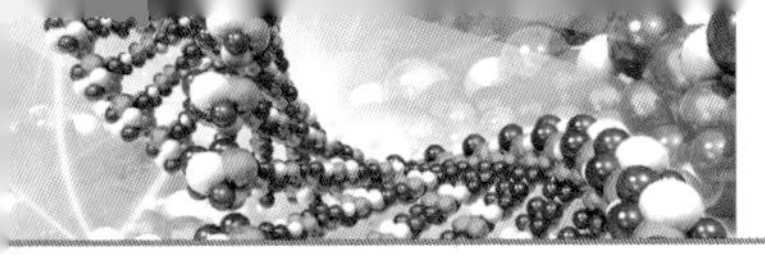

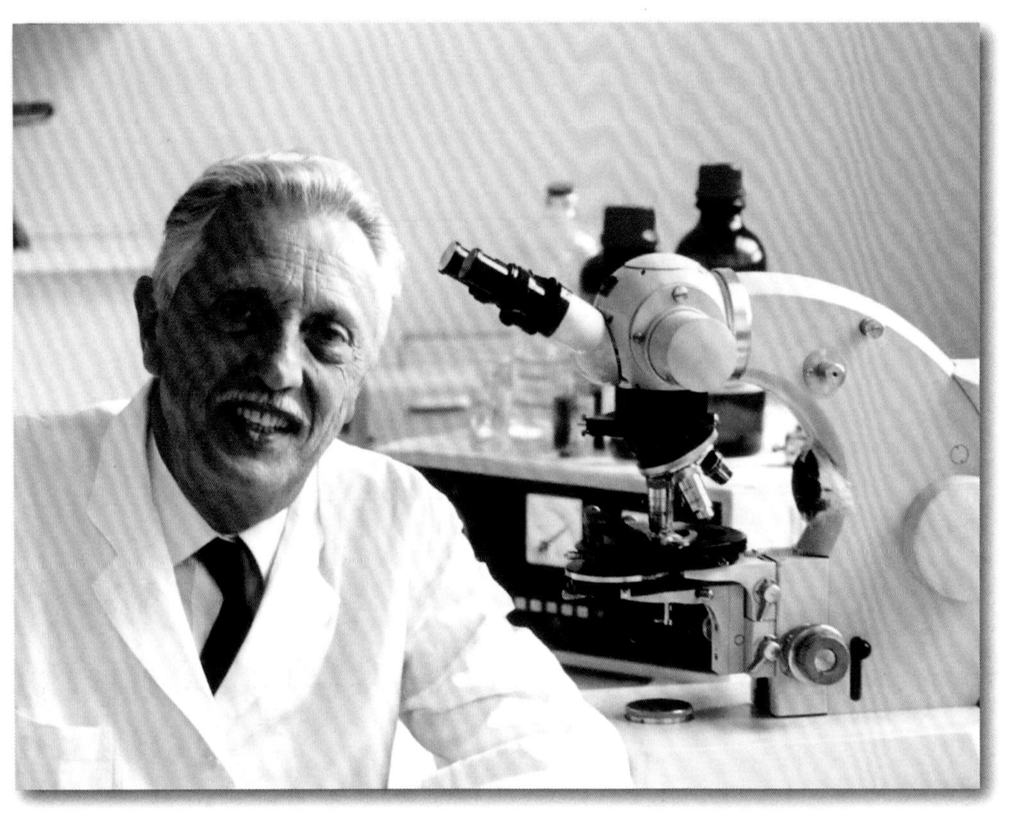

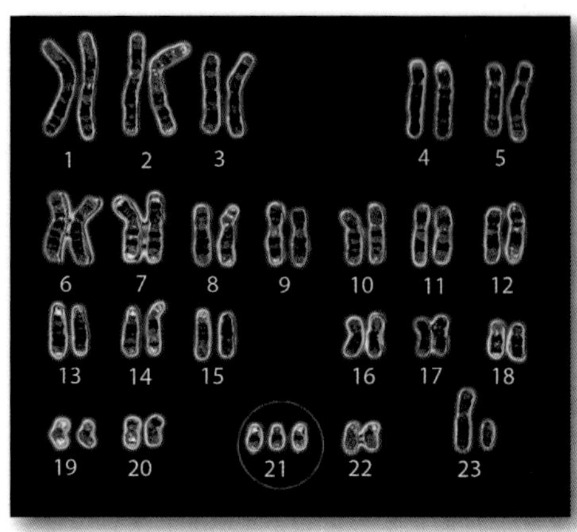

◀▲唐氏综合征得名于约翰·朗顿·唐，他于1866年第一个描述了这种遗传病，尽管从未能找到其原因。1958年7月，一位名叫杰罗姆·勒琼（左）的年轻研究员发现，该综合征是由于第21对染色体变成了三条。

体，此说法在三十年间一直被认为是正确的，直到1956年蒋有兴（1919—2001年）和阿尔伯特·莱万（1905—1998年）运用更先进的技术确定正确的数字应是46条。

遗传研究的另一个领域是突变。此领域的突出人物有英国医生阿奇博尔德·加洛德（1857—1936年），他研究了多种代谢疾病，并从遗传缺陷的角度解释。1927年，赫尔曼·约瑟夫·马勒（1890—1967年）发现了X射线能诱发基因突变，他警告辐射和一些工业品、药品对人体健康有潜在的危险。但会导致胎儿畸形的不光是这些，还有某些传染病。1941年，澳大利亚医生诺曼·格雷格（1892—1966年）发现怀孕期间感染风疹会导致新生儿畸形。

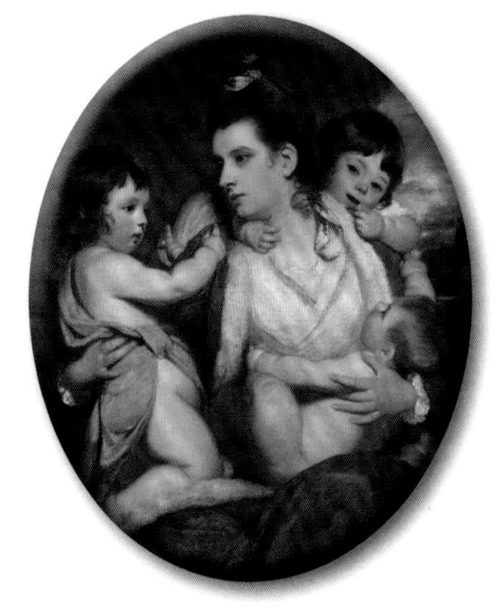

▲菲利波·里皮、曼特尼亚、扬·乔斯特·德·卡尔卡尔、委拉斯开兹等许多艺术家都在作品中表现过患有唐氏综合征的人，但美丽的描绘之一可能是约书亚·雷诺兹爵士的这幅画（1773年）《科克本夫人和她的三个儿子》，其中一个孩子就患有唐氏综合征。

最后，非整倍体现象（染色体数量不正常）也得到了研究，这被认为是一些综合征的原因。数量不正常可能是少了一条，称为“单体性”，特纳综合征就是因此而发生；或者是多了一条，称为“三体性”，唐氏综合征、爱德华氏综合征、克氏综合征都因此发生。“四体性”和“五体

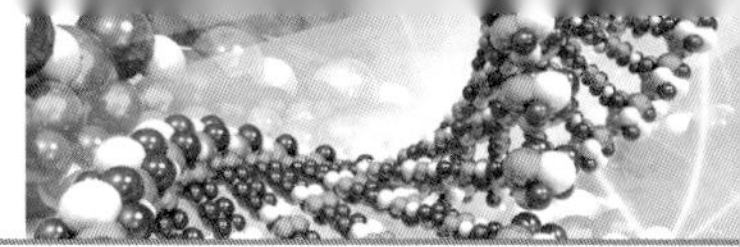

“科学无法避免争议，
对发现和知识的寻找经常困难重重，令人不安。
我从未害怕说出我以为的真相，不管那有多难。”

——詹姆斯·沃森

DNA存储着对机体功能开展而言必不可少的所有信息，并将它们从上一代传到下一代。

性”（同一条染色体有四个或五个）极其罕见。

脱氧核糖核酸，遗传的基础

在新兴遗传学的发展中，重要的不仅是了解基因的功能，还要从生物化学的角度了解它们的结构。在19世纪的最后几年，瑞士生物学家、医生弗里德里希·米歇尔（1844—1895年）就已经从白细胞的细胞核中分离出一些富含磷酸盐的物质，他称之为“核质”（核酸）。这一发现一开始被认为不重要，最终却打开了识别出脱氧核糖核酸（DNA）和核糖核酸（RNA）的道路，两者存在于一切细胞中，携带着遗传信息。

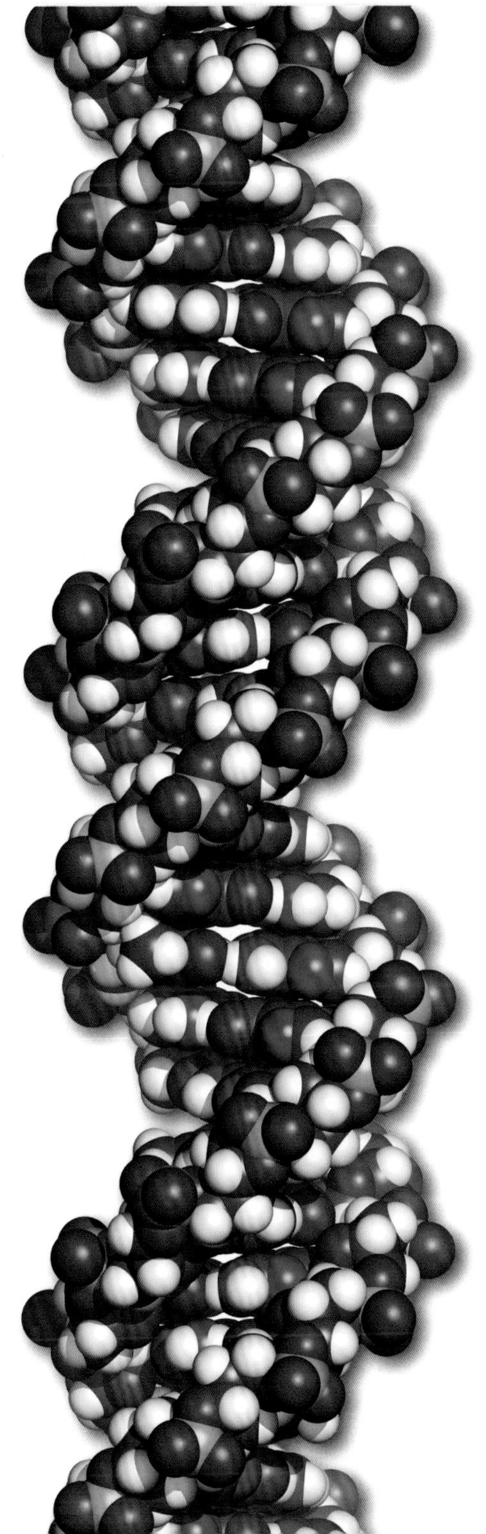

20世纪初，德国医生阿尔布雷希特·科塞尔（1853—1927年）继续了米歇尔的研究，确定核酸是由称为核苷酸的更小单元组成的，这些单元一直重复，连成长链。德国生物化学家菲巴斯·利文（1869—1940年）确定了DNA和RNA的存在。但这些物质并没有被认为与基因的组成有关，因为看上去变化如此少的东西怎么能解释基因的多样呢？一般认为蛋白质才是更合适的底层物质。

这种看法一直持续，直到1944年加拿大医生、研究员奥斯瓦尔德·埃弗里（1877—1955年）及其合作者科林·蒙罗·麦克劳德（1909—1972年）、麦克林·麦卡蒂（1911—2005年）公开了一项重大发现：DNA是组成基因和染色体的物质，遗传由它负责。

◀DNA分子模型。詹姆斯·沃森、弗朗西斯·克里克、莫里斯·威尔金斯于1962年获得诺贝尔生理学或医学奖，“因为他们发现了核酸的分子结构及其对生命体中信息传递的重要”。

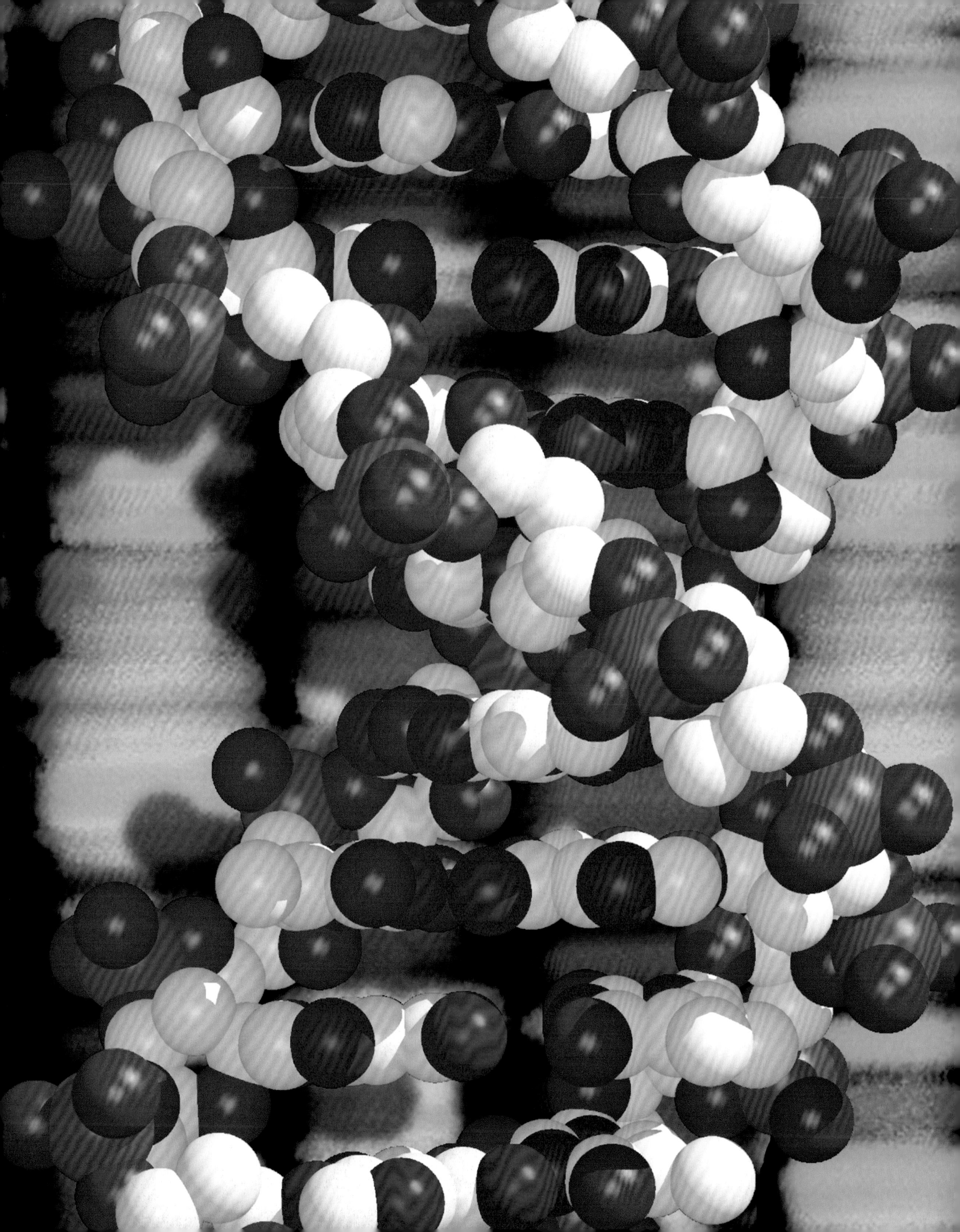

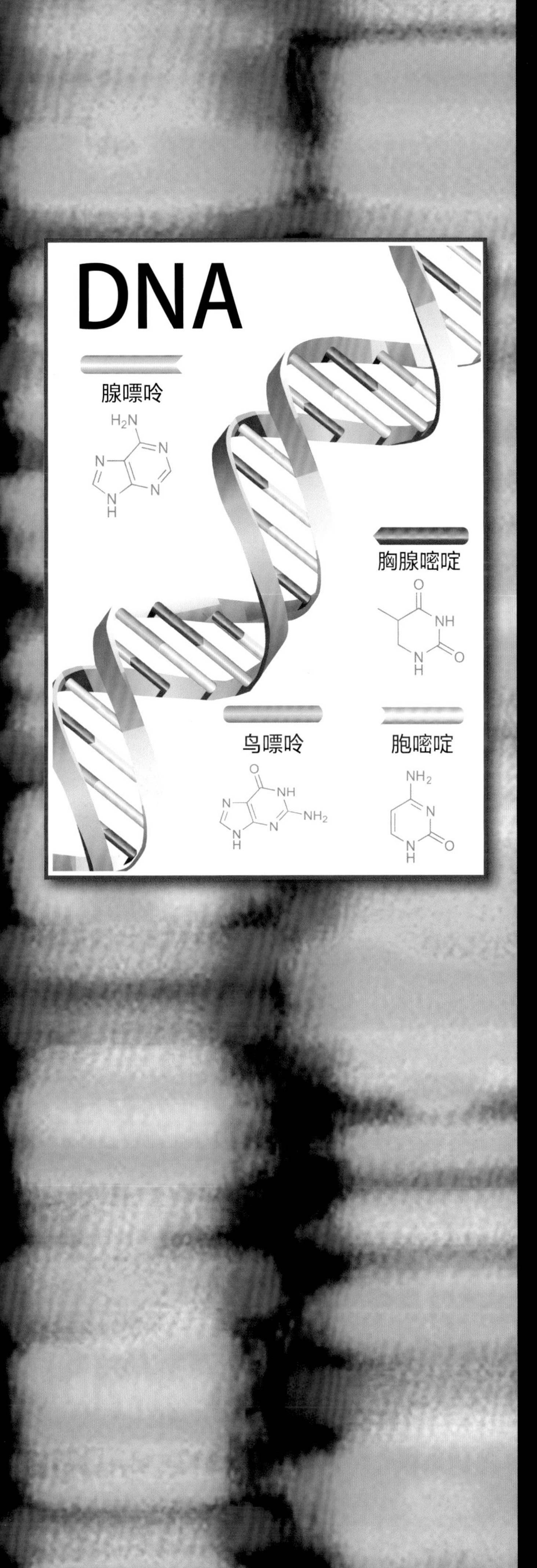

人类基因组计划

1990年，历史上最大的生物医学研究项目启动，这个项目被称为“人类基因组计划”。它由国际研究团队执行，目的是认识人类染色体图谱和正常基因的碱基序列。“基因组”是一组完整的脱氧核糖核酸（DNA），也就是包含生物体发育及活动所需遗传信息的化学物质。DNA分子具有双螺旋结构，每条螺旋由四种碱基组成，分别是腺嘌呤（A）、胸腺嘧啶（T）、鸟嘌呤（G）和胞嘧啶（C）。两条螺旋上相对的碱基按特定规则配对，A总是与T配对，C总是与G配对。

人类基因组大约包含30亿个碱基对，它们存在于细胞核内的23对染色体上，我们的每个细胞都有。每条染色体包含数十万个基因，它们规定蛋白质的制造。人类基因组估计有3万个基因，平均每个基因控制三种蛋白质。

2000年6月26日，白宫举行仪式，宣布了一项在当时看来不可思议的成果：第一张人类基因组草图完成，美国总统克林顿参加了仪式。弗朗西斯·柯林斯领导的国际人类基因组测序协会和克雷格·文特尔创办的私营企业“塞雷拉基因组”同时完成了这一壮举。两人出席了仪式。

这看似是计划的终点，但其实是多方面研究的起点，其中与医学最直接相关的是找出如何激活或关闭某些特定基因，它们可能或多或少地导致人易患某些疾病。

当前的目标是让每个患者都有自己的基因图谱，这就像是一份文件，医生可以通过查阅来快速诊断和进行有针对性的治疗。目前实现这一目标的最大障碍是个体测序成本太高，所需时间太长。

◀DNA分子模型和构成它的四种含氮碱基。

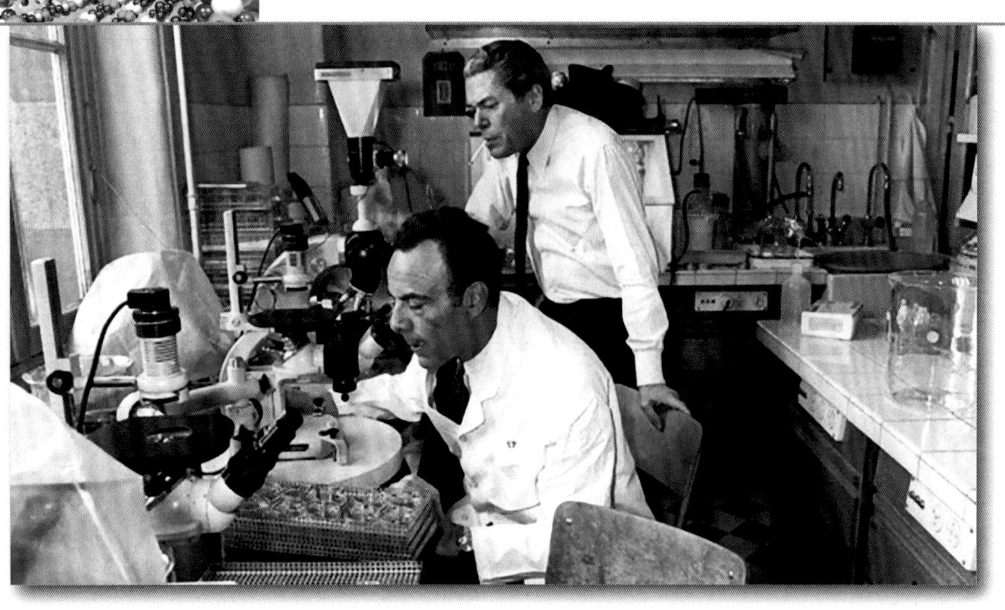

分子生物学的中心要义是DNA编码RNA，而RNA又编码蛋白质。

如果不能研究功能，那就研究结构

▲弗朗索瓦·雅各布和雅克-吕西安·莫诺在1971年。因发现基因对酶合成和病毒合成的控制，两人于1965年和安德列·利沃夫共同获得诺贝尔生理学或医学奖。

这句话出自英国著名科学家弗朗西斯·克里克（1916—2004年），完美概括了他的研究思路。1953年，他和美国生物学家詹姆斯·杜威·沃森（1928年—）一起发现了DNA的结构并由此出发解释了其作用方式。他们创造了一个模型，代表了双螺旋的DNA三级结构，包含其所有组件，也解释了其复制机制。这一发现无疑是20世纪重要的发现之一，给分子生物学和医学的发展带来了真正的革命。

但如果没有其他科学家的重要贡献，这一发现也不可能。这些科学家包括提出螺旋分子假说的莱纳斯·鲍林（1901—1994年）、通过X射线衍射获得DNA分子晶体图像的罗莎琳德·富兰克林（1920—1958年）和莫里斯·威尔金斯（1916—2004年）。

▼三种RNA。

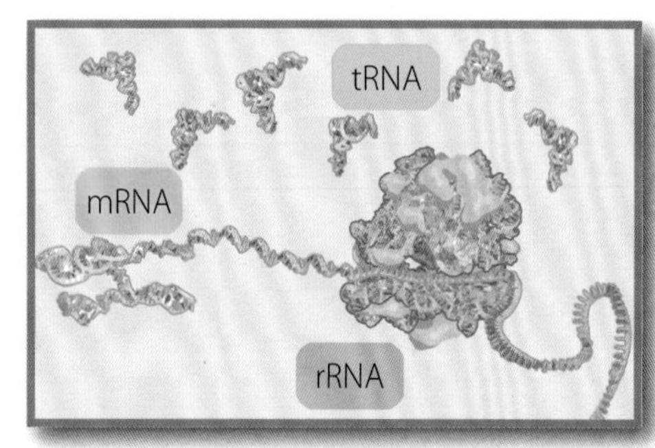

分子遗传学的其他进步

1949年，莱纳斯·鲍林、弗农·英格拉姆（1924—2006年）等研究人员证明，某些疾病的出现与一种特定蛋白质的突变有关。他们通过研究一组镰状细胞性贫血患者，发现存在一种异常的血红蛋白，其与正常血红蛋白只有一个氨基酸不同。他们称这类疾病为“分子病”。

20世纪50年代，信使核糖核酸（mRNA）被发现，它是单链分子，负责将核DNA的遗传信息携带到细胞质中的核糖体。还有转运核糖核酸（tRNA），负责将氨基酸从细胞质运送到核糖体。在核糖体上，氨基酸按照mRNA带来的“指令”排列，形成蛋白质。后来人们又发现了核糖体核糖核酸（rRNA），它是构成核糖体的一部分，对所有生物的蛋白质合成至关重要。

1961年，法国生物学家弗朗索瓦·雅各布（1920—2013年）和生物化学家雅克-吕西安·莫诺（1910—1976年）发表了一项研究，提出了有关基因调节的“操

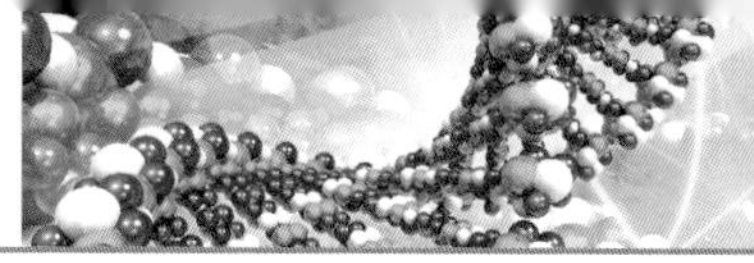

纵子理论”。1968年，哈尔·葛宾·科拉纳（1922—2011年）、罗伯特·霍利（1922年—1993年）、马歇尔·沃伦·尼伦伯格（1927—2010年）因解释了基因编码及其在蛋白质合成中的作用而共同获得了诺贝尔生理学或医学奖。

2014年，一个国际多学科团队第一次人工合成了酿酒酵母的一条染色体，并证明它能正常运作。这朝着基因疗法迈出了重要的第一步，基因疗法不仅可用于先天性新陈代谢异常，还可用于许多因遗传物质改变而出现的后天性疾病。

新学科诞生：病毒学

早在18世纪和19世纪，爱德华·詹纳和路易斯·巴斯德就已经分别研制出了针对天花和狂犬病的疫苗，这两种病都是病毒性疾病，但他们还无法知道这些病原体的性质。第一个被分离出来的病毒是烟草花叶病毒，这发生在1892年，但直到1899年人们才得出结论：引起这种植物疾病的元凶是一种新型传染性病原体，它需要其他生物体才能生长，尽管以当时的设备还无法观察到它。

从20世纪初开始，对病毒的研究继续发展，成果令人目不暇接：1911年，裴顿·劳斯（1879—1970年）证明逆转录病毒与某些癌症和肿瘤有关；1911年，弗雷德里克·图尔特（1877—1950年）发现了噬菌体，这种病毒会攻击和破坏细菌；1917年，费利克斯·德雷勒（1873—1949年）继续研究噬菌体，做出了重要贡献；1918年底，科学家证明那年的“西班牙流感”由病毒引起；针对病毒的疫苗也开始实验。

但标志着病毒学成为一门独立学科的最重要进展发生在1935年，生物化学家温德尔·斯坦利（1904—1971年）分离出控制烟草花叶病毒感染活性的核蛋白，并找出了其成分。接下来的三十年中，研究主要围绕噬菌体和动物病毒，突出的有：马克斯·德尔布吕克（1906—1981年），他于1937年描述了噬菌体的生命周期；约翰·恩德斯（1897—

病毒的种类

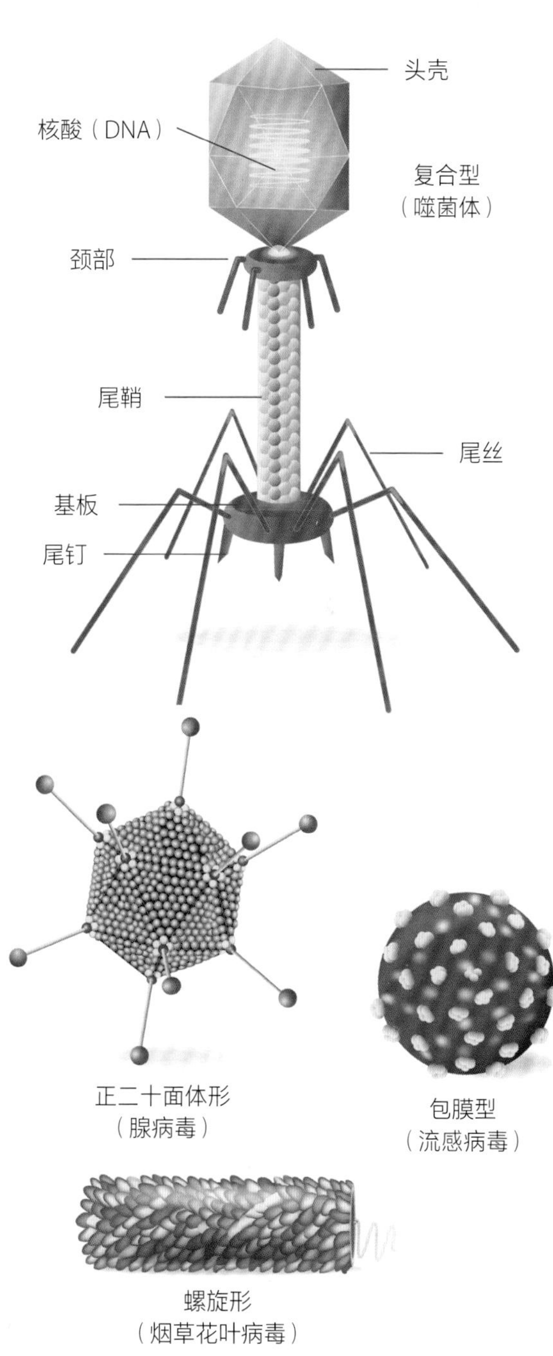

▲按形状来分的各种病毒。病毒是非常简单的有机体，由蛋白质外壳和DNA或RNA组成。病毒将DNA或RNA导入其他细胞进行复制，这会损伤细胞，甚至摧毁细胞。

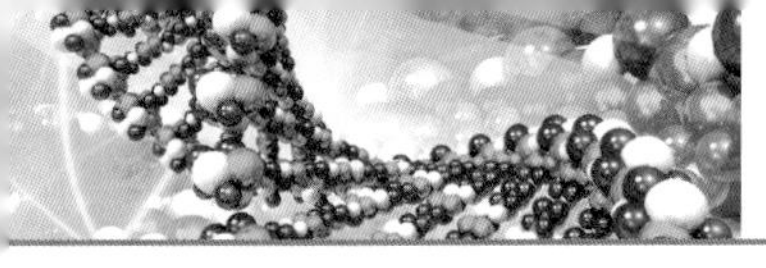

HIV-1导致了现在所谓的“艾滋病”，它与感染普通黑猩猩中非亚种的SIVcpz病毒关系密切。黑猩猩似乎不会发病，但疾病传给人类时（可能是因为食用染疫的肉）发生了变化，导致免疫力改变，从而为多种疾病打开了道路。

1985年）、托马斯·韦勒（1915—2008年）、弗雷德里克·查普曼·罗宾斯（1916—2003年），他们于1949年培育出第一种动物病毒——脊髓灰质炎病毒，并使其结晶；艾尔弗雷德·赫希（1908—1997年）、玛莎·蔡斯（1927—2003年），他们在1952年证明进入并感染细菌的只是病毒的遗传物质而不是其蛋白质；乔纳斯·索尔克（1914—1995年），他于1955年研制出第一种有效的脊髓灰质炎疫苗；阿尔伯特·沙宾（1906—1993年）、巴鲁克·布隆伯格（1925—2011年），他们于1962年改进了索尔克的脊髓灰质炎疫苗，布隆伯格还于1963年发现了乙型肝炎病毒，后来研发出乙肝疫苗。

1977年，弗雷德里克·桑格（1918—2013年）首次测出某种噬菌体的完整基因组。

获得性免疫缺陷综合征（AIDS）

1981年出现了五个未知疾病病例，其中两名死亡，对此严重疾病的研究就此开始。两年后，也就是在1983年，病原体被找出，它就是人类免疫缺陷病毒（HIV）。

这种逆转录病毒的作用机制是攻击免疫系统，具体地说是CD4淋巴细胞，这种细胞负责产生抗体以对抗感染。该病毒传染性强，感染者体内每天可产生超过100亿个病毒。病毒进入淋巴细胞时会将其破坏，或阻止其发挥作用，身体的免疫力就会减弱，一系列感染都因此更容易出现，其中许多可严重危及患者的生命。

此病毒的传播途径是血液、精液、阴道分泌液、母乳等体液的交换。目前唯一的治疗方法是使用抗逆转录病毒药物，这种药物至少组合了来自两个不同大类的三种药物。它并不能完全消灭病毒，但会部分阻断病毒的活性，使患者体内的病毒载量下降，患者就可以逐渐恢复免疫力。

目前，一种治疗性疫苗正在研制中，结合使病毒“可见”的药物，就可以控制疾病而无须使用抗逆转录病毒药物进行治疗。初步成果令人鼓舞，但还有许多年的研究要做。

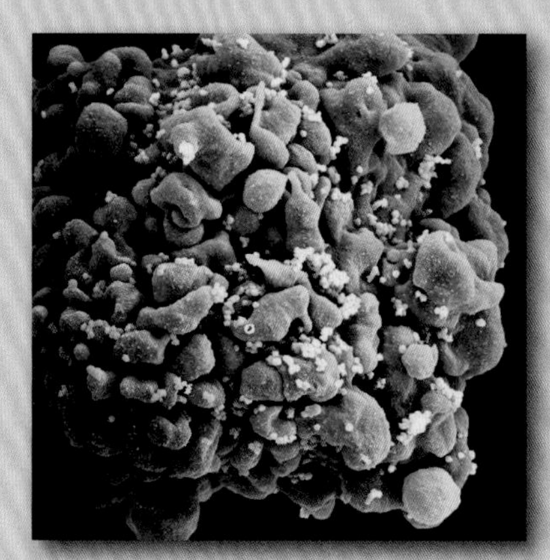

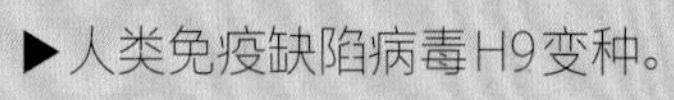
▶人类免疫缺陷病毒H9变种。

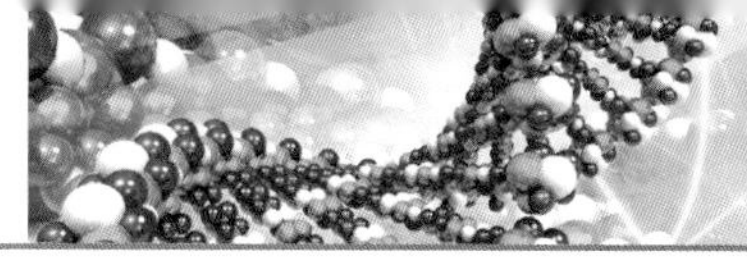

20世纪80年代，约翰·米高·毕晓普（1936年—）和哈罗德·瓦慕斯（1939年—）发现了第一个人类致癌基因。1983年，第一个传染性人类逆转录病毒——人类免疫缺陷病毒（HIV）被发现，就是它导致了获得性免疫缺陷综合征，俗称艾滋病。罗伯特·加洛（1937年—）带领的美国马里兰大学人类病毒学研究所和吕克·蒙塔尼耶（1932年—）、弗朗索瓦丝·巴雷—西诺西（1947年—）带领的巴黎巴斯德研究院对到底是谁第一个发现此病毒有争议。

▼2008年，在瑞典卡罗林斯卡学院的研讨会上，吕克·蒙塔尼耶、弗朗索瓦丝·巴雷-西诺西、哈拉尔德·楚尔·豪森因对艾滋病的研究获得诺贝尔生理学或医学奖。

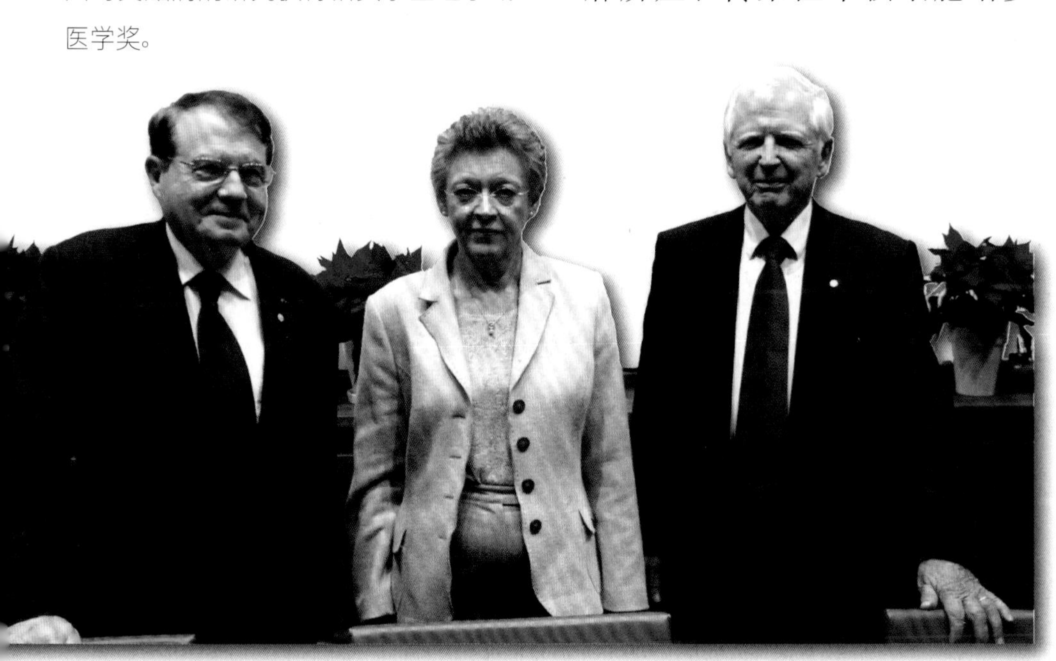

1985年，哈拉尔德·楚尔·豪森（1936年—）证明两种人乳头瘤病毒毒株会导致宫颈癌；1987年，丙型肝炎病毒通过克隆技术被识别出来。

也是在20世纪80年代，对基因疗法的研究起步，现在仍在进行中，这种疗法使用病毒作为“信使”将外源基因引入体内。

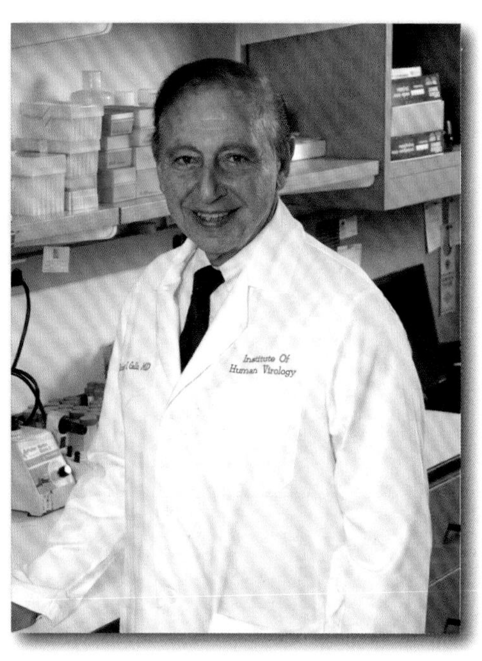

▲科学史上经常发生这样的事。美国和法国的两个团队相互竞争，各自找到了艾滋病的病因，几乎同时分离出病毒。美方的发现由罗伯特·加洛（上图）完成。

病毒性疾病

普通感冒、流感、腮腺炎、麻疹、百日咳、风疹、水痘、天花、单纯疱疹和带状疱疹、小儿麻痹症、传染性单核细胞增多症（又称“接吻病”）、甲型肝炎、乙型肝炎、丙型肝炎、出血热（如埃博拉）、某些癌症（如卡波西氏肉瘤）、艾滋病……还有很多很多以病毒为病原体的疾病。有些很常见也不严重，比如感冒，有些则严重得多，更曾引起全球大流行。

不同类型的病毒有不同的特征，因此这些疾病的症状、传播方式、严重程度也不同。治疗方法因病而异，从免疫球蛋白到抗病毒药物，或仅对症治疗（如麻疹）。

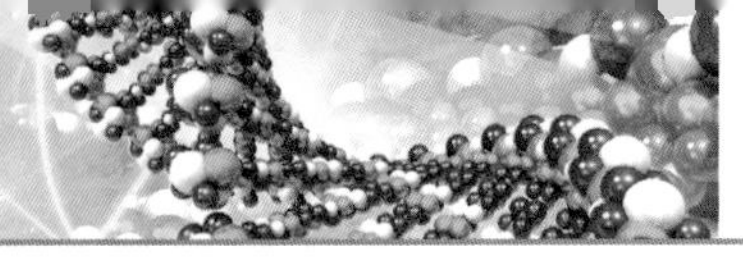

预防方法也有差别。有些疾病有疫苗，例如针对麻疹、腮腺炎和风疹的三联疫苗，水痘、脊髓灰质炎、甲型和乙型肝炎也都有疫苗。天花疫苗已不再常规接种，因为世卫组织认为这种疾病自1980年起已被根除。其他疾病则还没有疫苗。流感比较特殊，由同一病毒的几种亚型或变种引起，这使得抗原十分多样，要不停调整疫苗成分才能保证有效。近年来还有人类感染禽流感的病例，伴有严重并发症和高死亡率。2009年，世界卫生组织宣布此病毒的一种新变种引起大流行，即“猪流感”，2009年至2010年高发，在随后的几年中继续流行，但发病率较低。

流行病学

从有文字开始就有对族群大瘟疫的描述。大约在公元前2000年，埃伯斯纸草卷就提到过毁灭尼罗河沿岸人口的瘟疫；公元前430年，雅典历史学家、军人修昔底德讲述了伯罗奔尼撒战争期间肆虐雅典的瘟疫；《圣经》《塔木德》《古兰经》也记载了许多毁灭部族的瘟疫。在皇帝查士丁尼的时代，即5世纪到6世纪，来自古希腊语的“流行病”（epidemia）一词已被用来指这些情况。

中世纪晚期黑死病流行，严重伤害欧洲人口。1546年，在文艺复兴正盛之时，意大利医生吉罗拉莫·弗拉卡斯托罗发表了一部

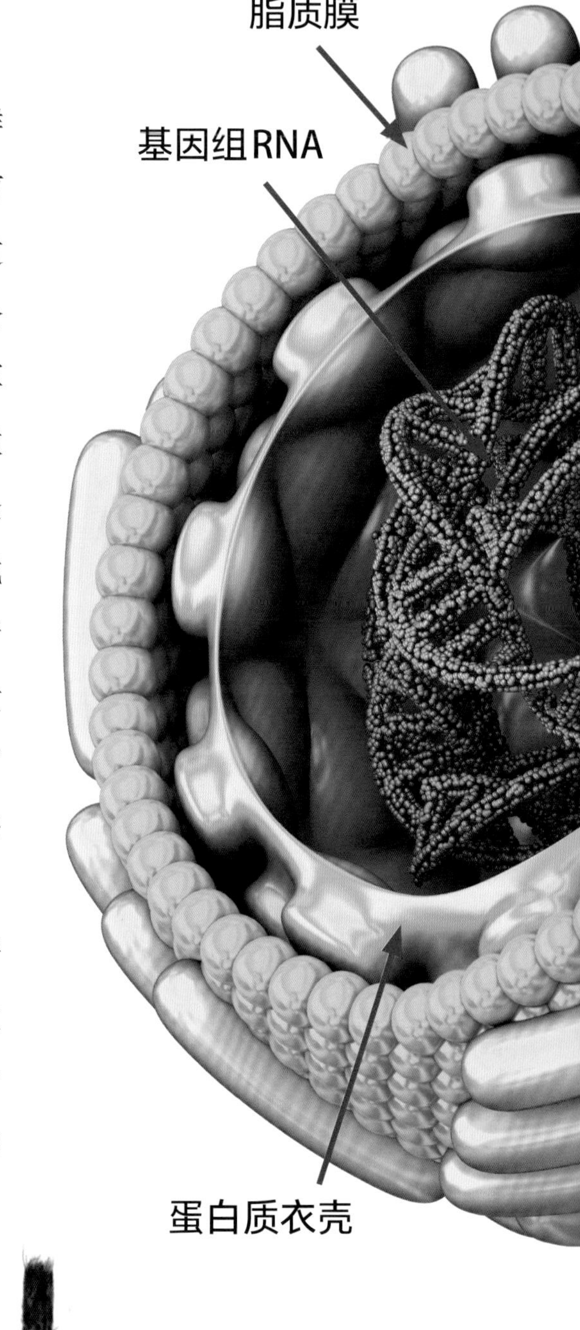

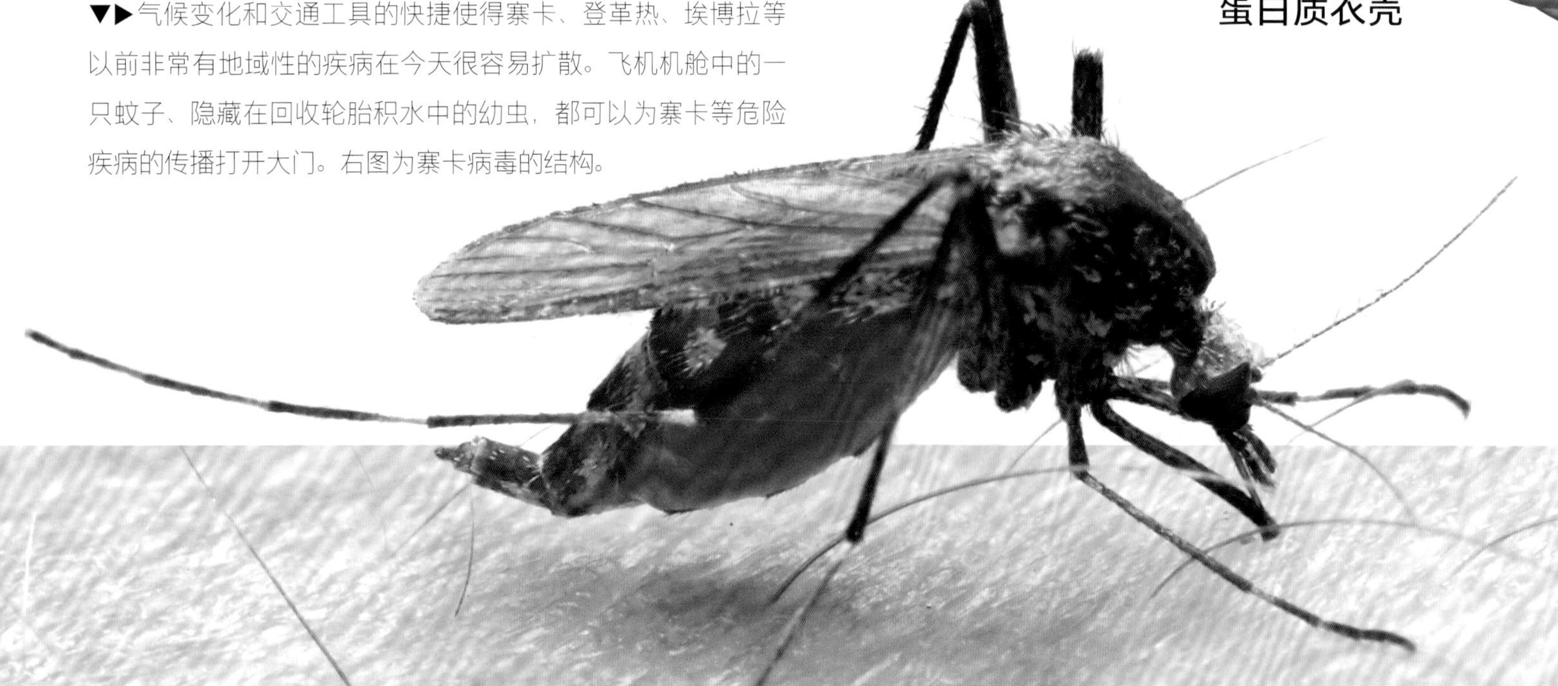

▼▶气候变化和交通工具的快捷使得寨卡、登革热、埃博拉等以前非常有地域性的疾病在今天很容易扩散。飞机机舱中的一只蚊子、隐藏在回收轮胎积水中的幼虫，都可以为寨卡等危险疾病的传播打开大门。右图为寨卡病毒的结构。

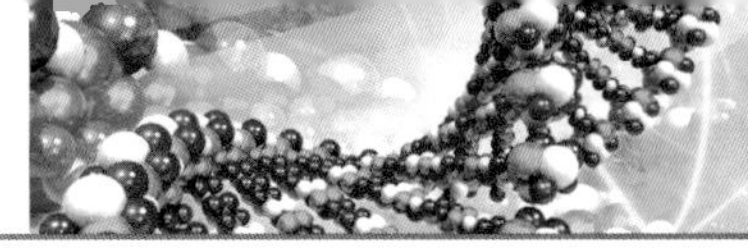

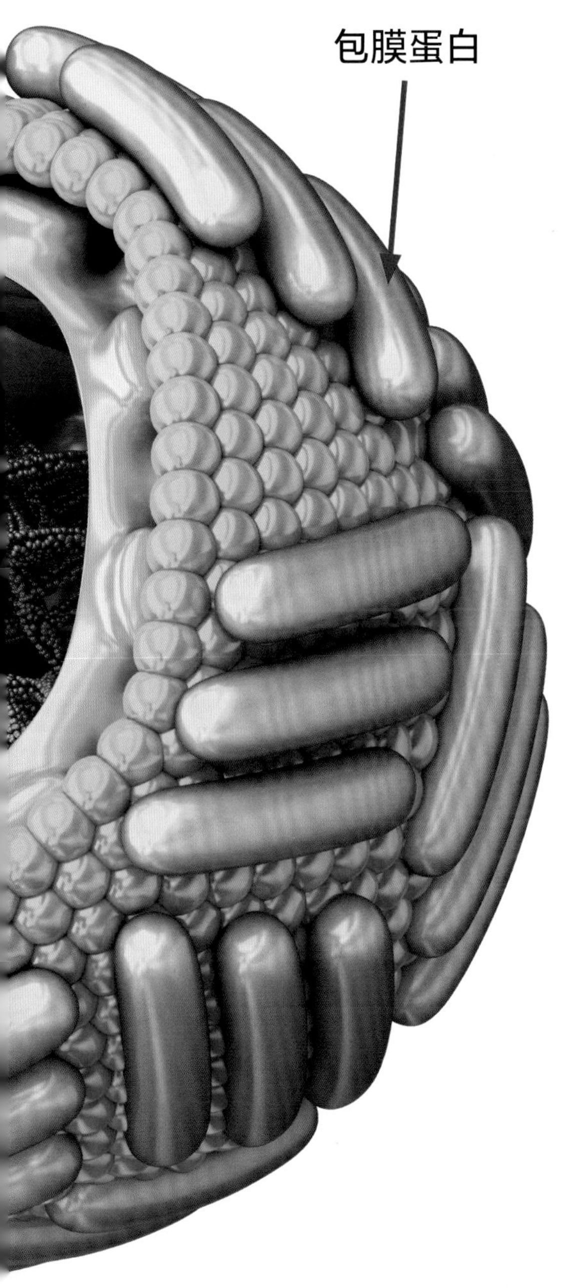

作品，首次描述了当时认知的传染病，在医学上确立了这一概念。

17世纪中期，“健康统计”开始普及，最初只有出生和死亡登记。约翰·葛兰特（1620—1674年）依据这些记录，确立了伦敦市及汉普郡人口59年死因记录中的固定特征，也找出了城乡之间的差异。其研究为“生命表”的发展打下了最根本的基础。在那个时候，葛兰特的朋友、医生兼经济学家威廉·配第（1623—1687年）提议建立一个政府机构来系统地收集并处理这些数据，将其与性别、年龄、职业、教育水平等情况挂钩，他称此为“政策算法”。从此以后一直到19世纪末，寻找疾病的统计规律成为常规活动。

1830年开始，所谓的“数值方法”又被加入了此统计。这是法国临床医生皮埃尔·夏尔·亚历山大·路易发明的。他认为要评估某种疾病的症状、演变、持续时间、严重程度、治疗效果，就要“数”病例，也就是将医疗量化。路易、伊格纳兹·菲利普·塞麦尔维斯、威廉·法尔等医生的重大研究促成了第一个流行病学协会于1850年在伦敦成立。1880年前后，微生物病因论被接受，这改变了许多科学的主导模型，

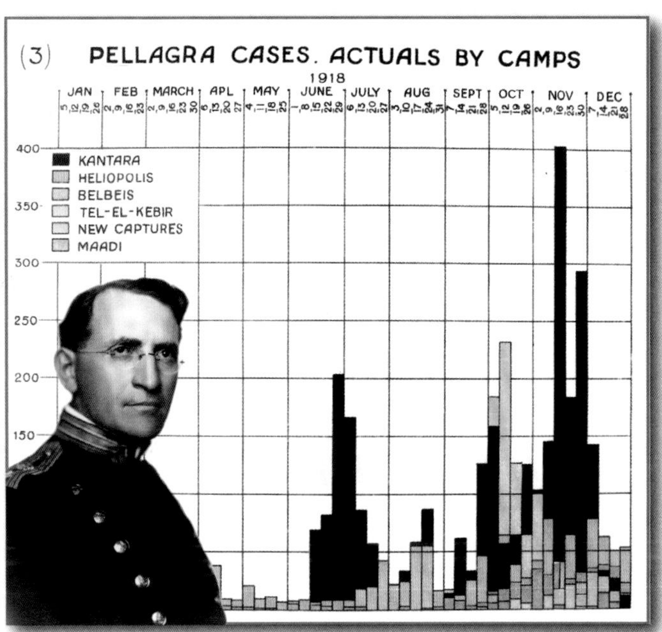

▲约瑟夫·戈德伯格将统计学应用于疾病研究。他由此推断出影响美国南部贫困人口的严重疾病糙皮病与饮食有关。尽管如此，他却从未能找出到底是缺乏什么营养导致了糙皮病。1937年，康拉德·埃尔韦赫杰姆发现糙皮病是缺乏维生素B（烟酸）导致的。

流行病学也是其中之一，它采纳了因果律。

在20世纪，这一模型继续扩展。约瑟夫·戈德伯格（1874—1929年）调查了美国底层人群中不传染却流行的糙皮病，得出的结论是它由饮食匮乏导致。这项研究和许多其他研究让流行病学发展出更准确的暴露、风险、关联、混淆、偏差等概念，并结合概率论和各种先进统计技术。

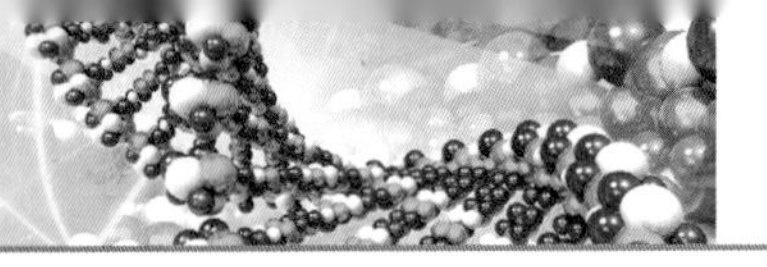

现代流行病学被看作公共卫生的一个分支，其根本目标是描述和解释人口健康的动态变化，确定造成和改变它的因素，同时考虑疾病的发生和传播都不是随机的，并且让它变化的条件可能是“多因的”。它还涉及疾病控制的形式及其后果和风险。其方法结合了生物科学和社会科学的规则和知识。

病理解剖学

20世纪中期之前，病理解剖学一直沿着卡尔·冯·罗基坦斯基（1804—1878年）定下的路线前进。鲁道夫·菲尔绍称罗基坦斯基为“病理解剖学的林奈”，而菲尔绍本人对医学的贡献上文已经说过。

新世纪的病理学家继续在这个方向上前进，发展了普通病理学，深入认识了肺结核、梅毒、心内膜炎、畸形等疾病的发病机制，巩固了上世纪就已略有发展的神经病理学。

同样在20世纪上半期，奥托·鲁巴士（1860—1933年）首次详细地描述了恶性肿瘤。他与弗里德里希·亨克（1868—1943年）一起出版了《亨克—鲁巴士特殊病理解剖和组织学专论》，此书共40卷，成为当时的主要参考著作。

这一时期的重要人物还有：费利克斯·马尔尚（1864—1928年）、爱德华·考夫曼（1860年—1931年）以及卡尔·阿尔伯特·路德维希·阿肖夫（1866—1942年）。阿肖夫被认为继承了菲尔绍的衣钵。他是柏林一位著名医生的儿子，决定学医以继续家族传统。其最主要的贡献在心脏病学领域，不管是从组织学还是从病理学的角度来看。他推动了对“网状内皮系统”（ 译者注：即单核吞噬细胞系统）的认识，此系统与新陈代谢及血细胞的形成和破坏有关。他还研究了血

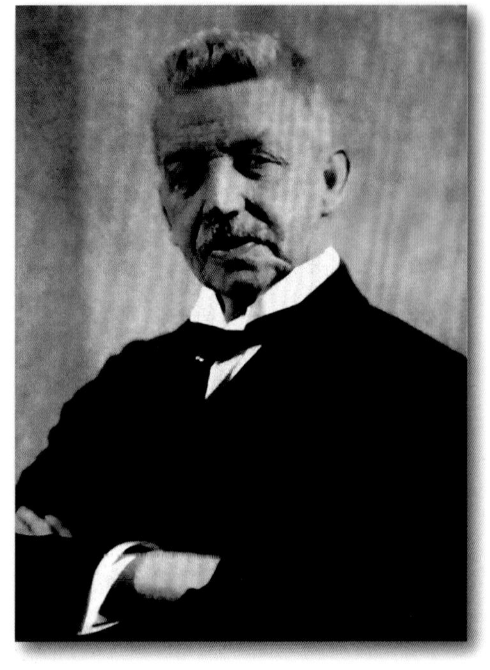

▲卡尔·阿尔伯特·路德维希·阿肖夫被认为是鲁道夫·菲尔绍之后最重要的德国病理学家，尤以研究风湿病著名。

▼20世纪初有了首个对恶性肿瘤的详细描述。下图是分裂中的两个腺癌细胞。

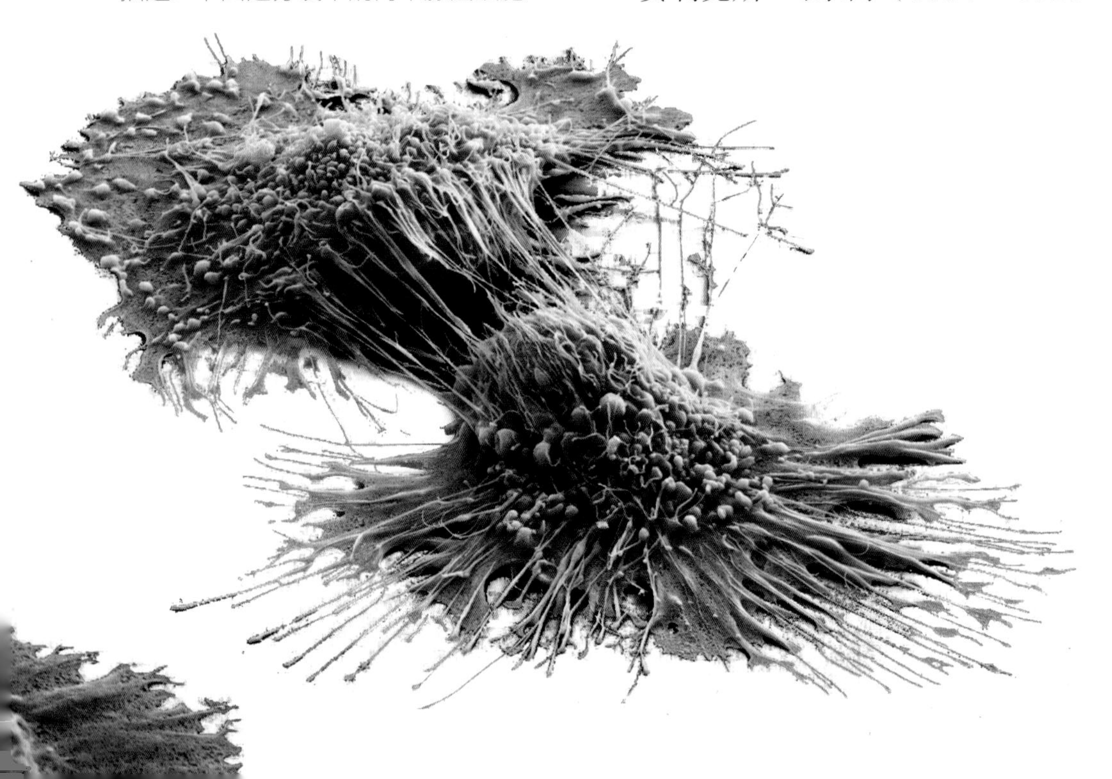

栓、阑尾炎、胆结石、黄疸等疾病。他于1909年出版了《论病理解剖学》，此外还写了许多书和文章。他也是德国病理学会的创始人之一。神经病理学领域的突出人物则有：先驱者弗朗茨·尼氏（1860—1919年）和阿洛伊斯·阿尔茨海默（1864—1915年），以及巩固了这一新兴科学的瓦尔特·斯皮尔迈耶（1879—1935年）。

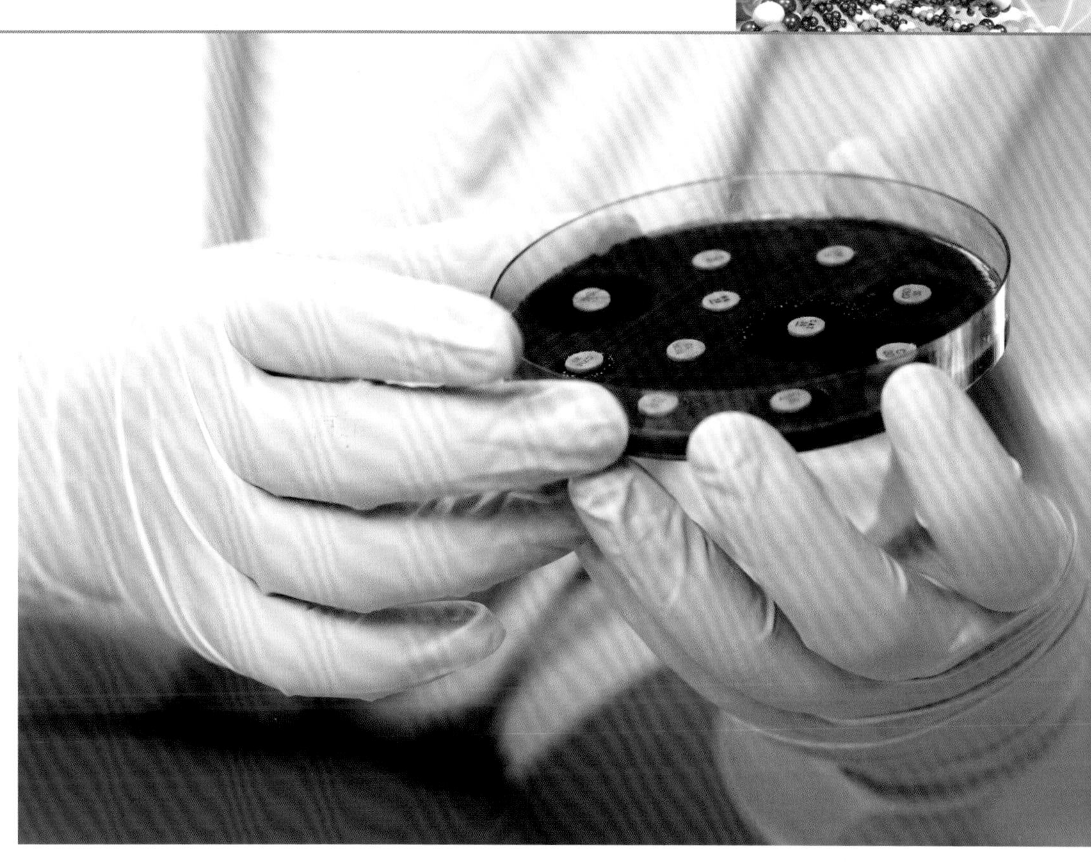

▲抗生素敏感性测试可以确定哪种抗生素对某种细菌感染更有效，方法是测量不同抗生素样品周围的细菌培养抑制环。

走向新的病理解剖学

从20世纪下半期开始，电子显微镜、免疫组织化学、分子遗传技术、活检等新检查方法的出现以及数字成像的完善逐渐改变了病理解剖学的发展方向。

病理学作为一个医学学科，诊断一直是其传统支柱之一，随着可用手段越来越多，诊断也越来越精确，但现在不仅要认知疾病，还要找到最合适的疗法，可以说现代病理解剖学会成为今天所谓“个性化医疗”的基础。

目前，病理学研究同时在两大方向上前进：一方面，改善诊断和医疗质量，方法是更好地认识某些疾病，研究新出现的疾病，更好地诊断肿瘤，利用分辨率更高的技术纠正一些错误；另一方面，组织多学科研究，以便更好地了解一般及特殊致病机制，以改进治疗。

1906年，阿肖夫和合作者田原淳（1873—1952年）认识到心脏的房室结是产生搏动的第二中心。田原淳在1906年的专著中准确地描述了哺乳动物心脏的刺激传导系统。

抗生素革命

要理解发现抗生素的超越性意义，只需要想想在九十多年前，喉咙感染或猩红热都会严重威胁生命，更不用说战争时期因感染而死去的伤员。所有这一切在不到十年的时间里完全改变了，因

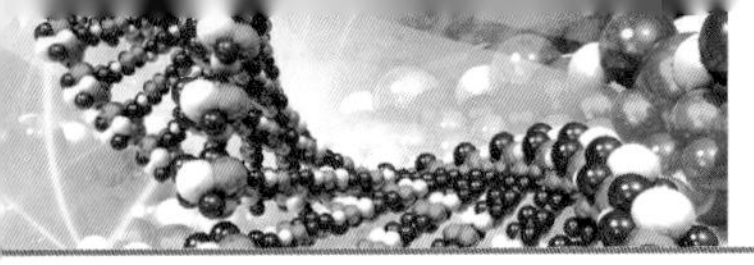

> 抗生素敏感性测试可以测量可疑致病细菌菌株对一种或几种抗生素的敏感性。

为有了两项重大发现：1928年弗莱明发现青霉素和1935年多马克发现磺胺类药物。

1875年前后，巴斯德等微生物学家已经观察到某些细菌能够抑制其他细菌的生长。1885年，罗马尼亚医生、生物学家维克多·巴贝什（1854—1926年）找到了这种抑制的原因：一些微生物会产生某些物质并释放到环境中，破坏其他微生物或令其停止生长。这些物质就是抗生素，不过这个名称在1940年以后才开始使用。

1899年，鲁道夫·埃默里奇（1856—1914年）和奥斯卡·劳（1844—1941年）发现了由绿脓杆菌产生的抗生素“绿脓菌素”。从此以后一直到1913年，许多研究人员试图用它来治疗某些感染，但这种抗生素被证明有毒，因此其使用仅限于局部和表面。

这一尝试未果，而疫苗和免疫血清很成功，埃尔利希的洒尔佛散对梅毒也有惊人疗效，这导致对该领域的研究兴趣减弱。

弗莱明和青霉素

巴斯德说“机会只青睐有准备的头脑”，而亚历山大·弗莱明（1881—1955年）应该就是“有准备的头脑”之一，因为他发现青霉素是偶然。

弗莱明出生于苏格兰小镇达弗尔，在伦敦的圣玛丽医院学医并于1908年毕业。他一生都在此工作，研究微生物学、感染的治疗和疫苗的改进，只在第一次世界大战期间短暂离开，担任军医。正是这段军旅经历让他不得不面对伤口感染造成的高死亡率。回到圣玛丽医院后，他就专注于寻找一种新的杀菌剂来消除这种痛苦。

在研究过程中，他于1922年发现了溶菌酶，这种物质存在于动物的眼泪、唾液、乳汁中，具有杀菌作用，但他不得不停止这个方向的研究，因为未找到如何将其用于治疗感染。

1928年9月，弗莱明用致病的金黄色葡萄球菌在培养皿中做

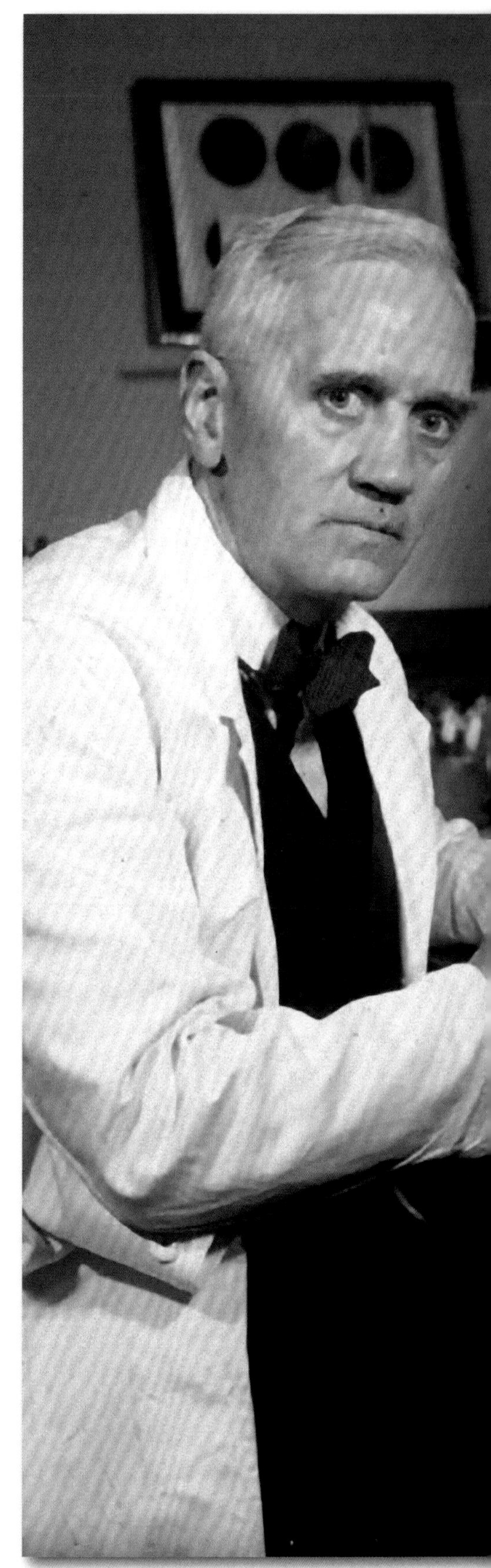

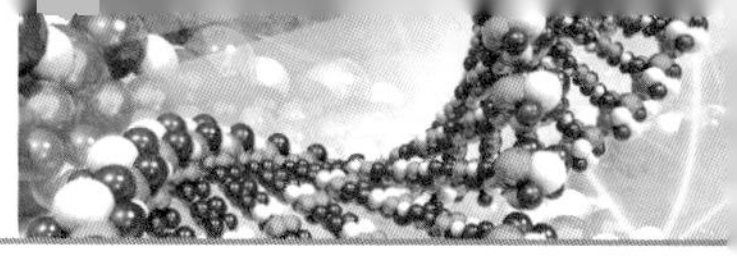

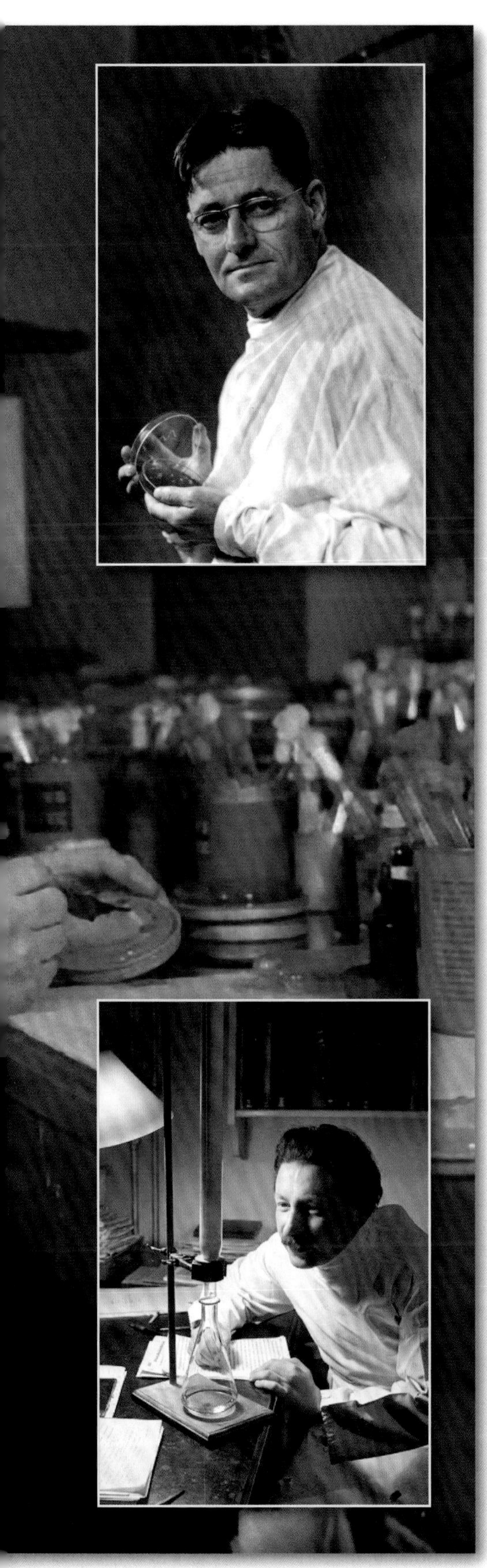

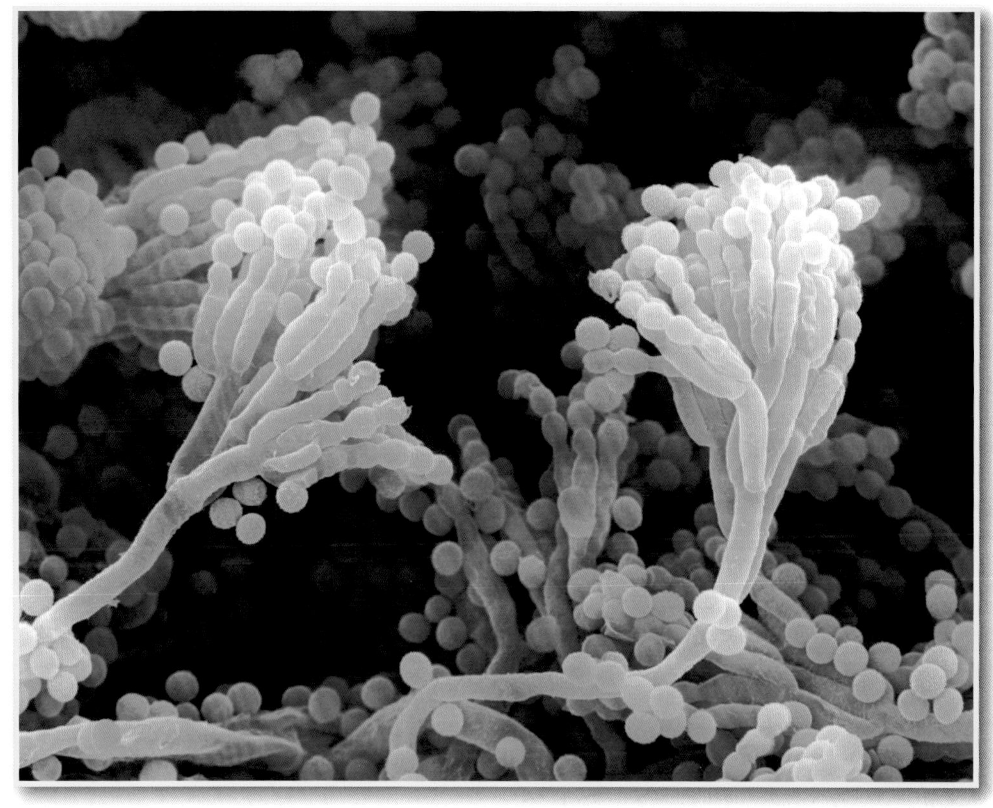

▲产黄青霉菌（*Penicillium chrysogenum*），青霉素就是从这种真菌获得的。

◀弗莱明在实验室中，以及霍华德·华特·弗洛里（上）和恩斯特·钱恩（下）。三人因对青霉素的研究于1945年获得诺贝尔生理学或医学奖。青霉素开创了现代的抗感染治疗。

实验，一些培养皿与其他的分开，以便不时检查，检查时会接触空气。几天后，弗莱明发现这些培养皿已被一种真菌污染，真菌长在葡萄球菌菌落周围，而菌落已因溶解（死亡）而变透明。弗莱明意识到这一偶然发现具有重大意义，于是分离出这种真菌并在培养基中培养，以研究其产生物质的性质和特点。

他确定这种真菌是“产黄青霉菌”，并将其产生的抗生素命名为“青霉素”。他还证明青霉素对白喉杆菌和炭疽杆菌之外的革兰氏阳性菌有效，对革兰氏阴性菌无效。他也证明青霉素没有毒性，与之前的溶菌酶不同。

弗莱明于1929年在《英国实验病理学期刊》上发表了他的发现，但科学界低估了其重要性，青霉素被遗忘了，直到1938年。

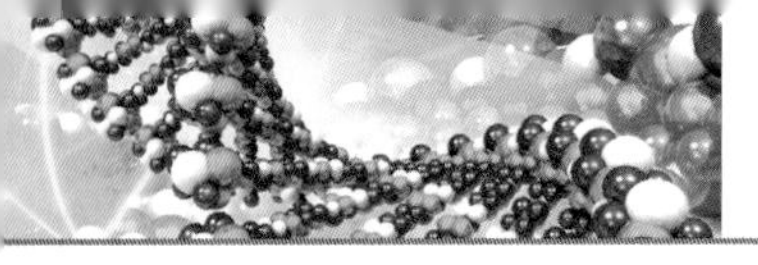

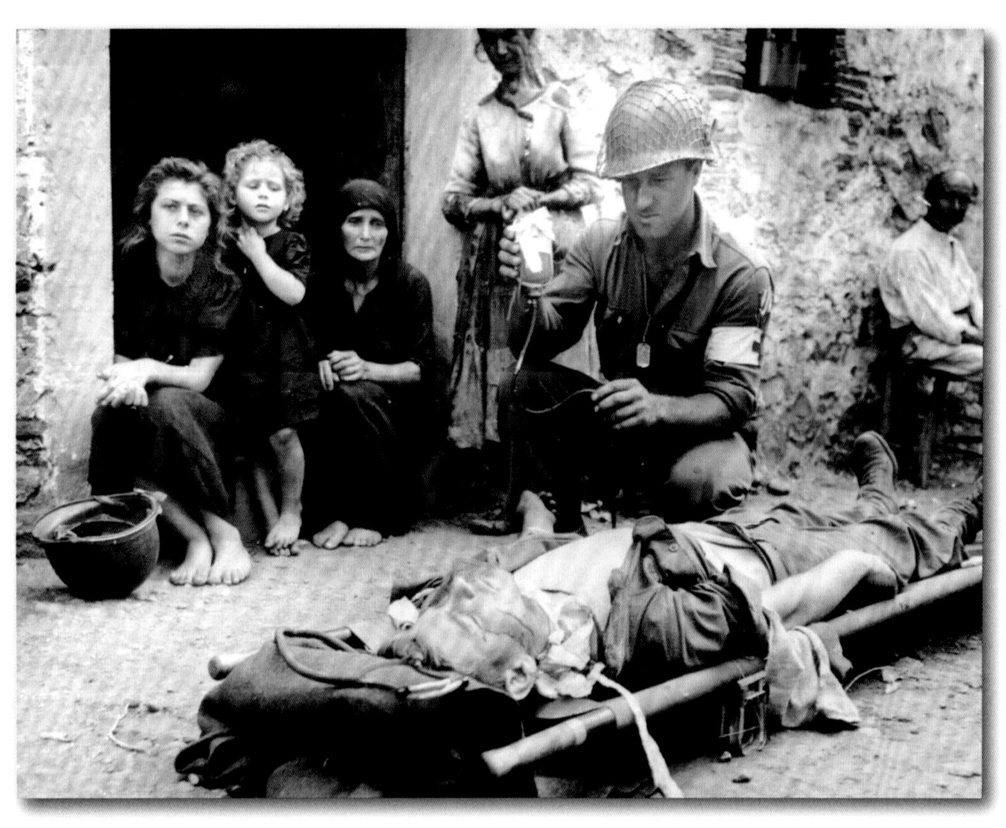

▼▲青霉素在第二次世界大战期间挽救了数以千计的生命。不幸的是，大量的抗生素（下图）在今天正失去效力，原因是细菌有了耐药性。

弗洛里和钱恩的助力

1938年，当时在牛津大学任病理学教授的澳大利亚药理学家霍华德·弗洛里（1898—1968年）对青霉素产生了兴趣。在22人大团队的帮助下，他进行了一系列实验来提纯和生产青霉素，以获得足够的量来测试其疗效。此团队包括许多重要的科学人物，如生物化学家恩斯特·钱恩（1906—1979年）、诺曼·希特利（1911—2004年）。

成功证明青霉素对链球菌等微生物引起的感染有效后，弗洛里及其团队还要面对另一个重大问题：寻找行业支持以大规模、价格合理地生产抗生素。没有这种支持，所做的发现和研究就无法实际应用，青霉素也到不了患者手中。他们先在欧洲寻求支持，但那时欧洲大部分地区陷于二战，经济严重受损，于是他们决定前往尚未参战的美国，引起了三大实验室对项目的兴趣。最终，在1944年，足够的青霉素被生产了出来，用于治疗欧洲的盟军伤员。

1945年，因发现和开发青霉素带来的巨大医疗进步，弗莱明、弗洛里、钱恩获得了诺贝尔生理学或医学奖。

青霉素是第一个被工业化开发并广泛使用的抗生素，此后从天然的青霉素又得到了许多合成的衍生品，如阿莫西林。

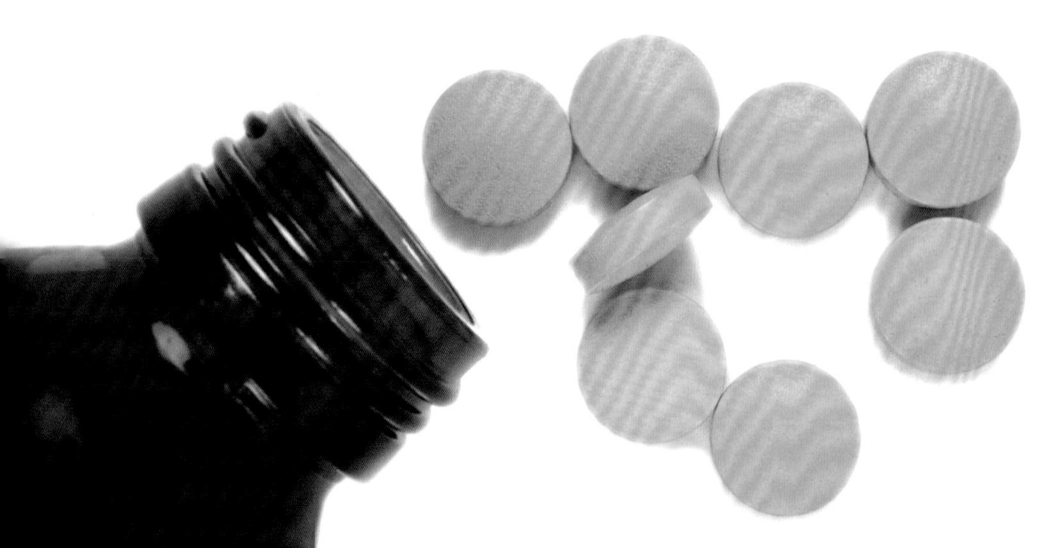

多马克和磺胺类药物

抗生素疗法的另一个重要里程碑来自德国病理学家格哈德·多马克（1895—1964年）。他

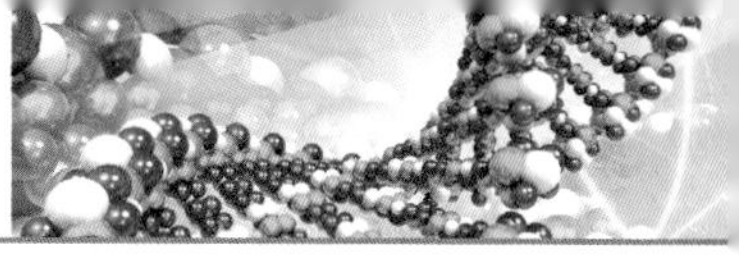

在基尔大学学医，毕业后在第一次世界大战期间担任军医。和弗莱明一样，这段军旅经历激发了他研究细菌感染及抗感染方式的兴趣。

1927年，他被任命为法本公司实验室的研究主任，发现那里生产的某些新型染料具有抗链球菌感染的作用。其中之一“百浪多息”（一种磺酰胺衍生物）特别有效。1935年，他尝试用这种物质治疗自己6岁的女儿，他女儿因为刺破了手指而患上了严重的败血症，似乎只能截肢才有救。幸运的是，多马克的疗法成功地挽救了女儿，她无须接受截肢这样的创伤性手术了。

1935年末，巴黎巴斯德研究院的人员发现，百浪多息在体内被代谢为一种更简单的物质，这种物质才是药理作用的真正来源。基于这一发现，人们直接合成该物质，从而降低了生产成本并能更快获得药物。

1940年后，成分十分相似的药物开始被合成出来，它们越来越有效，而且毒性也越来越小。多马克因其发现于1939年获得了诺贝尔生理学或医学奖。

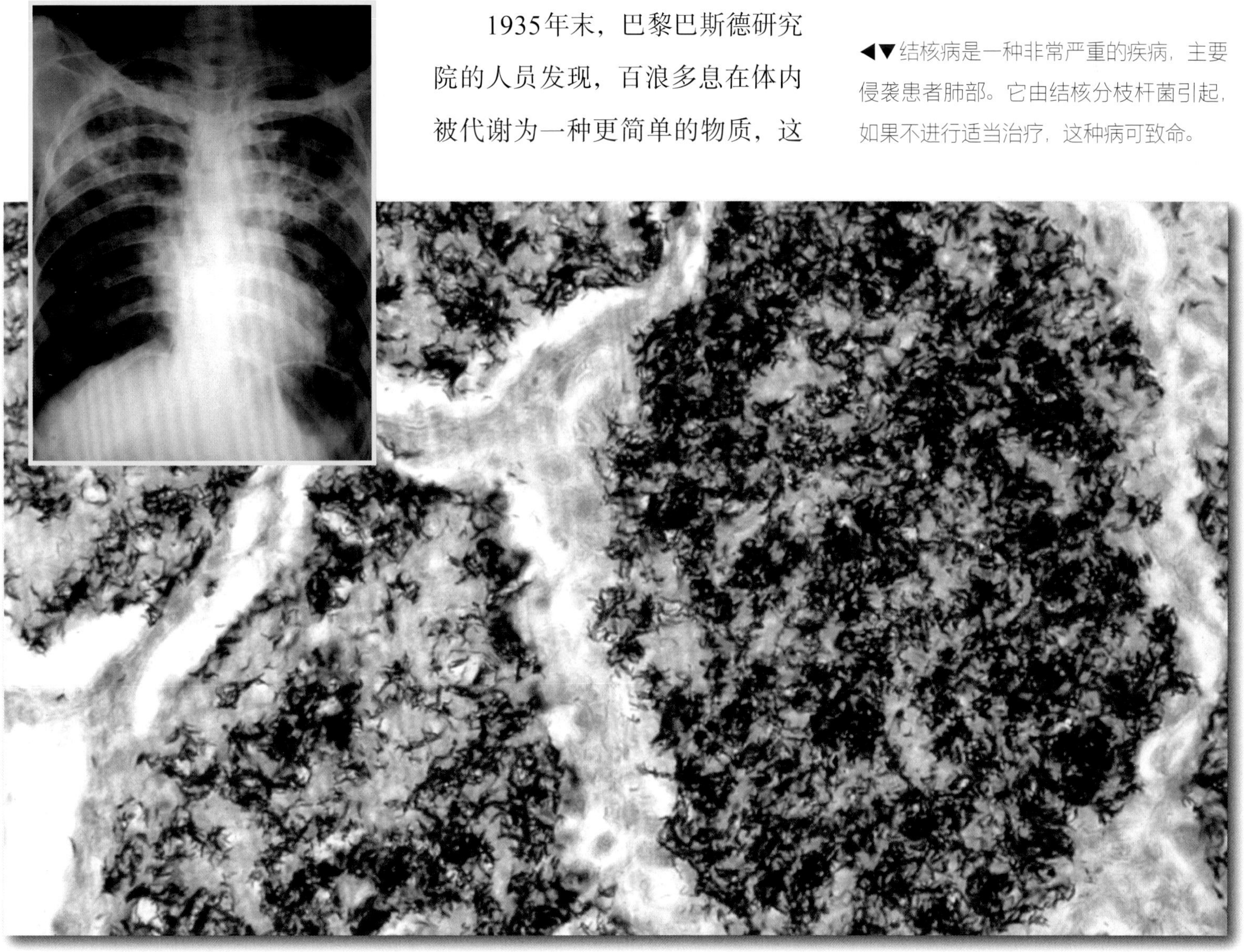

◀▼结核病是一种非常严重的疾病，主要侵袭患者肺部。它由结核分枝杆菌引起，如果不进行适当治疗，这种病可致命。

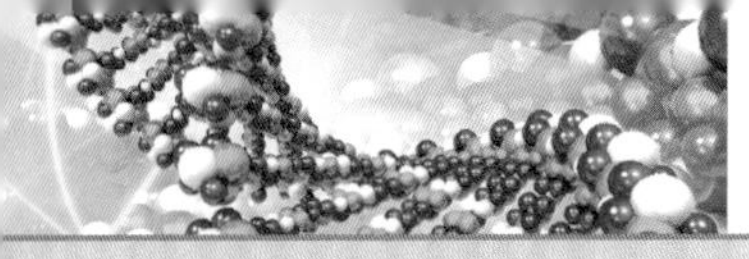

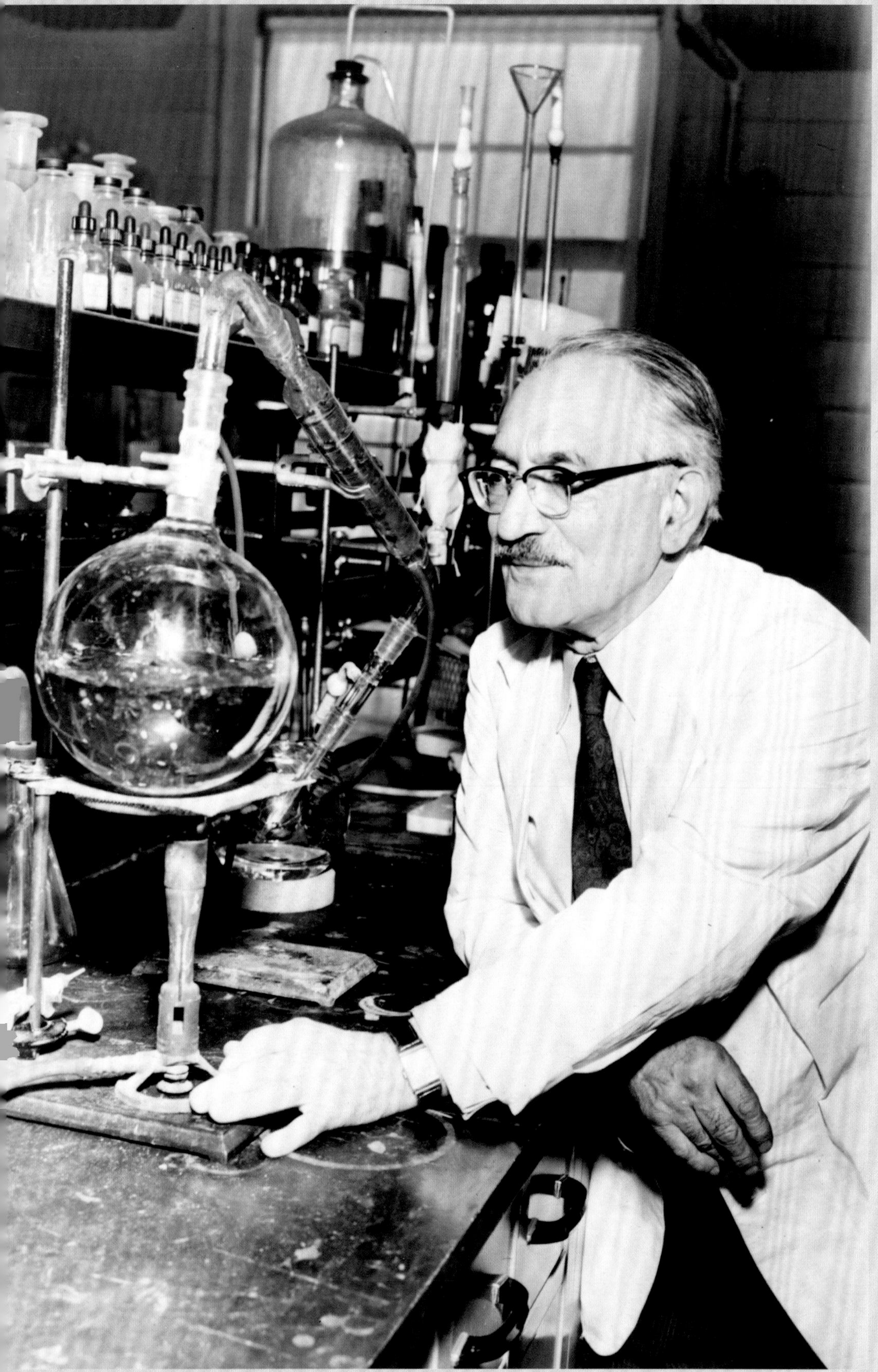

激烈的争议

青霉素并不能解决所有的感染，但其商业化为研究新抗生素打开了大门。我们在此不可能列举漫长研究过程中的所有人和所有成果，因此只说说青霉素之后第二种最著名的抗生素——链霉素，它对结核分枝杆菌引起的大多数结核病有效。

围绕它的发现有一段激烈的争议，争议双方是乌克兰裔美国生物化学家、微生物学家赛尔曼·亚伯拉罕·瓦克斯曼（1888—1973年）和他的研究生艾伯特·沙茨（1922—2005年）。

瓦克斯曼来自乌克兰的一个村庄，1910年移民美国，在新泽西州罗格斯大学学习农业，后又到加利福尼亚大学学习生物化学，两年后取得博士学位。在这些年的学习中，瓦克斯曼对土壤中的微生物尤其放线菌产生了浓厚的兴趣，这一课题将成为他一生的研究对象。

◀赛尔曼·亚伯拉罕·瓦克斯曼在罗格斯大学的实验室中。

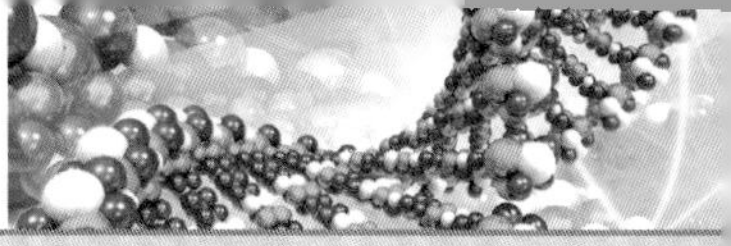

二十年，他研究了关于这些微生物性质、特征、分布的一切，以及它们对土壤结构和特性的影响。在此期间他与其他国家的许多科学家有了往来，并开始与制药行业接触，那时制药行业对生产维生素、酶以及从真菌和细菌提取的产品很有兴趣。

瓦克斯曼的实验室已成为土壤微生物学方面专业的实验室之一，开始接收来自世界各地的学生。正是其中一位学生勒内·杜博斯（1901—1982年）的成果促使瓦克斯曼开展了新方向的研究——抗生素研究。杜博斯在1939年成功分离出短杆菌素，这种抗生素由土壤中的某些细菌产生。

瓦克斯曼全心投入这一新研究方向，在几名硕士生和博士生组成的小团队的帮助下，他开发出新的土壤检查技术，在十年内分离出十种抗生素并确定了其特点，其中三种具有临床的重要意义，包括：1940年与哈罗德·博伊德·伍德拉夫（1917—2017年）合作研发的放线菌素、1944年与艾伯特·沙茨、伊丽莎白·布吉（1920—2017年）合作研发的链霉素、1949年与休伯

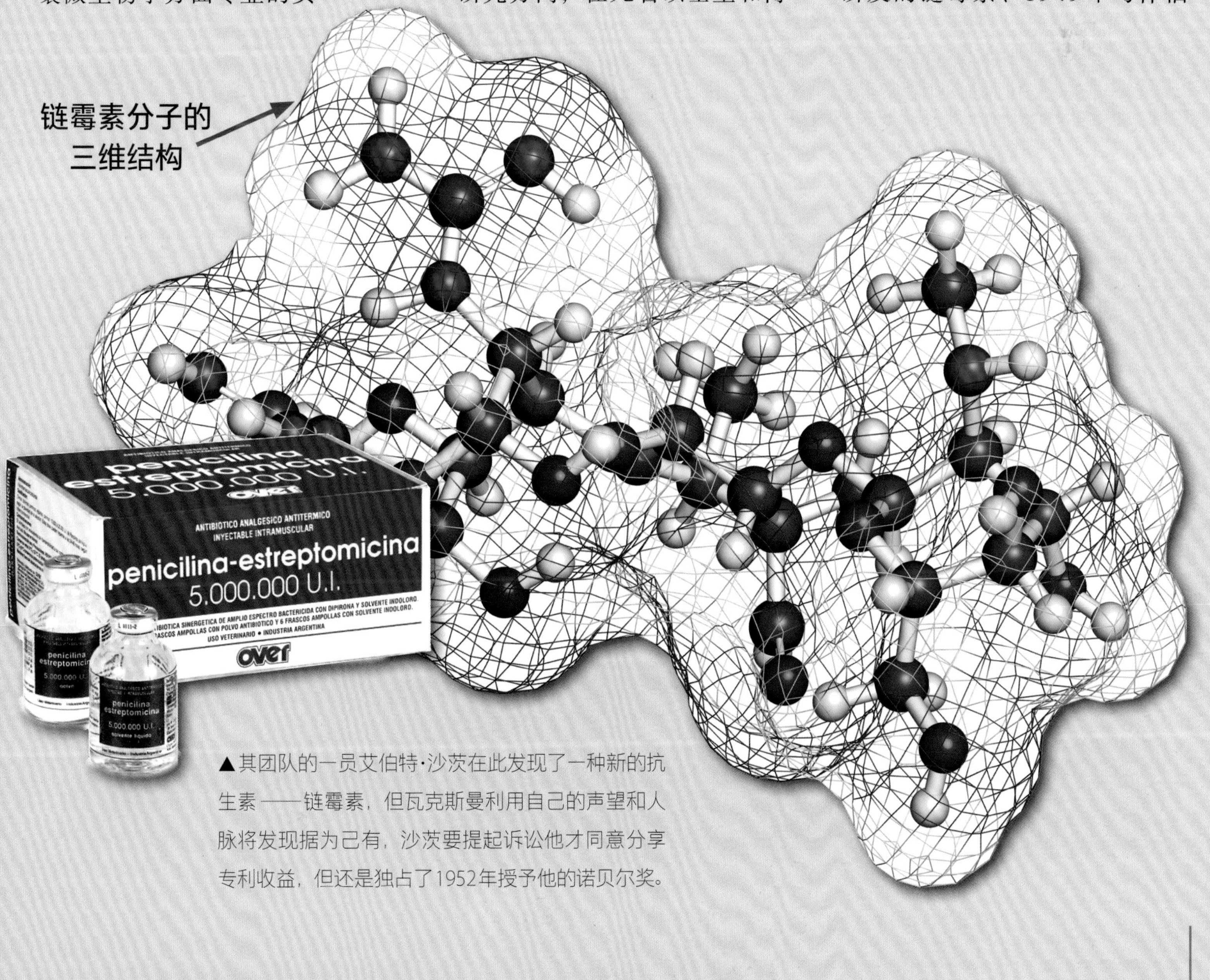

链霉素分子的三维结构

▲其团队的一员艾伯特·沙茨在此发现了一种新的抗生素——链霉素，但瓦克斯曼利用自己的声望和人脉将发现据为己有，沙茨要提起诉讼他才同意分享专利收益，但还是独占了1952年授予他的诺贝尔奖。

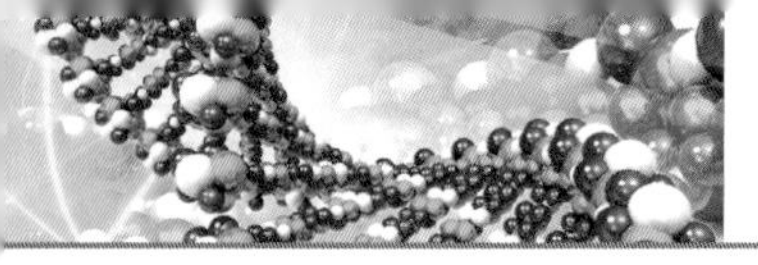

特·莱谢利耶（1926—2015年）合作研发的新霉素。

三者中最重要并引起了争议的是链霉素。不管是在实验室试验还是动物试验中，这种新物质都显示出对革兰氏阳性和阴性菌有效，治疗结核病的效果尤其明显。1945年，第一期人体临床试验进行，再次展现了新抗生素的成功。制药实验室立即对其产生兴趣，其专利也带来了高额收益。这一发现被公布在多份期刊上，署名者包括团队所有成员，但主要的认可还是给了研究的导师瓦克斯曼。

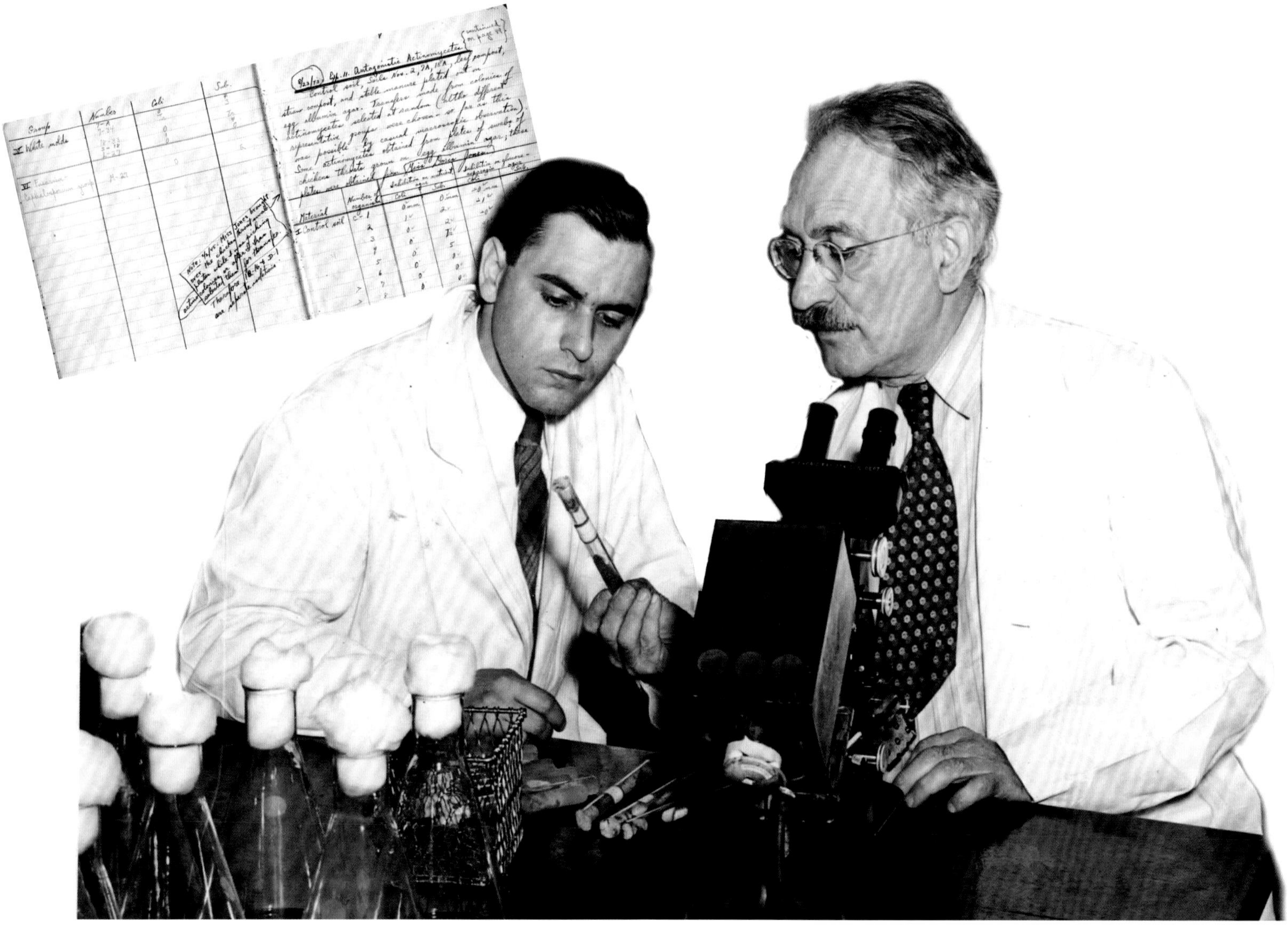

▼几年前，在罗格斯大学档案的瓦克斯曼（右）文件中发现了艾伯特·沙茨（左）的实验室笔记，证明是沙茨发现了链霉素。

艾伯特·沙茨对此颇有异议，认为是自己最终分离出具有杀菌效果的菌株。1950年，他对瓦克斯曼提起诉讼，表示自己才是发现者，要求分享专利收益。1952年瓦克斯曼获得了诺贝尔生理学或医学奖，这让情况更加复杂。沙茨的经济诉求以庭外和解收场，但诺贝尔基金会从未承认奖项授

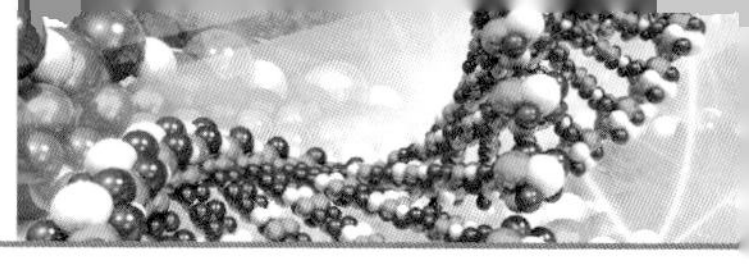

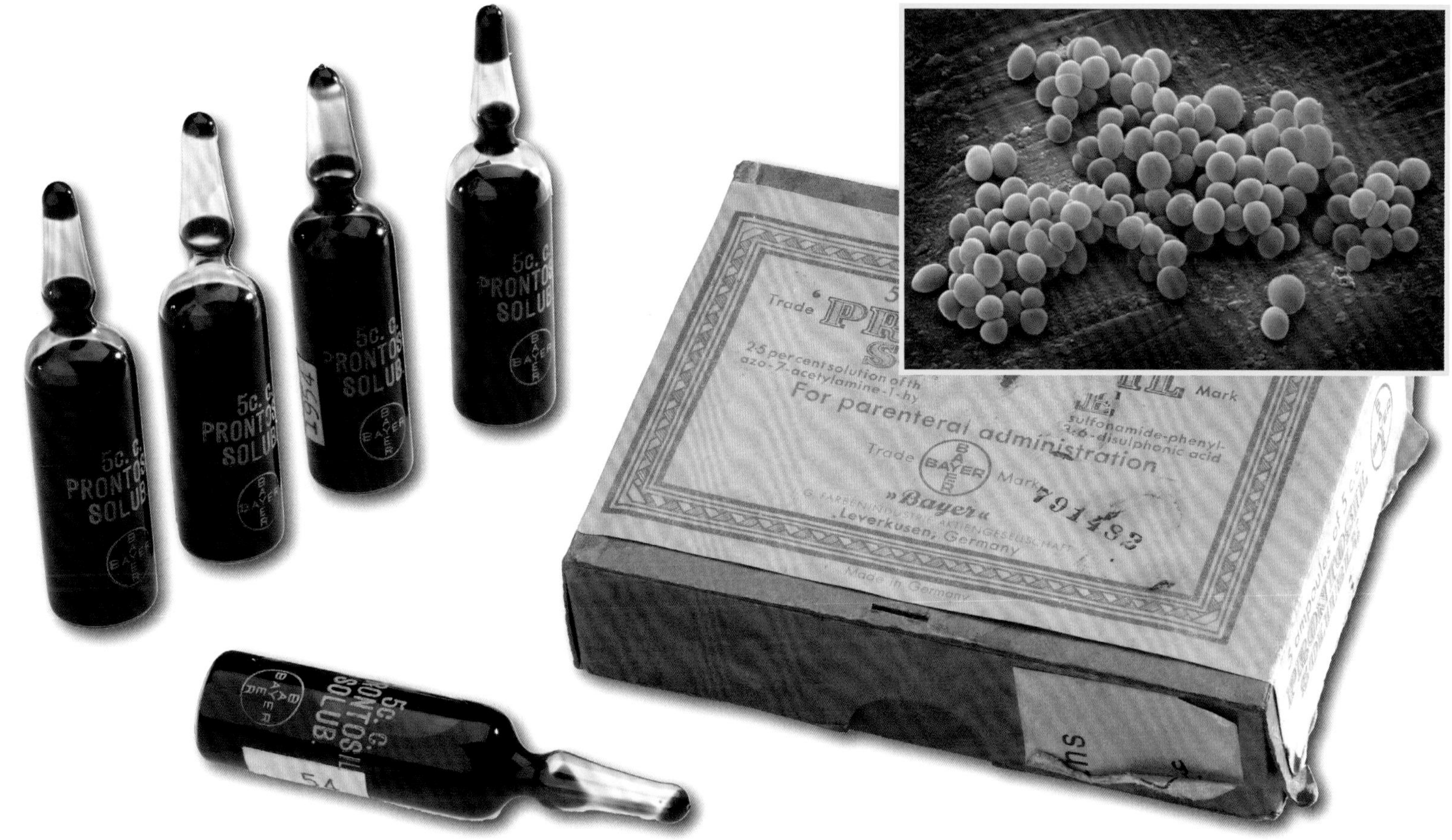

予有任何差错，而科学界一般认为这一伟大发现是赛尔曼·瓦克斯曼指导下团队合作的成果。

众多的抗生素

青霉素、链霉素、磺胺类药物取得成功之后，病因化学治疗继续飞速成长，其目标是找到能消灭致病原因而不是缓解症状的化学物质。20世纪40年代，放线菌产生的另一些抗生素被分离出来，包括恩里克·特赫拉·格瓦拉（1889—1980年）分离出的

▲"百浪多息"是1935年上市的首个磺胺类抗生素的商品名。它对血液感染、扁桃体炎、产褥热极其有效。右上方是导致当前大多数医院感染的金黄色葡萄球菌。

氯霉素、劳埃德·希利亚德·康诺弗（1923—2017年）持有专利的四环素、本杰明·明格·道格（1872—1956年）发现的土霉素等等。

20世纪50年代，詹姆斯·M.麦奎尔带领的团队发现了红霉素。万古霉素、卡那霉素、庆大霉素、甲硝唑也出现了。甲硝唑由法国研究实验室研制，对阴道毛滴虫引起的感染有效。

之后的几十年中，氨苄青霉素、多粘菌素、头孢菌素、碳青霉烯类、喹诺酮类、氟喹诺酮类等新产品不断加入这个长长的列表。人们还观察到两种或多种抗生素联合可提高针对某些感染的疗效，而针对另一些感染则效果下降。克拉维酸与阿莫西林的联合是这些抗生素联合中值得一提的。

新抗生素的发展在很大程度上也是由于微生物出现了耐药性。

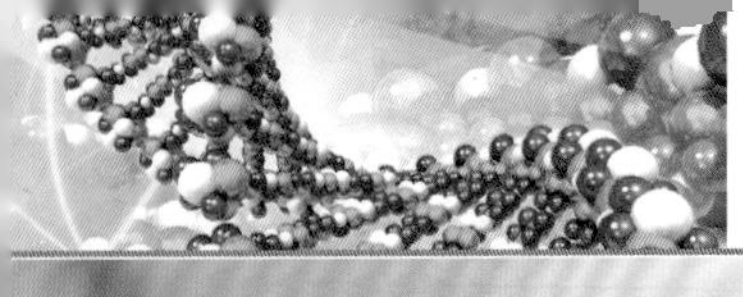

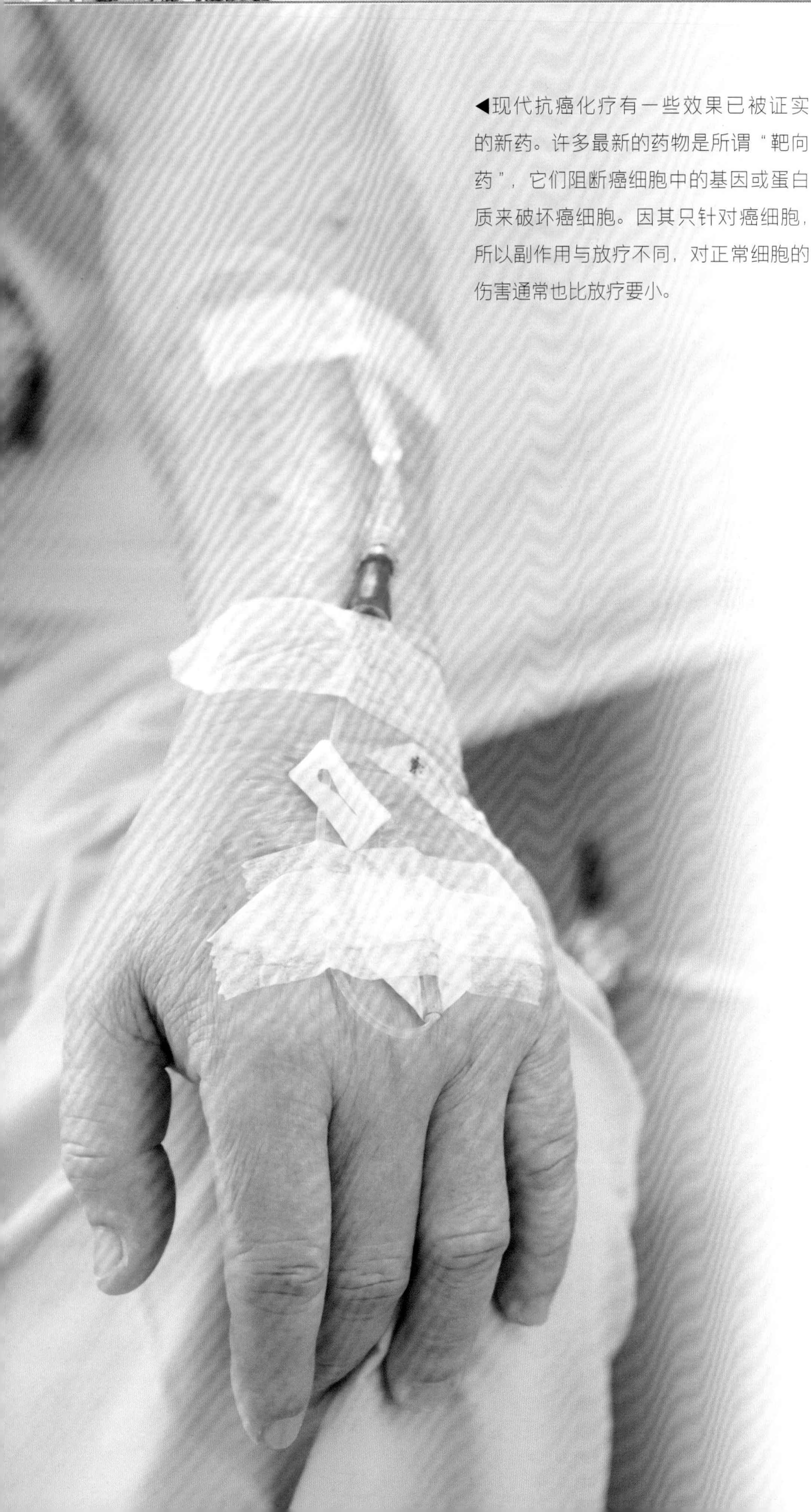

◀现代抗癌化疗有一些效果已被证实的新药。许多最新的药物是所谓“靶向药”，它们阻断癌细胞中的基因或蛋白质来破坏癌细胞。因其只针对癌细胞，所以副作用与放疗不同，对正常细胞的伤害通常也比放疗要小。

对青霉素的耐药现象在20世纪50年代就已出现，但在那时人们并不懂得其实际意义。此后，对某些抗生素具有不同耐药性的微生物菌株逐渐出现，人们已经发现滥用或错用抗生素是导致耐药性增强的因素之一。

抗癌化疗

20世纪50年代出现了另一个重大药理学进步——用于治疗癌症的化学疗法。其方式是用药物阻断或改变细胞分裂所需的某些系统，缺点是其作用机制是非特异性的，既影响癌细胞也影响正常细胞，因此会引起一系列的副作用，一般结束治疗后副作用就会消失。

化疗需要使用一种以上的药物，以覆盖对某些药物有抗性的细胞，扩大治疗作用，同时推迟耐药性的出现。

目前，癌症化疗所用的药物有一百多种，在化学成分、给药方式、副作用、对特定癌症的效果方面差异很大。

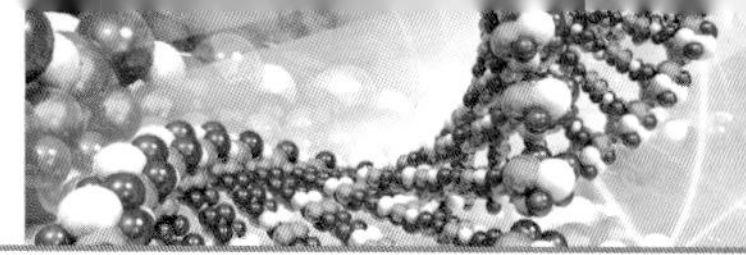

外科面临的新挑战

上文已经说过，在19世纪的最后几年，由于麻醉剂、外科止血技术、无菌措施的使用和X光等新检查技术的出现，外科得到了巩固。但在20世纪初，第一次世界大战爆发，残酷的场面和大量的死伤者要求外科继续进步。这一领域和所有医学学科一样，依赖其他科学的贡献。

麻醉学也取得了重大进展，乙烯、三氯乙烯、环丙烷等新麻醉气体被引入。另外，在1921年，西班牙医生菲德尔·帕吉斯（1886—1923年）发明了硬膜外麻醉，并以此做了43台手术，他在西班牙期刊上发表的文章记录了这些手术，但这些文章没有被翻译成其他语言，这是他的发现未得到重视的主要原因之一。1931年，意大利外科医生阿基利·多廖蒂（1897—1966年）向科学界介绍了帕吉斯的发现。另一个决定性的进步是气管插管术的完善，英国麻醉医生埃德加·斯坦利·罗博特姆（1809—1979年）和伊万·怀特赛德·马吉尔爵士（1888—1986年）于1919年推出

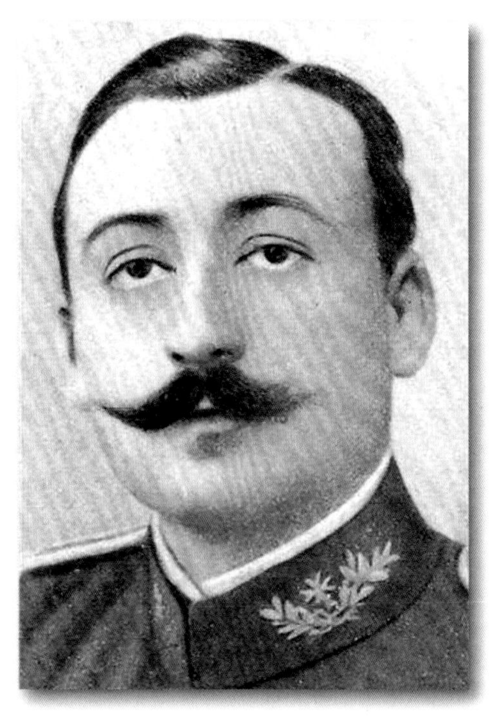

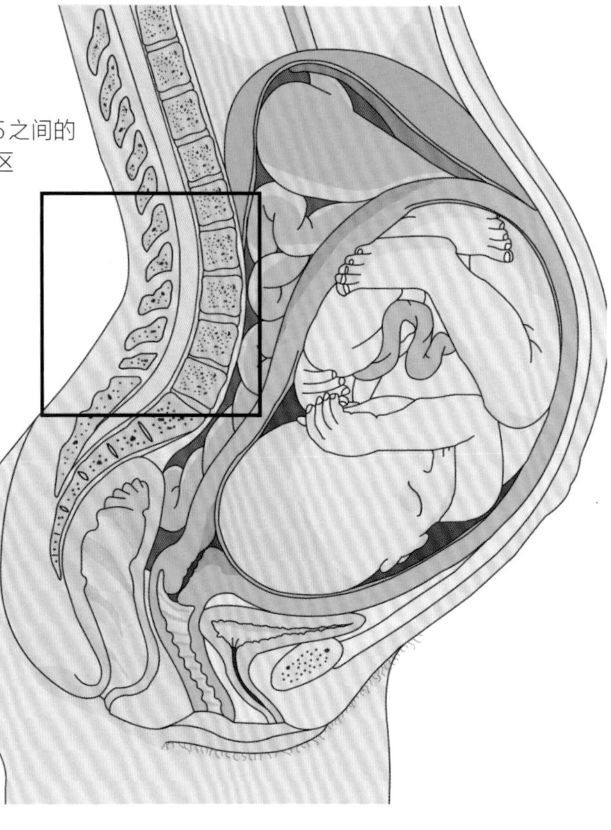

▲1921年，西班牙外科军医菲德尔·帕吉斯（1886—1923年）发明了硬膜外麻醉，该技术后来被意大利外科医生阿基利·马里奥·多廖蒂推广。

腰椎L3和L5之间的穿刺区

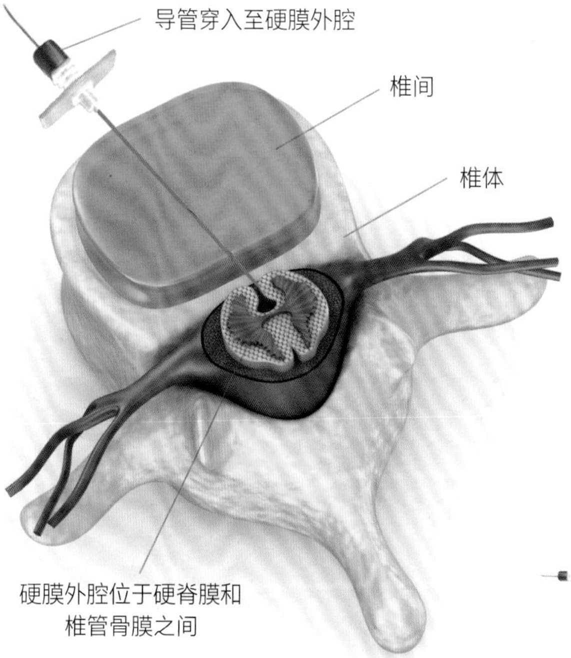

导管穿入至硬膜外腔

椎间

椎体

硬膜外腔位于硬脊膜和椎管骨膜之间

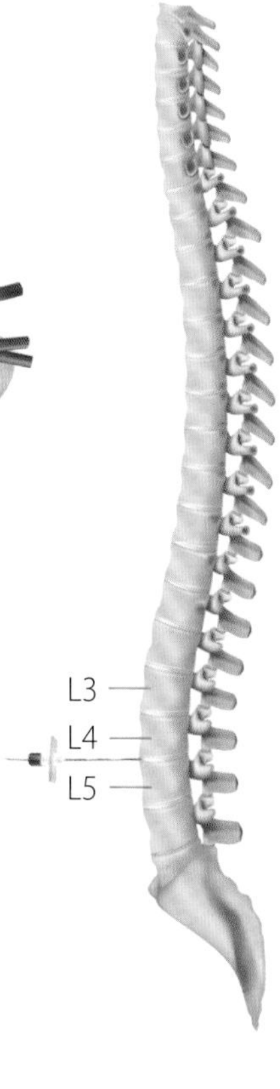

L3

L4

L5

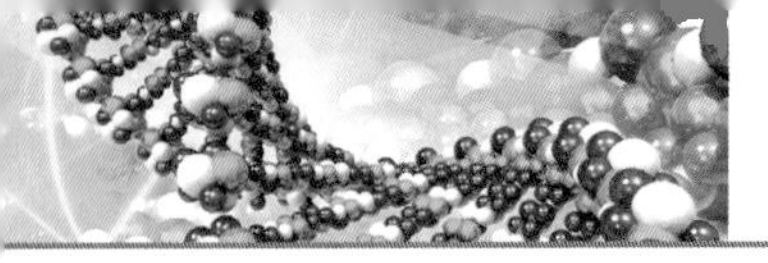

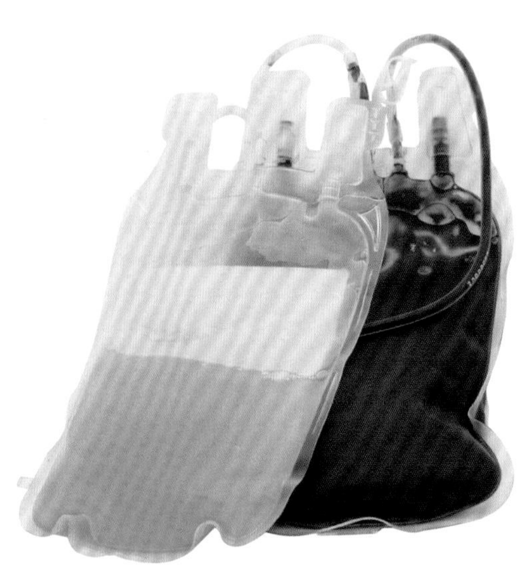
▼▲查尔斯·理查德·德鲁对输血、血库、血液储存技术的研究及其在二战初期的大规模运用挽救了数千盟军士兵的生命，并为创建血库打开了大门。

并在随后几年中完善了这一技术。20世纪30年代，静脉麻醉开始被使用。

另一个重要发展是输血。上文已经说过，卡尔·兰德斯坦纳在1901年发现了血型，让输血得以避免排异问题。下一个要解决的是如何保存血液。1914年，阿根廷医生路易斯·阿戈特（1868—1954年）发展出一种防止血液凝固的方法。20世纪40年代初，美国人查尔斯·理查德·德鲁（1904—1950年）又发现血浆可与血细胞分离并冷冻起来，以延长保存期限并降低污染风险。

抗生素的发现和发展是对抗术后感染的又一利器，人体解剖学、生理学、病理生理学的进步亦然。

1944年，阿尔弗雷德·布莱洛克（1899—1964年）和助手维维恩·托马斯（1910年—1985年）在心脏专家海伦·陶西格（1898—1986年）的推动下发展出主动脉

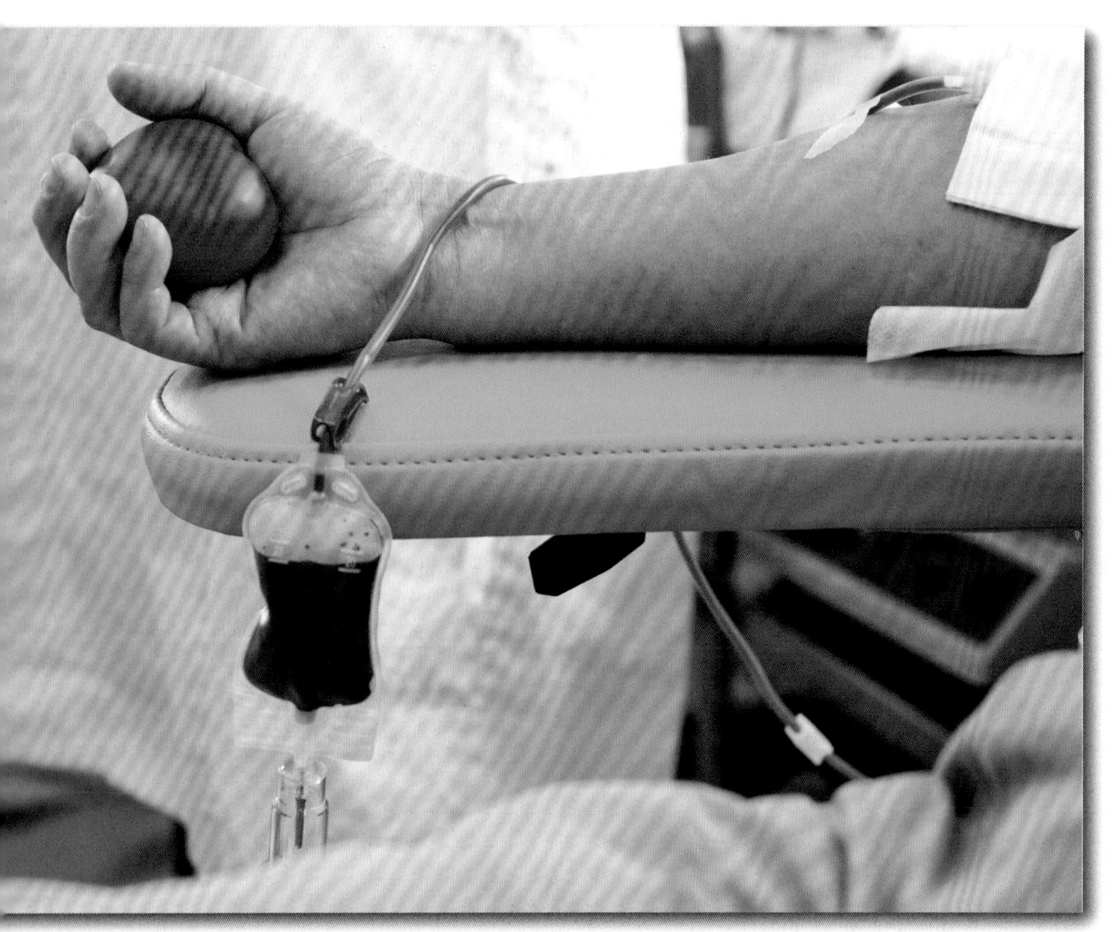

根据世卫组织的数据，176个国家的约13000个献血中心上报数据，它们进行了1.1亿次采血。另有2500万骨髓捐献者。

搭桥技术，这种手术标志着现代心脏外科的开始。1953年后，第一台体外循环机被开发出来，心脏外科有了更快的发展。

1952年，医生拉斯·雷克塞尔（1907—1986年）发明了放射疗法来治疗肿瘤。此技术使用高精度电离辐射，从而避免了侵入

性手术。1968年，首个用于放射外科的伽马刀问世，技术在此后又不断有重大进步。

另一种手术——内窥镜微创手术在20世纪80年代发展起来。它侵入性低，可通过一系列光学仪器看到病灶的准确位置，进行精确治疗。其优势很大，因为不需要“开放性”大伤口，所以也减少了出血和并发症的可能，术后恢复期通常很短，也比传统手术痛苦小，患者在几天后就可回归正常生活。

20世纪的最后几十年，微创手术进步，医疗器械和影像、通风、切割仪器改善，使得手术更精准，患者风险更低。这些创新和良好的临床及沟通，继续成为推动外科发展的基本支柱。

器官移植时代开始

20世纪50年代末及60年代，移植的时代开始了，所谓移植就是用功能正常的器官或组织替代患病的器官或组织。

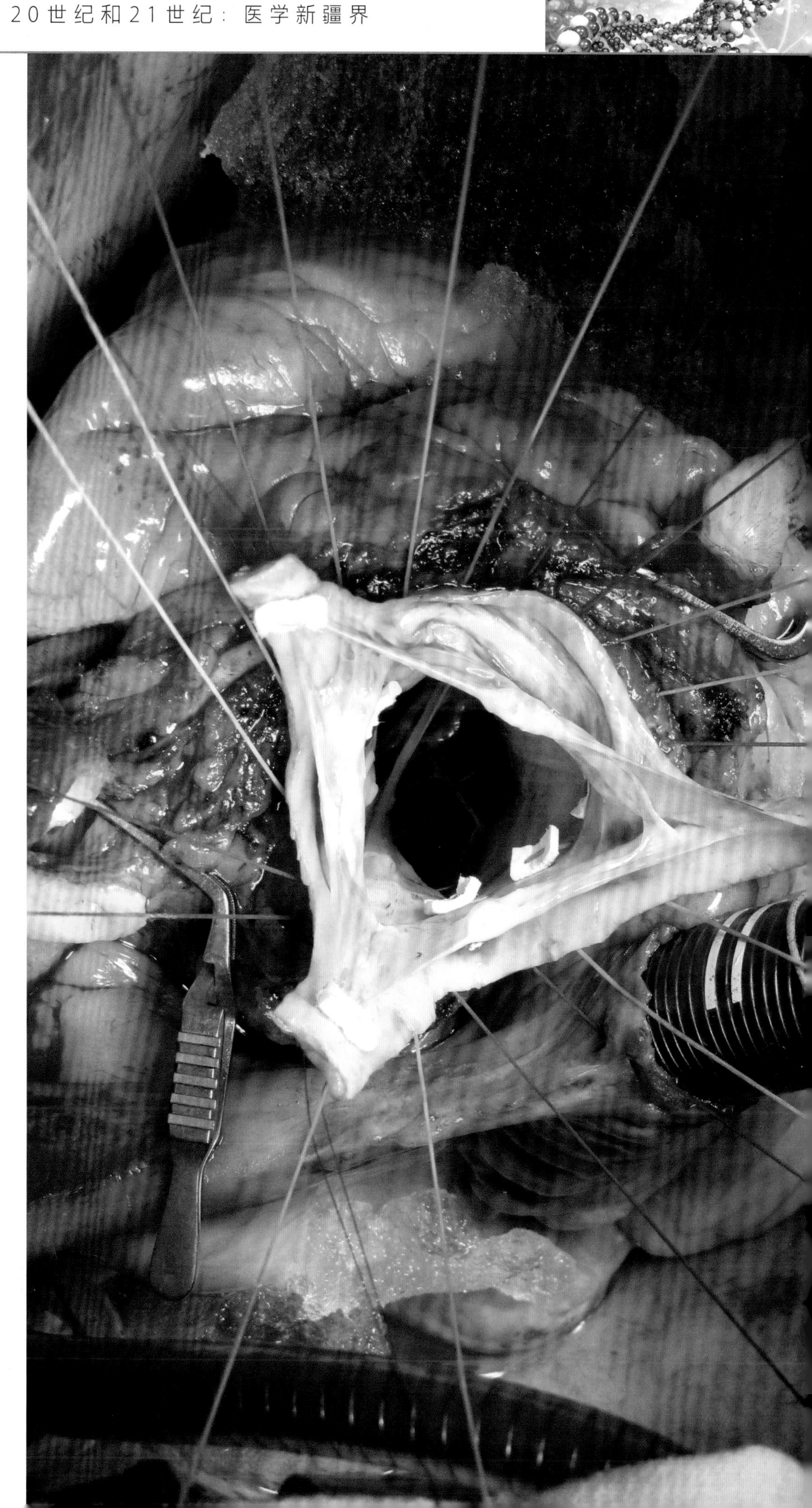

▶心脏瓣膜置换、肺移植、肝移植等器官移植手术在以前被认为风险很高，如今几乎已成为常规手术。

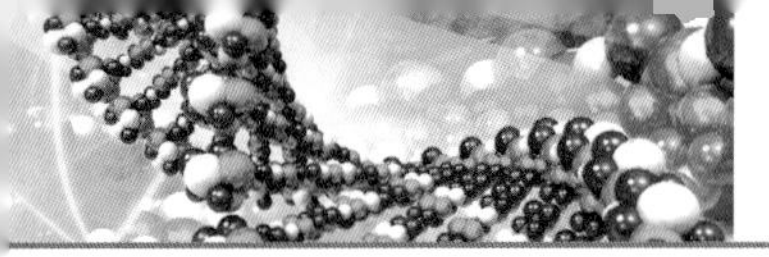

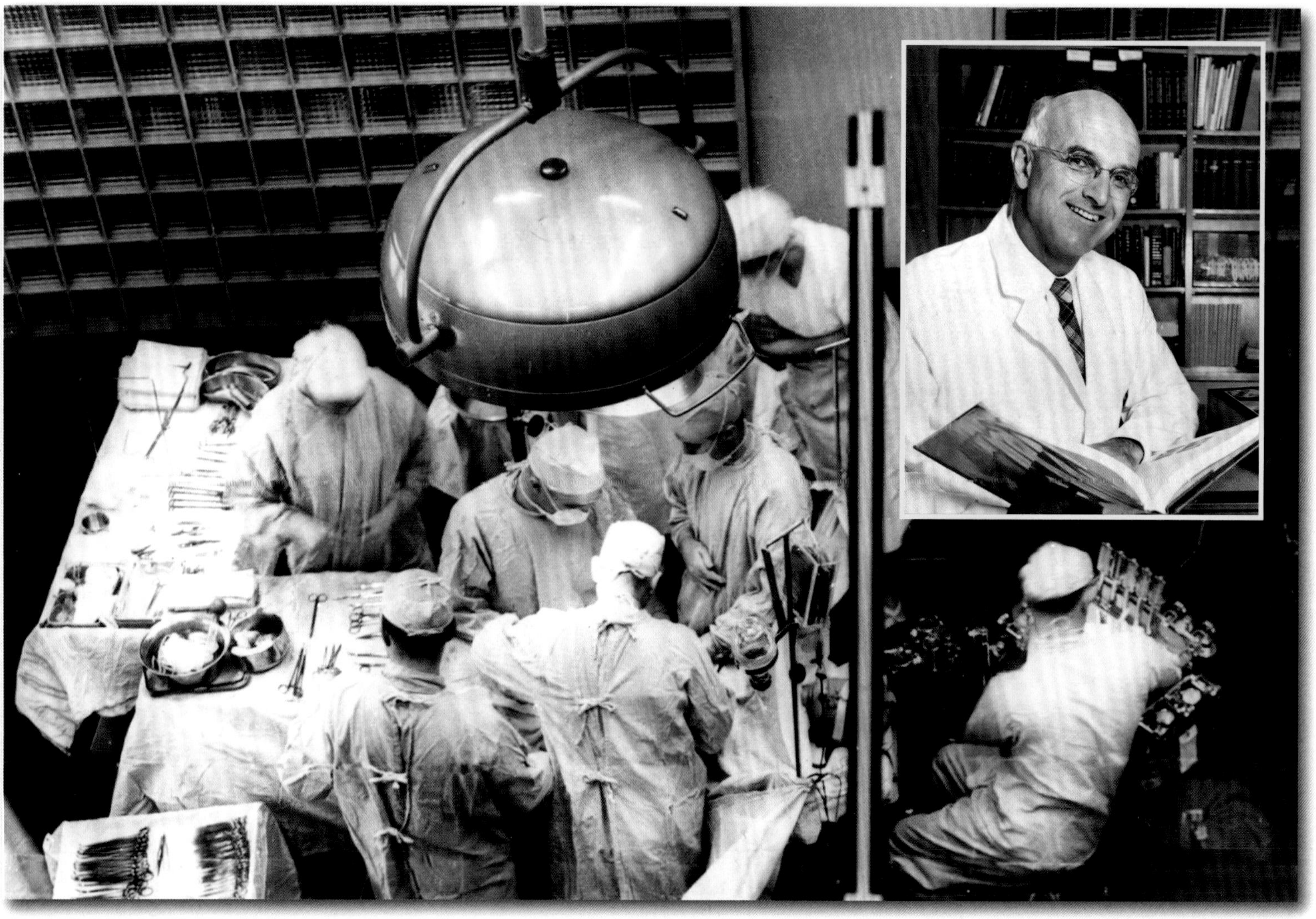

▲这张历史性的照片展示了约瑟夫·默里（小图）和团队于1954年进行第一例人体肾移植。手术在波士顿的布莱根妇女医院进行。

第一次器官移植是1954年的一例肾移植，在同卵双胞胎之间进行，由外科医生约瑟夫·默里（1919—2012年）在波士顿的一家医院完成。1963年，美国医生、研究者托马斯·斯塔兹（1926—2017年）进行了第一例肝移植，他被许多人认为是“肝移植之父”。尽管此病例的生存时间很短，但也在20世纪六七十年代开辟了一条道路，获得了或好或坏的结果。在1983年之前，肝移植作为复杂的移植之一，从治疗角度看其实并没有多大用处。

与第一例肝移植同一年，也就是1963年，外科医生詹姆斯·哈迪（1918—2003年）完成了第一例肺移植。这次手术可谓惊心动魄，肺移植从未在人类身上进行过，因此找了一个已经无所谓的受者——约翰·拉塞尔，一名58岁的囚犯，因谋杀被判处死刑，患有肺癌、肾衰竭、呼吸衰竭。拉塞尔同意当“小白鼠”，条件是减刑且免除死刑。结果他在移植后16天因肾衰竭恶化而

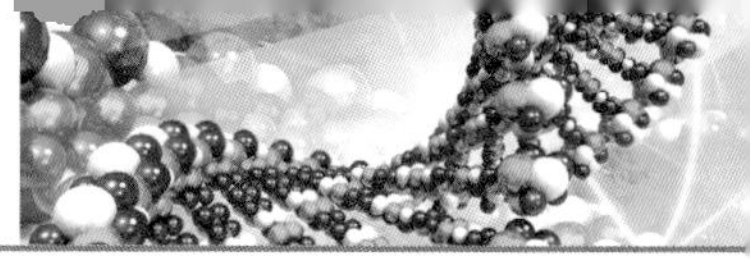

死。之后虽然有多次尝试，但直到1981年单肺移植才有了基础，双肺移植则要到1986年。而小肠移植的尝试在1964年就开始了，但直到20世纪90年代才取得一定成功。最早的两例胰腺移植则是在1966年进行的。

最著名的移植无疑是1967年的心脏移植，媒体争相报道，不局限于科学界。此手术由南非医生克里斯蒂安·巴纳德（1922—2001年）完成，供者是一名死于交通事故的年轻女子，受者是路易斯·沃什坎斯基，一名56岁的男子，患有不可逆的心脏病，已无药可医，同时他还患有急性糖尿病。这台手术由二十名外科医生在巴纳德的指令下完成，持续了九个小时。尽管看似很成功，但患者还是在十八天后死于肺炎。

次年，也就是1968年，第二例心脏移植手术完成，这次的受者是牙医菲利普·布莱伯格，他在术后成功存活了将近一年半。此后心脏移植可谓疯狂，短短一年多的时间里进行了约160例。

组织移植不像器官移植那么“出名”，但这类手术已实施多年，效果很好。可以移植的包括骨骼和肌腱等相关组织、皮肤、角膜、静脉及动脉血管段、心脏瓣膜、骨髓、细胞培养物。

移植的主要问题之一是免疫排斥，受者身体抗拒进入的外来者。为将这种影响最小化，要让供者和受者尽可能相容。很多时候这很困难，但可能不久之后排异问题就会解决，美国的一个研究小组从多年前开始就一直在测试一种“脱敏”方法，它能调整受者的免疫系统，以接受不相容供者的器官。

放眼未来，五十年来移植所带来的问题似乎会交由干细胞疗法和再生医学去解决。

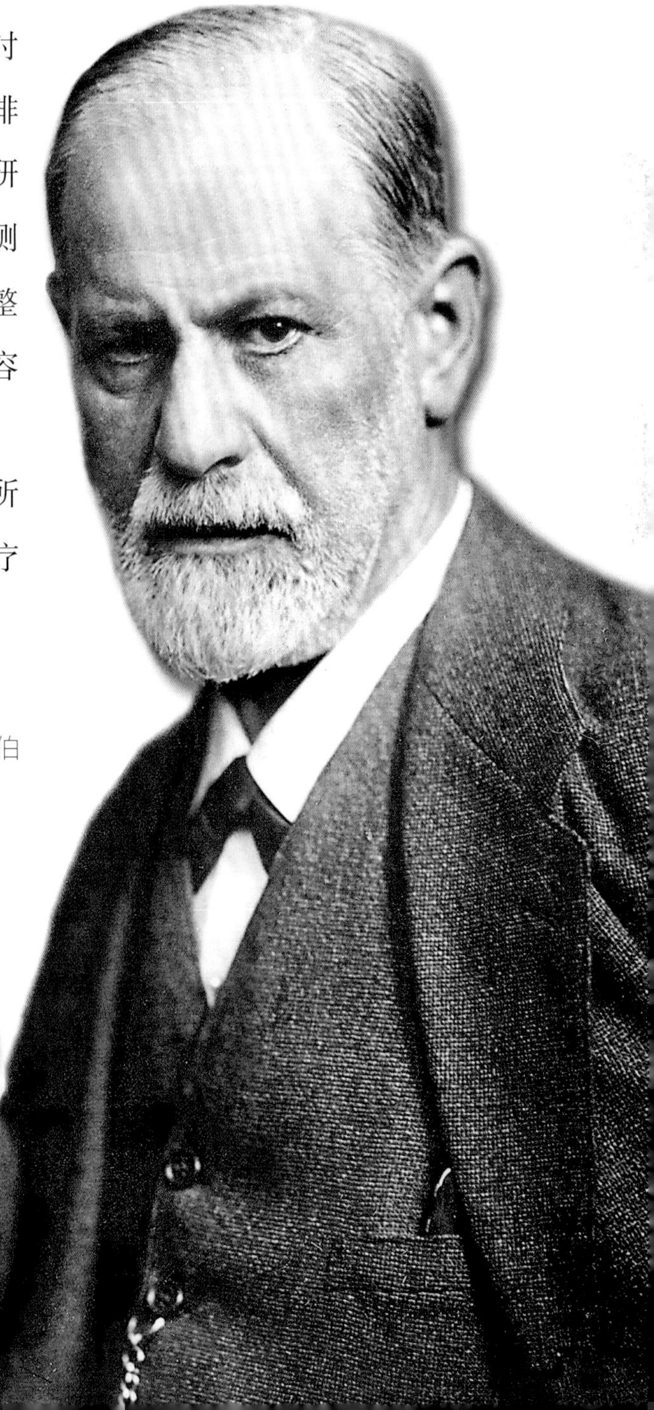

▶西格蒙德·弗洛伊德，马克斯·哈尔伯斯塔特摄于1922年。

弗洛伊德和精神病学的开端

现代科学精神病学的基础是19世纪末由德国人埃米尔·克雷佩林（1856—1926年）和瑞士人尤金·布鲁勒（1857—1939年）打下的。克雷佩林创造了一个描述性精神病学的系统，至今仍在

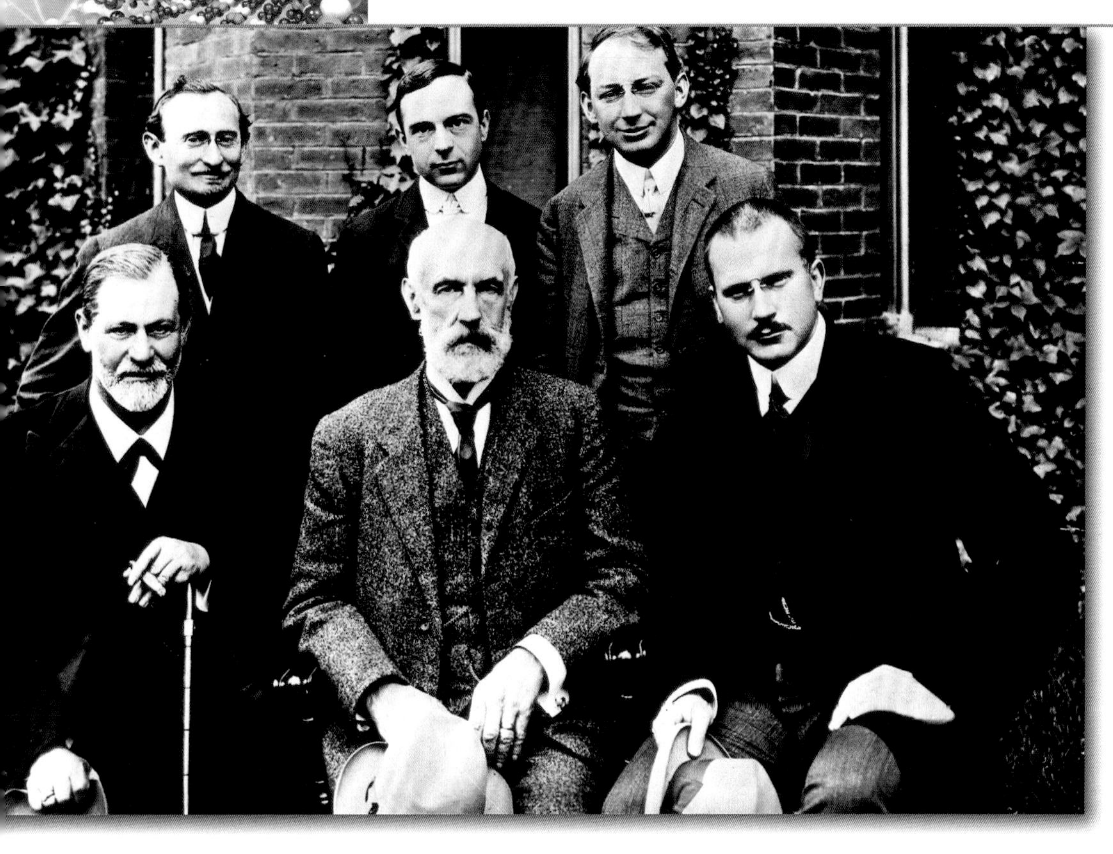

◀这张照片在1909年拍摄于克拉克大学，可以看到当时精神病学和心理学领域的顶尖人物：西格蒙德·弗洛伊德、斯坦利·霍尔、卡尔·古斯塔夫·荣格、亚伯拉罕·阿登·布里尔、欧内斯特·琼斯、萨德·费伦齐（从左到右，从下到上）。

> "第一个辱骂敌人而不是向其扔石头的人是文明的创建者。"
>
> ——西格蒙德·弗洛伊德

使用，按照患者的行为对其分类，他还首次描述了早发性痴呆和躁郁症。布鲁勒对临床精神病学做出了重要贡献，创造了两个术语："精神分裂症"和"自闭症"。

尽管这两位精神病学家做了决定性的工作，但多年来他们的科学贡献被另一些理论抢了风头，这些理论来自一位充满魅力和争议的奥地利著名神经学家——西格蒙德·弗洛伊德（1856—1939年）。

弗洛伊德是以精神分析治疗精神疾病的先驱。他认为，要解释人类的行为，就要分析潜意识中的性冲突，这些性冲突来源于童年时期。他认为人类的头脑有一个动态结构，由三个层面组成："自我"（意识）、"本我"（无意识，没有逻辑，具有性欲、先天本能、冲破压抑等原始冲动）、"超我"（维护道德、进行压抑的无意识）。因此，被意识压抑的本能冲动存在于无意识中，而这种无意识对主体"不可见"，精神分析师的工作就是通过梦的解析和自由联想使其"可见"。

梦很重要，因为做梦时没有压抑，被压抑的许多东西都会在此时表现出来，尽管可能被扭曲了。而自由联想是在治疗中使用的一种技术，让患者自由地说出任何思想、情感、形象，不受约束也不事先安排顺序，精神分析师要从中选出哪些反映了无意识中的冲突。

弗洛伊德的理论在当时产生了很大的影响，有人支持也有人反对。尽管目前已不再使用，但它们为心理学总体的发展做出了贡献。

现代精神病学

卡尔·雅斯贝尔斯（1883—1969年）于1913年发表《普通精神病理学》之后，精神病学在存在主义哲学的影响下前进。20世纪上半期精神病学的重要人物

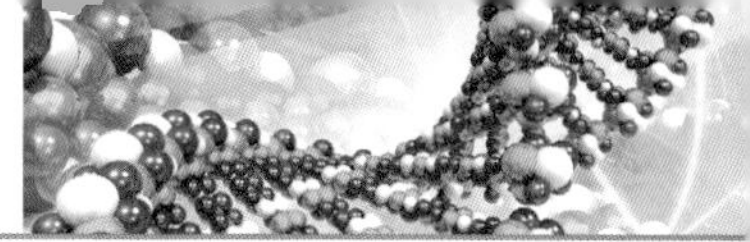

有：阿道夫·迈尔（1866—1950年），他引入了“精神卫生”的概念，意为实现并维持心理健康的可能；安东尼奥·埃加斯·莫尼斯（1874—1955年），他引入了脑白质切除术作为治疗某些类型精神病的手段，他因其研究于1949年与神经学家瓦尔特·鲁道夫·赫斯共同获得诺贝尔生理学或医学奖；维克多·弗兰克（1905—1997年），他创造了意义疗法。

值得一提的还有：约翰·布罗德斯·华生（1878—1958年），他是20世纪颇具影响力的心理学家之一，也是行为主义学派的创始人；恩斯特·克雷奇默（1888—1964年），他发明了基于体型、性格、精神疾病之间关系的分类法，这是他体格学派的基础。

从20世纪中期开始，制药业兴起，对神经递质具有活性的新药被发现，精神药理学开始发展。这个学科研究如何用有效药物来治疗某些精神疾病和障碍。氟西汀就是一个很好的例子，它是著名药物百忧解的有效成分，用于治疗抑郁症。

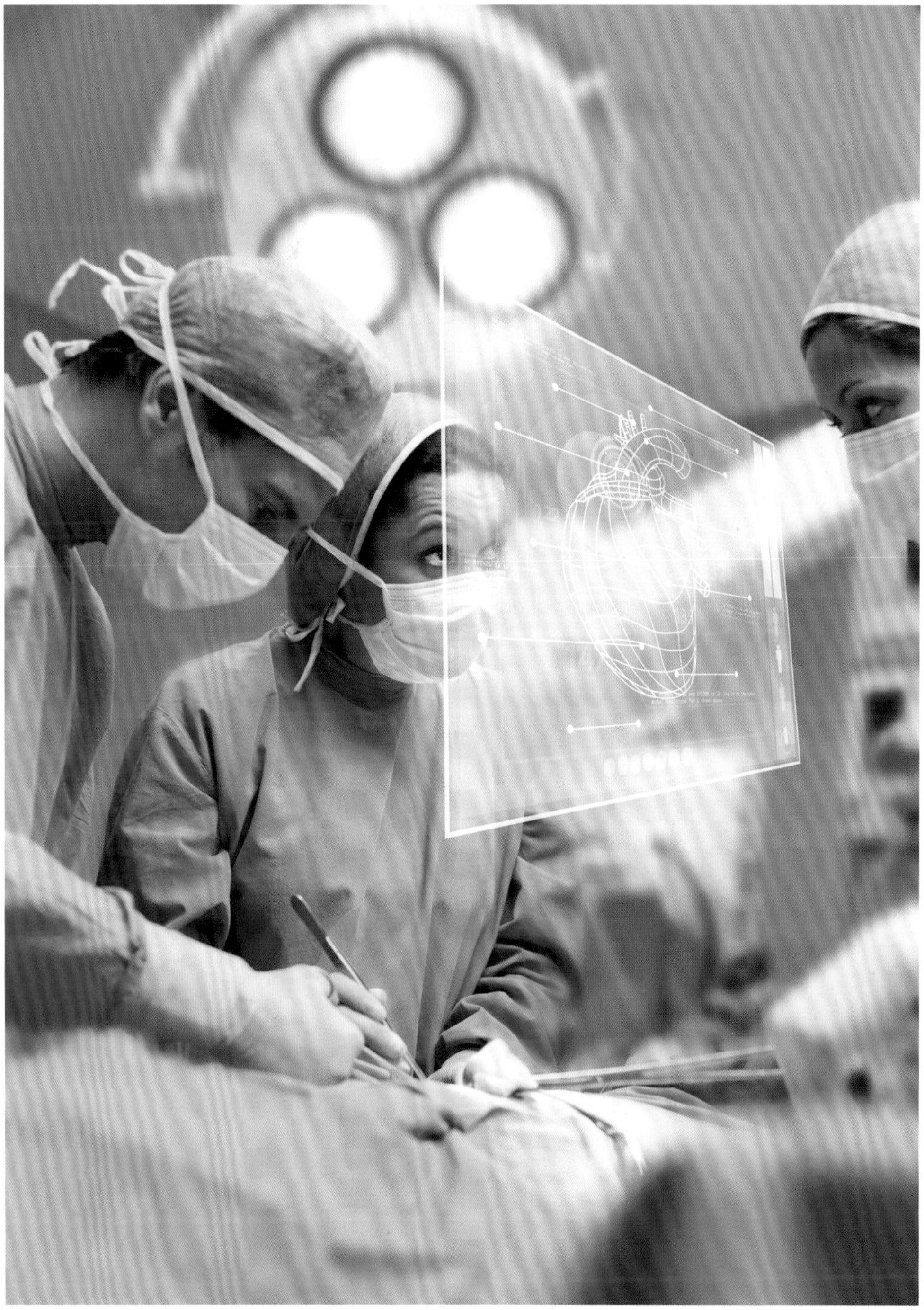

▲当前医学有趣且发展迅速的领域之一是虚拟现实、3D打印、线上诊疗、仿生假肢等新技术的应用。

21世纪医学面临的挑战

目前，常见病都有先进的诊断和治疗方法，有高效且耐受性好的药物，也有技术手段可以查

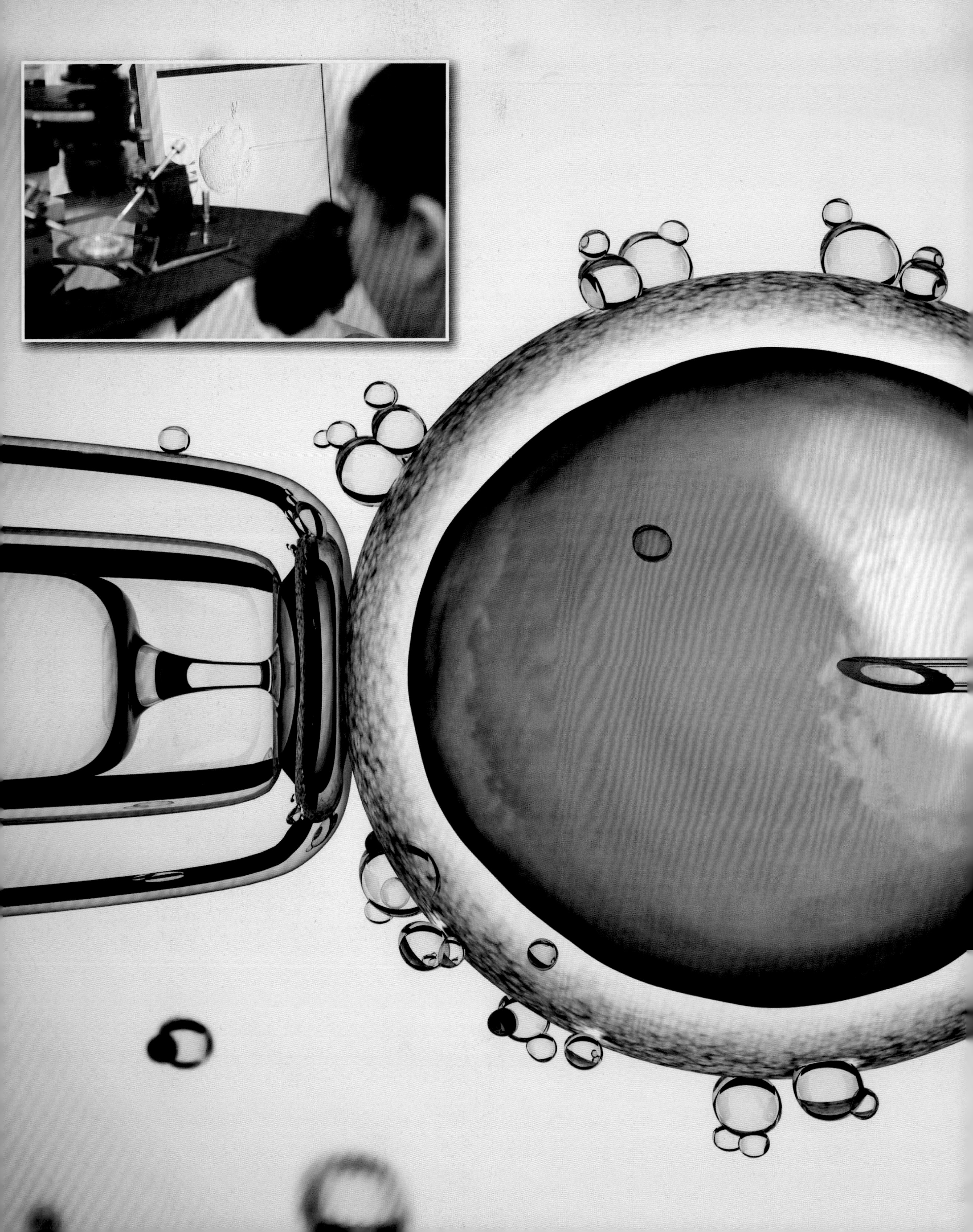

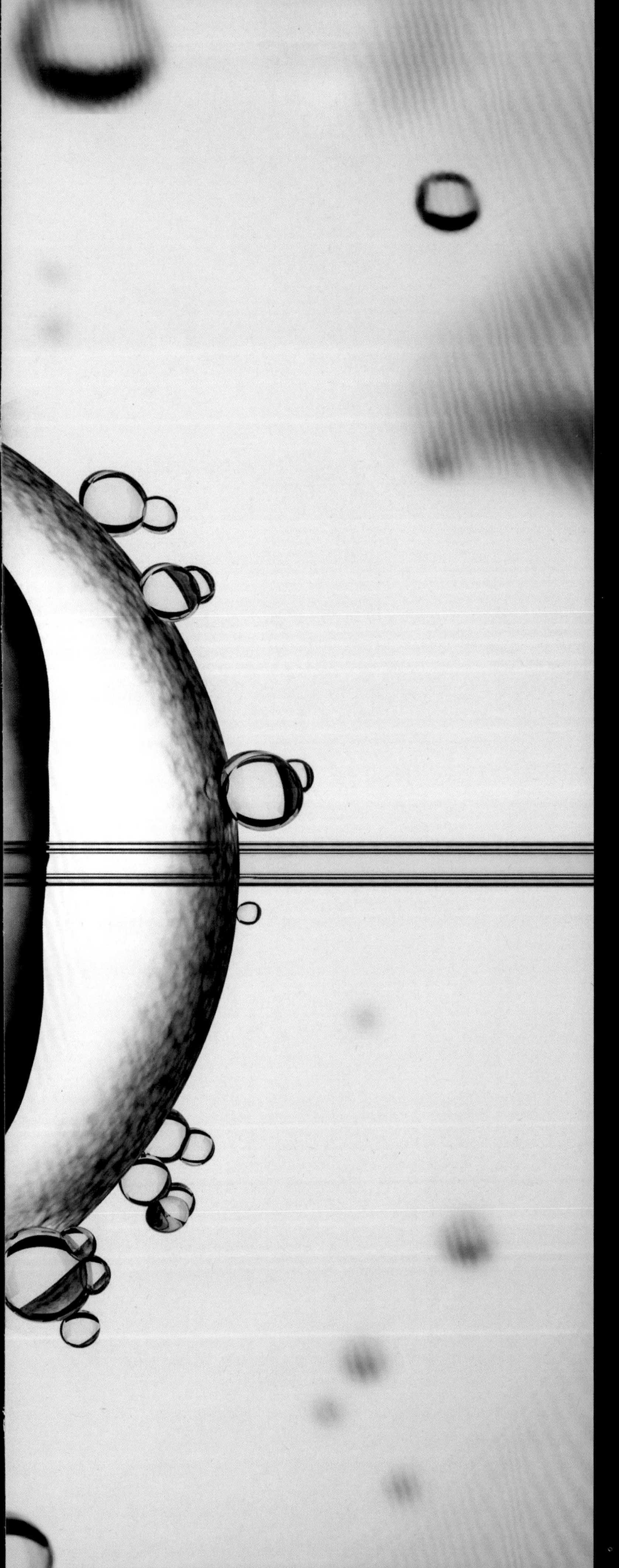

体外受精

“体外受精”也就是在实验室中让卵子受精。要实现它并进一步实现怀孕，需要一系列步骤。首先是受控的卵巢刺激，给女性使用特定的激素，其主要目的有二：一方面，确保该周期中开始生长的所有卵子都能最终成熟，而不是自然条件下的仅一个；另一方面，使用激素可控制卵巢周期并大致知道卵子何时成熟，从而知道何时排卵，这可增加成功概率。卵巢刺激有多种医疗方案，一般都包括促性腺激素和促性腺激素释放激素类似物的使用。

这一步之后，就要进行卵巢卵泡穿刺以获得卵子。此手术要在麻醉下进行，妇科医生刺穿卵巢的卵泡（包含卵子的“袋子”）并吸取内容物。随后在实验室中分析吸出的卵泡液以寻找卵子。之后是男方取精，还要经过“精子获能”，也就是消除劣质精子和精浆，提高精子浓度。

下一步是配子受控融合。如果是传统体外受精，胚胎学家只需将卵子和精子放在同一个培养皿中，等待精子进入卵子。如果有活动性或排斥问题，胚胎学家就要手动将精子直接放入卵子中。卵子一旦受精，就要让它在合适条件下发育，同时以激素准备女性的子宫内膜，以便胚胎可以在其中生长。要在获得的所有胚胎中选出最可能成活的。

最后，胚胎通过特殊的管子被转移到未来母亲的子宫中，希望能着床，成功怀孕。西班牙法律允许一次最多移植三个胚胎，但通常是一到两个，其余的冷冻起来以备将来怀孕。

◀将精子注入卵子。

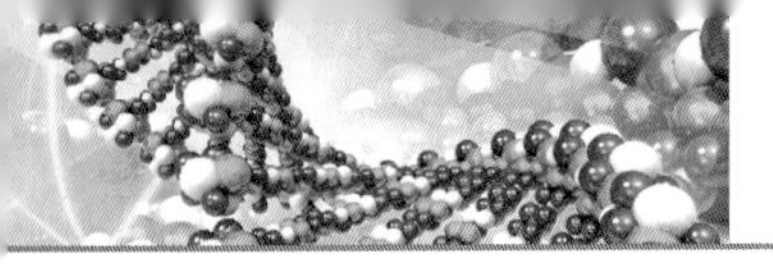

明病因并进行手术。这幅图景无疑令人欣慰，但依然有“阴影区域”及需要克服的挑战。罕见病的预防和研究需要加强。某些发病率升高的疾病，如2型糖尿病（肥胖和缺乏锻炼导致）、心血管疾病、痴呆（尤其是从阿尔茨海默病衍生的）、哮喘、过敏（主要由环境恶化导致）、多种癌症，其治疗也需要加强。

分子生物学和遗传学似乎将成为基石，以引导许多疾病的研究和治疗。这种生物疗法已对某些关节炎、乳腺癌、淋巴瘤、哮喘、多发性硬化显示出效果，而且似乎很快也可以改善阿尔茨海默病等其他疾病的预后。越来越多的药物根据遗传学提供的数据设计，引导机体自我调节和防护。别忘了还有运用干细胞的再生医学，以及基因疗法，它通过操纵基因可治愈迄今只能对症治疗的疾病。

在新的治疗方法之外，21世纪的医学也应该特别重视预防和健康教育。体检已被证明能及早发现许多疾病，这些病也就有更好的预后。使用某些药物的预防性治疗也得到了发展，另外也要培养健康生活习惯（均衡饮食、注意锻炼、不饮酒、不吸烟）以避免疾病出现。

▼基因疗法，即操纵基因以修正致病突变，业已实现，但在伦理问题上引起了一些争议。

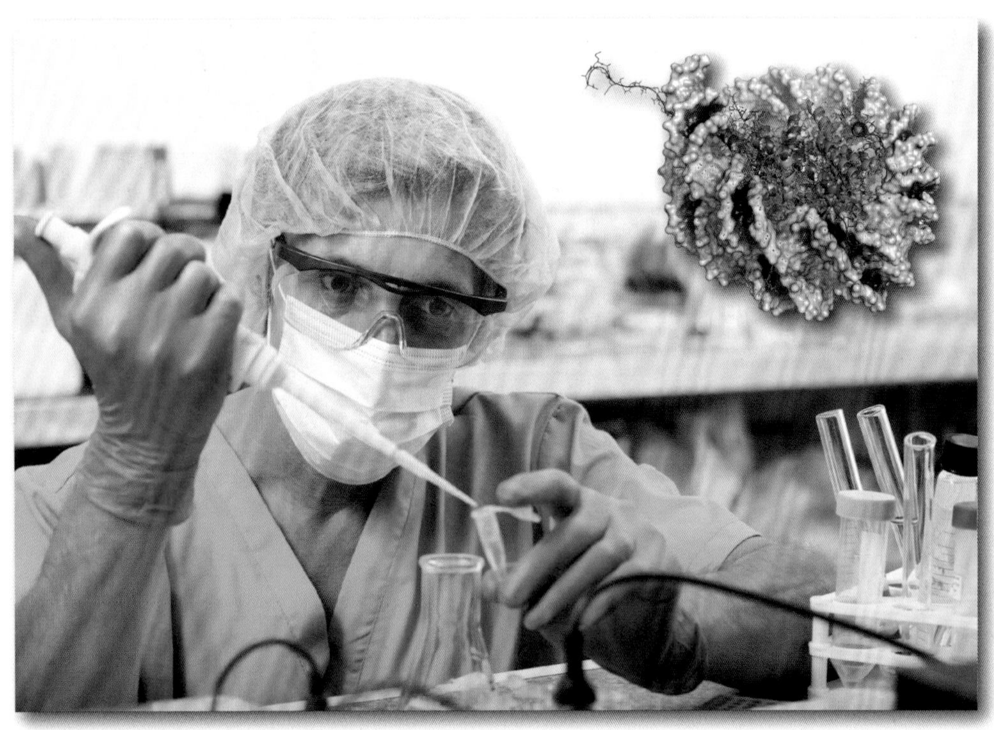

21世纪的另一项重大挑战是应对人口预期寿命的增长，这不仅是健康方面的挑战，也是社会和经济方面的挑战。为此，对资源的良好规划和管理必不可少。总之，前面提到的所有进步之外，可以说本世纪医学的目标应该是更加人性化、个性化、平等普惠的医疗护理。

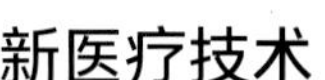

新医疗技术

颇具前景的医学新技术之一是3D打印。可打印用来测试复杂手术的模拟模型甚至人体器官，通过使用干细胞的“生物打印”就可以造出三维有

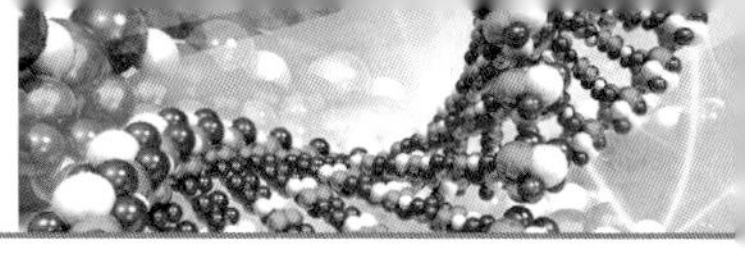

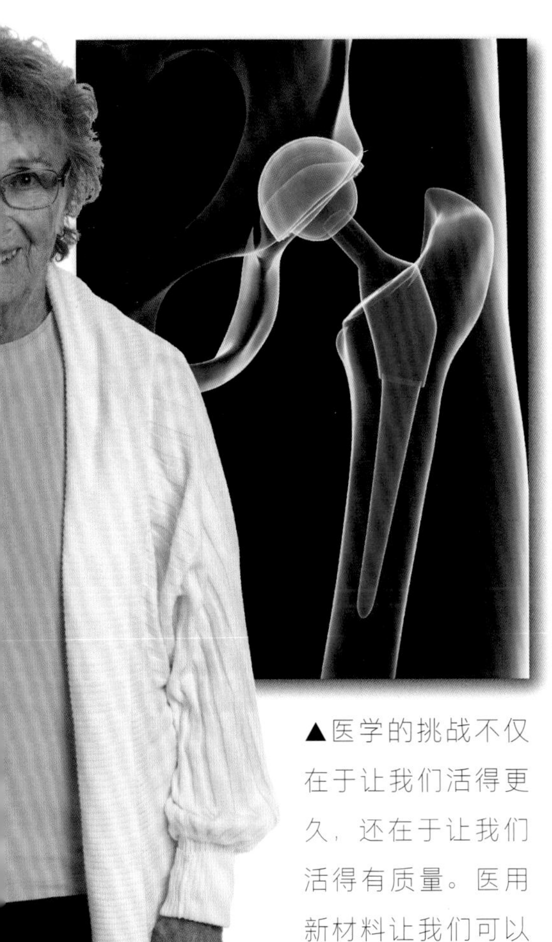

▲医学的挑战不仅在于让我们活得更久，还在于让我们活得有质量。医用新材料让我们可以造出更耐用、更轻便的假肢。

机结构，最终形成人体器官。另一个重要进步是仿生假肢，现已有许多型号的手臂、手，甚至完整外骨骼，但其成本高昂，并非所有人都能负担。这种假肢使用智能传感器收集残肢肌肉产生的信号，进而驱动假肢。

增强现实是可用于医学的另一项技术，它可用来分析医学影像，也可用来模拟生理过程、新药测试或用于教学。

可穿戴技术是指给我们的日常随身物品装上微处理器。这项技术应用于医学，让我们能够实时监测糖尿病、心脏病等疾病的情况，或测定血液中一氧化氮的水平。现在也在研究如何用它治疗某些类型的失明。

纳米技术的医学应用仍有很大发展空间。这些微型机器人能自我推进，自动前往目的器官或设备，发挥其作用。

它们还是智能的，能够检测血液pH值、体温、组织化学结构的变化，因此其应用对抗癌治疗可能非常重要，药物直达“靶器官”的话，对身体的危害就会小得多。

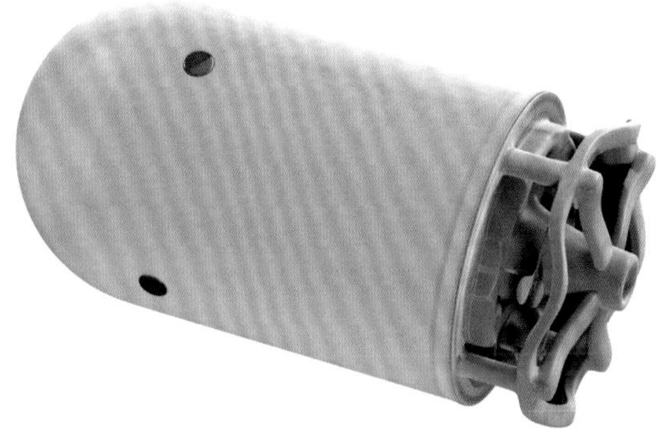

▲纳米技术可以制造出直径不超过人类头发直径的医疗机器人。

▼医学应特别注意的另一个领域是预防，也就是在疾病发生之前发现并纠正它。此图是使用3D成像设备进行现代的乳房X光检查。

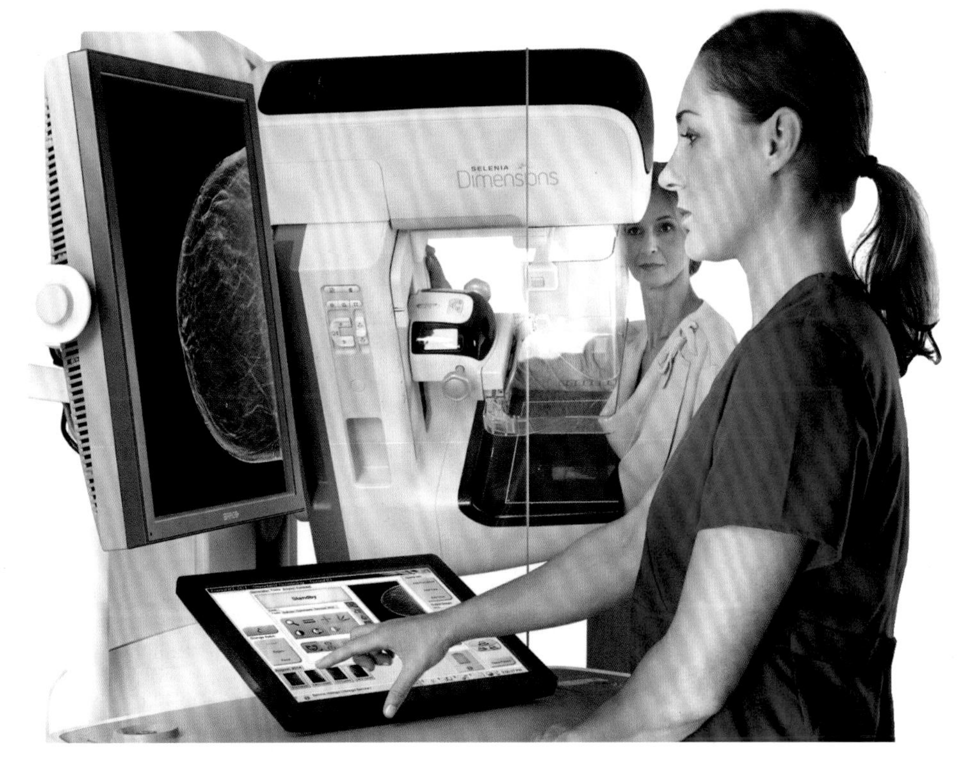

索引

A

B

C

D

E

F

G

图片版权

Aboca Museum, Sansepolcro（意大利）：59 iz. Academia de Medicina（纽约）26 i. Academia de Medicina de 巴黎: 160. Albert and Shirley Small Special Collections Library（美国）：174–175. Alex Peck Medical Antiques（美国）：171. Alte Nationalgalerie（柏林）：146. Altes Museum（柏林）：40–41. American Academy of Achievement（美国）：204 iiz. Antón, Maurício: 14–15, 18. Arga Ediciones: 44s, 60, 70 s, 71 i, 118, 124, 148 iiz, 168 169 d, 173 174 s, 175 s, 192 d, 211, 214 iz. Berliner Leben: 198. Biblioteca Histórica de la Universidad de Valencia（西班牙）：79 i 82 c. Biblioteca Medicea Laurenciana（佛罗伦萨）：39 i, 46, 59 s, 72–73. Biblioteca Nacional（马德里）：56, 57, 67, 88 i. Biblioteca Nacional（维也纳）：64–65. Biblioteca Nacional de 法国（巴黎）：9（3）, 68 s, 75, 77 s, 86–87, 130 s, 130 i, Biblioteca del Escorial（马德里）：76 s, 196 d. Biblioteca Universidad de Lyon（法国）：177. Biblioteca Universitaria di 博洛尼亚（意大利）：79 s. Bode-Museum,（柏林）：66 s. Brigham and Women's Hospital 波士顿（美国）：242 i, 242 d. British Library（伦敦）：44 i, 74 iz, 76 i, 77 i. Carlsberg Glyptotek（哥本哈哥）：26 s. Carnegie Mellon University Libraries（美国）：124–125. County Museum of Art（洛杉矶）：24 iiz. Cuneiform Digital Library Initiative: 29 s. Christie's（纽约）：88. Dartmouth College Electron Microscopy（美国）：186. Department of Anatomy, University of Pretoria（África del Sur）：19 si. Diario Castellanos（阿根廷）：193 sd. École Nationale Supérieure des Beaux-Arts（巴黎）：50. Eli Lilly and Company（美国）：228 i. Europeana: 147 i. Fondation Jérôme Lejeune（巴黎）：218 siz. Galleria Palatina, Palazzo Pitti（佛罗伦萨）：92–93. Gallo Fundation（美国）：225 s. Genetic Science Learning Center/ University of Utah（美国）：222 s. Grand Palais（凡尔赛）/ Gérard Blot（法国）：138. Grant, Peter R.: 174 iiz. Historischer Bilderdienst（柏林）：156–157. Hitachi（Japón）：113 id. Hologic Diagnostic（美国）：249 id. Huahai Vitiligo Hospital, Binzhou Shi（中国）：32 s. Imperial War Museum（伦敦）：200–201. Imperial War Museums.（伦敦）：229–230, 230 siz, 230 id. Institute of Oriental Studies, St. Petersburgo（俄罗斯）：69. Instituto Cajal（西班牙）：206, 207 s. Instituto Karolinska（瑞典）：225 i. Instituto Pasteur（巴黎）：179, 182, 183. Islamic Medical Manuscripts at the National Library of Medicine, Bethesda（美国）：70 i. Istanbul Archaeological Museums（土耳其）：43 i. Istituto Ortopedico Rizzoli（博洛尼亚）：128–129. Johns Hopkins University（美国）：214 d. Kunsthistorisches Museum（维也纳）：129. Laboratorios Over SRL（阿根廷）：235. Library of Congress（美国）：187 s, 193, 212 i, 234, 243. Littmann stethoscopes（美国）：165. Ludwig Aschoff Archive（德国）：228 s. Maidstone Museum/Paul Dixon: 27 sd. Markus Brandes Autographs（德国）：199 i. Mayo Foundation for Medical Education and Research（美国）：213. McCormick Library, Northwestern University（美国）：141. Metropolitan Museum of Art（纽约）：71 s, 142. Müller, Walther Otto: 143 s. Museo Archeologico Nazionale（那不勒斯）：9（2）, 58. Museo Arqueológico del Pireo（古希腊）：43 s. Museo Arqueológico del Tirol del Sur, en Bozano（意大利）：20–21（全部）. Museo Arqueológico Nacional de Atenas: 46. Museo Ashmolean（牛津）：49. Museo Británico（伦敦）：28. Museo de Bellas Artes（波士顿）：34. Museo de Medicina de Riga（拉脱维亚）：135 s. Museo de Orsay（巴黎）：180 id. Museo del Ejército（西班牙）：239 s. Museo del Louvre（巴黎）：29 i, 48. Museo del Prado（马德里）：104 i. Museo Historia de la Medicina（巴黎）：162 s. Museo Larco（利马）：38 i. Museo Mauritshuis, La Haya（荷兰）：106–107. Museo Nacional de Palacio, Taipei（Taiwan）：30–31. Museo Pío-Clementino（梵蒂冈城）：42. Museo Real de Bellas Artes de Bélgica（布鲁塞尔）：91. Museo Russell-Cotes, Bournemouth（英国）：97. Museum Boerhaave, Leiden（荷兰）：113 sd, 115, 128 s. Museum of Art（克利夫兰）：37. National Gallery（伦敦）：108, 218 ic. National Institute of Allergy and Infectious Diseases（美国）：224. National Library of Medicine（美国）：100, 101, 133 id, 143i, 151 s, 153, 169 iz. National Maritime Museum, Greenwich（伦敦）：105. National Optical & Scientific Instruments, Inc.（美国）：113 iiz. National Portrait Gallery（伦敦）：130, 151 d. 纽约 Times（美国）：222 i. North Carolina State University Library（美国）：180 siz. Parke, Davis & Co / Robert Torm（美国）：127. Pearson Education, Inc./Benjamin Cummings: 188 id. Philadelphia Museum of Art: 9（4）. Rutgers University Archives（美国）：236 s. Rutgers University Libraries（美国）：236 i. Science Museum /Welcome Images（伦敦）：55, 61, 62, 133 s. Shutterstock: 5, 8, 9（1）, 9（5）, 10, 11, 15 cs, 16, 17, 22–23, 25 s, 25 i, 33 id, 35, 36, 38 s, 39 i, 45 d, 51 s, 54 iz, 63, 66 i, 89 s, 94 s, 94 i 95, 98 i, 99, 104, 150 sd, 164 iiz, 202–203, 204 cd, 210 i, 215 d, 219, 220–221, 221, 229, 230 sd, 232 i, 239 i, 241, 246, 246– 247, 248–249 siz. Sociedad Americana de Anestesología（美国）：195. Sotheby's（纽约）：24 id. Splettstoesser, Thomas: 190 iz. Staatliche Museen（柏林）：80–81. Städel Museum /U. Edelmann（德国）：147 s. ¡Stock（Getty Images）：27 si. The Sale Room Auctions（伦敦）：113 siz. Thinkstock（Getty Images）：12–13, 27 i, 54 d, 154–155 188 iiz, 188–189, 223, 226–227, 235, 238, 240, 245, 248 iiz, 248 id, 249 sd. UCL Art Museum（伦敦）：212 sd. Universidad de Medicina de Marburgo（德国）：187 i. Universidad de Padua（意大利）：98 s. Université Paris 5, René Descartes（巴黎）：144–145, 176. University of California Librarie（美国）：197. University of Sydney Library: 45 iz. Uthman, Ed: 148–149. Victoria and Albert Museum（伦敦）：74 d. Warnock Library: 90, 103–103. Wellcome Library（伦敦）：4, 7, 9（6）, 19 id, 32i, 33 si, 51 i, 52– 53, 68 i, 78, 96, 109 iz, 109 d 110 s, 110 i, 111, 112（全部）, 113 c iz, 114, 116 iz, 116 d, 117, 120 s, 120 i 120–121, 122–123, 125 s, 125 i, 131 d, 131 iz, 133 iiz, 135 i, 136–137, 139, 140 s, 140 i, 152 iiz, 152 sd, 155, 158, 159, 160–161, 161 id, 162 i, 163, 164 siz, 164 sd, 164 c, 164 id, 165 s, 166 s, 166 i, 167, 170 iz, 170–171, 172 s, 172 i, 181, 184, 185, 189, 190 d, 191, 192 iz, 194 s, 194 i, 196 iz, 199 s, 203 d, 204 siz, 205, 207 i, 210 s, 212 c, 215 sc, 215 iiz, 216, 217, 218 sd, 226 i, 227, 233 s, 233 i, 237 i, 237 d, 244. World War II Photos National Archives（美国）：232 s. Yale Center for British Art（美国）：126 i. Yale University Library（美国）：119.

封面封底：Colección Real © Su Majestad la Reina Isabel II（英国）, 84–85, 134.

标注缩写　s：上；I：下；d：右；iz：左；c：中；siz：左上；sd：右上；ciz：左中；cd：右中；iiz：左下；ic：中下；id：右下

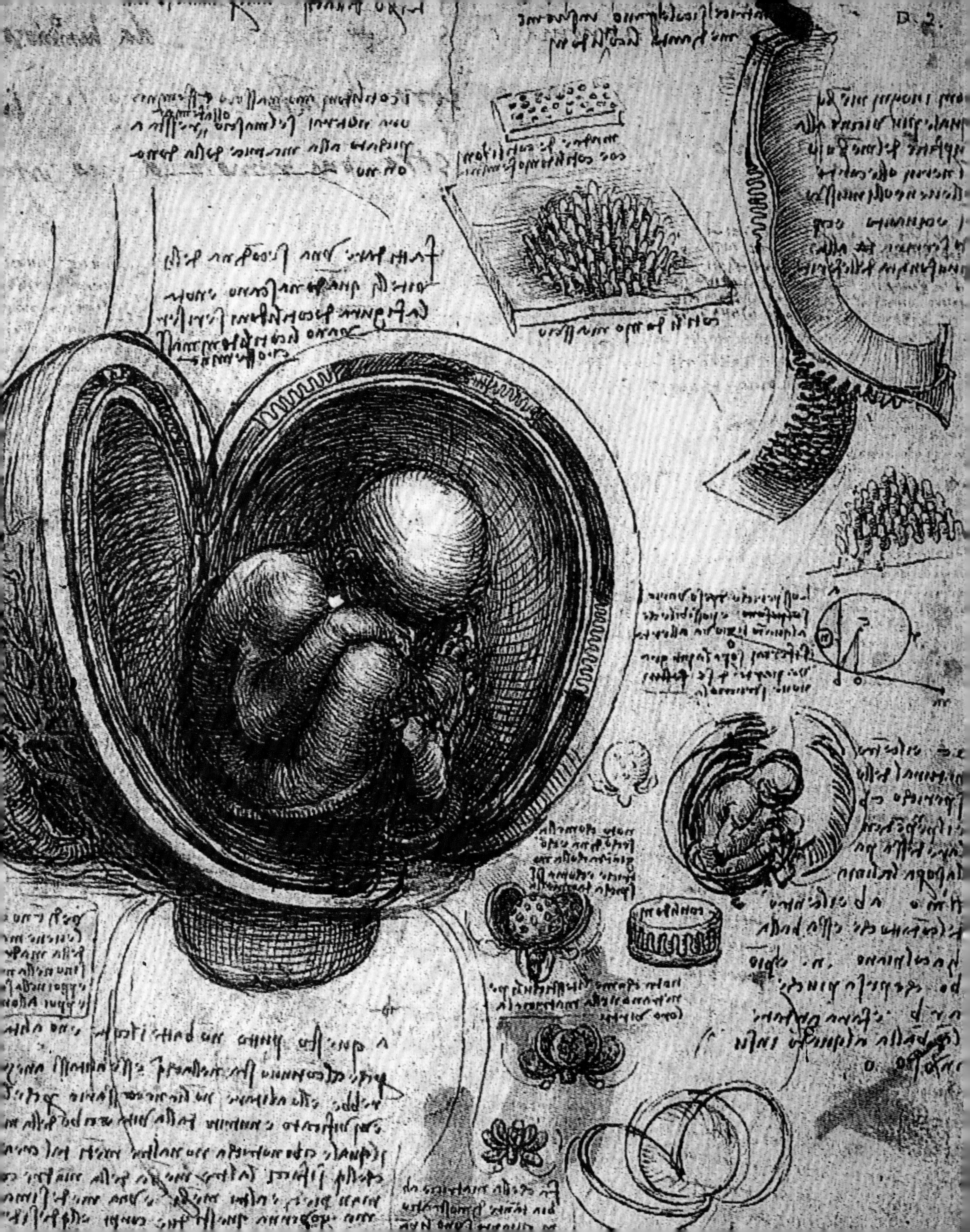

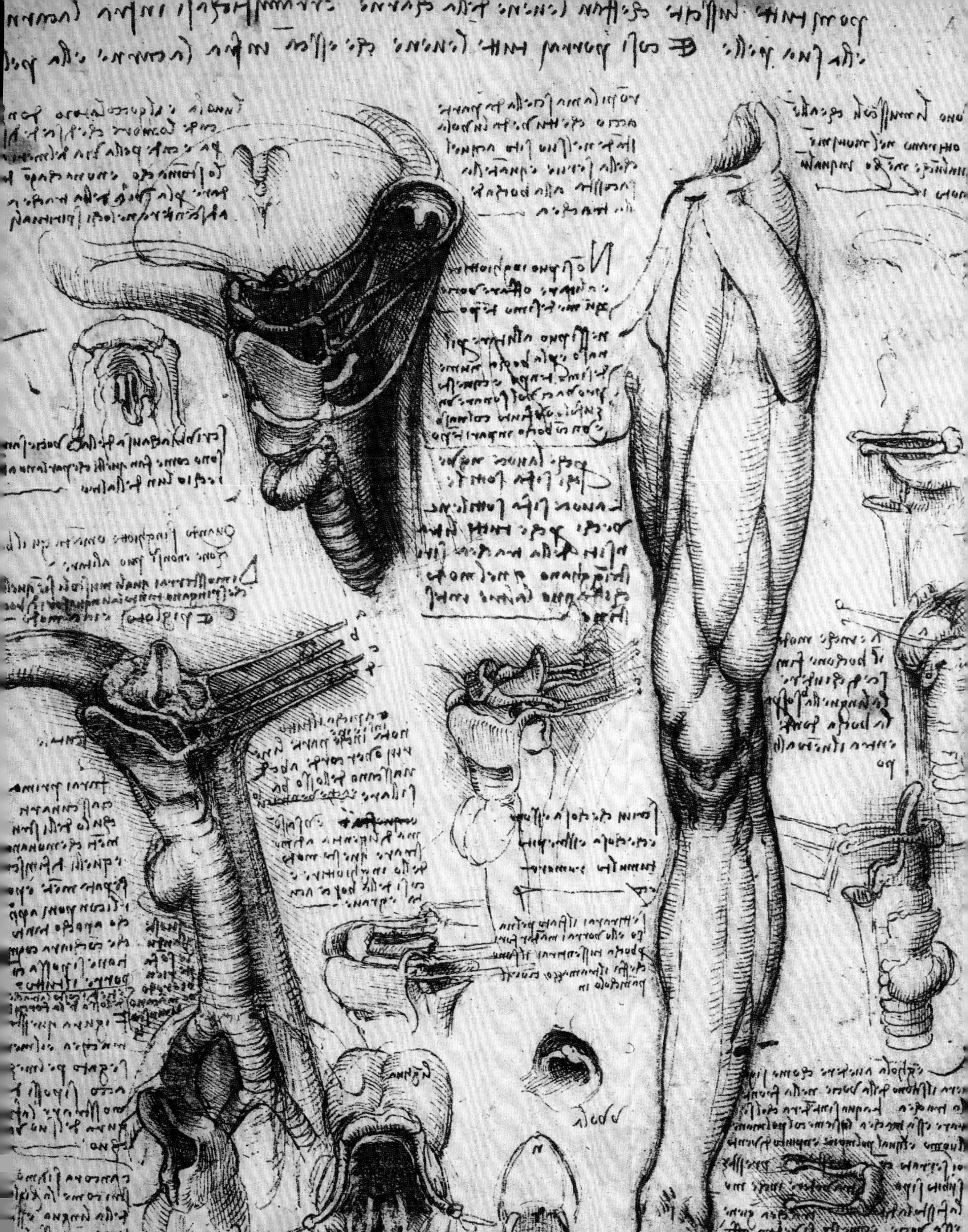